中国痴呆诊疗指南

Chinese Guidelines for the Diagnosis and Treatment of Alzheimer's Disease and Other Dementias

（2017 年版）

U0295017

主　编	田金洲
副主编	解恒革　秦　斌　樊东升　高　晶　时　晶
主　审	王永炎　张伯礼　王鲁宁　王荫华　张振馨
共识小组	王鲁宁　王荫华　王新平　张振馨　田金洲　解恒革
	秦　斌　樊东升　高　晶　彭丹涛　于宝成　朱明伟
	王华丽　时　晶　倪敬年

咨询小组（按姓氏汉语拼音字母排序）

曹云鹏	陈　炜	陈晓春	邓丽影	杜怡峰	樊东升
高　晶	顾　平	郭起浩	韩布新	何金彩	黄流清
纪　勇	解恒革	况伟宏	李　阳	李传玲	李海林
刘建平	吕佩源	罗本燕	倪敬年	牛小媛	潘小平
彭丹涛	秦　斌	屈秋民	时　晶	孙永安	唐牟尼
田金洲	汪　凯	王　诚	王爱民	王华丽	王鲁宁
王铭维	王姗姗	王新平	王延江	王荫华	魏明清
肖世富	肖卫忠	熊　丽	徐　浚	徐　平	晏　勇
于　欣	于宝成	于恩彦	张　楠	张　巍	张宝荣
张杰文	张守字	张新卿	张振馨	章军建	赵　钢
郑家强	周　波	周卫东	周玉颖	朱明伟	

协　编	倪敬年
提供单位	Alzheimer's Disease Chinese

人民卫生出版社

图书在版编目（CIP）数据

中国痴呆诊疗指南：2017 年版/田金洲主编.—北京：
人民卫生出版社,2018
ISBN 978-7-117-26824-0

Ⅰ.①中…　Ⅱ.①田…　Ⅲ.①痴呆-诊疗-中国-指南
Ⅳ.①R749.1-62

中国版本图书馆 CIP 数据核字（2018）第 094724 号

人卫智网	www.ipmph.com	医学教育、学术、考试、健康， 购书智慧智能综合服务平台
人卫官网	www.pmph.com	人卫官方资讯发布平台

中国痴呆诊疗指南
（2017 年版）

主　　编：田金洲
出版发行：人民卫生出版社（中继线 010-59780011）
地　　址：北京市朝阳区潘家园南里 19 号
邮　　编：100021
E - mail：pmph @ pmph.com
购书热线：010-59787592　010-59787584　010-65264830
印　　刷：北京画中画印刷有限公司
经　　销：新华书店
开　　本：710×1000　1/16　印张：23
字　　数：438 千字
版　　次：2018 年 5 月第 1 版　2018 年 8 月第 1 版第 3 次印刷
标准书号：ISBN 978-7-117-26824-0/R·26825
定　　价：85.00 元

打击盗版举报电话：010-59787491　E-mail：WQ @ pmph.com
（凡属印装质量问题请与本社市场营销中心联系退换）

Alzheimer's Disease Chinese 指南工作组

共识小组	负责对本指南推荐意见及其临床证据进行评论并通过投票方式达成共识
	王鲁宁　中国人民解放军总医院神经病学与神经病理学教授
	王荫华　北京大学第一医院神经内科教授
	王新平　天津市环湖医院神经科主任医师
	张振馨　中国医学科学院北京协和医院神经内科教授
	田金洲　北京中医药大学东直门医院脑病科教授
	解恒革　中国人民解放军总医院南楼神经科主任医师
	秦　斌　北京医院神经内科主任医师
	樊东升　北京大学第三医院神经内科教授
	高　晶　中国医学科学院北京协和医院神经内科教授
	彭丹涛　中日友好医院神经内科主任医师
	于宝成　中国人民解放军白求恩国际和平医院老年医学科主任医师
	王华丽　北京大学第六医院(精神卫生研究所)教授
	朱明伟　中国人民解放军总医院南楼神经科主任医师
	时　晶　北京中医药大学东直门医院脑病科主任医师
	倪敬年　北京中医药大学东直门医院脑病科副主任医师
协　编	负责对本指南临床证据的描述和推荐意见的提取
	倪敬年　北京中医药大学东直门医院脑病科副主任医师
主　审	负责对本指南推荐意见进行审定和修正
	王永炎　中国工程院医药卫生学部院士
	张伯礼　中国工程院医药卫生学部院士
	王鲁宁　中国人民解放军总医院神经病学与神经病理学教授
	王荫华　北京大学第一医院神经内科教授
	张振馨　中国医学科学院北京协和医院神经内科教授

咨询小组 负责对本指南推荐意见进行评论和咨询(按姓氏汉语拼音排序)

曹云鹏　中国医科大学附属第一医院神经内科
陈　炜　浙江大学医学院附属邵逸夫医院精神卫生科
陈晓春　福建医科大学附属协和医院神经内科
邓丽影　南昌大学第二附属医院神经内科
杜怡峰　山东省立医院神经科
樊东升　北京大学第三医院神经内科
高　晶　中国医学科学院北京协和医院神经内科
顾　平　河北医科大学第一医院神经内科
郭起浩　复旦大学附属华山医院神经内科
韩布新　中国科学院心理研究所
何金彩　温州医科大学附属第一医院神经内科
黄流清　第二军医大学长征医院神经内科
纪　勇　天津市环湖医院神经内科
况伟宏　四川大学华西医院心理卫生中心
李　阳　山西医科大学第一医院神经内科
李传玲　徐州市中心医院神经内科
李海林　南京医科大学附属脑科医院精神科
刘建平　北京中医药大学循证医学中心
吕佩源　河北省人民医院神经内科
罗本燕　浙江大学医学院附属第一医院神经内科
倪敬年　北京中医药大学东直门医院脑病科
牛小媛　山西医科大学第一医院神经内科
潘小平　广州市第一人民医院脑系科/神经内科
彭丹涛　中日友好医院神经内科
秦　斌　北京医院神经内科
屈秋民　西安交通大学医学院第一附属医院神经科
时　晶　北京中医药大学东直门医院脑病科
孙永安　北京大学第一医院神经内科
唐牟尼　广州市脑科医院老年精神科
田金洲　北京中医药大学东直门医院脑病科
汪　凯　安徽医科大学第一附属医院神经内科
王　诚　北京市海淀精神卫生防治院
王爱民　湖南省长沙市第一医院神经内科
王华丽　北京大学第六医院(精神卫生研究所)
王鲁宁　中国人民解放军总医院南楼神经科

4

王铭维　河北医科大学第一医院神经内科

王姗姗　中国人民解放军总医院南楼神经科

王新平　天津市环湖医院神经内科

王延江　陆军军医大学大坪医院神经内科

王荫华　北京大学第一医院神经科

魏明清　北京中医药大学东直门医院脑病科

肖世富　上海交通大学医学院上海市精神卫生中心老年科

肖卫忠　北京大学第三医院神经内科

熊　丽　武汉大学中南医院神经内科

徐　浚　首都医科大学附属北京天坛医院神经病学中心

徐　平　遵义医学院附属医院神经内科

解恒革　中国人民解放军总医院南楼神经科

晏　勇　重庆医科大学附属第一医院神经内科

于　欣　北京大学第六医院（精神卫生研究所）

于宝成　解放军白求恩国际和平医院老年医学科

于恩彦　浙江省人民医院精神科

张　楠　天津医科大学总医院神经内科

张　巍　首都医科大学附属北京天坛医院老年医学科

张宝荣　浙江大学医学院附属第二医院神经内科

张杰文　河南省人民医院神经内科

章军建　武汉大学中南医院神经内科

张守字　北京老年医院精神心理科

张新卿　首都医科大学宣武医院神经内科

张振馨　中国医学科学院北京协和医院神经内科

赵　钢　空军军医大学西京医院神经内科

郑家强　北京大学医学部全科医学系

周　波　中国人民解放军总医院南楼神经科

周卫东　煤炭总医院神经内科

周玉颖　天津环湖医院神经内科

朱明伟　中国人民解放军总医院南楼神经科

修订说明

一、修订目的

自从具有里程碑意义的中华医学会精神病学分会牵头的《老年期痴呆防治指南》（2006年版）出版以来，我国先后出版了《中国痴呆与认知障碍诊治指南》（2011年版；2015年版）《中国痴呆诊疗指南》（2012年版）和其他单病种诊疗指南和共识，使我国对痴呆的认知、治疗和预防逐步得到了改善。

《中国痴呆诊疗指南》（2012年版）是我国出版的第一部基于自主定义的证据等级和推荐强度的本土化临床实践指南（人民卫生出版社，国作登字-2016-A-00293454），至今已印刷5次。随着痴呆诊疗知识和技术的更新和进展，已难以满足我国日益增长的临床需求。为此，Alzheimer's Disease International（ADI）的正式成员 Alzheimer's Disease Chinese（ADC）即中国老年保健协会老年痴呆及相关疾病专业委员会指南工作组从2016年底启动修订工作，针对2012年版指南中存在的过时、缺失和偏差的推荐意见及其证据描述，进行更新、补充和纠正，旨在为我国临床医生提供更多的选择和更先进的技术，以提高痴呆的诊断率、准确性和疗效水平，同时为改善医疗行为和指导医疗保险提供依据。如能成功实施，将有可能促进我国痴呆的就诊率和治疗率提高，使中重度痴呆的发病率和死亡率相应下降。

二、达成共识的方法

本指南的诊断性推荐意见主要基于单个原始研究的证据水平评估结果，干预性推荐意见则是在系统综述和荟萃分析基础上产生，是基于证据体的评估结果。所有推荐意见均通过共识小组逐条评论和无记名投票方式取得共识（≥75%），较之以前的单纯基于证据水平的直接推荐方式有所不同，从而增加了证据质量评估和推荐强度过程的透明度，使所选择的结果更为合理，更加以患者为导向，更易于转化为简单的推荐意见。对于缺乏证据的重要临床问题，则根据共识小组的经验提出专家观点。

本指南工作组的一个独立的循证医学小组对特别感兴趣的几个问题(如阿尔茨海默病的药物治疗、血管性痴呆的药物治疗、阿尔茨海默病的中医诊疗、中成药治疗血管性痴呆的临床应用)进行了系统综述和荟萃分析。共识小组分别于2017年11月5日、2017年12月22日和2018年1月21日在北京召开共识会议,对本指南所涉及的重要问题的推荐意见及其证据描述进行逐条评论,并在"同意"、"不同意"、"不确定"选择下做出决定。随后通过电子邮箱和微信将全部推荐意见向主审专家、ADC常委和支持学会的代表公开,以供评论和咨询。写作小组根据大量的反馈意见进行解答和修改,形成了最后的共识,于2018年2月28日召开定稿会定稿。

三、与同类指南比较

本指南涉及7类18种痴呆病因,包括阿尔茨海默病(AD)、血管性痴呆(VaD)、路易体病(LBD)、额颞叶变性(FTLD)以及其他痴呆病因等,推荐意见共计253条,包括诊断标准42条、辅助检查58条、治疗126条和预防27条。与2012年版指南相比,本指南新增痴呆病因13种,新增推荐意见163条。与同类指南相比,本指南的主要特色和突出进展表现在以下几个方面:

(1)引进最新的诊疗技术:对于同类指南尚未纳入的最新国际标准、检测技术和治疗方法,本指南进行了选择性更新,以及时准确地反映国际学术进展。最新的国际标准包括轻度认知损害的实践指南更新概要(AAN,2017)、进行性核上性麻痹诊断标准(MDS,2017)、肌萎缩侧索硬化—额颞叶谱系疾病(Strong,2017)、标准化血管性认知损害诊断共识(VICCCS-2,2017)、血管性认知损害分类(VICCCS-1,2016)、路易体痴呆共识标准(DLBC-4,2017)、遗传性多发梗死性痴呆(Mizuta et al,2017)等。最新的检测技术有[18]F-AV-1451(Schöll,2016)、MIBG心肌闪烁扫描(Yoshita et al,2015)、血液$A\beta_{42}$/tau比值技术(Lue,2017)和血浆神经丝光(NFL)检测方法(Rohrer et al,2016)等。最新的治疗指南共识,如联合使用胆碱酯酶抑制剂和盐酸美金刚治疗中重度阿尔茨海默病指南(EFNS-ENS/EAN 2015)。

(2)补充本土的研究成果:引用我国本土化的研究证据和指南共识并给予适当的推荐,不仅是本指南工作组的一贯追求,更是本指南不同于其他指南的特色之一,目的在于真实全面地反映我国痴呆诊疗领域的发展成就,增加指南的易用性和实用性。如中国血管性轻度认知损害诊断指南(ADC.2016)、中国简短认知测试在痴呆诊断中的应用指南(ADC.2016)、中国特发性正常压力脑积水诊治专家共识(CMA/CNIMT,2016)、中国记忆体检专家共识(ADC,2015)、中国自身免疫性脑炎诊断标准(CMA,2017)、中国进行性核上麻痹临床诊断标准(CMA/CMA,2016),各种汉语版认知测试和汉族人神经影像常模,如简易精神状态检查(MMSE)(张振馨1999)、蒙特利尔认知评估量表(MoCA)(Xu,2014)、安登布鲁克认知检查（ACE）（Fang，2014）、延迟故事回忆（DSR）（Shi，2014）、连线测试（TMT）（Wei，2017）和内侧颞叶视觉评分（MTA）（Wei，2018）等，以及我国独具特色的阿尔茨海默病的中医诊疗共识（JCG，2017）、中成药治疗血管性痴呆临床应用指南（JCG，2017）等。

（3）突破传统的共识观点：除极少数2012年版指南中的合理推荐继续应用在本指南中，绝大多数更新和补充的推荐意见都有自己独立的观点，以避免将国外指南翻译后贴上中国标签或忽视我国语言、文化、种族特点而人云亦云。如根据两个相似量表的诊断性能做出了差异化推荐，即MMSE用于多领域MCI的诊断，MoCA用于单领域MCI的筛查，而没有作为"相同"或"合用"量表推荐使用。又如根据我国医疗机构技术条件，将脑脊液检查做选择性推荐，即在快速进展型痴呆而常规检查未能明确病因或轻度认知损害但患者本人想知道生物标志物结果或不典型临床表现或鉴别诊断复杂等情形时，而没有作为"常规检查"推荐使用。本指南还建立了新的疾病分类，将存在共同病理特征的6种临床表型如行为变异型额颞叶痴呆（bvFTD）、语义型痴呆（SD）、原发性非流利性失语（PNFA）、肌萎缩侧索硬化—额颞叶谱系疾病（ALS-FTD）、进行性核上麻痹诊断（PSP）和皮质基底节变性（CBD）一并归入额颞叶变性及相关谱系疾病，将同为轻度但不同病因的认知损害如AD-MCI、VaMCI、PD-MCI等归入轻度认知损害（MCI），并推荐了一般诊断标准和特定诊断标准，使之自成一体。此外，对于药物治疗的推荐强度，主要根据证据体的质量评估结果，采取主要推荐和具体推荐两种形式进行推荐；对于超说明书使用的药物治疗，则根据现有证据做出较为谨慎的推荐，如盐酸美金刚用于治疗轻中度VaD而非"中重度VaD"，高剂量银杏叶制剂用于治疗痴呆患者精神行为症状而非仅作为其他药物的"协同剂"。

四、局限性

虽然本指南工作组从循证医学角度认真地完成了指南文稿的编写，并通过共识小组评论和投票、咨询委员会评论和咨询，达成了推荐共识。但是，限于我们的临床水平、时间、精力、知识层次、学术观点以及操作流程等相关因素的影响，本指南不免会存在一定的局限性或缺憾之处。希望读者在百忙之中提出宝贵意见，尤其对于我们可能忽略的原则性问题进行批评指正，以便我们进一步的修改和完善。

五、指南使用者

本指南为神经内科、精神科、老年病科、老年保健、中医及中西结合临床医生提供实践指导，也可供全科医生、临床药师、护士及痴呆照料者参考。

六、指南提供者

本指南由ADC指南工作组提供。

9

七、利益冲突的申明

本指南的修订由 ADC 指南工作组独立完成,未接受企业和其他团体的补偿和建议。

八、更新计划

本指南将定期更新。

九、致谢

本指南工作组特别感谢在本指南制定过程中来自于 ADC、相关支持学会和个人给予的学术支持,感谢教育部长江学者与创新团队发展计划(IRT0810)、国家外专局高等学校学科创新引智基地计划(B08006)、国家重大新药创制专项(2011ZX-09302-006)和国家中医药管理局中成药标准化项目(SATCM-2015-BZ[402]-001)等政府基金给予的经费支持。

内容提要

　　该指南由 ADC 指南工作组在 2012 年版指南基础上修订而成,旨在为我国临床医生提供更先进的技术和更多的选择,以提高痴呆的诊断率、准确性和疗效水平,同时为规范医疗行为和指导医疗保险业务提供依据。

　　该指南的推荐意见主要是在证据体质量评估基础上产生,通过共识小组逐条评论和无记名投票方式取得共识。该指南涉及阿尔茨海默病、血管性痴呆、路易体病、额颞叶变性、其他痴呆以及轻度认知损害 7 类 18 种痴呆原因,推荐意见共 253 条,包括诊断标准 42 条、辅助检查 58 条、治疗 126 条和预防 27 条。与同类指南比较,该指南在引进最新的诊断指南、补充本土的研究成果、推荐新的治疗措施等方面,都有自己独立的观点和突出的特色,较全面地反映了国内外痴呆诊治领域的最新成就和发展水平。

　　该指南可为神经内科、精神病科、老年科、老年保健、中医及中西结合临床医生提供实践指导,也可供全科医生、临床药师、护士及痴呆照料者参考。

缩略语

英文缩写	英文全称	中文译名
AA	Alzheimer's Association	美国阿尔茨海默病学会
AAFP	American Academy of Family Physicians	美国家庭医师学会
AAN	American Academy of Neurology	美国神经病学会
ACE	Addenbrook's Cognitive Examination	安登布鲁克认知检查
ACP	American College of Physicians	美国内科医师学会
AD	Alzheimer's disease	阿尔茨海默病
ADAS-cog	Alzheimer's Disease Assessment Scale-cognitive sub-scale	阿尔茨海默病评定量表-认知部分
ADCS	Alzheimer's Disease Cooperative Study	阿尔茨海默病合作研究
ADI	Alzheimer's Disease International	阿尔茨海默病国际
ADL	Activities of Daily Living	日常生活活动
ADRDA	Alzheimer's Disease and Related Disorders Association	阿尔茨海默病及相关疾病学会,现为阿尔茨海默病协会
AIREN	Association Internationale pour la Recherché et l'Enseignement en Neurosciences	瑞士神经科学研究院国际工作小组
ALS-FTSD	Amyotrophic lateral sclerosis-frontotemporal spectrum disorder	肌萎缩侧索硬化-额颞叶谱系疾病
APA	American Psychological Association	美国心理学会
BAP	British Association for Psychopharmacology	英国精神药理学会
BEHAVE-AD	Behavioral Pathology in Alzheimer's Disease	阿尔茨海默病行为病理学
BNT	Boston Naming Test	波士顿命名测验
BPSD	Behavioral and Psychological Symptoms of Dementia	痴呆的精神行为症状
BRSD	Behavior Rating Scale for Dementia	痴呆行为评定量表
BVRT	Benton Visual Retention Test	本顿视觉保留测试

CADASIL	Cerebral autosomal dominant arteriopathy with sub-cortical infarcts and leukoencephalopathy	常染色体显性遗传性脑动脉病伴皮质下梗死和白质脑
CBD	Corticobasal Degeneration	皮质基底节变性
CCR	Category Cued Recall	分类线索回忆
CDC	Centers for Disease Control	疾病控制中心
CDR	Clinical Dementia Rating	临床痴呆分级量表
CDT	Clock Drawing Test	画钟测验
CERAD-nb	Consortium to Establish a Registry for Alzheimer's Disease-neuropsychological battery	阿尔茨海默病登记协会-神经心理学成套量表
ChEIs	Cholinesterase Inhibitors	胆碱酯酶抑制剂
CIBIC-plus	Clinician's Interview Based Impression of Change-Plus Caregiver Input	加照料者信息的临床医生总体印象变化量表
CJD	Creutzfeldt-Jakob disease	克-雅病
CSF	Cerebrospinal fluid	脑脊液
CT	Computed tomography	计算机断层扫描
CVLT	California Verbal Learning Test	加利福尼亚言语学习测试
DAD	Disability Assessment For Dementia	痴呆残疾评估
DLB	Dementia with Lewy bodies	路易体痴呆
DRS	Dementia Rating Scale	痴呆评定量表
DSM	Diagnostic and Statistical Manual of Mental Disorders	精神疾病诊断与统计手册
DSR	Delayed Story Recall	延迟故事回忆
EADC	European Alzheimer's Disease Consortium	欧洲阿尔茨海默病协会
FBI	Frontal behavioral inventory	额叶行为问卷
EEG	Electroencephalogram	脑电图
EFNS	European Federation of Neurological Societies	欧洲神经病学会联盟
FCSRT	Free and Cued Selective Reminding Test	自由和线索选择性回忆测试
FDA	Food and Drug Administration	美国食品药品监督管理局
FDG	Fluorodeoxyglucose	氟脱氧葡萄糖
fMRI	functional magnetic resonance imaging	功能磁共振成像
FTD	Frontotemporal Dementia	额颞叶痴呆
FTLD	Frontotemporal lobar degeneration	额颞叶变性
GDS	Global Deterioration Scale	总体衰退量表
HIS	Hachinski Ischaemic Score	哈金斯基缺血评分
HVLT	Hopkins Verbal Learning Test	霍普金斯言语学习测试

14

IADL	Instrumental Activities of Daily Living	工具性日常生活活动量表
ICD-10	International Classification of Diseases-10	国际疾病分类第10版
ISR	Immediately Story Recall	即刻故事回忆
MCI	Mild cognitive impairment	轻度认知损害
MID	Multi-infarct dementia	多发梗死性痴呆
MMSE	Mini-Mental State Examination	简易精神状态检查
MoCA	The Montreal Cognitive Assessment	蒙特利尔认知评估
MRI	Magnetic resonance imaging	磁共振成像
MRS	Magnetic resonance spectroscopy	磁共振波谱
MTA	Medial temporal lobe atrophy	内侧颞叶萎缩
MTL	Medial temporal lobe	内侧颞叶
NCJDRSU	National CJD Research & Surveillance Unit	英国国家CJD研究和监查部门
NFTs	Neurofibrillary tangles	神经原纤维缠结
NIA	National Institute on Aging	美国国家衰老研究所
NICE	National Institute for Clinical Excellence	英国国家临床质量管理研究所
NIH	National Institutes of Health	美国国立卫生研究院
NINCDS	National Institute of Neurological and Communicative Disorders and Stroke	美国国立神经病学、语言障碍和卒中研究院
NINDS	National Institute of Neurological Disorders and Stroke	美国国立神经系统疾病和卒中研究院
NMDA	N-Methyl-D-aspartate	N-甲基-D-天冬氨酸
NPI	Neuropsychiatric Inventory	神经精神调查
NPV	Negative predictive value	阴性预测值
NSAIDs	Non-steroidal anti-inflammatory drugs	非甾体抗炎药
PDD	Parkinson's disease dementia	帕金森病痴呆
PDS	Progressive Deterioration Scale	进行性衰退量表
PET	Positron emission tomography	正电子发射断层扫描
PPV	Positive predictive value	阳性预测值
PSMS	Physical Self-Maintenance Scale	躯体性自理能力量表
PSP	Progressive supranuclear palsy	进行性核上性麻痹
QSSAAN	The Quality Standards Subcommittee of the American Academy of Neurology	美国神经病学研究所质量标准委员会
RAVLT	Rey Auditory Verbal Learning Test	莱氏听觉言语学习测试
RCT	Randomized controlled trial	随机对照试验
SIB	Severe Impairment Battery	严重损害量表
SDSD	Syndrome differentiation scale of dementia	痴呆的证候分型量表

15

SIGN	Scottish Intercollegiate Guidelines Network	苏格兰学院指南网络
SIVaD	Subcortical ischaemic vascular dementia	皮质下缺血性血管性痴呆
SPECT	Single-photon emission computed tomography	单光子发射计算机断层扫描
SPs	Senile plaques	老年斑
SSRIs	Selective serotonin reuptake inhibitors	选择性 5-羟色胺再摄取抑制剂
TENS	Transcutaneous electrical nerve stimulation	经皮神经电刺激
TMT	Trail Making Test	连线测试
VaD	Vascular dementia	血管性痴呆
CVFT	Category Verbal Fluency Test	分类言语流畅性测验
VFT	Verbal fluency test	语言流畅测试
WCST	Wisconsin Card Sorting Test	威斯康辛卡片分类测试
WHO	World Health Organization	世界卫生组织
WMS-Ⅲ	Wechsler Memory Scale-Ⅲ	韦氏记忆量表第三版
YLDs	Years lived with disability	伤残损失健康生命年

16

目 录

概述 ……………………………………………………………… 1

第一章　诊断标准 ……………………………………………… 6

　第一节　痴呆 ………………………………………………… 6

　第二节　阿尔茨海默病 ……………………………………… 13

　　一、阿尔茨海默病临床核心标准 ………………………… 13

　　二、阿尔茨海默病诊断的研究标准 ……………………… 16

　　三、阿尔茨海默病操作性诊断标准 ……………………… 20

　第三节　血管性痴呆 ………………………………………… 28

　　一、血管性痴呆诊断标准 ………………………………… 28

　　二、血管性痴呆分类标准 ………………………………… 35

　第四节　路易体病 …………………………………………… 41

　　一、路易体痴呆诊断标准 ………………………………… 41

　　二、帕金森病痴呆诊断标准 ……………………………… 45

　第五节　额颞叶变性及相关谱系疾病 ……………………… 49

　　一、额颞叶变性诊断标准 ………………………………… 49

　　二、额颞叶相关谱系疾病诊断标准 ……………………… 59

　第六节　其他痴呆病因 ……………………………………… 78

　　一、正常压力脑积水诊断标准 …………………………… 78

　　二、边缘性脑炎诊断标准 ………………………………… 81

　　三、克雅病诊断标准 ……………………………………… 85

　　四、遗传和中毒性痴呆 …………………………………… 88

第七节　轻度认知损害 ···································· 92

一、轻度认知损害的一般标准 ····················· 93

二、轻度认知损害的特定标准 ····················· 95

第二章　辅助检查 ······································· 106

第一节　一般检查 ······································· 106

一、病史收集 ·· 106

二、体格检查 ·· 107

第二节　临床评估 ······································· 109

一、认知功能评估 ····································· 110

二、精神行为评估 ····································· 136

三、日常生活评估 ····································· 142

四、总体印象评估 ····································· 144

五、其他评估 ·· 147

第三节　影像学检查 ····································· 165

一、结构影像学 ······································· 166

二、功能影像学 ······································· 178

第四节　生物标志物检测 ································· 183

一、脑脊液标志物 ····································· 184

二、分子影像标志物 ··································· 188

三、基因标志物 ······································· 190

四、血液标志物 ······································· 191

第五节　其他检查 ······································· 195

一、常规血液检测 ····································· 195

二、脑电图 ·· 196

三、睡眠监测 ·· 197

第三章　治疗与管理 ····································· 200

第一节　阿尔茨海默病的药物治疗 ····················· 200

一、胆碱酯酶抑制剂 ··································· 201

二、谷氨酸受体拮抗剂 ································· 210

三、胆碱酯酶抑制剂与盐酸美金刚联合使用 ··········· 213

四、银杏叶提取物 ……………………………………………………… 215

五、最小的临床重要差异 ………………………………………………… 217

六、随访及方案管理 ……………………………………………………… 218

七、安全性及不良反应 …………………………………………………… 218

第二节　血管性痴呆的药物治疗 ……………………………………… 224

一、胆碱酯酶抑制剂 ……………………………………………………… 225

二、盐酸美金刚 …………………………………………………………… 231

三、尼麦角林 ……………………………………………………………… 233

四、银杏叶提取物 ………………………………………………………… 234

第三节　路易体病的药物治疗 ………………………………………… 240

一、痴呆症状的药物治疗 ………………………………………………… 241

二、精神症状的药物治疗 ………………………………………………… 243

三、运动症状的药物治疗 ………………………………………………… 246

四、自主神经功能的药物治疗 …………………………………………… 247

第四节　额颞叶变性和其他痴呆的治疗 …………………………… 253

一、额颞叶变性的药物治疗 ……………………………………………… 253

二、其他痴呆的治疗 ……………………………………………………… 254

第五节　精神行为症状的治疗 ………………………………………… 258

一、治疗原则 ……………………………………………………………… 259

二、精神病性症状、激越和攻击的治疗 ………………………………… 260

三、抑郁、焦虑和淡漠的治疗 …………………………………………… 267

第六节　痴呆的中医治疗 ……………………………………………… 274

一、阿尔茨海默病的中医诊疗共识 ……………………………………… 274

二、中成药治疗血管性痴呆的临床应用指南 …………………………… 286

第四章　预防 ……………………………………………………………… 305

第一节　记忆体检专家共识 …………………………………………… 305

一、概述 …………………………………………………………………… 306

二、记忆体检机构的条件与要求 ………………………………………… 307

三、记忆体检人员的条件与要求 ………………………………………… 307

四、记忆体检的对象与质量控制 ………………………………………… 308

五、记忆体检的项目与说明指导 ………………………………… 309

六、记忆体检报告单的内容 ……………………… 311

七、记忆体检后的随访与转诊机制 ……………………… 311

第二节　二级预防策略/轻度认知损害的治疗 ……………… 316

一、非药物干预 ……………………………… 318

二、药物治疗 ……………………………………… 320

三、中药治疗 …………………………………… 323

第三节　一级预防策略 ……………………………… 327

一、体育锻炼 …………………………………… 328

二、认知训练 …………………………………… 329

三、饮食或非处方补充剂 ……………………… 330

四、药物干预 ………………………………… 334

附:诊断标准索引 ……………………………… 343

概　述 >>>>

痴呆已成为老年人的常见病和多发病,也是最常见的致死原因。我国痴呆患病率为7.2%,高于6.2%的全球平均水平,患病总数超过1600万,占全球1/4,其中阿尔茨海默病(Alzheimer's disease, AD)是最常见的痴呆原因,占60%~80%,患病人数超1000万,是欧洲国家痴呆人数的总和。其次是血管性痴呆(vascular dementia, VaD)占12%~20%、路易体痴呆(dementia of Lewy body, DLB)占5%~10%、额颞叶痴呆(frontal temporal dementia, FTD)<5%[1]。随着我国人口老龄化程度不断加深,痴呆患病率也会越来越高,由此增加的医疗和经济负担必将对我国社会、经济发展产生重要的影响。

然而,由于我国语言文化环境与国外不同、医疗资源配置和医疗技术水平不均衡、生物标志物检测技术及其诊断阈值不统一等因素影响,我国痴呆诊断率只有26.9%,漏诊率高达76.8%(比荷兰高39%),且93%的痴呆患者未被发现(比英国高33%),接受规范化治疗率仅21.3%(不及美国的1/3),其中服用一线抗痴呆药物(胆碱酯酶抑制剂)的比例仅为2%[2-6]。此外,目前疗法只能短期改善痴呆症状,不能延缓疾病进展,10年病死率高达25.8%,较10年前增加68%,直接医疗花费是非痴呆患者的4倍[1]。因此,开发更加准确的诊断和更加有效的治疗指南一直是我国面临的急需解决的关键科学问题。

自从具有里程碑意义的中华医学会精神病学分会牵头的《老年期痴呆防治指南》(2006年版)[7]出版以来,我国先后出版了《中国痴呆与认知障碍诊治指南》(2011年版;2015年版)、《中国痴呆诊疗指南》(2012年版)和其他单病种诊疗指南和共识[8-16],使我国医师对痴呆的认知、治疗和预防逐步得到了改善[2]。其中,《中国痴呆诊疗指南》(2012年版)是我国第一部基于自主定义的证据等级和推荐强度的本土化临床实践指南(人民卫生出版社,中华人民共和国国家版权局国作登字-2016-A-00293454)[10],至今已印刷5次。随着痴呆诊疗知识和技术的更新和进展[17-21],已经难以满足我国日益增长的临床需求。

为此，Alzheimer's Disease International（ADI）的正式成员 Alzheimer's Disease Chinese（ADC），即中国老年保健协会老年痴呆及相关疾病专业委员会指南工作组（以下简称 ADC 指南工作组）从 2016 年底启动修订工作，对 2012 年版指南中存在的过时、缺失和偏差的推荐意见及其证据描述，进行更新、补充和纠正，旨在为我国临床医生提供更多的选择和更先进的技术，以提高痴呆的诊断率、准确性和疗效水平，同时为改善医疗行为和指导医疗保险提供依据。本指南如能成功实施，将有可能促进我国老年人群中认知障碍就诊率和治疗率的提高，同时使中重度痴呆的发病率和死亡率相应地下降，符合发起该指南的 ADC 的使命。

ADC 指南工作组采用了循证医学研究方法，通过确定临床问题、进行系统评价/荟萃分析（数据检索、研究筛选、资料提取、质量评估、偏倚风险评估、数据分析）、描述临床证据、达成推荐共识（通过共识会议对证据结果逐条评论并投票达成共识，将证据转化为推荐意见）、形成指南等技术过程，完成本指南研制。本指南的诊断性推荐意见主要产生于针对单个原始研究的证据水平评估结果，而干预性推荐意见中的绝大多数则是在针对证据体的质量评估基础上产生，并遵循指南开发的一般性原则，基于高级别证据，如随机对照试验，进行系统综述和荟萃分析。

本指南所有证据质量评估均采取自定义的质量评估标准，其中单个原始研究证据的质量评估标准主要参照欧洲神经病学会联盟新修的神经系统疾病管理指南的编制指南（EFNS，2004；2013）[22,23] 中关于科学证据类别和预先确定的推荐水平《诊断措施的证据分类方案》和《治疗干预的证据分类方案》而拟订，临床证据水平分为 4 级（Ⅰ、Ⅱ、Ⅲ、Ⅳ类），基于证据水平和目标使用者情况的推荐强度也分为 4 级（A 级、B 级、C 级、D 级）（表 0-0-1 和表 0-0-2）。大部分干预性推荐，除参考单个原始研究证据的质量评估结果外，还参考了《证据推荐分级的评估、制订与评价》（GRADE）系统（表 0-0-3）[24] 所提示的研究证据体的质量评估结果。对于缺乏证据的重要临床问题，则根据共识小组的经验提出专家观点：D 级推荐。

本指南的诊断性推荐意见主要基于单个原始研究的证据水平评估结果，干预性推荐意见则是在系统综述和荟萃分析基础上产生，是基于证据体的评估结果。所有推荐意见均通过共识小组逐条评论并采取无记名投票方式取得共识（≥75%），较之以前单纯基于单个证据水平的直接推荐方式有所不同，从而增加证据质量评估和推荐强度过程的透明度，使所选择的结果更为合理，更加以患者为导向，更易于转化为简单的推荐。对于缺乏证据的重要临床问题，则根据共识小组的经验提出专家观点。

表 0-0-1　诊断性证据水平和推荐强度标准

证据水平	标　准	推荐强度	标　准
Ⅰ类	在广泛可疑人群进行的前瞻性研究(要求使用"金标准"定义病例,采用了盲法评估,能够进行诊断精确性评估)	A级	(肯定有帮助/可预测、无帮助/不可预测)至少一个Ⅰ类研究或两个结果一致的Ⅱ类研究
Ⅱ类	在非广泛可疑人群进行的前瞻性研究,或样本量较大的回顾性研究(要求使用"金标准"定义病例,采用了盲法评估,能够进行诊断精确性评估)	B级	(很可能有帮助/可预测、无帮助/不可预测)至少一个Ⅱ类研究或大量的Ⅲ类研究
Ⅲ类	回顾性研究(病例组或是对照组样本不大,要求采用盲法评估)	C级	(可能有帮助/可预测、无帮助/不可预测)至少两个Ⅲ类研究
Ⅳ类	非盲法评估的任何设计,或专家观点,或无对照组的描述性病例系列	D级	(不确定有帮助/可预测、无帮助/不可预测)至少两个Ⅳ类研究或专家共识

表 0-0-2　干预性证据水平和推荐强度标准

证据水平	标　准	推荐强度	标　准
Ⅰ类	典型人群进行的高质量前瞻性随机对照盲法试验,或对典型人群进行的前瞻性随机对照盲法试验的高质量系统综述。需符合下述标准:1.随机隐藏;2.有明确定义的主要结局;3.有明确定义的纳入/排除标准;4.详细记录脱落病例,交叉设计的脱落病例不至于造成明显偏倚;5.详细记录了基线特征且组间具有可比性或存在差异但进行了统计学校正	A级	(肯定有效、无效或有害)至少一个Ⅰ类研究,或至少两个结果一致的Ⅱ类研究
Ⅱ类	典型人群进行的前瞻性组间匹配的队列研究,结局评估采用了盲法,符合上述 2~5 的标准;或典型人群的随机对照试验,但上述 1~5 标准有一项不符合	B级	(很可能有效、无效或有害)至少一个Ⅱ类研究,或大量的Ⅲ类研究
Ⅲ类	典型病例中进行的所有其他对照试验(包括良好的自然病程对照或患者自身对照)证实,结局评估与患者治疗应该独立	C级	(可能有效、无效或有害)至少两个Ⅲ类研究
Ⅳ类	非对照研究、病例系列、病例报告或专家观点	D级	(不确定有效、无效或有害)至少两个Ⅳ类研究或专家共识

表 0-0-3 GRADE 证据质量分级

证据分级	说 明	分级标准
高质量 ⊕⊕⊕⊕	我们非常确信真实的效应值接近效应估计值	随机对照试验，或具有 2 个升高证据质量因素的观察性研究
中等质量 ⊕⊕⊕○	我们对效应估计值有中等程度的信心：真实值有可能接近估计值，但仍存在两者大不相同的可能性	具有 1 个降低证据质量因素的随机对照试验，或具有 1 个升高证据质量因素的观察性研究
低质量 ⊕⊕○○	我们对效应估计值的确信程度有限：真实值可能与估计值大不相同	具有 2 个降低证据质量因素的随机对照试验，或观察性研究
极低质量 ⊕○○○	我们对效应估计值几乎没有信心：真实值很可能与估计值大不相同	具有 3 个降低证据质量因素的随机对照试验，或具有 1 个降低证据质量因素的观察性研究

　　本指南工作组的一个独立的循证医学小组对特别感兴趣的几个问题（阿尔茨海默病的药物治疗、血管性痴呆的药物治疗、阿尔茨海默病的中医诊疗、中成药治疗血管性痴呆的临床应用）进行了系统综述和荟萃分析。共识小组分别于 2017 年 11 月 5 日、2017 年 12 月 22 日和 2018 年 1 月 21 日在北京召开共识会议，对本指南所涉及的重要问题的推荐意见及其证据描述进行逐条评论，并在"同意"、"不同意"、"不确定"选择下做出决定。随后通过电子邮箱和微信将全部推荐意见向主审专家、ADC 常委和支持学会的代表公开，以供评论和咨询。写作小组根据大量的反馈意见进行解答和修改，形成了最后的共识，于 2018 年 2 月 28 日在北京召开定稿会进行定稿。

　　本指南涉及 7 类 18 种痴呆病因，包括阿尔茨海默病（AD）、血管性痴呆（VaD）、路易体病（LBD）、额颞叶变性（FTLD）以及其他病因痴呆等，推荐意见共计 253 条，包括诊断标准 42 条、辅助检查 58 条、治疗 126 条和预防 27 条。与 2012 年版指南相比，本指南新增痴呆病因 13 种，新增推荐意见 163 条。与同类指南相比，本指南的主要特色和突出进展表现在以下几个方面：①引进最新的诊疗技术。对于同类指南尚未纳入的最新国际标准、检测技术和治疗方法，本指南进行了选择性更新，以及时准确地反映国际学术进展。②补充本土的研究成果。引用我国本土化的诊断标准、治疗共识以及相关技术参数和研究证据并给予适当的推荐，不仅是本指南的一贯追求，更是本指南不同于其他指南最显著的特色之一，目的在于真实全面地反映我国痴呆诊疗领域的学术水平和发展成就。③突破传统的共识观点。除极少数原指南中的合理推荐继续应用在本指南中，绝大多数推荐意见都有自己独立的观点，尽可能避免将国外共识指南翻译后贴上中国标签，或忽视我国语言、文化、种族差异而人云亦云，以提高本指南的易用性和实用性。

　　本指南仅代表了 ADC 指南工作组的观点,是基于目前可获得证据指导实践的一般原则,并不意味着具有法律约束力。由于部分文献证据质量较低、偏倚风险较大、证据体的异质性等原因,本指南所涉及的诊断、检查、治疗和预防的临床实践推荐意见的强度有限,仍需要进一步大样本的随机对照试验提供更高级别的证据的支持。加上指南工作者的临床水平、时间、精力、知识层次、学术观点以及指南修订过程中操作流程等相关因素的影响,本指南不免会存在一定的局限性或缺憾之处。希望读者在百忙之中提出宝贵意见,尤其对于我们可能忽略的原则性问题进行批评指正,以便我们进一步的修改和完善。

第一章 诊 断 标 准 >>>>>

第一节 痴 呆

主要推荐：

1. NIA-AA（2011）所有原因所致痴呆的临床诊断标准要求病史和客观的认知评估证实认知损害严重到干扰了工作或日常活动的能力，适用于痴呆的临床诊断（A级推荐）。

2. DSM-5（2013）重度神经认知障碍的临床诊断标准要求病史和神经心理测评证实认知损害严重到干扰了日常活动的独立性，适用于痴呆的临床诊断（A级推荐）。

痴呆是一种以认知损害为特征的临床综合征，其损害的程度足以影响患者的日常生活和社会交往或与个人以往相比明显降低。"痴呆"术语是指认知功能的获得性损害，可能包括复杂的注意、执行、学习和记忆、语言、视觉空间功能和社会认知。认知损害可能伴随行为障碍也可能不伴随，并且必须严重到足以影响生活活动的独立性。

痴呆的诊断依据主要包括病史、临床表现、认知检查，必要的影像学检查和实验室检查。认知检查仍然是痴呆临床诊断的首选方法，病史询问（包括合并疾病、家族史）、人口学相关信息调查（如受教育程度、年龄和语言等）、神经心理学检测（包括精神、情绪、行为状态评估）和生活活动问卷也是痴呆临床诊断不可或缺的方法。生物标志物或结构影像或分子影像学检测等辅助检查有助于鉴别痴呆病因，且已成为临床常规检查。在临床信息收集后，通常根据痴呆的诊断、分类、分型标准，结合个人的临床经验，分别做出诊断决定。痴呆的诊断步骤包括：明确痴呆诊断、判断痴呆程度、鉴别痴呆原因。

过去，诊断痴呆综合征主要依据美国精神病学会《精神疾病诊断与统计手册》（DSM-Ⅳ，1994；DSM-Ⅳ-TR，2000）[25,26]和世界卫生组织《国际疾病分类-

第 10 版》(ICD-10)(1992)的痴呆诊断标准[27]。这两个标准共同点是：①存在记忆衰退，包括短期和长期记忆；②同时存在执行功能损害。不同之处在于：①在要素上，DSM-Ⅳ要求除记忆损害外，同时伴有失语、失用、失认或执行功能障碍中之一；ICD-10 只要求同时伴有判断执行损害，且有情感障碍。②在病程上，DSM-Ⅳ要求逐渐发生和持续进展；ICD-10 要求认知衰退至少持续 6 个月（不管发生形式如何）。③在程度上，DSM-Ⅳ强调认知衰退必须严重到足以影响社交或职业功能，且与以往相比明显下降；而 ICD-10 未明确要求。由此导致了这两个标准在诊断性能上的差异，DSM-Ⅳ标准的敏感性优于 ICD-10 标准，但 ICD-10 标准的特异性较高。研究证明，ICD-10 和 DSM-Ⅳ诊断痴呆之间的一致性达 100%（kappa = 1.0）[28]。由于 ICD-10 标准缺少详细的操作说明，不同医生或研究者在诊断标准的理解方面会有差异，而导致诊断结果出现明显的偏倚。相比之下，DSM-Ⅳ标准使用的一致性相对较好，被更加广泛接受和使用。但两个标准都要求必须存在记忆损害，可能都会对非遗忘型痴呆的诊断带来一定的局限性。

现在，随着对不同病因痴呆临床表现研究的深入，发现阿尔茨海默病（AD）有遗忘症状和非遗忘症状两方面的表现，其他病因痴呆如无卒中事件的皮质下血管性痴呆（SIVD）更是以执行功能和注意力损害为特征。因此，原有的痴呆标准要求必须有记忆损害[25-28]，显然不适合所有病因痴呆的诊断。所以，"痴呆"术语不仅被 NIA-AA（2011）标准修改为"所有病因痴呆"[29]，而且在 DSM-5（2013）被"重度神经认知障碍（major NCD）"所取代[30]。尽管 DSM-5（2013）保留了"痴呆"术语，但指明仅在医生和患者习惯于该术语的情况下使用，且认为"重度神经认知障碍"定义比"痴呆"术语要宽泛，单个认知领域大幅度下降的个体可以接受这种诊断，DSM-Ⅳ（1994）分类的"遗忘症"现在也可以诊断为重度神经认知障碍而不再使用"痴呆"术语。

NIA-AA（2011）所有病因痴呆的核心临床标准除了遵循 DSM-Ⅳ标准的认知损害必须严重到干扰了工作或日常生活的原则外，同时考虑了不同病因痴呆的认知或行为（神经精神）症状特征（学习记忆、执行功能、视空间能力、语言功能和人格行为 5 项中具 2 项），不要求记忆是必须受损的领域之一。该标准建议的痴呆诊断涵盖严重程度范围从最轻度到最严重的阶段，具有更广泛的适用性（表 1-1-1）。加拿大第 4 次痴呆诊断与治疗共识会议（CCCDTD4）推荐用于痴呆的临床诊断[31]。

DSM-5（2013）将神经认知障碍（NCD）分类为重度（major NCD，即痴呆）和轻度（mild NCD）[30]。其神经认知损害标准不要求记忆是必须受损的领域之一，而是扩展为复杂注意、执行功能、学习记忆、语言功能、知觉运用、社交认知等 6 个领域，除病史和观察外，还需要量化的临床评估所证实。重度神经认知障碍标准包括症状标准（至少一个认知领域损害）、程度标准（认知损害程度足以干扰日常生活的独立性）和排除标准（认知缺陷不仅仅发生在谵妄的背景下,不能用其他精神障碍更好地解释）。这些标准继续遵循了DSM-Ⅳ的认知损害必须严重到干扰了工作或日常生活的痴呆标准(表1-1-2)。

有关不同病因痴呆的特定标准（如 AD、VaD、DLB 等）和轻度认知损害（MCI）的特定标准(表1-1-3),我们将在不同章节给予分别介绍。

表1-1-1 NIA-AA 所有病因痴呆的核心临床标准(McKhann et al.,2011)[29]

当具备以下认知或行为（神经精神）症状时可以诊断为痴呆:

1 干扰了工作或日常活动的能力 * ;而且

2 代表从以前的功能和表现水平下降;而且

2 不能用谵妄或主要的精神障碍解释;

3 患者和知情者提供的病史(1)和客观的认知评估(2)证实存在认知损害。当常规病史和床边精神状态检查不能提供可靠的诊断时,应进行神经心理学检查。

4 认知或行为障碍至少涉及 2 个以下领域:

   A. 获取和记忆新信息的能力受损—症状包括:重复提问或对话,放错个人物品,忘记事件或约会,在熟悉的环境下迷路。

   B. 推理能力、处理复杂任务的能力和判断力障碍—症状包括:对安全风险认识不足,无法管理财务,决策能力差,无法规划复杂或连续的活动。

   C. 视空间能力障碍—症状包括:尽管视力良好,不能识别面孔或普通物品或找到正前方的物品,不能使用简单的工具,或正确穿衣。

   D. 语言功能受损(说、读、写)——症状包括:找词困难、犹豫不决;说话、拼写和书写错误。

   E. 人格、行为,或举止改变——症状包括:反常的情绪波动,比如激越、动机受损,主动性丧失、淡漠、缺乏动力、社交退缩、对以前的活动兴趣下降、同情心丧失、强迫或迷恋行为、社交上不可接受的行为。

注释: * 痴呆与 MCI 的区别在于是否存在显著干扰了工作或日常活动的能力。本质上这是由经验丰富的临床医生根据患者的个人情况和从患者及知情者获得的日常事务描述做出的临床判断

表1-1-2 DSM-5 重度神经认知障碍临床诊断标准(APA,2013)[30]

A. 在一个或多个认知领域内（复杂的注意、执行功能、学习和记忆、语言、知觉运用,或社交认知),与先前表现的水平相比存在显著的认知衰退,其证据基于:

   1. 个体、知情者或临床工作者对认知功能显著下降的担忧;

   2. 认知功能显著损害,最好能被标准化的神经心理测评证实,或者当其损害时能被另一种量化的临床评估证实

B. 认知损害干扰了日常活动的独立性(即:最低限度而言,日常生活中复杂的重要活动需要帮助,如支付账单或管理药物)

C. 认知损害不仅仅发生在谵妄的背景下

D. 认知损害不能用其他精神障碍更好地解释(例如,重性抑郁障碍、精神分裂症)

8

表 1-1-3　ADC 指南工作组推荐的不同病因痴呆临床诊断标准

类型	标准	来源
痴呆	1. 所有病因痴呆诊断标准（dementia）	NIA-AA，2011[29]
	2. 重度神经认知障碍临床诊断标准（major NCD）	DSM-5，2013[30]
阿尔茨海默病	1. 阿尔茨海默病痴呆的核心临床标准（core criteria of AD）	NIA-AA，2011[29]
	2. 阿尔茨海默病诊断的研究标准（research criteria of AD）	IWG-2，2014[17]
	（北京版阿尔茨海默病操作性诊断标准）	BWG-1，2012[32]
血管性痴呆	1. 血管性痴呆临床诊断标准（VaD）	AHA/ASA，2011[33]
	2. 重度血管性认知障碍诊断标准（Major VCD or VaD）	VASCOG，2014[34]
	3. 遗传性多发脑梗死性痴呆（CADASIL）	Mizuta et al.，2017[35]
路易体病	1. 路易体痴呆临床共识标准（DLB）	DLBC-4，2017[36]
	2. 帕金森病痴呆临床诊断标准（PDD）	MDS，2007[37]
额颞叶变性及相关谱系疾病	1. 行为变异型额颞叶痴呆诊断标准（bvFTD）	FTDC，2011[38]
	2. 语义性痴呆临床诊断标准（SD）	PPAC，2011[39]
	3. 非流利性失语临床诊断标准（PNFA）	PPAC，2011[39]
	4. 肌萎缩侧索硬化—额颞叶谱系疾病（ALS-FTSD）	Strong et al，2017[42]
	5. 皮质基底节变性诊断标准（CBD）	Armstrong et al，2013[40]
	6. 进行性核上性麻痹临床诊断标准（PSP）	MDS，2017[41]
	（中国进行性核上性麻痹临床诊断标准）	CMA/CMAD，2016[14]
克-雅病	1. 散发型克雅病诊断标准（sCJD）	Zerr et al，2009[43]
	2. 变异型克雅病诊断标准（vCJD）	Heath et al，2010[44]
边缘性脑炎	边缘性脑炎诊断标准（LE）	Graus et al，2016[45]
	（中国边缘性脑炎诊断标准）	CMA，2017[15]
正常压力脑积水	特发性正常压力脑积水诊断标准（iNPH）	Shprecher et al,2008[46]
	（中国特发性正常压力脑积水诊断标准）	CMA/CNIMT，2016[16]
轻度认知损害	1. 轻度认知损害诊断的一般标准（general criteria of MCI）	IWG，2004[47]
	2. 阿尔茨海默病所致轻度认知损害（AD-MCI）	NIA-AA，2011[48]
	3. 血管性轻度认知损害（VaMCI）	VASCOG，2014[49]
	（中国血管性轻度认知损害操作性诊断标准）	ADC，2016[12]
	4. 帕金森病所致轻度认知损害（PD-MCI）	MDS，2017[50]

参 考 文 献

1. Alzheimer's Association.2015 Alzheimer's disease facts and figures.Alzheimers Dement,2015,11（3）:332-384.

2. 张振馨,陈霞,刘协和,等.北京、西安、上海、成都四地区痴呆患者卫生保健现状调查.中国医学科学院学报,2004,26(2):116-121.

3. Chen R,Hu Z,Chen RL,et al.Wilson K.Determinants for undetected dementia and late-life depression.Br J Psychiatry 2013,203(3):203-208.

4. Collerton J,Davies K,Jagger C,et al.Health and disease in 85 year olds:baseline findings from the Newcastle 85+ cohort study.BMJ,2009,339:b4904.

5. MacKnight C,Graham J,Rockwood K.Factors associated with inconsistent diagnosis of dementia between physicians and neuropsychologists.J Am Geriatr Soc,1999,47(11):1294-1299.

6. Aupperle PM,Coyne AC.Primary vs subspecialty care:a structured follow-up of dementia patients and their caregivers.Am J Geriatr Psychiatry,2000,8(2):167-170.

7. 张明园.老年期痴呆防治指南.北京:北京大学医学出版社,2007.

8. 贾建平.中国痴呆与认知障碍诊治指南.北京:人民卫生出版社,2011.

9. 贾建平.中国痴呆与认知障碍诊治指南.北京:人民卫生出版社,2015.

10. 田金洲,王永炎,张伯礼,等.中国痴呆诊疗指南.北京:人民卫生出版社,2012.

11. 解恒革,田金洲,王鲁宁.中国记忆体检专家共识.中华内科杂志,2014,53(12):1002-1006.

12. 田金洲,解恒革,秦斌,等.中国血管性轻度认知损害诊断指南.中华内科杂志,2016,55（3）:1-8.

13. 田金洲,解恒革,秦斌,等.中国简短认知测试在痴呆诊断中的应用指南.中华医学杂志,2016,96(37):2929-2943.

14. 中华医学会神经病学分会/中国医师协会神经内科医师分会.中国进行性核上性麻痹临床诊断标准,2016,494(4):272-275.

15. 中华医学会神经病学分会.中国自身免疫性脑炎诊治专家共识.中华神经科杂志,2017,50（2）:91-98.

16. 中华医学会神经外科学分会,中华医学会神经病学分会,中国神经外科重症管理协作组.中国特发性正常压力脑积水诊治专家共识.中华医学杂志,2016,96(21):1635-1638.

17. Dubois B,Feldman HH,Jacova C,et al. Advancing research diagnostic criteria for Alzheimer's disease:the IWG-2 criteria. Lancet Neurol, 2014, 13(6): 614-629.

18. Sachdev P, Kalaria R, O'Brien J, et al. Diagnostic criteria for vascular cognitive disorders:a VASCOG statement. Alzheimer Dis Assoc Disord, 2014, 28(3): 206-218.

19. Skrobot OA, O'Brien J, Black S, et al. The Vascular Impairment of Cognition Classification Consensus Study. Alzheimers Dement, 2017, 13(6): 624-633.

20. Skrobot OA, O'Brien J, Black S, et al. Progress towards standardised diagnosis of vascular cognitive impairment:guidelines from the vascular impairment of cognition classification consensus

study（VICCCS-2）. Alzheimers Dement，2017，pii：S1552-5260(17)33761-5.

21. Schmidt R，Hofer E，Bouwman FH，et al. EFNS-ENS/EAN Guideline on concomitant use of cholinesterase inhibitors and memantine in moderate to severe Alzheimer's disease. Eur J Neurol，2015，22(6)：889-898.

22. Brainin M，Barnes M，Baron JC，et al. Guidance for the preparation of neurological management guidelines by EFNS scientific task forces - revised recommendations 2004. Eur J Neurol，2004，11(9)：577-581.

23. Leone MA，Brainin M，Boon P，et al. European Federation of Neurological Societies.Guidance for the preparation of neurological management guidelines by EFNS scientific task forces-revised recommendations 2012. Eur J Neurol，2013，20(3)：410-419.

24. Balshem H，Helfand M，Schünemann HJ，et al. GRADE guidelines：3. Rating the quality of evidence. J Clin Epidemiol，2011，64(4)：401-406.

25. American Psychiatric Association. Diagnostic and statistical manual of mental disorders，4th edition，Washington DC：American Psychiatric Association，1994.

26. American Psychiatric Association. Diagnostic and statistical manual of mental disorders，4th edition，text revision. Washington DC：American Psychiatric Association，2000.

27. World Health Organization. The ICD-10 Classification of Mental and Behavioural Disorders：Clinical Descriptions and Diagnostic Guidelines. Geneva：World Health Organization，1992.

28. Naik M，Nygaard HA. Diagnosing dementia-ICD-10 not so bad after all：a comparison between dementia criteria according to DSM-Ⅳ and ICD-10. Int J Geriatr Psychiatry，2008，23(3)：279-282.

29. McKhann GM，Knopman DS，Chertkow H，et al. The diagnosis of dementia due to Alzheimer's disease：Recommendations from the National Institute on Aging-Alzheimer's Association workgroups on diagnostic guidelines for Alzheimer's disease. Alzheimers Dement，2011，7(3)：263-269.

30. American Psychiatric Association. Diagnostic statistical manual DSM-5. Access at：www.dsm5.org.

31. Chertkow H，Feldman HH，Jacova C，et al. Definitions of dementia and predementia states in Alzheimer's disease and vascular cognitive impairment：consensus from the Canadian conference on diagnosis of dementia. Alzheimers Res Ther，2013，5(Suppl 1)：S2-10.

32. 田金洲,时晶,魏明清,等. 阿尔茨海默病临床诊断标准的中国化. 中国医学前沿杂志(电子版),2012,4(10):1-6.

33. Gorelick PB，Scuteri A，Black SE，et al. A statement for healthcare professionals from the American Heart Association/American Stroke Association. Stroke 2011,42(9)：2672-2713.

34. Sachdev PS，Blacker D，Blazer DG，et al. Classifying neurocognitive disorders：the DSM-5 approach. Nat Rev Neurol，2014，10(11)：634-642.

35. Mizuta I，Watanabe-Hosomi A，Koizumi T，et al. New diagnostic criteria for cerebral autosomal

dominant arteriopathy with subcortical infarcts and leukocencephalopathy in Japan.J Neurol Sci, 2017, 381: 62-67.

36. McKeith IG, Boeve BF, Dickson DW, et al. Diagnosis and management of dementia with Lewy bodies: Fourth consensus report of the DLB Consortium. Neurology, 2017, 89(1): 88-100.

37. Emre M, Aarsland D, Brown R, et al. Clinical diagnostic criteria for dementia associated with Parkinson's disease. Mov Disord, 2007, 22(12): 1689-1707.

38. Rascovsky K, Hodges JR, Knopman D, et al. Sensitivity of revised diagnostic criteria for the behavioural variant of frontotemporal dementia. Brain, 2011, 134(Pt 9): 2456-2477.

39. Gorno-Tempini ML, Hillis AE, Weintraub S, et al. Classification of primary progressive aphasia and its variants. Neurology, 2011, 76(11): 1006-1014.

40. Armstrong MJ, Litvan I, Lang AE, et al., Criteria for the diagnosis of corticobasal degeneration. Neurology, 2013, 80(5): 496-503.

41. Hoglinger G, Respondek G, Stamelou M, et al. Clinical diagnosis of progressive supranuclear palsy-The movement disorder society criteria. Movement Disorders, 2017, 32(6): 853-864.

42. Strong MJ, Abrahams S, Goldstein LH, et al. Amyotrophic lateral sclerosis-frontotemporal spectrum disorder (ALS-FTSD): Revised diagnostic criteria. Amyotroph Lateral Scler Frontotemporal Degener, 2017, 18(3-4): 153-174.

43. Zerr I, Kallenberg K, Summers DM, et al. Updated clinical diagnostic criteria for sporadic Creutzfeldt-Jakob disease. Brain, 2009, 132: 2659-2668.

44. Heath CA, Cooper SA, Murray K, et al. Validation of diagnostic criteria for variant Creutzfeldt-Jakob disease. Ann Neurol, 2010, 67(6): 761-770.

45. Graus F, Titulaer MJ, Balu R, et al. A clinical approach to diagnosis of autoimmune encephalitis. Lancet Neurol, 2016, 15(4): 391-404.

46. Shprecher D, Schwalb J, Kurlan R. Normal pressure hydrocephalus: diagnosis and treatment. Curr Neurol Neurosci Rep, 2008, 8(5): 371-376.

47. Winblad B, Palmer K, Kivipelto M, et al. Mild cognitive impairment - beyond controversies towards a consensus: report of the International Working Group on Mild Cognitive Impairment. J Intern Med, 2004, 256(3): 240-246.

48. Albert MS, DeKosky ST, Dickson D, et al. The diagnosis of mild cognitive impairment due to Alzheimer's disease: recommendations from the National Institute on Aging-Alzheimer's Association workgroups on diagnostic guidelines for Alzheimer's disease. Alzheimers Dement, 2011, 7(3): 270-279.

49. Sachdev P, Kalaria R, O'Brien J, et al. Diagnostic criteria for vascular cognitive disorders: a VASCOG statement. Alzheimer Dis Assoc Disord, 2014, 28(3): 206-218.

50. Litvan I, Goldman JG, Tröster AI, et al. Diagnostic criteria for mild cognitive impairment in Parkinson's disease: Movement Disorder Society Task Force guidelines. Movement Disorders, 2012, 27(3): 349-356.

第二节　阿尔茨海默病

🖐 **主要推荐**:

1. NIA-AA(2011)AD痴呆核心标准以病史和检查证实的临床特征为依据,对AD痴呆有高度特异性和中度敏感性,适用于AD痴呆的临床诊断(Ⅰ类证据,A级推荐)。

2. IWG-2(2014)AD诊断的研究标准利用AD的临床特征和生物标志物证据定义AD及其临床表型,具有高特异性,适用于药物临床试验等研究目的(Ⅰ类证据,A级推荐)。

3. BWG-2(2017)AD操作性诊断标准采用本土化认知和影像等技术参数,对典型AD有可接受的诊断敏感性和特异性,可用于汉语人群的临床诊断和药物临床试验等研究目的(Ⅱ类证据,B级推荐)。

阿尔茨海默病(Alzheimer's disease,AD)被定义为一种痴呆临床类型,是最常见的痴呆病因,也是老年人最常见的致死原因之一。全球65岁以上老年人群中AD患病率为4%~7%,在所有痴呆病因中占60%~80%,且随年龄而增长,平均每增加6.1岁,患病率增加1倍[1]。65岁以下为4%,65~74岁为15%,75~84岁为44%,85岁以上达58%。过去15年(2000年~2014年),在美国65岁以上老年人中,艾滋病、脑卒中、心脏病、前列腺癌、乳腺癌的死亡率分别下降了42%、23%、16%、11%、2%,而AD的死亡率则升高了71%,以29.3/10万人年死亡率跃升为老年人的第5位致死原因[2]。

一、阿尔茨海默病临床核心标准

AD以隐匿起病和认知功能进行性恶化为特点,诊断标准是以临床特征为依据,参考病史、精神状态和认知检查结果,并除外其他痴呆原因。因此,目前的AD临床诊断通常只是一个可能性临床诊断,其诊断标准也只能是临床核心标准。

早期的AD诊断核心标准提供者分别是美国国立神经病学、语言障碍和卒中研究院——阿尔茨海默病及相关疾病协会(NINCDS-ADRDA,1984)[3]、美国精神病学会(DSM-Ⅳ,1994和DSM-Ⅳ-TR,2000)[4,5]和世界卫生组织(ICD-10,1992)[6]。其中,NINCDS-ADRDA标准是最早也是使用最为广泛的AD临床诊断标准[3]。

NINCDS-ADRDA(1984)标准采用核心特征、支持特征和排除标准的三维结构,并根据临床和与临床相关病理资料之间的差异分别定义3个等级诊断确证性,即"可能的AD"(pos AD)、"很可能的AD"(pro AD)和"肯定的AD"(def AD)。神经病理学研究显示,该标准筛查pro AD+pos AD与非AD之间的卡帕系

13

数(k)为0.51,敏感性和特异性分别为83%和84%,且在评估者之间有中等程度的一致性(Ⅰ类证据)[7]。DSM-Ⅳ的AD诊断标准定义的AD增加了两个亚型,即早发型AD(65岁及以下)和晚发型AD(65岁以上),并采用排除法推理痴呆的AD病因,与尸检结果有较好的一致性,且评估者之间操作的稳定性较好[8]。DSM-Ⅳ-TR补充了两项诊断编码:不伴行为障碍和伴行为障碍[5]。

这些标准有几个共性特点:①AD诊断主要依据于认知损害和功能下降严重到足以满足痴呆的标准;② def AD诊断取决于尸检;③临床医生为活着的患者做出的最准确的诊断是 pro AD;④认知损害的其他可能病因必须由临床医生排除;⑤基于临床线索的认知损害特征或严重程度的判断标准缺乏操作性,当专家级临床医生应用时,与尸检相比,临床诊断AD的阳性预测值和阴性预测值分别为80%和60%(Ⅰ类证据)[8]。

美国国家衰老研究所和阿尔茨海默病学会(NIA-AA,2011)参考AD诊断的研究标准(IWG-1,2007)[9,10],对NINCDS-ADRDA(1984)标准进行了修订,形成了新的AD诊断标准,分别诊断临床前AD(preclinical AD)、AD所致轻度认知损害(mild cognitive impairment due to AD)和AD痴呆(dementia due to AD)[11,12,13]。其中,NIA-AA(2011)AD痴呆诊断标准包括核心标准和研究标准[11]:核心标准(表1-2-1)要求首先应符合痴呆诊断标准,病史和检查证实存在遗忘症状或非遗忘症状之一。研究标准强调首先应符合AD痴呆临床核心标准,再利用生物标志物进行AD病因学诊断,以提高诊断的准确性。

神经病理学研究显示,NIA-AA(2011)AD痴呆核心标准诊断 pro AD痴呆的敏感性和特异性分别为65.6%和95.2%,诊断 pos AD痴呆分别达79.5%和94.0%(Ⅰ类证据),且在FTLD和早发型AD患者甄别中,具有高特异性(由于宽泛的排除标准),但敏感性较低(Ⅰ类证据)[14]。可见,当没有支持性生物标志物时,该标准具有广泛适用性优点,尽管以诊断特异性为代价。因此,欧洲神经病学联盟痴呆和认知神经病科学家小组(EFNS-ENS,2012)和加拿大痴呆诊断与治疗共识会议(CCCD,2013)均推荐NIA-AA(2011)AD痴呆核心标准用于AD临床诊断[15,16]。

NIA-AA(2011)指南小组"不提倡常规诊断中使用AD生物标志物测试"[11],主要因为:①核心临床标准在大多数患者中具有很好的诊断准确性;②如何使用生物标志物还需要更多的研究;③不同临床机构生物标志测试缺乏标准化;④社区机构生物标志物检查存在很大的差异;⑤单独使用AD生物标志物检测的特异性有待进一步提高,如PiB-PET的敏感性为94%,特异性仅56%或低于50%[17,18],且阳性情况不仅发生在AD患者,也见于路易体痴呆(DLB)或脑淀粉样血管病(CAA)以及认知正常人[19,20]。帕金森病患者脑中也有 tau 蛋白和 β-淀粉样蛋白(Aβ)沉积,且 tau 沉积与 Aβ 状态和年龄显著相关,而与认知状态或诊断类别无关[21]。

从上可知,NIA-AA(2011)核心标准是对 NINCDS-ADRDA 临床标准的重要更新:①保留了 NINCDS-ADRDA 标准诊断 pro AD 的大部分特征(尽管这些标准的阳性预测值有限且阴性预测值差)[3,7,8],符合 NINCDS-ADRDA 的 pro AD 诊断标准者,也同样符合 NIA-AA 的 pro AD 临床核心标准。②继续沿用 NINCDS-ADRDA 的 AD 痴呆诊断的确证性分类术语,即 pro AD 痴呆、pos AD 痴呆及具备 AD 病理生理证据的 pro AD 痴呆或 pos AD 痴呆。③诊断 AD 痴呆以病史和检查证实的表现特征为主要依据,对 AD 痴呆有高度特异性和中度敏感性,适用于所有临床环境。DSM-5(2013)中 AD 所致重度神经认知障碍(major NCD)标准要求有记忆损害和其他一个认知领域损害的客观证据[22],似乎更适用于以遗忘症状为特征的典型 AD;将家族史或基因检测置于 AD 病因学诊断的首要位置,可能会影响其临床使用的广泛适应性。因此,本指南推荐 NIA-AA(2011)AD 痴呆核心标准用于 AD 痴呆的临床诊断(表 1-2-1)。

表 1-2-1　NIA-AA 阿尔茨海默病痴呆核心临床标准(McKhann et al,2011)[11]

1. pro AD 痴呆核心临床标准:符合痴呆的诊断标准,并且具备以下特征[1]:
   (1)隐袭起病。症状逐渐发生(几个月或几年),而不是突然发生(几小时或几天);
   (2)报告或观察明确有认知恶化病史;
   (3)病史和检查证实的早期和最突出的认知损害具以下分类之一:
   　A.遗忘症状:这是 AD 痴呆最常见的表现,包括学习和回忆最近所获信息的损害,还应具备至少一个其他认知领域的认知功能损害的证据。
   　B.非遗忘症状:
   　　a.语言障碍:最突出的损害是找词困难,也应该有其他认知领域损害。
   　　b.视空间障碍:最突出的损害是空间认知损害,包括物体失认、面孔失认、视觉图像组合失认和失读,也应该有其他认知领域损害。
   　　c.执行功能障碍:最突出的损害是推理、判断和解决问题的损害,也应该有其他认知领域损害。
   (4)排除标准(不应诊断为 pro AD 痴呆的情形)＊:①伴随实质性脑血管病,由与认知障碍的发生或恶化时间上相关的中风史确定;或存在多发性或广泛的梗死或严重白质高信号;或②除痴呆本身外的 DLB 核心特征;或③bvFTD 的突出特征;或④svPPA 或 nfvPPA/avPPA 的突出特征;或⑤另一种并发的、活动性神经系统疾病或另一种并发的非神经系统合并症或使用可能对认知有重要影响的药物。

2. 增加 pro AD 痴呆临床诊断的确定性水平
   (1)有认知衰退的病史记录[2]—在符合很可能 AD 痴呆核心临床标准的人中,存在认知衰退的病史记录,增加了具有进行性加重病理过程的确定性,但并不特指增加 AD 病理生理学的确定性。
   (2)携带一种致病性 AD 基因突变—在符合 proAD 痴呆的核心临床标准的人中,一种致病性 AD 基因突变(APP、PSEN1 或 PSEN2)的证据增加 AD 病理引起该病症的确定性。携带 ApoEε4 等位基因不具有足够的特异性。

15

3. pos AD 痴呆核心临床标准:以下任何一种情况下,都可以诊断 pos AD 痴呆[3]

(1)非典型病程

符合 AD 痴呆认知损害性质的核心临床标准,但突然发病,或缺乏详细病史或客观认知测试证实的渐进性认知减退,或

(2)存在其他病因

符合 AD 痴呆的所有核心临床标准,但有①伴随的脑血管病证据,通过时间上与认知障碍发生或加重有关的卒中史,或存在多发梗死或严重白质高信号来定义;或②AD 痴呆以外的 DLB 特征;或③另一种神经系统疾病,或非神经系统合并症,或可能对认知有实质性影响的药物使用证据

注释:1. 符合 1984 年 NINCDS-ADRDA"很可能 AD"标准的所有患者将符合本文提到的很可能 AD 痴呆的现行标准。2. 认知衰退的病史记录定义为:病史记录有知情者提供的信息和正式神经心理学评估或标准化精神状态检查背景下的认知测试的连续评估,证明存在进行性认知衰退。3. 符合 1984 年 NINCDS-ADRDA 标准的"可能的 AD"的诊断不一定符合本标准中可能的 AD 痴呆的诊断,需要重新评估。缩写:＊本文作者修饰语,括号内为原文翻译语。APP:淀粉样前体蛋白;ApoE:载脂蛋白;DLB:路易体痴呆;PSEN1:早老素蛋白 1;PSEN2:早老素蛋白 2;DLB:路易体痴呆;bvFTD:行为变异型额颞叶痴呆;svPPA:语义变异型原发性进行性失语症;nfvPPA/avPPA:非流利型/语法缺失变异型原发性进行性失语症

16

二、阿尔茨海默病诊断的研究标准

最早的 AD 诊断的研究标准[9]是在 NINCDS-ADRDA 标准基础上制定的一个临床生物模式的 AD 诊断标准(IWG-1,2007)。该标准把早期显著的情景记忆损害且持续 6 个月以上作为 AD 诊断的"核心特征",只要具备作为"支持特征"的生物标志物中任何一项,即可做出 AD 诊断。这些支持特征包括:①MRI 显示内侧颞叶萎缩(海马、内嗅皮质、杏仁核体积缩小);②脑脊液异常生物标志物($A\beta_{1-42}$浓度降低、总 tau 浓度增加或磷酸化 tau 浓度增加或三者的组合);③功能性神经影像学 PET 特异图像:双侧颞叶顶叶(包括后扣带和楔前叶皮层在内的颞顶叶联合区域)的葡萄糖代谢降低;和(或)用于标记 Aβ 的 ^{11}C 标记的匹兹堡化合物 B(PiB)或 ^{18}F 标记的 FDDNP 阳性;④直系家族中证实的 AD 常染色体显性突变。

该标准的显著进步在于:①AD 诊断标准从临床病理模式转变为临床生物学模式,可以在患者活着时做出 def AD 诊断而不再依赖尸检确认;②相同的临床生物学方法和相同的标准可用于无症状的临床前期 AD、最少症状的前驱期 AD、AD 痴呆期所有阶段的诊断,AD 的概念也随之发生变化,由过去的临床痴呆表现,转变为 AD 病理学概念而不论是否存在痴呆;③AD 最常见的表型和 AD 的典型表现是海马型遗忘综合征;④几种生物标志物可以支持 AD 病理存在。该标准随后的更新,发展了典型 AD 即海马型遗忘综合征与非典型 AD 的不同表型

的定义,包括后皮层萎缩型、额叶变异型,以及语言变异型[10]。尸检研究显示,该标准对于总的 AD 敏感性和特异性分别为 68% 和 93%,而对于 proAD 的敏感性和特异性分别达 83% 和 89%(Ⅰ类证据)[23]。其主要局限性是只关注具有遗忘表现的典型 AD,缺乏支持性生物标志物的排序或权重。

随后发表的 NIA-AA(2011)AD 痴呆诊断的研究标准[13]与 IWG-1(2007)标准共享许多特征,如将生物标志物整合到 AD 病理生理全过程的诊断中,用于 AD 无症状期、AD 前驱期、AD 痴呆期的诊断标准。所不同的是 NIA-AA(2011)AD 痴呆诊断的研究标准强调先符合 AD 痴呆临床核心标准,再利用生物标志物进行 AD 病因诊断,以提高诊断的准确性。与此同时,NIA-AA(2011)AD 痴呆诊断的研究标准[13]将生物标志物进行了分类:一类是 Aβ 异常(CSF $Aβ_{42}$ 降低和 PET Aβ 沉积增高),另一类是下游神经元变性或损伤(CSF tau、总 tau[T-tau]和磷酸化的 tau[P-tau]蛋白异常升高;颞顶皮质 18 氟脱氧葡萄糖[FDG-PET]摄取降低;以及结构 MR 成像发现颞叶内侧、底部及侧部,以及顶叶侧部皮层不成比例的萎缩)。

最近,IWG 和 NIA-AA 在 IWG-1 标准基础上修订了 AD 诊断的研究标准(IWG-2,2014)。新的研究标准采用了新的诊断概念[24],提出了典型 AD(typical AD)和非典型(atypical AD)诊断标准,改进了混合型 AD(mixed AD)诊断标准,详细阐述了 AD 临床前状态的诊断标准。典型 AD 即海马型遗忘综合征(表 1-2-2),与 IWG-1 相同[9]。典型 AD 以早期和显著的情景记忆损害为主要特征,是最常见的 AD 表型。非典型 AD 不具备情景记忆损害的特点(表 1-2-3),包括后皮层变异型(posterior variant of AD,pvAD)、找词困难变异型(logopenic variant of AD,lvAD)、额叶变异型(frontal variant of AD,fvAD)、唐氏综合征变异型(down syndrome variant of AD,dvAD)等表型,大约占 11%[24]。此外,还有混合型 AD(表 1-2-4)。

17

表 1-2-2　IWG-2 阿尔茨海默病诊断的研究标准(Dubois et al.,2014)[24]

典型 AD 的 IWG-2 标准(任何阶段 A+B)

A. 具体的临床表型

　　存在早期和显著的情节记忆损害(孤立的或与提示 MCI 或痴呆综合征相关的其他认知或行为改变共同出现),包括以下特征:

　　a. 患者或知情者报告记忆功能逐渐的进行性变化超过 6 个月

　　b. 海马型遗忘综合征的客观证据[1],基于已建立的对 AD 有特异性的情景记忆测试的显著损害表现,诸如编码测试控制的线索回忆(cued recall)

B. AD 病理的体内证据(下列之一)

　　a. CSF 中 $Aβ_{1-42}$ 减少和 T-tau 或 P-tau 增加

　　b. PET 显示淀粉样蛋白示踪剂滞留增加

　　c. 存在 AD 常染色体显性突变(PSEN1、PSEN2 或 APP)

典型 AD 的 IWG-2 标准（任何阶段 A+B）

C. 典型 AD 的排除标准[2]

病史

　a. 突然发病

　b. 早期出现以下症状：步态紊乱、癫痫发作、主要和普遍的行为改变

临床特征

　a. 局灶性神经缺损表现[3]

　b. 早期锥体外系征

　c. 早期幻觉

　d. 认知波动

其他医学情况严重到足以解释记忆和相关症状

　a. 非 AD 痴呆

　b. 严重抑郁

　c. 脑血管病

　d. 中毒、炎症和代谢紊乱，所有这些都可能需要进行具体的检查

　e. 与传染性或血管损害一致的内侧颞叶 MRI-FLAIR 或 T2 信号变化

18

　　缩写：AD：阿尔茨海默病；APP：淀粉样前体蛋白；CSF：脑脊液；MCI＝轻度认知损害；PSEN1：早老素蛋白 1；PSEN2：早老素蛋白 2

　　注解：1. 海马遗忘综合征在中重度至重度痴呆阶段可能很难确定，在存在明确的痴呆综合征情况下，AD 病理的体内证据可能足以支持诊断；2. 需要做的额外检查，如血液检查和脑 MRI，以排除认知损害或痴呆的其他原因或伴随病变（血管病变）；3. 本文修饰语

　　表 1-2-3　IWG-2 阿尔茨海默病诊断的研究标准（Dubois et al.,2014）[24]

非典型 AD 的 IWG-2 标准（任何阶段 A+B）

A. 具体的临床表型

　a. 后皮层变异型 AD（pv AD），包括：

　　● 定义为早期的显著的进行性视感知功能损伤或物体、符号、文字或面部的视觉识别障碍的枕颞变异体

　　● 定义为早期的显著的进行性视空间功能困难伴视空间功能和格斯特曼综合征、巴林特综合征、肢体失用或忽视的特征的双顶变异体

　b. 找词困难变异型 AD（lvAD）：定义为早期的显著的进行性单词提取障碍和句子复述障碍，并且语义、句法和动作言语能力保留

　c. 额叶变异型 AD（fvAD）：定义为早期显著的进行性行为改变，包括原发性淡漠或行为失控的关联，或认知测试提示的显著的执行功能障碍

　d. 唐氏综合征变异型（dvAD）：定义为以唐氏综合征患者发生早期行为改变和执行功能障碍为特征的痴呆

非典型 AD 的 IWG-2 标准(任何阶段 A+B)

B. AD 病理的体内证据(下列之一)

   a. CSF 中 $A\beta_{1-42}$ 减少和 T-tau 或 P-tau 增加

   b. PET 显示淀粉样蛋白示踪剂滞留增加

   c. 存在 AD 常染色体显性突变(PSEN1、PSEN2 或 APP)

C. 非典型 AD 的排除标准 *

   a. 病史

- 突然发病
- 早期和普遍的情景记忆障碍

   b. 其他医学情况严重到足以解释相关症状

- 严重抑郁
- 脑血管病
- 中毒、炎症和代谢紊乱

缩写:AD:阿尔茨海默病;CSF:脑脊液。

注解:* 需要做的额外检查,如血液检查和脑 MRI,以排除认知障碍或痴呆的其他原因,或伴随的病理(血管病变)

表 1-2-4　IWG-2 阿尔茨海默病诊断的研究标准(Dubois et al.,2014)[24]

19

混合型 AD 的 IWG-2 标准(A+B)

A. AD 的临床和生物标志物证据(两者必需)

   a. 海马型遗忘综合征或非典型 AD 临床表型之一

   b. CSF 中 Aβ1-42 减少和 T-tau 或 P-tau 增加,或 PET 上的淀粉样蛋白示踪剂滞留增加

B. 临床和生物标志物混合病理学证据

   a. 对于脑血管病(两者必需)

- 有据可查的脑卒中史,或局灶性神经特征,或两者都有
- 以下一项或多项的 MRI 证据:对应的血管病变,小血管疾病,战略性腔隙性梗死,或脑出血

   b. 对于路易体病(两者必需)

- 以下之一:锥体外系征,早期幻觉,或认知波动
- PET 扫描多巴胺转运蛋白异常

缩写:AD:阿尔茨海默病;CSF:脑脊液。

    IWG-2(2014)标准最突出的进展之一是在 IWG-1[9]基础上将生物标志物整合到核心诊断框架中。IWG-2(2014)标准所提炼的 AD 生物标志物证据[24]包括:①PET 分子神经影像:^{18}F-2-氟-2-脱氧-D-葡萄糖 PET[FDG-PET]或^{11}C-标记的匹兹堡化合物 B[PiB-PET],或②CSF 中 β 淀粉样蛋白(Aβ)或 tau 蛋白(总 tau[T-tau])和磷酸化的 tau[P-tau]浓度,或③AD 常染色体显性突变(PSEN1、PSEN2 或 APP),以此作为 AD 临床表型(典型或非典型)诊断的共同生物标志。

在此基础上,AD 的诊断可以被简化,要求存在合适的临床 AD 表型和与 AD 病理一致的病理生理学生物标志物即可诊断。

CSF 生物标志物和淀粉样蛋白 PET 都显示出与 AD 病理学相关的最高特异性。从概念上讲,它们是 AD 早期生物标志物,可以确定临床发病前数年脑内已经出现 AD 病理改变的危险个体。但单独使用脑脊液 $A\beta_{1-42}$ 对于预测的价值和诊断准确性(敏感性、特异性、阴性预测值和阳性预测值)的证据仍不足,$A\beta_{1-42}$ 和 T-tau 或 P-tau 联合使用对 AD 痴呆具有 90%-95% 的敏感性和 90% 的特异性,CSF 中升高的 T-tau 和 P-tau 与降低的 $A\beta_{1-42}$ 结合以及 $A\beta_{1-42}/A\beta_{1-40}$ 比值出现在痴呆首个症状之前 10-15 年(I 类证据)[25-28]。迄今为止的数据表明,$A\beta_{1-42}$ 与 T-tau 或 P-tau 组合使用具有最好的特异性,T-tau 与 $A\beta_{1-42}$ 的比值是区分 AD 与额颞叶变性(FTLD)的最佳生物标志物,在一系列通过遗传学或尸检诊断确认的 AD 患者中显示了 96.6% 的特异性(I 类证据)[29]。

综上所述,NIA-AA(2011)AD 痴呆研究标准与 IWG-1(2007)共享了 AD 临床特征,要求先符合 AD 痴呆核心标准,再结合生物标志物进行 AD 病因诊断,具有高特异性,是对 AD 研究标准的重要更新。IWG-2(2014)AD 诊断的研究标准利用生物标志物定义 AD 病理全过程,其中典型 AD 标准有广泛适应性,可用于临床药物试验等研究目的。

三、阿尔茨海默病操作性诊断标准

开发新的诊断标准的一个重要目的是支持临床试验并推进 AD 的新疗法研究。尽管 IWG-1 标准(2007)、IWG-2 标准(2014)和 NIA-AA 标准(2011)均被建议用于药物临床试验等研究目的[30],但迄今为止,AD 的诊断仍然是一个临床诊断过程,这是因为:①痴呆诊断主要通过医生询问知情者(患者或家庭成员)和神经心理测试来判断,生物标志物对诊断典型 AD 有帮助但不是必需的[11];而且②由于受到技术资源和操作难度等因素的限制,这些标准中复杂的生物标志物检测技术及其参数还未统一,也不能全部为我国广泛使用;加上③不同国家和地区的语言特质、文化或社会差异对神经心理学检测结果的影响[31,24],不仅国外的认知测试工具及其诊断阈值不能直接用于我国临床,需要进行语言文化或环境的转化;而且,转化后的测试项目及其诊断阈值也在一定程度影响所诊断 AD 患者的病理生理或生物标志物水平。因此,建立本土化的诊断参数,对于提高我国痴呆的临床诊断率和准确性,具有重要意义。

中文版 AD 操作性诊断标准(BWG-1,2012)是一个临床病理学模式诊断标准[32],全部诊断参数产生于汉语人群[33-38]。第 1 条,确认有早期显著的记忆减退且逐渐进展病史;第 2 条,检查证实存在早期显著的情景记忆和至少 1 项其他认知领域损害;第 3 条,检查证实存在总体认知功能损害;第 4 条,调查证实与认知损害有关的日常生活能力下降。上述 4 条构成痴呆的诊断条件。第 5 条,结构 MRI 冠状面扫描证实存在海马体积缩小或内侧颞叶萎缩(MTA)作为定义 AD 病理的支持性特征。第 6 条,排除标准,包括非 AD 型痴呆和痴呆的其他可逆病因(表 1-2-3)。一项验证性研究显示,中文版 AD 操作性诊断标准对 AD 痴呆(符合 NINCDS-ADRDA 的 pro AD 标准)具有可接受的诊断性能,敏感度为 83.23%(高于 IWG-1 标准 15%),特异性 88.61%(等同 IWG-1 标准),阳性预测价值为 72.56%,阴性预测价值为 94.59%[39],达到了 IWG-1 诊断 pro AD 的性能水平[9],已被有关政府组织推荐用于药物临床试验等研究目的[40]。

值得注意的是:中文版 AD 操作性标准(BWG-1,2012)只是一个临床病理模式的 AD 诊断标准,即以海马型遗忘综合征为核心特征,以 MRI 显示海马体积萎缩(HVA)或内侧颞叶萎缩(MTA)为支持标准,以非 AD 临床特征为排除标准。其中单独的与年龄相关的 MTA 视觉评分诊断阈值的敏感性和特异性分别为 84.5%和 79.1%[41]。无论核心特征(海马型遗忘综合征)还是支持特征(MTA)都提示为 AD 的典型表型,其局限性是,如①有些认知领域诊断阈值是建立在有限的研究基础上[35,36],并未得到更广泛的临床验证;②MTA 视觉评分诊断阈值特异性仍有待提高,且漏诊率达 15.5%[42];③敏感性和特异性主要针对典型 AD[24]或传统型 AD[43],未包括新近认识的非典型 AD[5]或非传统型 AD[44]。

尽管该 AD 操作性标准未经病理学研究验证,但对于不能承受高额的 AD 生物标志物检查费用或不愿意接受介入性生物学检查或限于基因测序伦理学困扰的患者来说,仍不失为一种当前可行的选择,也可为未来中国人群测试的验证研究提供重要参考。从临床病理模式到临床生物模式的诊断标准研发需要一个漫长的过程,至今为止,我国尚缺乏统一的 AD 生物标志物常模或异常分界值,但除已经完成的 MTA 影像学参数外,也借鉴了国外研制的 AD 诊断所需的其他生物标志物主要技术参数,形成了新的 AD 操作性诊断标准(BWG-2)(表 1-2-5),以供选择。

表 1-2-5 BWG-2 阿尔茨海默病操作性诊断标准(Tian et al,2017)

标准	评估领域和筛查阈值	技术参数
1 早期显著的记忆减退,且逐渐进展超过 6 个月	• 病史:经询问、报告或观察证实	
2 早期显著的情景记忆损害和至少 1 个其他领域损害的客观证据	• 记忆:DSR ≤ 10.5/56 分(年龄调整值)[33],或 HVLT ≤ 15.5/36 分(教育调整值)[34];	年龄 50~64 ≤12.5 分 年龄 65~74 ≤9.5 分 年龄 75~85 ≤5.0 分
	• 视空间:TMT-A ≥98.5/150 秒[35];	
	• 执行:TMT-B ≥188.5/300 秒[36];	
	• 语言:BNT-30 ≤22/30 分。	

21

标准	评估领域和筛查阈值	技术参数
3 总体认知功能受损	• 认知：MMSE ≤ 26/30 分（教育调整值）[36]	文盲 ≤22/30 分 小学 ≤23/30 分 中学 ≤24/30 分 大学 ≤26/30 分
4 工作或日常活动能力下降	• 功能：ADL ≥16/56 分[37]	轻度 ≥16/56 分 中度 ≥25/56 分 重度 ≥35/56 分
5 具备 AD 病理证据或其他生物标志之一	• MRI 海马体积缩小（HV≤1.98cm³，左右测定值）或内侧颞叶萎缩（MTA≥1.5 分，年龄调整值）[35,38]，或 • PET 示包括后扣带回和楔前叶皮层在内的颞顶叶联合区域 FDG 代谢下降，和（或）Aβ 示踪剂滞留增加[42,44]，或 • CSF 中 Aβ₄₂ 降低或 t-tau/p-tau 增加或 tau/Aβ₄₂ 比值 ≥1.15[45,46]，或 • AD 常染色体显性突变（如 APP/PSEN1/PSEN2）[47,48]	左侧 HV≤2.28cm³ 右侧 HV≤2.63cm³ 年龄 50~64≥1.0 分 年龄 65~74≥1.5 分 年龄 75~84≥2.0 分
6 排除标准	• 可逆原因：代谢、激素、感染、中毒及药物滥用，或 • 其他病因：VaD 或 DLB 或 FTD/PPA，其他精神障碍或重度情感障碍	维生素 B₁₂/叶酸；高同型半胱氨酸；甲功；艾滋/梅毒；酒精依赖；脑脊液检查；APP/PSEN1/PSEN2基因突变；APOE4 基因型[49-53]

注释：AD：阿尔茨海默病；ADL：日常生活活动量表；ApoE：载脂蛋白 E；APP：淀粉样前体蛋白；BNT：波士顿命名测试；DLB：路易体痴呆；CSF：脑脊液免疫检查；DSR：延迟故事回忆；FDG-PET：使用 ¹⁸F-氟脱氧葡萄糖检测脑内葡萄糖代谢和血流量的变化；FTD：额颞叶痴呆；HV：海马体积；HVLT：霍普金斯词语学习测试；MMSE：简易精神状态检查；MRI：磁共振成像，结构 MRI 检测灰质、白质和脑脊液中的组织变化；MTA：内侧颞叶萎缩；PiB-PET：使用 Aβ 示踪剂检测脑内 Aβ 沉积水平；TMT：连线测试；PPA：原发性进行性失语；PSEN：早老素基因；VaD：血管性痴呆

需要说明的是：

（1）采用 MTA 视觉评分及其与年龄相关的诊断阈值作为 AD 诊断的支持性特征已有广泛的研究共识[9,13]，AD 患者出现 MTA 的比率几乎 100%[54]，区分 AD、DLB、FTLD 不同病理组的准确性为 0.86~0.97[55]。2017 年新修的 DLB 诊断

标准将"内侧颞叶体积相对保留"作为 DLB 与 AD 的鉴别特征[56],反证了 MTA 对 AD 的诊断价值。MRI 冠状位成像的 MTA 视觉评分简便易行,是临床上评估内侧颞叶结构(海马、杏仁核、海马旁回与海马杏仁核复合体)体积的有效方法,与海马体积测量结果具有很好的相关性,已被广泛用于 AD 临床诊断[57,58]。相比之下,海马体积测量(HVM)在多数医院还不是临床常规报告项目。虽然基于 MRI 的全脑皮层萎缩评分(GCA)[59]和后皮层萎缩(包括楔前叶、后扣带回、顶叶)评分(PCA)[60]和皮质下白质病变评分[61]等也常作为诊断和鉴别诊断参考,但准确性不及 MTA[41]。

(2)脑脊液 $A\beta_{1-42}$ 浓度降低和 tau 浓度升高共同对 AD 临床诊断具有 90%-95% 的敏感性和 90% 的特异性[62,63],但目前尚无统一的单一指标含量或两个指标比值的常模或异常分界值,检测方法差异会影响诊断分界值,即使是相同检测方法,也会存在不同实验室检测结果的较大差异。因此,AD 生物标志物不能用作独立检测,应该在更大的临床背景下加以考虑,并注意混杂因素[24]。FDG-PET 和 PIB-PET 两种技术在 AD 痴呆诊断中具有高敏感性和特异性,两种技术诊断 AD 病例之间的符合率达 94%[64,65],但对于 AD 病理诊断的特异性(63%)低于核心临床标准(敏感性 63%-75%,特异性 100%)[66]。再者,两种技术分别对预测 MCI 进展为 AD 都具有潜在价值,在预测 AD 转化方面有理想的敏感性但也存在特异性低的问题(<50%)[17-21,67],限制了其在 MCI 阶段的使用。虽然,我国有少数单位正式开展 Aβ 的 PET 成像,但常规开展脑脊液 Aβ 和 tau 检查极少,其 AD 生物标志物检测技术尚缺乏本土化的标准阈值。这些势必影响诊断的确定性水平。有些检测阳性的个体并不代表已经发病,也无法确认发病时间和病情程度。加上 FDG-PET 或 PIB-PET 是一种高成本的检测技术,绝大多数患者均难以承受。因此,目前不提倡在 AD 临床诊断中常规检测这些生物标志物。

(3)虽然 NIA-AA(2011)标准指明"ApoEε4 等位基因不具有足够的特异性",但在最近的大规模临床和临床前风险研究中[49-53],ApoEε3/ε4 携带者更可能发展为 AD,尤其女性携带者。MCI 女性 ApoEε3/ε4 携带患者的 AD 相关生物标志物如 CSF tau 水平和 tau/Aβ 比值高于 MCI 男性携带者[50]。与 ApoEε3/ε4 男性携带者相比,55 至 70 岁之间的 MCI 女性 ApoEε3/ε4 携带者 MCI 的发展风险显著增加[52]。因此,相对年轻的女性而言,ApoEε3/ε4 对 AD 风险评估具有潜在的参考价值。病理学研究认为,ApoE ε4 等位基因型可能部分调节了 AD 患者脑淀粉样血管病(CAA)、脑动脉硬化(ART)和脑白质丢失(ML)在脑内分布和程度,与没有 ApoEε4 等位基因或 1 个 ApoEε4 等位基因型携带者相比,2 个 ApoEε4 等位基因型(ε4/ε4 型)携带者的枕叶 Aβ40 沉积所致的 CAA 最严重[52]。以病理诊断为参考,ApoE ε4 预测 AD 诊断的敏感性 65%、特异性 68%,考虑到临床诊断标准的准确性,不支持其作为诊断指标单独使用[53]。

参 考 文 献

1. Alzheimer's Disease International.World Alzheimer Report 2015[EB/OL].2015-9-1.http://www. worldalzreport2015.org

2. Alzheimer's Association.2015 Alzheimer's disease facts and figures.Alzheimers Dement,2015,11 (3):332-384.

3. McKhann G,Drachman D,Folstein M,et al.Clinical diagnosis of Alzheimer's disease Report of the NINCDS-ADRDA Work Group under the auspices of Department of Health and Human Services Task Force on Alzheimer's Disease.Neurology,1984,34(7):939-944.

4. American Psychiatric Association. Diagnostic and statistical manual of mental disorders, 4th edition,Washington DC:American Psychiatric Association,1994.

5. American Psychiatric Association. Diagnostic and statistical manual of mental disorders, 4th edition,text revision.Washington DC:American Psychiatric Association,2000.

6. World Health Organization. The ICD-10 Classification of Mental and Behavioural Disorders: Clinical Descriptions and Diagnostic Guidelines.Geneva:World Health Organization,1992.

7. Hogervorst E,Bandelow S,Combrinck M,et al.The validity and reliability of 6 sets of clinical crite-ria to classify Alzheimer's disease and vascular dementia in cases confirmed post-mortem:added value of a decision tree approach.Dement Geriatr Cogn Disord,2003,16(3):170-180.

8. Blacker D,Albert MS,Bassett SS, et al.Reliability and validity of NINCDS-ADRDA criteria for Alzheimer's disease.The National Institute of Mental Health Genetics Initiative.Arch Neurol,1994, 51(12):1198-1204.

9. Dubois B,Feldman HH,Jacova C,et al.Research criteria for the diagnosis of Alzheimer's disease: revising the NINCDS-ADRDA criteria.Lancet Neurol,2007,6(8):734-746.

10. Dubois B,Feldman HH,Jacova C,et al.:Revising the definition of Alzheimer's disease:a new lexicon.Lancet Neurol,2010,9(11):1118-1127.

11. McKhann GM,Knopman DS,Chertkow H,et al.The diagnosis of dementia due to Alzheimer's dis-ease:Recommendations from the National Institute on Aging-Alzheimer's Association workgroups on diagnostic guidelines for Alzheimer's disease.Alzheimers Dement,2011,7(3):263-269.

12. Sperling RA,Aisen PS,Beckett LA,et al.Toward defining the preclinical stages of Alzheimer's disease: recommendations from the National Institute on Aging-Alzheimer's Association workgroups on diagnostic guidelines for Alzheimer's disease.Alzheimers Dement,2011,7(3): 280-292.

13. Albert MS,DeKosky ST,Dickson D,et al.The diagnosis of mild cognitive impairment due to Alzheimer's disease: recommendations from the National Institute on AgingAlzheimer's Association workgroups on diagnostic guidelines for Alzheimer's disease. Alzheimers Dement, 2011,7(3):270-279.

14. Harris JM,Thompson JC,Gall C,et al.Do NIA-AA criteria distinguish Alzheimer's disease from

frontotemporal dementia? Alzheimers Dement,2015,11(2):207-215.

15. Sorbi S,Hort J,Erkinjuntti T,et al.EFNS-ENS Guidelines on the diagnosis and management of disorders associated with dementia.Eur J Neurol,2012,19(9):1159-1179.

16. Chertkow H,Feldman HH,Jacova C,et al.Definitions of dementia and predementia states in Alzheimer's disease and vascular cognitive impairment:consensus from the Canadian conference on diagnosis of dementia.Alzheimers Res Ther,2013,5(Suppl 1):S2-10.

17. Zhang S,Han D,Tan X,et al.Diagnostic accuracy of 18 F-FDG and 11 C-PIB-PET for prediction of short-term conversion to Alzheimer's disease in subjects with mild cognitive impairment.Int J Clin Pract,2012,66(2):185-198.

18. Hatashita S,Yamasaki H.Diagnosed mild cognitive impairment due to Alzheimer's disease with PET biomarkers of beta amyloid and neuronal dysfunction.PLoS One,2013,8(6):e66877.

19. Villemagne VL,Ong K,Mulligan RS,et al.Amyloid imaging with (18)F-florbetaben in Alzheimer disease and other dementias.J Nucl Med,2011,52(8):1210-1217.

20. Johnson KA,Gregas M,Becker JA,et al.Imaging of amyloid burden and distribution in cerebral amyloid angiopathy.Ann Neurol,2007,62(3):229-234.

21. Winer JR,Maass A,Pressman P,et al.Associations Between Tau,β-Amyloid,and Cognition in Parkinson Disease.JAMA Neurol,2018,75(2):227-235.

22. American Psychiatric Association.Diagnostic and statistical manual of mental disorders,5th edition,Washington DC:American Psychiatric Association,2013.

23. de Jager CA,Honey TE,Birks J,et al.Retrospective evaluation of revised criteria for the diagnosis of Alzheimer's disease using a cohort with post-mortem diagnosis.Int J Geriatr Psychiatry,2010, 25(10):988-997.

24. Dubois B,Feldman HH,Jacova C,et al.Advancing research diagnostic criteria for Alzheimer's disease:the IWG-2 criteria.Lancet Neurol,2014,13(6):614-629.

25. Balasa M,Gelpi E,Antonell A,et al.Clinical features and APOE genotype of pathologically proven early-onset Alzheimer disease.Neurology,2011,76(20):1720-1725.

26. Bateman RJ,Xiong C,Benzinger TL,et al.Clinical and biomarker changes in dominantly inherited Alzheimer's disease.N Engl J Med,2012,367(9):795-804.

27. van Rossum IA,Vos S,Handels R,et al.Biomarkers as predictors for conversion from mild cognitive impairment to Alzheimer-type dementia:implications for trial design.J Alzheimers Dis,2010, 20(3):881-891.

28. Ringman JM,Coppola G,Elashoff D,et al.Cerebrospinal fluid biomarkers and proximity to diagnosis in preclinical familial Alzheimer's disease.Dement Geriatr Cogn Disord,2012,33(1):1-5.

29. Bian H,Van Swieten JC,Leight S,et al.CSF biomarkers in frontotemporal lobar degeneration with known pathology.Neurology,2008,70(19 Pt 2):1827-35.

30. Cummings J.Alzheimer's disease diagnostic criteria:practical applications.Alzheimers Res Ther, 2012,4(4):35-40.

31. Chen R,Hu Z,Chen RL,et al.Determinants for undetected dementia and late-life depression.Br J Psychiatry,2013,203(3):203-208.

32. 田金洲,时晶,魏明清,等.阿尔茨海默病临床诊断标准的中国化.中国医学前沿杂志(电子版),2012,4(10):1-6.

33. Shi J,Wei M,Tian J,et al.The scale of delayed story recall:a sensitive screening tool for mild cognitive impairment and Alzheimer's disease in Chinese elderly.BMC Psychiatry,2014,14:71-76.

34. Shi J,Tian J,Wei MQ,et al.The utility of the Hopkins Verbal Learning Test (Chinese version) for screening dementia and mild cognitive impairment in a Chinese population.BMC Neurology,2012,10:827-831.

35. Wei MQ,Shi J,Li T,et al.,Diagnostic accuracy of the Chinese version of the trail making test in screening for cognitive impairment.Am J Geriatr,2018,66(1):92-99.

36. 田金洲,解恒革,秦斌,等.中国简短认知测试在痴呆诊断中的应用指南.中华医学杂志,2016,96(37):292-243.

37. Ni J,Shi J,Wei M,et al.Screening mild cognitive impairment by delayed story recall and instrumental activities of daily living.Int J Geriatr Psychiatry,2015,30(8):888-890.

38. 张立苹,田金洲,时晶,等.轻度认知损害海马结构 MR 定量与波谱的研究.实用放射学杂志,2011,27(6):823-829.

39. Tian J,Shi J,Wei M,et al.Diagnostic accuracy of the operational criteria for the diagnosis of alzheimer's disease (Beijing version).Alzheimers Dement,2014,10(4):S724-725.

40. 国家食品药品监管管理总局药品审评中心.中药新药用于痴呆治疗的临床研究技术指导原则[EB/OL].2017-4-13.http://www.cde.org.cn/news.do? method = viewInfoCommon&id = 313857Common&id = 313857

41. Claus JJ,Staekenborg SS,Holl DC,et al.Practical use of visual medial temporal lobe atrophy cut-off scores in Alzheimer's disease:Validation in a large memory clinic population.Eur Radiol,2017,27(8):3147-3155.

42. Bresciani L,Rossi R,Testa C,et al.Visual assessment of medial temporal atrophy on MR films in Alzheimer's disease:comparison with volumetry.Aging Clin Exp Res,2005,17(1):8-13.

43. Mosconi L,Tsui WH,Herholz K,et al.Multicenter standardized ^{18}F-FDG PET diagnosis of mild cognitive impairment,Alzheimer's disease,and other dementias.J Nucl Med,2008,49(3):390-398.

44. Rice L,Bisdas S.The diagnostic value of FDG and amyloid PET in Alzheimer's disease-A systematic review.Eur J Radiol,2017,94:16-24.

45. Risacher SL,Saykin AJ.Neuroimaging biomarkers of neurodegenerative diseases and dementia.Semin Neurol,2013,33(4):386-416.

46. Perrin RJ,Fagan AM,Holtzman DM.Multimodal techniques for diagnosis and prognosis of Alzheimer's disease.Nature,2009,461(7266):916-922.

47. Loy CT,Schofield PR,Turner AM,et al.Genetics of dementia.Lancet,2014,383(9919):828-840.

48. Raux G,Guyant-Maréchal L,Martin C,et al.Molecular diagnosis of autosomal dominant early onset Alzheimer's disease:an update.J Med Genet,2005,42(10):793-795.

49. Farrer LA, Cupples LA, Haines JL, et al. APOE and Alzheimer Disease Meta Analysis Consortium. Effects of age, sex, and ethnicity on the association between apolipoprotein E genotype and Alzheimer disease. A meta-analysis. JAMA 1997, 278(16): 1349-1356.

50. Altmann A, Tian L, Henderson VW, et al. Alzheimer's Disease Neuroimaging Initiative Investigators. Sex modifies the APOE-related risk of developing Alzheimer disease. Ann Neurol, 2014, 75 (4): 563-573.

51. Neu SC, Pa J, Kukull WA, et al. Apolipoprotein E genotype and sex risk factors for Alzheimer disease: a meta-analysis. JAMA Neurol, 2017; 74(10): 1178-1189.

52. Tian J, Shi J, Bailey K, et al. Association between apolipoprotein E e4 allele and arteriosclerosis, cerebral amyloid angiopathy, and cerebral white matter damage in Alzheimer's disease. J Neurol Neurosurg Psychiatry, 2004, 75(5): 696-699.

53. Mayeux R, Saunders AM, Shea S, et al. Utility of the apolipoprotein E genotype in the diagnosis of Alzheimer's disease. Alzheimer's Disease Centers Consortium on Apolipoprotein E and Alzheimer's Disease. N Engl J Med, 1998, 338(8): 506-511.

54. Barber R, Gholkar A, Scheltens P, et al., Medial temporal lobe atrophy on MRI in dementia with Lewy bodies. Neurology, 1999, 52(6): 1153-1158.

55. Harper L, Fumagalli GG, Barkhof F, et al. MRI visual rating scales in the diagnosis of dementia: evaluation in 184 post-mortem confirmed cases. Brain, 2016, 139(Pt 4): 1211-1125.

56. McKeith IG, Boeve BF, Dickson DW, et al. Diagnosis and management of dementia with Lewy bodies: Fourth consensus report of the DLB Consortium. Neurology, 2017, 89(1): 88-100.

57. Harper L, Barkhof F, Fox NC, et al. Using visual rating to diagnose dementia: a critical evaluation of MRI atrophy scales. J Neurol Neurosurg Psychiatry, 2015, 86(11): 1225-1233.

58. Mak HK, Qian W, Ng KS, et al. Combination of MRI hippocampal volumetry and arterial spin labeling MR perfusion at 3-Tesla improves the efficacy in discriminating Alzheimer's disease from cognitively normal elderly adults. J Alzheimers Dis, 2014, 41(3): 749-758.

59. Harper L, Barkhof F, Fox NC, et al. Using visual rating to diagnose dementia: a critical evaluation of MRI atrophy scales. J Neurol Neurosurg Psychiatry, 2015, 86(11): 1225-1233.

60. Koedam EL, Lehmann M, van der Flier WM, et al. Visual assessment of posterior atrophy development of a MRI rating scale. Eur Radiol, 2011, 21(12): 2618-2625.

61. Wahlund LO, Barkhof F, Fazekas F, et al. A new rating scale for age-related white matter changes applicable to MRI and CT. Stroke, 2001, 32(6): 1318-1322.

62. de Souza LC, Lamari F, Belliard S, et al. Cerebrospinal fluid biomarkers in the differential diagnosis of Alzheimer's disease from other cortical dementias. J Neurol Neurosurg Psychiatry 2011; 82(3): 240-246.

63. Snider BJ, Fagan AM, Roe C, et al. Cerebrospinal fluid biomarkers and rate of cognitive decline in very mild dementia of the Alzheimer type. Arch Neurol 2009; 66(5): 638-45.

64. Li Y, Rinne JO, Mosconi L, et al. Regional analysis of FDG and PIB-PET images in normal aging, mild cognitive impairment, and Alzheimer's disease. Eur J Nucl Med Mol Imaging 2008, 35(12): 2169-2181.

65. Mosconi L,Tsui WH,Herholz K,et al.Multicenter standardized 18F-FDG PET diagnosis of mild cognitive impairment, Alzheimer's disease, and other dementias. J Nucl Med 2008, 49 (3): 390-398.

66. Hoffman JM, Welsh-Bohmer KA, Hanson M, et al. FDG PET imaging in patients with pathologically verified dementia.J Nucl Med 2000,41(11):1920-1928.

67. Smailagic N, Vacante M, Hyde C, et al.[18]F-FDG PET for the early diagnosis of Alzheimer's disease dementia and other dementias in people with mild cognitive impairment (MCI).Cochrane Database Syst Rev,2015,1:CD010632.

第三节 血管性痴呆

🤲 **主要推荐:**

1. AHA/ASA(2011)VaD临床诊断标准以病史和检查证实的临床特征为依据,可用于VaD临床诊断(Ⅰ类证据,B级推荐)。

2. VASCOG(2014)VaD临床诊断标准重新定义了VaD,并补充了无脑血管事件下的支持性临床特征,细化了脑血管病证据的种类和程度,可用于VaD临床诊断和药物临床试验等研究目的(Ⅰ类证据,A级推荐)。

3. ADC(2017)VCI分类共识重新定义了VCI亚型,为VCI的分类诊断和深入研究提供了新的选择(Ⅰ类证据,A级推荐)。

血管性痴呆(vascular dementia,VaD)概念已从唯一的多发梗死性痴呆(multiple infarct dementia,MID)[1]延伸到了包括痴呆和轻度认知损害在内的所有血管性认知损害(vascular cognitive impairment,VCI)[2]。VaD是一个由多种血管原因引起的具有不同临床和病理特征的异质体[3-7],是继阿尔茨海默病(Alazheimer's disease,AD)之后的第2位最常见的痴呆原因,患病率为1.26%~2.4%,占所有痴呆病因的12%~20%[8]。卒中后3到15个月内,30%以上患者认知功能下降,9%发生痴呆。随访5年,血管性轻度认知损害(vascular mild cognitive impairment,VaMCI)患者中44%发展为痴呆[9]。

一、血管性痴呆诊断标准

2010年之前,已发表了多种VaD诊断标准和研究指南及诊断方案[5-7,10-12],且不可互换[13,14]。临床上应用较为广泛的VaD诊断标准分别来自美国精神病学会(DSM-Ⅲ,1980)[15]、加利福利亚阿尔茨海默病诊断治疗中心(ADDTC,1992)[16]、世界卫生组织(ICD-10,1992)[17]、美国国立神经系统疾病与卒中研究所和瑞士神经科学研究国际协会国际工作小组(NINDS-AIREN)[10]和美国精神病学会(DSM-Ⅳ,1994 和 DSM-Ⅳ-TR,2000)[18,19]。其中,DSM-Ⅲ 标准定义了 VaD 的血管病因[15],ADDTC 标准定义了很可能缺血性血管性痴呆(pro IVaD)[16],ICD-10、NINDS-AIREN 和 DSM-Ⅳ 标准定义了很可能血管性痴呆(pro VaD)[10,17,18]。此外,芬兰专家在 NINDS-AIREN 基础上修订的皮质下血管性痴呆(SVaD)研究标准定义了更具同质性的 VaD 亚型[12]。美国国家神经系统疾病研究所-加拿大卒中网络(NINDS-CSN,2006)发表的血管认知损害协作标准实际上是为 VCI 诊断提供的神经心理和影像学评估方案[6]。

比较而言,上述几种 VaD 诊断标准同中有异:

1. 病史和评估证实为痴呆 ADDTC 标准未提及认知损害的临床特征,ICD-10 要求记忆损害病史大于 6 个月,NINDS-AIREN 要求 3 个及以上认知领域损害(记忆和至少 2 个其他领域),DSM-Ⅳ 要求除记忆减退外,具备失语、失用、失认或执行功能异常之一。

2. 病史和检查证实存在脑血管病 ADDTC 标准要求 ≥2 次缺血性脑卒中病史,或神经体征和(或)神经影像学研究的证据(小脑外 CT 或 T1 加权 MRI ≥1 个梗死证据);NINDS-AIREN 标准要求 ≥3 次缺血性脑卒中病史,且存在显著的脑血管病证据,即大血管卒中(多发或关键部位梗死)和小血管病变(基底节和额叶白质脱失、广泛的脑室周围白质病变、双侧丘脑病变)及其所致局灶性神经功能缺损体征。

3. 痴呆与脑血管病之间具有因果关系 ADDTC 标准最早提出发生单次卒中且与痴呆发病有明确记录的时间关系;NINDS-AIREN 标准明确卒中后 3 个月内发生痴呆和(或)认知功能突然恶化或认知损害阶梯样进展;同时 DSM-Ⅳ 标准要求符合痴呆诊断标准同时,存在与痴呆有关的血管性损害表现,如局灶性体征和症状。

除此之外,NINDS-AIREN 标准在证实脑血管病上比 ICD-10 标准更具体,在病例定义和诊断分层上有三个确定性水平(肯定的、很可能的、可能的)(表 1-3-1),比 ADDTC 标准和 DSM-Ⅳ 标准更具操作性[20-22]。NINDS-AIREN 很可能/可能的 VaD(pro/pos VaD)标准具有中等至高等的稳定性(k = 0.42 ~ 0.72),DSM-Ⅳ 的 pro VaD 标准只有中等的稳定性(k = 0.59),ADDTC 很可能的缺血性血管性痴呆(pro IVaD)标准的稳定性与之相似(k = 0.44),ADDTC 可能的缺血性血管性痴呆(pos IVaD)标准的稳定性更差(k = 0.15)[20,24],反映出不同标准诊断要素的结构性差异影响了其分类准确性。

神经病理学研究证实,对于 pos VaD 而言,这些标准诊断的敏感度和特异度依次为 ADDTC(70% 和 78%)、NINDS-AIREN(55% 和 84%)、DSM-Ⅳ(30% 和 84%)。然而,对于 proVaD 来说,敏感度和特异度依次为 ADDTC 标准(25% 和 91%)、NINDS-AIREN(20% 和 93%)、ICD-10 标准(20% 和 94%),且三者之

间并无统计学意义上的差异(Ⅰ类证据)[23]。而对于广泛的 VaD 而言,NINDS-AIREN 标准的特异度高达 98%,DSM-Ⅳ 和 ICD-10 分别只有 70% 和 80%,但与其敏感度相对平衡,分别为 74% 和 70%(Ⅰ类证据)[23]。临床上,这些诊断标准之间具有相对的一致性,DSM-Ⅲ 与 ICD-10 之间有很好的一致性(100%;k=1.0),NINDS-AIREN 与 ICD-10 之间有良好的一致性(85.0%;k=0.87),ADDTC 与 DSM-Ⅳ 之间有中等的一致性(87.3%;k=0.37)(Ⅰ类证据)[20],其他标准之间的一致性则较差。

由此可见,由于 VaD 诊断标准在结构上有一定的差异,导致了其分类准确性、稳定性不尽相同,尤其在诊断性能上差异明显。NINDS-AIREN 标准对于 proVaD 和广泛的 VaD 有高特异性,但敏感性较低;ICD-10 标准的诊断性能类似于 NINDS-AIREN 标准,但诊断要素较少,敏感性较低;DSM-Ⅳ 标准对于 pos VaD 敏感性低于 ADDTC,但两者之间的一致性较好;DSM-Ⅳ 标准和 ICD-10 标准对于广泛的 VaD 特异性明显低于 NINDS-AIREN 标准,ADDTC 标准诊断 pos IVaD 的稳定性很低。

因此,DSM-Ⅳ 标准、ICD-10 标准和 ADDTC 标准具有普适性,适用于 VaD 的临床诊断。NINDS-AIREN 标准具有临床诊断和研究所需要的高特异性,80% 以上的 VaD 药物临床试验研究使用了 NINDS-AIREN 标准(表 1-3-1),成为推荐使用最多的 VaD 标准(表 1-3-2),NINDS-AIREN 标准和 SVaD 研究标准已分别被欧洲神经病学联盟痴呆和认知神经病科学家小组(EFNS-ENS)推荐用于临床诊断和药物临床试验等研究目的[25]。

表 1-3-1　NINDS-AIREN 血管性痴呆诊断的研究标准(Roman et al,1993)[10]

Ⅰ　pro VaD 临床诊断标准包括以下所有内容:

1. **痴呆**　由以前较高功能水平和记忆和两个或以上其他认知领域(定向、注意力、语言、视空间功能、执行功能、运动控制和实践)损害表现的认知衰退所定义,最好通过临床检查和神经心理测试证实,且认知损害应该严重到足以干扰日常生活活动而不是因为单纯卒中的躯体影响。

   排除标准:意识障碍、谵妄、精神病、严重失语或感觉运动障碍而无法完成神经心理学测试的病例,本身可以解释记忆和认知损害的系统性疾病或其他脑病(如 AD)也被排除。

2. **脑血管病**　由神经系统检查存在与卒中(无论有或无卒中史)一致的局灶性体征所定义,如偏瘫、下颌无力、巴宾斯基征、感觉缺陷、偏盲症和构音障碍,以及脑影像(CT 或 MRI)发现的相关 CVD 证据,包括多发大血管梗死或单个重要部位梗死(角回、丘脑、基底前脑或 PCA 或 ACA 供血区),以及多发基底节和白质腔隙或广泛脑室周围白质病变,或其组合。

3. **上述两种疾病之间的关系**　存在以下一个或多个表现:①在明确的卒中后 3 个月内发生痴呆;②认知功能突然恶化,或认知缺陷波动样、阶梯样进展。

II pro VaD 临床诊断的支持特征*(与 proVaD 的诊断一致的临床特征)包括

　　(a)早期存在步态异常(小碎步、磁性步态、失用-共济失调步态或帕金森步态);

　　(b)不稳定的、频发的、原因不明的跌倒;

　　(c)不能用泌尿系统疾病解释的早期尿频、尿急和其他尿路症状;

　　(d)假性延髓麻痹;或

　　(e)个性和情绪变化、厌食、抑郁、情绪失禁或其他皮层下缺陷,包括精神运动迟缓和执行功能异常。

III VaD 临床诊断的排除特征*(导致 VaD 的诊断不确定或不太可能的特征)包括

　　(a)早期记忆缺陷且记忆和其他认知功能进行性恶化,如语言(经皮质感觉失语症)、运动技能(失用)和感知(失认),且缺乏相应的脑成像局灶性病变;

　　(b)缺乏局灶性神经系统体征,除认知障碍外;和

　　(c)缺乏 CT 或 MRI 显示的脑血管病灶。

IV pos VaD 的临床诊断标准

　　存在痴呆(Ⅰ-1)并有局灶性神经体征,但脑影像学检查没有证实确定的 CVD;或痴呆与卒中之间缺乏明确的时间关系;或起病认知损害轻微时和可变病程(平稳或改善)以及相关的 CVD 证据。

V def VaD 的诊断标准

　　(a)符合 proVaD 临床标准;

　　(b)从活检或尸检中获得 VCD 组织病理学证据;

　　(c)缺乏超过年龄预期的神经纤维缠结和神经炎斑块;和

　　(d)缺乏能够导致痴呆的其他临床或病理障碍。

VI 用于研究目的 VaD 分类可以基于临床、放射学和神经病理学特征分出亚类或定义的条件,例如皮质 VaD、皮质下 VaD、BD 和丘脑性痴呆。

　　"AD 伴 CVD"术语应予保留,以分类那些符合 posAD 临床标准又存在相关 CVD 临床和脑影像证据的患者。传统上,这些患者在流行病学研究中被纳入 VaD。"混合性痴呆"虽沿用至今,但应尽量避免使用。

注释:*本文作者修饰语,括号内为原文翻译语。AD:阿尔茨海默病;VCD:脑血管病;PCA:大脑前动脉;ACA:大脑后动脉;CT:计算机断层扫描;MRI:磁共振成像;BD:宾斯旺格病,又称皮质下动脉硬化性脑病;defVaD:肯定的血管性痴呆;proVaD:很可能血管性痴呆;posVaD 可能的血管性痴呆

表 1-3-2　VaD 诊断标准目前的使用率、易用性和有用性[26]

	标准	使用率	易用性[1]	有用性[2]
1	NINDS-AIREN 标准(Roman et al.,1993)[10]	59%	5.(68%)	2.(50%)
2	DSM-IV 标准(American Psychiatric Association,1994)[18;19]	40%	2.(74%)	5.(34%)
3	哈金斯基缺血量表(HIS)(Hachinski et al.,1975)[27]	33%	1.(84%)	8.(26%)
4	ICD-10 标准(World Health Organization 1992/93)[17]	23%	4.(69%)	6.(28%)
5	皮质下 VaD 研究标准(Erkinjuntti et al.,2000)[12]	18%	6.(65%)	3.(43%)

续表

标准	使用率	易用性[1]	有用性[2]
6　NINDS-CSN 标准（Hachinski et al., 2006）[5]	15%	8.（61%）	1.（55%）
7　ADDTC 标准（Chui et al., 1992）[16]	10%	12.（45%）	12.（22%）
8　VCI-ND 亚型（Cao et al., 2010）[28]	5%	13.（37%）	4.（36%）
9　VaD 神经病理（Kalaria et al., 2004）[29]	5%	15.（29%）	10.（24%）
10　梅奥医院标准（Knopman et al., 2002）[30]	3%	3.（70%）	11.（24%）
11　VCI 诊断流程（Zhao et al., 2010）[31]	3%	9.（53%）	7.（28%）
12　罗森缺血量表(ISR)（Rosen et al., 1980）[32]	3%	7.（63%）	14.（10%）
13　皮质下 VaD（Price et al., 2005）[33]	2%	14.（37%）	9.（25%）
14　DSM-ⅢR 标准（American Psychiatric Association, 1987）[34]	1%	10.（51%）	13.（11%）
15　DSM-Ⅲ标准（American Psychiatric Association, 1980）[15]	0%	11.（48%）	15.（7%）

　　注释:该表来自一项基于 VCI 标准化诊断共识(VICCCS-2)的调查结果。1.括号外数字指"易用性"评分的排列序号,括号内百分比指参与者的支持比例;2.括号外数字指"有用性"评分的排列序号,括号内百分比指参与者的支持比例

32　　　　VaD 是一个异质体,认知损害领域并不完全相同,大血管梗死所致 VaD 最常损害的认知领域是语言、执行、记忆、注意力,而小血管病变所致 VaD 或 SIVaD 最常损害的认知领域是总体认知、执行功能和信息处理速度[35],且 VaMCI 患者的处理速度和执行功能比非血管性 MCI 差,而非血管性 MCI 患者的延迟回忆比 VaMCI 更差[36]。基于记忆损害的痴呆标准源于与 AD 相对应的概念,但这些概念可能不适用于与脑血管病相关的痴呆综合征诊断,对于绝大多数 VaD 患者来说,其记忆相关结构(例如颞叶、丘脑)可能是完整的,从而导致记忆功能的相对保存[37,38]。因此,记忆损害不应该是 VaD 诊断的必须存在领域[39],认知测试应该至少包含 4 个主要的认知领域和总体认知功能,尤其要重视对执行功能和信息处理速度的评估[6,26,36,40-43]。

　　遗憾的是:①无论 ICD-10 标准[17],还是 NINDS-AIREN[10]和 DSM-Ⅳ标准[18],都以记忆损害病史和(或)客观证据作为痴呆诊断的核心特征,对于不以记忆损害为特征的 VaD 亚型如皮质下缺血性 VaD(SIVaD)而言,显然存在漏诊或误诊的风险。②与 AD 诊断标准相似,这些 VaD 诊断标准的敏感性和特异性在不同研究中存在较大的差异[21],这与诊断标准缺少相应的操作标准或病例定义不尽相同有一定关系。③神经影像学作为 NINDS-AIREN 标准的诊断要素之一,有人提出了影像学诊断的操作标准,但这些标准在评估者之间操作的一致性并不好,未能提高稳定性[22]。也不能够区分单纯的 VaD(pure VaD)与混合型痴呆(mixed dementia),同样也不能识别早

期 VaD 患者。

2010 年之后,在 VCI 概念下先后发表 3 个新的临床诊断标准,是 VCI 诊断领域的重要进展。这些诊断标准包括美国心脏协会/美国卒中协会的血管认知障碍标准(AHA/ASA,2011)[44]、美国精神病学会的精神障碍诊断与统计手册第 5 版的重度血管性神经认知障碍诊断标准(DSM-5,2013)[45]和国际血管性行为和认知障碍学会的血管认知障碍诊断标准(VASCOG,2014)[46]。它们的相同点在于:①将 VCI 分类为两个层次,即重度和轻度血管性认知损害(VCI)或血管性神经认知障碍(VaNCD)或血管性痴呆(VaD)。②将 VaD 定义为具备≥1 个认知领域损害,且测试分数低于相似人群均值的 1.5SD(AHA/ASA)或 2.0SD(VASCOG),不再将记忆损害作为 VCI 诊断的必要条件,并强调复杂注意和额叶执行功能显著下降对诊断的价值(Ⅰ类证据)[36,44-46],DSM-5 要求≥1 个认知领域损害即可[45],与以前的标准(ICD-10;DSM-Ⅳ)相同[17,18],但 DSM-5 缺少认知损害判断阈值和血管性病因标准[45]。③强调认知损害与血管损伤之间存在关联关系,即认知损害发生与≥1 个脑血管事件有明确的时间关系或认知损害领域和模式与皮质下脑血管病理有明确的相关性(Ⅰ类证据),但 VASCOG 标准补充了无脑血管事件情况下认知障碍和血管损伤之间关联关系的支持特征,细化了脑血管病证据的影像学种类和程度,更具可操作性[44,46](表 1-3-3)。

表 1-3-3　AHA/ASA(2011)和 VASCOG(2014)VaD 诊断标准的比较

		AHA/ASA:major VCI(2011)[44]	VASCOG:major VCD(2014)[46]
核心特征	病史	推测认知功能较前下降	患者或知情者或医生证实认知功能较前下降
	认知	≥2 个认知领域损害的客观证据,且损害程度低于常模均值 1.5SD	≥1 个认知领域损害的客观证据,且损害程度低于常模均值≥2.0SD
	功能	日常生活活动下降	日常生活活动下降
支持特征	脑血管病证据	大梗死、深部小梗死、白质高信号、脑淀粉样血管病(CAA),伴有皮质下梗死和白质脑病的常染色体显性遗传性脑动脉病(CADASIL)	具备下列影像证据之一:①单个大血管梗死足以导致 VaMCI;②单个关键部位的梗死足以导致 VaD;③脑干以外的多发腔隙性梗死(>2 个),1~2 个关键部位或伴广泛 WMLs 的腔隙性梗死;④广泛和融合的 WMLs;⑤关键部位颅内出血,或≥2 个颅内出血;⑥上述组合

		AHA/ASA：major VCI（2011）[44]	VASCOG：major VCD（2014）[46]
支持特征	与认知损害相关性	具备两者之一：①血管事件与认知减退有时间关系；②认知损害程度和模式与皮质下脑血管病理有明确的相关性	具备两者之一：①起病常与≥1 次脑血管事件具有时间相关性（由于多个血管事件，通常起病突然，且波动样或阶梯样病程，认知损害持续 3 个月以上；然而，皮质下缺血性病变可以出现逐渐起病，缓慢进展的病程）。②在没有卒中或 TIA 病史情况下，存在信息处理速度、复杂注意力和（或）额叶-执行功能明显减退的证据，且具下列特征之一：a.早期步态异常；b.早期尿频、尿急、其他不能用泌尿系统或其他神经系统疾病解释的尿路症状；c.人格和性格改变，或其他皮质下损害表现
排除标准	非血管性痴呆病因	1. 神经变性病存在的认知和影像证据； 2. 药物或酒精依赖/谵妄	1. 病史：①早期现记忆减退，且渐进性加重，影像学无相应病灶，也无血管病史；②早期显著的帕金森样症状；③其他原发性神经系统疾病足以解释认知症状 2. 影像：MRI 或 CT 上脑血管病证据缺如或极轻 3. 其他疾病：严重到足以导致记忆和其他相关症状 4. 存在 AD 生物标记物

注释：CAA：脑淀粉样血管病；CADASIL=伴有皮质下梗死和白质脑病的常染色体显性遗传性脑动脉病；majorVCI：重度血管性认知损害；major VCD：重度血管性认知障碍；VaMCI：血管性轻度认知损害；WMLs：白质损害；TIA：短暂脑缺血发作

　　虽然加拿大痴呆诊断与治疗共识会议（CCCD，2013）认为大多数 VaD 标准并不敏感[47]，且在 DSM-5 和 VASCOG 发表之前弃用 NINDS-AIREN 标准而推荐了 AHA/ASA 提出的 VCI 诊断标准[48]，我们认为 VASCOG 标准的诊断要素较 AHA/ASA 或 DSM-5 更加具体（Ⅰ类证据），其易用性和有用性更好（表 1-3-4）。最近,发表的血管性认知损害标准化诊断指南（VICCCS-2，2017）[26] 相对于 AHA/ASA、VASCOG、DSM-5 的 VaD 标准而言，有几点值得注意：①VICCCS-2 标准要求 VaD 诊断"至少一个认知领域"损害，这与 DSM-5 和 VASCOG 定义的 VaD"至少一个认知领域损害"相同，但有别于 AHA/ASA 要求的"至少 2 个认知领域损害"。②VICCCS-2 标准要求 VaD 的认知损害程度"足够严重的显著损害"，未提供相应的判断阈值，而 AHA/ASA 定义的 VaD 要求认知损害"低于均值的 1 或 1.5SD",VASCOG 要求"低于值的 ≥2.0SD"。③VICCCS-2 赞同并建议在 VCI 诊断中标准化使用 NINDS-CSN(2006)推荐的神经心理和影像学评估方案。由于上述标准尚无神经病理学研究或临床验证性研究报道,是否可替代或补充之前的标准尚需从我们的理解和临床需求上考虑。

二、血管性痴呆分类标准

最早的 VaD 综合征被分为 6 类或 6 个亚型(NINDS-AIREN,1993)[11],即①多发梗死性痴呆(multi-infarct dementia,MID);②单个关键部位梗死性痴呆(strategic single-infarct dementia,SSID);③小血管病性痴呆(small-vessel disease with dementia,SVDD);④低灌注;⑤出血性痴呆;⑥其他机制。VASCOG(2014)标准则根据血管损伤类型对此更新为大血管病、小血管病、出血、低灌注(表 1-3-4),对于理解和定义 VaD 更加简单。

表 1-3-4　血管性认知障碍/痴呆的临床及病因分类(Sachdev et al.2014)

血管损伤类型	血管病因分类
1. 大血管病或动脉血栓性疾病 　(1)多发性梗死 　(2)单一关键部位梗死 2. 小血管病 　(1)白质和深部灰质核团多个腔隙性梗死 　(2)缺血性白质改变 　(3)血管周围间隙扩大 　(4)皮质微梗死和微出血 3. 出血 　(1)脑实质出血 　(2)多发皮质和皮质下微出血 　(3)蛛网膜下腔出血 4. 低灌注 　(1)海马硬化 　(2)层状皮质硬化	1. 动脉粥样硬化 2. 心脏、动脉粥样硬化性或体循环栓子 3. 细小动脉硬化 4. 脂质透明变性 5. 淀粉样血管病 6. 血管炎-感染或非感染性 7. 静脉胶原病 8. 动静脉瘘-硬脑膜或脑实质 9. 遗传性血管病-CADASIL、CARASIL 等 10. 巨细胞动脉炎 11. 囊状动脉瘤 12. 混杂性血管病-纤维肌发育不良、烟雾病 13. 无血管炎性细胞浸润的系统性微血管病变 14. 脑静脉血栓形成

注释:CADASIL:伴皮质下梗死和白质脑病的常染色体显性遗传性脑动脉病;CARASIL:伴皮质下梗死和白质脑病的常染色体隐性遗传性脑动脉病

最近,VaD 被重新分为 4 个亚型(VICCCS-1,2017)[36],即①卒中后痴呆(PSD),由各种血管原因和脑病变所致,包括多发皮质-皮质下梗死、关键部位梗死和各种形式的神经变性病理学,卒中后 6 个月内发展而成;②皮质下血管性痴呆(SIVaD),即小血管病痴呆,这个诊断整合宾斯旺格病(BD),和腔隙性状态为

35

一类重叠实体；③多梗死性痴呆（MID），指存在多个大的皮层梗死及其可能对痴呆的贡献；④混合性痴呆（MD），代表一种独一无二的伞状亚型，包括血管和神经变性病各种组合的表型如 VCI-AD、VCI-DLB 等。这可能是迄今为止最新的 VCI 分类，必将引起广泛关注和讨论。然而，该分类建议的 4 个亚型之间不具彼此的排他性，例如一次小血管卒中后出现的痴呆，既可以分类到 PSD，也可以分类为 SIVaD 或 MID，当第二次大血管卒中导致痴呆加重后，又可以归类到 MD。这会造成病例统计学的混乱。

我们以 VASCOG（2014）血管认知障碍病理基础和认知损害相关的血管性脑损伤纽卡索分类为基础，根据脑血管病影像学特征，结合临床表现和血管血液检查结果，以同时有助于判断脑血管病因为原则（即易与脑梗死 TOAST 分型和脑出血 SMASH-U 分型相结合），提出新的 VCI 分类共识（ADC-VCICC，2017）：

ADC-VCICC 或 ADC（2017）VCI 分类共识具体建议如图（1-3-1）：

Ⅰ型-大血管缺血性 VCI（large vessel atherothromboembolic VCI）

Ⅱ型-小血管缺血性 VCI（small vessel ischemic VCI）

Ⅲ型-低灌注性 VCI（hypoperfusion VCI）

Ⅳ型-出血性 VCI（hemorrhagic VCI）

Ⅴ型-脑血管病合并 AD（CVD combined AD）

 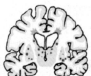 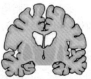 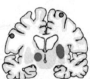 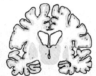

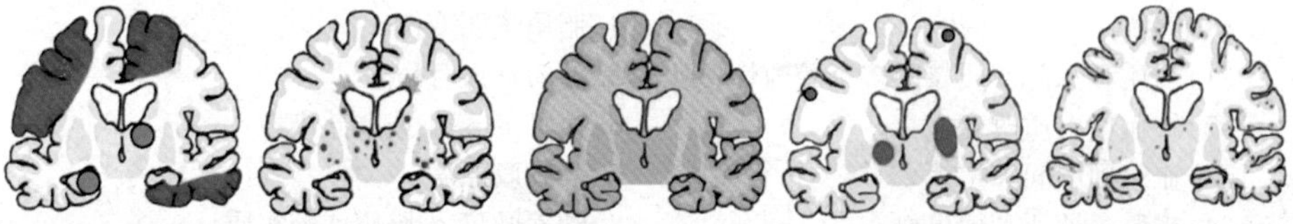

　大血管缺血性　　　小血管缺血性　　　低灌注性　　　　出血性　　　脑血管病合并ＡＤ

图 1-3-1　ADC-VCI 分类（ADC-VCICC）共识示意图

ADC-VCICC 分类共识关注了以下几点：

1. 关键部位梗死性 VCI，虽然体现了大脑高级认知功能区单次脑血管事件、孤立病灶、单一认知缺损对功能的影响力，但其对脑血管病因诊断无进一步帮助，病理学也无特殊表现，故此删除。

2. 低灌注性 VCI，不但有助于脑缺血特殊病因的临床识别和预防，且存在皮层和皮层下分水岭梗死的特殊影像学改变、海马与层状皮层硬化的特殊病理学改变，因而予以保留。

3. 对于可能合并存在导致认知障碍的其他病因者，采用"合并（combined）"表现，而不是"混合（mixed）"，来共同体现不同致病因素在认知障碍发生、发展中可能的作用。此时的病因学分层诊断均为可能的（possible），并建议根据病史和辅助检查线索,来区分作用的先后或主次,如 CVD+AD,有别于 AD+CVD。

考虑到 CVD 临床表现的异质性,现阶段对 VCI 认知损害理解的局限性,认知功能评估应包括但不局限于记忆、执行、语言、视空间等领域,建议以 VASCOG 认知评估领域为参考,推动对其他认知领域损害的表现、描述、诊断和检查评估方法进行探索研究。

鉴于某些孤立的高级皮层功能损伤后(如失语、失用、失认)也会明显干扰日常生活或职业功能,因此建议存在≥1 个认知领域损害即达到 VCI 诊断要求,并不再区分认知损害的亚型。

依据认知损害对日常生活或职业功能的干扰程度进行分级,区分为 VaMCI 和 VaD。对于传统的皮层综合征(如失语症、古茨曼综合征),也可直接以综合征命名,而不必归类于前两者。

依据脑血管病和认知损害之间的关联强度及其合并存在的其他致病因素,建议使用可能的(possible)和很可能的(probable)对 VCI 进行分层诊断。具体讲,主要通过三种关联关系来评估两者之间的相关性:认知损害与脑血管病事件之间的时间关系、认知损害表现与影像学改变之间的模式关系、影像学改变与脑血管病临床表现之间的定位关系,最后达成认知损害是脑血管病临床表现的一部分,即因果关系的可能性。而这一关系的强弱,即决定了可能的 VCI 和很可能的 VCI 的分层诊断。

VCI 诊断的附加说明:

1. 由于多次脑血管病及多个血管病变导致的脑血管病损存在时空叠加的特点,因此可以冠以卒中后、短暂性脑缺血发作(TIA)后、多发性、关键部位等修饰性描写。举例:小血管缺血性多发性 VaD,大血管缺血性卒中后古茨曼综合征。

2. 如果根据脑血管病损的影像学特点、临床表现、血管血液检查结果,能够直接作出特殊类型脑血管病诊断者,如 CAA、CADASIL 等,可直接冠以该脑血管病的诊断。举例:CAA 所致 VaMCI。

3. 如果共存上述 Ⅰ~Ⅳ型脑血管病损表现(多种影像特征混合),则描述为"混合血管病性(Mixed CVD)",并在其后的括号内注明,但不分先后。例:混合血管病性 VaD(脑出血+脑小血管病)。

4. 对于 TIA 后出现非永久性认知损害,且脑影像学阴性以及脑血管病未知者,属于 VCI 高危患者,要积极检诊很可能存在的血管病变。

5. 当脑血管病和认知障碍存在时间关系时,建议在研究中记录认知障碍之于脑血管病的出现时间(或通过评估发现认知异常的时间):认知障碍出现在 CVD 之前,记录为"-";认知障碍出现在 CVD 之后,记录为"+",以便于探索两者之间的相互关系。举例:大血管缺血性卒中后 VaMCI(+2 月)。

综上所述，我们提出的 ADC-VCICC 分类方法，比较全面地描述了脑血管病对认知功能影响的病因机制、脑实质病损特点、认知损伤的范围与程度以及发病状态，弥补了 VICCCS 分类中的交叉现象，体现出内在的逻辑关系与互排性，为 VCI 的深入探索研究提供了新的选择。

至于 VaD 范畴内的特殊亚型，如 SIVaD 可参考相关标准[12,33]。最近，一个基于日本患者临床特征而制订的伴皮质下梗死和白质脑病的常染色体显性遗传性脑动脉病（CADASIL）也称为遗传性多发脑梗死性痴呆临床标准（Mizuta et al，2017）[49]，综合了发病年龄（≤55）、症状特征（皮质下痴呆或假性延髓性麻痹或情绪障碍或偏头痛）、基因（常染色体显性遗传）和 MRI/CT（前颞极白质损害）等信息。诊断 NOTCH3 阳性的 CADASI 患者的敏感性和特异性分别为97.3%和80.6%，高于 Davous（1998）标准[50]（52.0%和 66.0%）和 Pescini（2013）CADASIL 量表[51]（52.1%和61.7%），但该临床标准对于 NOTCH3 阴性患者的特异性只有 7.5%[49]。

综上所述，NINDS-AIREN（1993）VaD 诊断的研究标准具有临床诊断和研究所需要的高特异性，使用率最高，被欧洲 EFNS-ENS（2012）推荐用于 VaD 临床诊断和药物临床试验等研究目的。AHA/ASA（2011）VaD 临床诊断标准以病史和检查证实的临床特征为依据，被加拿大 CCCD（2013）推荐用于 VaD 临床诊断。VASCOG（2014）VaD 临床诊断标准重新定义了 VaD，并补充了无脑血管事件下的支持性临床特征，细化了脑血管病证据的种类和程度，可用于 VaD 临床诊断和药物临床试验等研究目的。ADC-VCICC（2017）分类共识重新定义了 VCI 亚型，为 VCI 的分类诊断和深入研究提供了新的选择。此外，CADASIL（2017）诊断标准凸显了同质性特点，且有高度敏感性和中等特异性，可用于 CADASIL 临床诊断和药物临床试验等研究目的。

参 考 文 献

1. Hachinski VC, Lassen NA, Marshall J. Multi-infarct dementia. A cause of mental deterioration in the elderly. Lancet, 1974, 304 (7874): 207-209.

2. O'Brien JT, Erkinjuntti T, Reisberg B, et al. Vascular cognitive impairment. Lancet Neurol, 2003, 2 (2): 89-98.

3. Kalaria RN, Kenny RA, Ballard CG, et al. Towards defining the neuropathological substrates of vascular dementia. J Neurol Sci, 2004, 226: 75-80.

4. Sachdev P. Vascular cognitive disorder. Int J Geriatr Psychiatry, 1999, 14 (5): 402-403.

5. Rockwood K, Macknight C, Wentzel C, et al. The diagnosis of "mixed" dementia in the Consortium for the Investigation of Vascular Impairment of Cognition (CIVIC). Ann N Y Acad Sci, 2000, 903 (1): 522-528.

6. Hachinski V, Iadecola C, Petersen RC, et al. National Institute of Neurological Disorders and Stroke-Canadian Stroke Network (NINDS-CSN) vascular cognitive impairment harmonization

standards.Stroke,2006,37(9):2220-2241.

7. Ballard C,Rowan E,Stephens S,et al.Prospective follow-up study between 3 and 15 months after stroke:improvements and decline in cognitive function among dementia-free strokesurvivors >75 years of age.Stroke,2003,34(10):2440-2444.

8. Alzheimer's Association.2015 Alzheimer's disease facts and figures.Alzheimers Dement,2015,11 (3):332-384.

9. Ingles J,Wentzel C,Fisk J,et al.Neuropsychological predictors of incident dementia in patients with vascular cognitive impairment without dementia.Stroke,2002,33(8):1999-2002.

10. Roman GC,Tatemichi TK,Erkinjuntti T,et al.Vascular dementia diagnostic criteria for research studies-report of the NINDS-AIREN International Workshop.Neurology,1993,43(2):250-260.

11. Roman GC,Sachdev P,Royall DR,et al.Vascular cognitive disorder:a new diagnostic category updating vascular cognitive impairment and vascular dementia.J Neurol Sci,2004,226(1):81-87.

12. Erkinjuntti T,Inzitari D,Pantoni L,et al.Research criteria for subcortical vascular dementia in clinical trials.J Neural Transm Suppl,2000,59:23-30.

13. Chui HC,Mack W,Jackson JE,et al.Clinical criteria for the diagnosis of vascular dementia:a multicenter study of comparability and interrater reliability.Arch Neurol,2000,57(2):191-196.

14. Wiederkehr S,Simard M,Fortin C,et al.Validity of the clinical diagnostic criteria for vascular dementia:a critical review.Part II.J Neuropsychiatry Clin Neurosci,2008,20(2):162-167.

15. American Psychiatric Association Committee on Nomenclature and Statistics.Diagnostic and Statistical Manual of Mental Disorders (DSM-Ⅲ),Third Edition.Washington,DC:American Psychiatric Association;1980.

16. Chui HC,Victoroff JI,Margolin D,et al.Criteria for the diagnosis of ischemic vascular dementia proposed by the State of California Alzheimer's Disease Diagnostic and Treatment Centers.Neurology,1992,42(3,part 1):473-480.

17. World Health Organization.The ICD-10 Classification of Mental and Behavioural Disorders:Clinical Descriptions and Diagnostic Guidelines.Geneva:World Health Organization,1992.

18. American Psychiatric Association.Diagnostic and statistical manual of mental disorders,4th edition,Washington DC:American Psychiatric Association,1994.

19. American Psychiatric Association.Diagnostic and statistical manual of mental disorders,4th edition,text revision.Washington DC:American Psychiatric Association,2000.

20. Pohjasvaara T,Mäntylä R,Ylikoski R,et al.Comparison of Different Clinical Criteria (DSM-Ⅲ, ADDTC,ICD-10, NINDS-AIREN, DSM-Ⅳ) for the Diagnosis of Vascular Dementia. Stroke, 2000,31(12):2952-2957.

21. Wiederkehr S,Simard M,Fortin C,et al.Comparability of the clinical diagnostic criteria for vascular dementia:a critical review.Part I.J Neuropsychiatry Clin Neurosci,2008,20(2):150-61.

22. van Straaten ECW,Scheltens P,Knol DL,et al.Operational definitions for the NINDS-AIREN criteria for vascular dementia.Stroke,2003,34(8):1907-16.

23. Gold G,Bouras C,Canuto A,et al.Clinicopathological validation study of four sets of clinical criteria for vascular dementia.Am J Psychiatry,2002,159(1):82-87.

24. Erkinjuntti T,Gauthier S.The concept of vascular cognitive impairment.Front Neurol Neurosci, 2009,24:79-85.

25. Sorbi S,Hort J,Erkinjuntti T,et al.EFNS-ENS Guidelines on the diagnosis and management of disorders associated with dementia.European Journal of Neurology,2012,19(9):1159-1179.

26. Skrobot OA,Black S,Chen C,et al.Progress towards standardized diagnosis of vascular cognitive impairment:guidelines from the vascular impairment of cognition classification consensus study (VICCCS-2).Alzheimers Dement,2017,pii:S1552-5260(17)33761-5.

27. Knopman DS,Parisi JE,Boeve BF,et al.Vascular dementia in a population-based autopsy study. Arch Neurol,2003,60(4):569-575.

28. Hachinski VC,Iliff LD,Zilhka E,et al.Cerebral blood flow in dementia.Arch Neurol,1975,32 (9):632-637.

29. Cao X,Guo Q,Zhao Q,et al.The neuropsychological characteristics and regional cerebral blood flow of vascular cognitive impairment-no dementia.Int J Geriatr Psychiatry,2010,25(11): 1168-1176.

30. Kalaria RN,Kenny RA,Ballard CG,et al.Towards defining the neuropathological substrates of vascular dementia.J Neurol Sci,2004,226(1-2):75-80.

31. Knopman DS,Rocca WA,Cha RH,et al.Incidence of vascular dementia in Rochester,Minn, 1985-1989.Arch Neurol,2002,59(10):1605-1610.

32. Zhao Q,Zhou Y,Wang Y,et al.A new diagnostic algorithm for vascular cognitive impairment:the proposed criteria and evaluation of its reliability and validity.Chin Med J(Engl),2010,123(3): 311-319.

33. Rosen WG,Terry RD,Fuld PA,et al.Pathological verification of ischemic score in differentiation of dementias.Ann Neurol,1980,7(5):486-488.

34. Price CC,Jefferson AL,Merino JG,et al.Subcortical vascular dementia:integrating neuropsycho-logical and neuroradiologic data.Neurology,2005,65(3):376-382.

35. American Psychiatric Association.Diagnostic and statistical manual of mental disorders 3rd ed. (revised).Arlington:American Psychiatric Association,1987.

36. Skrobot OA,Black S,Chen C,et al.Progress towards standardised diagnosis of vascular cognitive impairment:guidelines from the vascular impairment of cognition classification consensus study. Alzheimers Dement,2017,13(6):624-633.

37. Edwards JD,Jacova C,Sepehry AA,et al.A quantitative systematic review of domain-specific cog-nitive impairment in lacunar stroke.Neurology,2013,80(3):315-322.

38. Vasquez BP,Zakzanis KK.The neuropsychological profile of vascular cognitive impairment not demented:a meta-analysis.J Neuropsych,2015,9(1):109-136.

39. Benson DF,Cummings JL,Tsai SY.Angular gyrus syndrome simulating Alzheimer's disease.Arch Neurol,1982,39(10):616-620.

40. Damasio AR,Damasio H.The anatomic basis of pure alexia.Neurology 1983,33(12):1573-1583.

41. Lopez OL,Kuller LH,Becker JT,et al.Classification of vascular dementia in the Cardiovascular Health Study Cognition Study.Neurology 2005;64(9):1539-1547

42. Ankolekar S,Geeganage C,Anderton P,et al.Clinical trials for preventing post stroke cognitive impairment.J Neurol Sci,2010,299(1-2):168-174.

43. Cumming TB,Marshall RS,Lazar RM.Stroke,cognitive deficits,and rehabilitation:still an incomplete picture.Int J Stroke,2013,8(1):38-45.

44. Gorelick PB,Scuteri A,Black SE,et al:a statement for healthcare professionals from the American Heart Association/American Stroke Association.Stroke,2011,42(9):2672-2713.

45. American Psychiatric Association.Diagnostic Statistical Manual DSM-5.http://www.dsm5.org.

46. Sachdev P,Kalaria R,O'Brien J,et al:a VASCOG statement.Alzheimer Dis Assoc Disord,2014,28(3):206-218.

47. Rockwood K,Davis H,MacKnight C,et al.The Consortium to Investigate Vascular Impairment of Cognition:methods and first findings.Can J Neurol Sci,2003,30(3):237-243.

48. Chertkow H,Feldman HH,Jacova C,et al.Definitions of dementia and predementia states in Alzheimer's disease and vascular cognitive impairment:consensus from the Canadian conference on diagnosis of dementia.Alzheimer's Research & Therapy,2013,5(Suppl 1):S2-10.

49. Mizuta I,Watanabe-Hosomi A,Koizumi T,et al.New diagnostic criteria for cerebral autosomal dominant arteriopathy with subcortical infarcts and leukocencephalopathy in Japan.J Neurol Sci,2017,381:62-67.

50. Davous P.CADASIL:A review with proposed diagnostic criteria.Eur J Neurol,1998,5(3):219-233.

51. Pescini F,Nannucci S,Bertaccini B,et al.The cerebral autosomal-dominant arteriopathy with subcortical infarcts and leukoencephalopathy(CADASIL)scale:a screening tool to select patients for NOTCH3 gene analysis,Stroke,2013,43(11):2871-2876.

第四节 路易体病

🤲 **主要推荐:**

1. DLBC(2017)DLB 临床共识标准增加了改善诊断敏感性和特异性的 REM 睡眠行为障碍和 MIBG 心肌闪烁扫描的诊断权重,可用于 DLB 临床诊断和药物临床试验等研究目的(Ⅰ类证据,A 级推荐)。

2. MDS(2007)PDD 临床诊断标准对 PDD 具有高度特异性,可用于 PDD 临床诊断和药物临床试验等研究目的(Ⅰ类证据,A 级推荐)。

一、路易体痴呆诊断标准

路易体病(Lewy body disorders,LBD)是以路易小体为病理特征的神经变性病,根据临床表现可以分为路易体痴呆(dementia with Lewy body,DLB)和帕金森病痴呆(Parkinson's disease with dementia,PDD)两个表型。其中,DLB 占所有痴呆尸检病例的 15%~25%,是仅次于 AD 的第 2 个最常见的神经变性痴呆原因。临床上,DLB 常伴随 AD 出现,其比例约占所有痴呆病因的 12%[1]。病理学上,40.5%的 AD 合并路易体,其中 23.7%临床上被诊断为 DLB[2]。

DLB 发病多于老年期,临床表现以波动性认知损害、生动形象的视幻觉和自发的帕金森综合征为特征,认知损害通常表现为执行功能和视空间功能障碍,且呈波动性,而近期记忆功能早期受损较轻。视幻觉在大部分患者早期即可经历,内容生动形象,常常在夜间出现,听幻觉、嗅幻觉偶尔存在。帕金森综合征主要包括运动迟缓、肌张力增高和不自主震颤,与典型的帕金森病(Parkinson's disease,PD)相比,DLB 缺少典型的静止性震颤。其他症状还包括睡眠障碍、自主神经功能紊乱和性格改变等[3,4]。

1996 年,DLB 联盟第一次国际研讨会报告了 DLB 诊断的共识标准(DLBC-1,1996)。该标准将波动性认知损害、反复出现生动形象的视幻觉和自发的帕金森综合征作为 DLB 诊断的核心特征[5]。一项 2861 例大样本研究显示,使用该标准诊断 DLB 的特异性较高(98%),但灵敏度较低(32%)[6,7]。对于其核心临床特征,如反复性视幻觉和自发的帕金森综合征在评估者之间的可靠性是可以接受的,但在没有锥体外系特征和共患脑血管病的情况下,波动性认知损害的识别仍然较难。抑郁症和快速眼动(REM)期睡眠行为障碍可能是支持 DLB 诊断的附加特征,但未纳入该版指南中。这些因素可能与 DLB 标准敏感度低有关。为此,DLB 联盟第二次国际研讨会报告了修订的 DLB 临床共识标准(DLBC-2,1999),推荐抗泛素免疫细胞化学检测法作为 DLB 病理检测的首选方法,以提高病例检测的敏感度[8]。一项以神经病理结果为"金标准"的前瞻性研究显示,DLBC-2 标准临床诊断 pro DLB 的敏感性和特异性分别为 0.83 和 0.95[9],既保持了高特异性,也提高了敏感性,但区分 DLB 与 AD 的敏感性依然较差[6,7]。

2005 年,DLB 联盟第三次国际研讨会报告了再次修订的 DLB 临床诊断标准(DLBC-3,2005)。该标准在保留 DLB 诊断的核心特征基础上,补充了提示特征[10],即:①REM 期睡眠行为障碍(RBD);②对神经安定药物反应极度敏感;③SPECT或PET 显示基底神经节多巴胺转运蛋白(DAT)摄取减少[10]。一项以尸检为对照的前瞻性研究显示,DAT 成像的诊断性能(敏感性为 88%,特异性为100%)显著优于 DLBC-1(1996)共识标准(敏感性为 75%,特异性为 42%)[11]。最新的神经病理学对照研究显示,DLBC-3 标准对 pro DLB 的检出率比以前的标准增加了 25%[12],敏感性、特异性、阳性预测值(PPV)和阴性预测值(NPV)分别为 73%、93%、79%和90%[13],不过假阳性和假阴性诊断仍然存在,表明该标准仍需要改进。

随后的研究发现,DLB 最有可能的早期标志物应包括 REM 睡眠行为障碍、123碘-间碘苄基胍(123I-MIBG)心肌摄取显影减少、自主神经功能紊乱或嗅觉减退、黑质病变和皮肤活检 α-突触核蛋白[14,15]。尽管 DLBC-3(2005)标准已将

MIBG 心肌摄取降低作为 DLB 诊断的"支持特征",但同时认为"未被证明具有诊断特异性"[10]。最新发现,心脏与纵隔的 MIBG 摄取比值鉴别 DLB 与 AD 的敏感度和特异度可达 72.4% 和 94.4%,采用 DAT-SPECT 特殊结合比值鉴别 DLB 与 AD 的敏感度和特异性可达 88.2% 和 88.9%。将 DAT-SPECT 和 MIBG 心肌闪烁扫描两种技术结合使用比 DAT-SPECT 或 MIBG 心肌闪烁扫描技术单独使用更能准确地区分 DLB 与 AD,敏感度和特异度高达 96.1% 和 90.7%。这表明两种闪烁扫描结合使用是区分 DLB 与 AD 的有用且可行的方法[16]。这些都为 DLB 诊断指南更新提供了新的依据(表 1-4-1)。

2017 年,DLB 联盟发表了第四次国际研讨会报告,提出了最新的 DLB 共识标准(DLBC-4,2017)[17](表 1-4-2)。该标准明确将临床特征和诊断性生物标志物区分开来,增加了 REM 睡眠行为障碍和 ^{123}I-MIBG 心肌闪烁扫描的诊断权重比[18],前者从既往的"提示特征"升级为"核心特征",后者从既往的"支持特征"升级为"指示性生物标志物"。这是因为尸检证实的 DLB 病例与非 DLB 相比,REM 睡眠行为障碍频繁发生(76% vs 4%),且常常始于其他症状之前许多年(Ⅰ类证据)[19]。MIBG 心肌摄取降低鉴别 DLB 与轻度 AD(MMSE>21)的价值可以从敏感性 69% 和特异性 87% 分别提高到 77% 和 94%(Ⅰ类证据)[20]。

43

表 1-4-1　生物学标志物在 DLB 诊断标准中的权重[17,18]

生物学标志物	HC	AD	DLB
MRI 检查:T1 加权像:内侧颞叶萎缩	无	明显	无
^{123}I FP-CIT SPECT 成像:壳核和尾状核多巴转运体摄取下降	无	无/轻度	显著
^{123}I-MIBG 心肌闪烁扫描:心脏/右上方间质组织摄取降低	无	无	显著
多导睡眠图检查 RBD	无	无/有	显著
^{18}F-FDG-PET 扫描:枕叶活性降低	无	无	显著
后扣带回区降低	无	有	无(扣带回岛征)

缩写:HC:健康对照;AD:阿尔茨海默病;DLB:路易体痴呆;RBD:睡眠行为障碍

值得注意的是,自 2005 年 DLB 联盟共识报告公布以来,DLB 已经被确认为主要的痴呆亚型,其在 DSM-5 中被归类为具有路易体的神经认知障碍,并且与由 PD 引起的神经认知障碍区分开[21]。迄今,DLB 联盟共识组仍然支持用以区分 DLB 与 PDD 的"一年法则"[17],因为根据最初的解释[5,10,22],这个随意的截止值仍然实用,特别是在临床实践中。基于专家意见,当这些疾病的遗传基础、病理生理机制和前驱状态被充分理解足以实现数据驱动解决方案时,这个一年的时间段可能需要修改。

表 1-4-2 DLBC-4 路易体痴呆临床诊断的共识标准(McKeith et al,2017)[5,10,17]

基本要素(DLB 诊断的基本要素)

　　痴呆,被定义为进行性认知减退足以干扰正常社交或职业功能或日常生活活动;
　　明显或持续的记忆障碍可能不一定发生在早期阶段,但通常随着进展而显现;
　　测试显示的注意力、执行功能和视空间能力损害可能特别突出且早期发生

核心临床特征(前 3 个通常早期发生,可能持续存在于整个病程中)

　　波动性认知损害,伴注意力和警觉性显著改变;
　　反复出现生动形象的视幻觉;
　　快速眼动期睡眠行为障碍,可能在认知衰退之前出现;
　　帕金森综合征的一个或以上自发的主要特征:运动迟缓(定义为运动缓慢和幅度或速
　　度减小)、静止性震颤或肌强直

支持性临床特征(Supportive clinical features)

　　对抗精神病药物高度敏感;姿势不稳;反复跌倒;晕厥或其他反应迟钝的短暂情形;严
　　重的自主神经功能障碍,例如便秘、直立性低血压、尿失禁;睡眠过多;嗅觉减退;其他
　　形式的幻觉;系统性妄想;淡漠、焦虑和抑郁

指示性生物标志物(Indicative biomarkers)

　　SPECT 或 PET 证实基底神经节多巴胺转运蛋白(DAT)摄取减少;
　　^{123}I-MIBG 心肌闪烁扫描成像异常(摄取降低);
　　多导睡眠图证实快速眼动期肌肉弛缓消失

支持性生物标志物(Supportive biomarkers)

　　CT/MRI 扫描显示内侧颞叶结构相对保留;
　　SPECT/PET 灌注成像/代谢扫描显示广泛低摄取,伴 FDG-PET 成像显示的枕叶活性下
　　降,有或没有扣带回岛征;
　　EEG 呈现显著的后部慢波,伴前 α 波和 θ 波之间周期性波动

很可能的 DLB 诊断(pro DLB)

　　a. 存在 DLB 的两个或多个核心临床特征,有或没有指示性生物标志物,或
　　b. 仅有一个核心临床特征,但有一个或多个指示性生物标志物

pro DLB 的诊断不应仅基于生物标志物

可能的 DLB 诊断(pos DLB)

　　a. 仅有一个核心临床特征,没有指示性生物标志物证据,或
　　b. 存在一个或多个指示性生物标志物,但没有核心临床特征

DLB 的排除

　　a. 存在任何其他的躯体疾病或包括脑血管病的脑部疾病且足以部分或全部解释临床
　　表现,尽管这些不排除 DLB 诊断而且可以用于指示有助于临床表现的混合或多种病
　　理,或
　　b. 如果帕金森综合征特征是唯一的核心临床特征,并且在严重痴呆阶段首次出现
　　当痴呆发生在帕金森综合征之前或同时出现时,应诊断 DLB(如果存在);帕金森病痴呆
　　(PDD)术语应用于描述发生在明确诊断帕金森病之后的痴呆;在实践中,应该使用最适
　　合于临床情况的术语,如 LBD 作为一个通常术语常常是有帮助的;在 DLB 和 PDD 之间
　　需要进行区分的研究中,继续推荐现有的痴呆与帕金森综合征发生之间的一年法则

注释:DLB:路易体痴呆;EEG:脑电图;LBD:路易体病;MIBG:间碘苄胍;PDD:帕金森病痴呆;proDLB:
很可能的 DLB;posDLB:可能的 DLB。

44

二、帕金森病痴呆诊断标准

帕金森病痴呆(Parkinson's disease with dementia,PDD)是帕金森病非运动并发症之一,以视觉空间和执行功能受损为特征[23]。帕金森病患者 PDD 的年发病率估计约为10%,但在不同的报道中差异很大[23,24]。在10年以上生存的 PD 患者中,累积患病率至少75%[25]。PDD 的发病风险随着病程和患者年龄的增长而增加[26]。PDD 常常伴有许多神经精神症状,如情绪紊乱、情感淡漠和幻觉,这些症状可能导致严重的残疾[23]。

PDD 与 DLB 在临床症状和病理学方面有很多重叠。但在临床环境中区分这两种情形目前主要依赖运动症状与认知损害发生的时间,所谓"一年法则",即 PDD 的运动症状先于痴呆发生至少一年,而 DLB 的运动症状发生在痴呆发生前不超过一年,且经常在痴呆发病之后[10,21,22]。尽管国外学者和本指南将两者划归"路易体病"(LBD)或 α-突触核蛋白病范畴[10,27],但国际运动障碍学会(MDS)的最新 PD 诊断标准(MDS,2016)已将 DLB 列为 PD 的排除标准[28,29],故目前的诊断仍使用各自不同的诊断标准。

PDD 以视觉空间和执行功能受损等认知症状和情绪变化、幻觉和淡漠等行为症状为特征,没有具体的诊断性辅助调查。除了多巴胺能缺乏之外,PDD 的一个主要标志是胆碱能缺陷,据估计大于阿尔茨海默病[24,27]。主要病理联系是脑皮质和边缘结构的路易体型变性。基于相关的临床病理特征,MDS 组织制订了一个基于小组共识的 PDD 临床诊断标准(MDS,2007)(Ⅱ类证据)[30](表 1-4-3),包括 pro PDD 和 pos PDD 和临床诊断标准[30],以及 PDD 诊断流程[31]。MDS 标准(2007)涉及 4 个部分,即核心特征(PD+痴呆综合征)、相关特征(5 个认知领域和 5 个行为症状)、不确定特征(共病任何可能引起认知障碍但不会导致痴呆的疾病,运动症状与认知症状之间的时间间隔未知)和不支持特征(因其他情况而导致的认知和行为症状)。具备核心特征同时有至少 2 个认知领域损害且至少 1 个行为症状,即可诊断 pro PDD;具备核心特征同时出现 1 个或多个认知领域不典型表现,1 个或多个不确定特征,即可诊断 pos PDD[32]。

表 1-4-3　MDS 帕金森病痴呆临床诊断共识标准(Emre et al.,2007)[30]

一　临床特征
　Ⅰ　核心特征
　1　帕金森病:符合英国脑库(QSBB)标准的帕金森病诊断 *
　2　痴呆综合征:在确定的 PD 背景下发展并通过病史、临床和精神检查诊断的隐匿起病、缓慢进展的痴呆综合征 *,定义为:
　　● 一个以上认知领域的损害
　　● 代表从病前水平的下降
　　● 损害严重到足以影响日常生活(社会、职业或个人照料),与运动损害或自主神经症状无关

Ⅱ　相关临床特征

1　认知特征：

- 注意：损害。自发注意力和集中注意力损害，注意测试表现较差，注意力表现在一天内和日复一日波动较大
- 执行功能：损害。与测试要求启动、规划、概念形成、规则查找、设置转移和设置维护有关的损害；精神速度下降(智力迟钝)
- 视空间功能：损害。与测试要求视空间定向、感知或结构有关的损害
- 记忆：受损。与最近事件的自由回忆或测试要求学习新知识有关的损害，记忆通常因提示而改善，再认通常好于自由回忆
- 语言：核心功能大部分保留；可能存在找词困难和对复杂句子的理解损害

2　行为特征：

- 淡漠：自发性下降、缺乏动机、兴趣和主动努力的行为
- 个性和情绪的变化：包括抑郁特征和焦虑
- 幻觉：大多是视幻觉，通常是人、动物和物体的复杂立体形象
- 妄想：通常为偏执，如不忠，或虚幻寄宿者(居住在家中的不受欢迎的客人)妄想
- 白天睡眠过多

Ⅲ　不排除 PDD 的特征，但是诊断不确定*：

- 任何其他可能导致认知损害的共病，但判断不是痴呆的原因，如影像学存在相关脑血管病
- 运动与认知症状之间的发生时间间隔未知

Ⅳ　提示作为精神障碍的其他状态或疾病，不支持 PPD 诊断的特征：

- 认知和行为症状只发生于下述情形：

  急性精神错乱

  a. 系统性疾病或异常

  b. 药物中毒所致

  重度抑郁障碍(符合 DSM-Ⅳ标准)

- 符合 NINDS-ARIEN"pro VaD"标准的特征(神经系统检查发现局灶性神经体征所示的脑血管病背景下的痴呆，如偏瘫、感觉障碍和脑影像学发现的相关脑血管病证据，而且上述两种损害有明显的因果关系，存在以下一项或以上：痴呆发生在明确的卒中后 3 个月内，认知功能突然恶化，以及认知损害波动性、阶梯样进展)

二　诊断标准

很可能的 PDD(pro PDD)

A　核心特征：1 和 2 必须具备

B　相关临床特征：

(1)认知损害的典型表现包括 4 个核心认知领域中至少 2 个(可能会波动的注意力损害、执行功能损害、视空间功能损害、自由回忆记忆损害通常因提示而改善)

(2)存在至少 1 种行为症状(淡漠、抑郁或焦虑情绪、幻觉、妄想、白天睡眠过多)支持 pro PDD 诊断，但缺乏行为症状不能除外该诊断

C　没有第Ⅲ组特征表现

D　没有第Ⅳ组特征表现

可能的 PDD(pos PDD)

A　核心特征：1 和 2 必须具备

续表

B 相关临床特征：

　(1)1 个或 2 个认知领域损害的非典型表现,如显著的或感觉型(流利)失语,或单纯存储障碍型遗忘(记忆不会通过提示或再认测试而改善)但注意力完好

　(2)行为症状可能存在或不存在

或

C 1 个或以上第Ⅲ组特征表现

D 没有第Ⅳ组特征表现

注解：*本文作者：疑似诊断

值得注意的是：MDS(2007)标准提出的痴呆诊断基于 DSM-Ⅳ 标准中的"其他一般医学情况所致痴呆"[33]。很遗憾,对 PDD 而言该标准不甚精确。病理研究显示,使用 MDS(2007)标准诊断 PDD 的灵敏度为 64%,特异性为 100%。使用马蒂斯痴呆评定量表(MDRS)进行 PDD 诊断,阈值≤120 时,灵敏度为 80%,特异度为 100%(Ⅰ类证据)[34]。因此,MDS(2007)不适用于病例筛查,MDRS 可能有助于改善 MDS(2007)标准的诊断敏感性。此外,DLB 和 PDD 的临床鉴别主要基于帕金森综合征和痴呆发病时间的关系,但一年的时间段是痴呆发病的经验界定(Ⅳ类证据)[30;32]。即使在单纯的 PDD 中,从 PD 发病到痴呆的时间也有很大差异,与脑病理学类型和程度有关[35,36](Ⅳ类证据),值得进一步关注。

47

参 考 文 献

1. Kosunen O,Soininen H,Paljärvi L,et al.Diagnostic accuracy of Alzheimer's disease:a neuropathological study.Acta Neuropathol,1996,91(2):185-193.

2. Chung EJ,Babulal GM,Monsell SE,et al.Clinical features of Alzheimer disease with and without Lewy bodies.JAMA Neurol,2015,72(7):789-796.

3. Bishnoi BJ,Grossberg GT,Manepalli.Differentiating Alzheimer's disease from dementia with Lewy bodies.Current Psychiatry,2012,11(11):22-27

4. Weiner MF,Hynan LS,Parikh B,et al.Can Alzheimer's disease and dementias with Lewy bodies be distinguished clinically? J Geriatr Psychiatry Neurol,2003,16(4):245-250.

5. McKeith IG,Galasko D,Kosaka K,et al.Consensus guidelines for the clinical and pathologic diagnosis of dementia with Lewy bodies (DLB):report of the consortium on DLB international workshop.Neurology,1996,47(5):1113-1124.

6. Litvan I,Bhatia KP,Burn DJ,et al. Movement Disorders Society Scientific Issues Committee report:SIC Task Force appraisal of clinical diagnostic criteria for Parkinsonian disorders.Mov Disord,2003,18(5):467-486.

7. Nelson PT,Jicha GA,Kryscio RJ,et al.Low sensitivity in clinical diagnoses of dementia with Lewy bodies.J Neurol,2010,257(3):359-366.

8. McKeith IG,Perry EK,Perry RH.Report of the second dementia with Lewy body international

workshop:diagnosis and treatment.Consortium on Dementia with Lewy Bodies.Neurology,1999,53
(5):902-905.

9. McKeith IG,Ballard CG,Perry RH,et al.Prospective validation of consensus criteria for the diag-
nosis of dementia with Lewy bodies.Neurology,2000,54(5):1050-1058.

10. McKeith IG, Dickson DW, Lowe J, et al. Diagnosis and management of dementia with Lewy
bodies:third report of the DLB Consortium.Neurology,2005,65(12):1863-1872.

11. Walker Z,Jaros E,Walker RW,et al.Dementia with Lewy bodies:A comparison of clinical diag-
nosis,FP-CIT single photon emission computed tomography imaging and autopsy.J Neurol Neuro-
surg Psychiatry,2007,78(11):1176-1181.

12. Aarsland D,Rongve A,Nore SP,et al.Frequency and case identification of dementia with Lewy
bodies using the revised consensus criteria.Dement Geriatr Cogn Disord,2008,26(5):445-452.

13. Skogseth RE,Hortobágyi T,Soennesyn H,et al.Accuracy of Clinical Diagnosis of Dementia with
Lewy Bodies versus Neuropathology.J Alzheimers Dis,2017,59(4):1139-1152.

14. Donaghy PC,McKeith IG.The clinical characteristics of dementia with Lewy bodies and a consid-
eration of prodromal diagnosis.Alzheimers Res Ther,2014,6(4):46.

15. Taki J,Yoshita M,Yamada M,et al.Significance of ^{123}I-MIBG scintigraphy as a pathophysiological
indicator in the assessment of Parkinson's disease and related disorders:it can be a specific mark-
er for Lewy body disease.Ann Nucl Med,2004,18(6):453-461.

16. Shimizu S,Hirao K,Kanetaka H, et al.Utility of the combination of DAT SPECT and MIBG myo-
cardial scintigraphy in differentiating dementia with Lewy bodies from Alzheimer's disease.Eur J
Nucl Med Mol Imaging,2016,43(1):184-192.

17. McKeith IG,Boeve BF,Dickson DW,et al.Diagnosis and management of dementia with Lewy
bodies:Fourth consensus report of the DLB Consortium.Neurology,2017,89(1):88-100.

18. Minoshima S,Foster NL,Sima AA,et al.Alzheimer's disease versus dementia with Lewy bodies:
cerebral metabolic distinction with autopsy confirmation.Ann Neurol 2001,50(3):358-65.

19. Ferman TJ,Boeve BF,Smith GE,et al.Inclusion of RBD improves the diagnostic classification of
dementia with Lewy bodies.Neurology,2011,77(9):875-882.

20. Yoshita M,Arai H,et al.Diagnostic accuracy of I-123-meta-iodobenzylguanidine myocardial
scintigraphy in dementia with Lewy bodies: a multicenter study. PLoS One, 2015, 10:
e0120540.

21. American Psychiatric Association.Diagnostic Statistical Manual DSM-5.2013-9-13.http://www.
dsm5.org.

22. McKeith IG.Dementia with Lewy bodies.Br J Psychiatry,2002,180(2):144-147.

23. Emre M, Aarsland D, Brown R, et al. Clinical diagnostic criteria for dementia associated with
Parkinson's disease.Mov Disord,2007,22(12):1689-1707.

24. Garcia-Ptacek S,Kramberger MG.Parkinson disease and dementia.J Geriatr Psychiatry Neurol,
2016,29(5):261-270.

25. Aarsland D,Kurz MW.The epidemiology of dementia associated with Parkinson disease.J Neurol
Sci,2010,289(1):18-22.

26. Buter TC, van den Hout A, Matthews FE, et al. Dementia and survival in Parkinson disease: a 12-year population study. Neurology, 2008, 70(13): 1017-1022.

27. Lippa CF, Duda JE, Grossman M, et al. DLB and PDD boundary issues: diagnosis, treatment, molecular pathology, and biomarkers. Neurology, 2007, 68(11): 812-819.

28. Postuma RB, Berg D, Adler CH, et al. The new definition and diagnostic criteria of Parkinson's disease. Lancet Neurol, 2016, 15(6): 546-548.

29. Postuma RB, Berg D. The New Diagnostic Criteria for Parkinson's Disease. Int Rev Neurobiol, 2017, 132: 55-78.

30. Emre M, Aarsland D, Brown R, et al. Clinical diagnostic criteria for dementia associated with Parkinson's disease. Mov Disord, 2007, 22(12): 1689-1707.

31. Dubois B, Burn D, Goetz C, et al. Diagnostic procedures for Parkinson's disease dementia: recommendations from the movement disorder society task force. Mov Disord, 2007, 22(16): 2314-2324.

32. Goetz CG, Emre M, Dubois B. Parkinson's disease dementia: definitions, guidelines, and research perspectives in diagnosis. Ann Neurol, 2008, 64(S2)2: S81-92.

33. American Psychiatric Association. Diagnostic and Statistical Manual of Mental Disorders, 4th ed (DSM-Ⅳ). Arlington: American Psychiatric Association, 1994.

34. Kiesmann M, Chanson JB, Godet J, et al. The Movement Disorders Society criteria for the diagnosis of Parkinson's disease dementia: their usefulness and limitations in elderly patients. J Neurol, 2013, 260(10): 2569-2579.

35. Braak H, Del Tredici K, Rüb U, et al. Staging of brain pathology related to sporadic Parkinson's disease Neurobiol Aging, 2003, 24(2): 197-210.

36. Halliday G, Hely M, Reid W, et al. The progression of pathology in longitudinally followed patients with Parkinson's disease. Acta Neuropathol, 2008, 115(4): 409-415.

49

第五节　额颞叶变性及相关谱系疾病

一、额颞叶变性诊断标准

 主要推荐：

1. FTDC(2011)bvFTD 临床诊断标准对 pro bvFTD 具有较高的敏感性和特异性，可用于 pro bvFTD 临床诊断和药物临床试验等研究目的（Ⅰ类证据，A 级推荐），但对 pos bvFTD 特异性低（Ⅱ类证据，C 级推荐）。

2. PPAC(2011)SD 或 svPPA 临床诊断标准可用于 svPPA 的临床诊断（Ⅰ类证据，B 级推荐）。

3. PPAC(2011)PNFA 或 nfvPPA 临床诊断标准可用于 nfvPPA 的临床诊断（Ⅰ类证据，B 级推荐）。

额颞叶变性(frontal temporal lobe degeneration,FTLD)是以进行性行为异常、执行功能障碍和(或)语言障碍为特征的临床痴呆综合征[1]。典型的早期症状包括个性和行为的显著变化和(或)产生或理解语言的困难。与AD不同,记忆障碍在该病的早期阶段通常不明显。大脑前部(额叶)和侧部区域(颞叶)的神经细胞受影响明显,这些区域有明显的萎缩(皱缩)。另外,皮层的上层通常变得柔软,并呈海绵状,且存在异常蛋白包涵体,通常是tau蛋白或TAR-DNA结合蛋白(TDP-43)[2]。

FTLD约占痴呆病例的10%,是仅次于AD和DLB的第3位神经变性痴呆原因,也是早发型痴呆的主要病因之一[2]。FTLD的症状可能发生在65岁以上,与AD类似,但大多数FTLD患者在较年轻的时候就出现症状。大约60%的FTLD患者年龄在45到60岁之间[2]。在65岁以下的成年人中,FTLD患病率为2.7~15.1/10万人[2-4]。其中,45~64岁年龄组的患病率估计为15~22/10万人,发病率估计每年2.7~4.1/10万人,男性和女性相当[4],最年轻的患者为41岁[3]。65岁以上的患者占所有病例20%~25%[5-8]。

FTLD从出现症状开始计算的平均生存期估计为6~11年,从诊断开始计算的平均生存期估计为3~4年[8-11],且与临床表型有关,其中行为变异型额颞叶痴呆(bvFTD)生存期最短(平均8.7年),语义型痴呆(SD)生存期最长(11.9年),进行性非流利性失语(PNFA)居中(9.4年)[2]。

根据临床特征,FTLD包括多个临床表型,如bvFTD、SD、PNFA[1,2]。与FTLD临床综合征相关的病理分型,如微管相关蛋白tau型(FTLD-TAU)、TAR-DNA结合蛋白43型(TDP-43或FTLD-TDP)和FUS蛋白型(FTLD-FUS)[2]。大多数家族性FTLD病例是由编码微管相关蛋白tau(FTLD-TAU)或颗粒蛋白前体(GRN)(FTLD-TDP)基因突变引起[3]。bvFTD病理亚型包括TDP-43型(约50%)、TAU型(约40%)、FUS型及其他型(约10%)[12]。在临床和病理学上,FTLD与皮质基底节变性(CBD)、进行性核上性麻痹(PSP)以及肌萎缩性侧索硬化(ALS)存在重叠[2]。此外,AD变异综合征也与FTLD有重叠,尤其是PNFA[13-16]。原发性进行性失语(PPA)的找词困难型(logopenic subtype)主要与AD有关(可见AD章节)[17]。根据临床诊断标准[16,17],bvFTD是最常见的亚型(67.7%),其次是SD(12.0%)和PNFA(11.3%),再次则是PSP(4%)、FTD-MND(3%)以及CBD(1%)[18]。

有关FTLD的诊断标准分别由Lund-Manchester(1994)[19]、Neary(1998)[1]和McKhann(2001)[20]等提出,Lund-Machester小组的FTD标准(1994)列出了很多临床表现,并首次提出FTD可以合并运动神经元病(MND)的病理特征,但未对不同症状的重要性进行说明,其中不乏对于诊断缺乏价值的条目[21],敏感度(64.0%)和特异度(73.7%)不高[22]。McKhann小组(2001)的FTD临床和病理诊断标准参考了其之前的两个标准,但并未超越 Neary 等(1998)提出的 FTLD 临床诊断共识标准,后者使用更为广泛。

Neary 等(1998)FTLD 临床诊断共识标准是为研究而制定[1]。该标准首先将 FTLD 分为三种临床表型:①bvFTD,一种以前额主导的皮质变性相关的行为和人格变化为特征的综合征[2,3];②SD,一种与前颞神经元损失相关的词语和物体知识进行性丧失综合征;③PNFA,一种以左半球大脑前外侧裂周围的皮质萎缩相关的表现为以说话费力的非流畅性言语、语法缺失和运动言语缺损为特征的综合征。该 FTLD 标准诊断要求具备全部 5 个核心特征,包括:①隐袭起病,逐渐进展;②早期出现社会交往能力下降;③早期出现个人行为调控能力下降;④早期出现情感迟钝;⑤早期出现自制力丧失。这个核心标准临床上诊断 FTD 的敏感度和特异度分别为 79%(95% CI:57%~92%)和 90%(95% CI:85%~94%)[22],组织病理学上诊断 FTD 的敏感度和特异度分别为 85% 和 99%[23],展示了良好的诊断性能。

然而,由于 FTLD 表型不同,FTLD 临床诊断共识标准(1998)也显现了局限性,其中包括行为描述的歧义和应用标准中的不灵活性(要求 5 个核心特征全部具备),最重要的是对 bvFTD 早期阶段的相对不敏感性[16,26-29],病理学确认只有 53%~57% 的敏感性[16,28],虽有报告为 79%,但缺少病理学证据[22]。如所预期的那样,降低共识标准的敏感性限制可提高特异性水平,FTLD 临床诊断共识标准(1998)的特异性范围为 90% 至 100%[22,26]。这便是后来国际 bvFTD 标准联盟(FTDC,2011)修订 bvFTD 诊断标准和国际 PPA 联盟(PPAC,2011)修订 PPA 及其变异型(svPPA/SD 和 nfvPPA/PNFA)诊断标准的原因所在[16,18]。

本节遵循 FLTD 传统的临床分型[1],集中介绍 bvFTD、SD、PNFA 诊断标准,而与 FTLD 临床和病理重叠的 MND、CBD、PSP 诊断问题则归入额颞叶相关谱系疾病(frontotemporal spectrum disorder,FTSD)分别进行介绍。

(一)行为变异型额颞叶痴呆

bvFTD 是 FTLD 最常见的临床表型,占 FTLD 的 50%~67.7%[18,24],以进行性行为异常、人际关系能力和(或)执行功能下降为特征,伴情感反应丧失、自主性受损和各种异常行为的出现,包括行为失控、动力缺乏、痴迷或走火入魔、仪式性行为、刻板运动和口欲亢进。较常见的精神症状包括妄想和幻觉并不罕见,特别是与非 tau 病变相关[25]。bvFTD 综合征也是解剖学和病理学上异质性最大和遗传性最强的 FTLD 亚型[24]。

2011 年,国际 bvFTD 标准联盟(FTDC)发表修订的 bvFTD 诊断和研究标准(FTDC,2011)[16](表 1-5-1),其主要进展包括:①减少诊断特征的数量;②核心和支持特征之间无任意区分;③患者如何达到诊断标准的灵活性更大;④更清晰的操作定义;⑤纳入遗传和神经影像学结果;和⑥诊断层次(根据 FTLD 病理学诊断确定性水平,分为可能的(pos bvFTD)、很可能(pro bvFTD)、确定的(def bvFTD)。临床病理队列研究显示,FTDC 标准(2011)对 pos bvFTD 的敏感性为 86%,对 pro bvFTD 的敏感度为 76%(Ⅰ类证据)[16]。相比之下,共识标准 (1998)对 bvFTD 的敏感性只有 53%,与 FTDC 标准(2011)相比具有显著性差异 ($P<0.0001$)[16]。可见,FTDC 标准(2011)在已知 FTLD 病理的多国样本中提供 了比以往标准更好的敏感性。

表 1-5-1 FTDC 行为变异型额颞叶痴呆临床诊断标准(Rascovsky et al,2011)[16]

Ⅰ 神经变性病

    存在以下症状:观察或知情者提供的病史证实行为和(或)认知症状进行性加重

Ⅱ 可能的 bvFTD

    存在至少 3 项行为、认知症状(A~F),症状持续或反复出现,并非单次或罕见事件

A. 早期*行为去抑制,至少出现以下症状之一(A1~A3):

A1. 不适当的社会行为

A2. 缺乏礼貌或礼仪

A3. 冲动、鲁莽或草率的行动

B. 早期淡漠或迟滞,至少出现以下症状之一(B1~B2):

B1. 淡漠

B2. 迟滞

C. 早期缺乏同情或同理心,至少出现以下症状之一(C1~C2):

C1. 对他人需求和感受缺乏回应

C2. 社交兴趣减退,交往或热情下降

D. 早期持续、刻板或强迫/仪式化行为,至少出现以下症状之一(D1~D3):

D1. 单调的重复运动

D2. 复杂的强迫或仪式化行为

D3. 刻板言语

E. 口欲亢进和饮食改变,至少出现以下症状之一(E1~E3):

E1. 食物嗜好改变

E2. 暴饮暴食,嗜食烟酒

E3. 咬食不可食用的物品

F. 神经心理学特征:执行功能下降,记忆和视空间功能相对保留,以下特征全部符合 (F1~F3):

F1. 执行功能障碍

F2. 情绪记忆相对保留

F3. 视空间功能相对保留

Ⅲ 很可能的 bvFTD

符合以下全部特征(A~C)。

A. 符合可能的 bvFTD 标准

B. 明显功能下降(照料者报告或临床痴呆分级量表或功能活动问卷评分)

C. 影像结果符合 bvFTD,存在以下特征之一(C1~C2):

C1. MRI 或 CT 显示额叶和(或)颞叶前部萎缩

C2. PET 或 SPECT 显示额叶和(或)颞叶前部低灌注或低代谢

Ⅳ　bvFTD 伴明确的 FTLD 病理

符合标准 A,同时符合标准 B 或 C

A. 符合可能或很可能的 bvFTD 标准

B. 活检或死后 FTLD 的组织病理学证据

C. 存在已知致病突变

Ⅴ　排除标准

任何确定水平的诊断必须排除标准 A 和 B,可能的 bvFTD 可以伴有标准 C,但很可能的 bvFTD 需排除标准 C

A. 可以用其他非神经变性病或躯体疾病更好的解释

B. 可以用精神障碍诊断更好的解释

C. 生物标志物强烈地提示阿尔茨海默病或其他神经变性病

注释:＊早期通常是指症状出现的头 3 年

缩写:bvFTD:行为变异性额颞痴呆;CT:计算机断层扫描;MRI:磁共振成像;PET:正电子发射计算机断层显像;SPECT:单光子发射计算机断层成像

53

最近的临床病理队列研究显示[30],FTDC 标准(2011)诊断 pos bvFTD 的敏感性达 93%,pro bvFTD 达 80%,且 tau 阳性和 tau 阴性病例之间的诊断性能无差异。在临床诊断为 bvFTD 的受试者中,pos bvFTD 诊断均达到 90% 的 FTLD 病理学阳性预测值,提示 bvFTD 标准更适用于 pos bvFTD 临床诊断,使用 FTDC 标准(2011)进行 bvFTD 诊断将改善 bvFTD 综合征的辨识,特别是在疾病修饰治疗最有效时的最早阶段,但随后的临床病理学研究倾向于对 pro bvFTD 有较好的诊断准确性(85% vs 82%),而对于 pos bvFTD 的特异度低(85% vs 27%)[31]。

(二)语义性痴呆(SD)

SD 也被分类为 PPA 亚型之一,又称语义变异型原发进行性失语(svPPA)[2],是一个由进行性语义记忆障碍(通常最初影响词语知识)引起的临床综合征[32]。患者通常表现为言语流利但因词汇缺乏、浅显的失读(字面诵读障碍)和失写(连贯书写障碍)而言语空洞[33]。SD 的解剖特征主要表现为选择性、非对称性颞叶前下部萎缩,绝大多数病例以左侧优势半球颞叶受累为主,而表现为非语言性语义缺损的病例则以右侧优势半球颞叶受累为主[18,24]。SD 主要与 FTLD-TDP 病理型相关[34],>75% 的病例具有 TDP43 阳性包涵体[35,36],在 FTLD 综合征中遗传性最小[37]。少部分 SD 患者可发现其他病理,包括 tau 病和 AD[24]。

国际 SD 标准联盟发布的 SD 诊断标准(PPAC,2011)要求 2 个核心特征中至少具备 1 个和 4 个其他特征中至少 3 个,并有影像学支持(结构和功能影像),

方可做出临床诊断(Ⅳ类证据)(表 1-5-2)[18]。排除标准包括疾病初始阶段的显著的情景记忆和非言语记忆丧失以及视觉空间损害;不存在失语症的特定原因如中风或肿瘤,可通过神经影像查明;行为障碍可以是 PPA 的早期特征(特别是非流行型和语义变异型),但不应该是主要症状或功能障碍的主要原因;诊断时不应该存在明确的帕金森综合征(僵硬、震颤),尽管可以看到轻度肢体失能和手指移动的困难;严重的、孤立的痉挛性发音障碍或重复性语言行为(如不自主地重复单词、短语或句子或模仿言语)的病例应被排除在 PPA 综合征之外,因为它们的缺陷本质上是非语言的[18]。

表 1-5-2　PPAC 语义性痴呆/语义变异型原发进行性

失语诊断标准(Gorno-Tempini et al,2011)[18]

Ⅰ　语义型 PPA 临床诊断

　　包括以下 2 项核心特征:

　　1. 对证命名障碍

　　2. 字词理解障碍

　　至少同时伴有以下其他特征中之 3 项:

　　　　a. 物品知识受损,尤其是低频或不熟悉的项目

　　　　b. 表层失读或失写

　　　　c. 复述保留

　　　　d. 语音产生保留(语法和语言运动)

Ⅱ　支持语义型 PPA 诊断的影像特征

　　具备以下 2 项:

　　1. 符合语义型 PPA 临床诊断标准

　　2. 包括至少以下一项影像特征:

　　　　a. 显著的颞叶前部萎缩

　　　　b. 显著的颞叶前部低灌注或低代谢(SPECT 或 PET)

Ⅲ　语义型 PPA 伴明确病理改变

　　符合标准 1,同时符合标准 2 或 3:

　　1. 符合语义型 PPA 临床诊断标准

　　2. 特定神经变性病理学证据(例如 FTLD-tau,FTLD-TDP,AD 或其他)

　　3. 存在已知致病基因突变

　　缩写:AD:阿尔茨海默病;bvFTD:行为变异性额颞痴呆;CT:计算机断层扫描;MRI:磁共振成像;PET:正电子发射计算机断层显像;SPECT:单光子发射计算机断层成像;PPA:原发性进行性失语;svPPA:语义变异型原发进行性失语;SD:语义性痴呆;FTLD-tau:额颞叶变性 tau 蛋白型;FTLD-TDP:额颞叶变性颗粒蛋白前体型

(三)进行性非流利性失语

　　PNFA 也被分类为 PPA 亚型之一,又称为非流利变异型原发进行性失语(nfvPPA)[2],由进行性语言输出障碍所引起,最初影响言语,但随后在大多数情况下也影响读写能力。患者通常表现为说话费力,言语不流畅,包括发音错误

（言语失用）、语法缺失和疾病后期更多皮层功能障碍的参与。非流利性语言障碍通常包括几个或多或少不同的临床综合征。PNFA 中的脑萎缩常常包括左半球大脑前外侧裂周围的皮质萎缩[33]，但严重程度差异很大。非流畅的言语障碍和帕金森综合征的发病更常与 tau 相关，特别是由 TDP43 病理引起的 PNFA 综合征则与运动神经元病（MND）和颗粒蛋白前体（GRN）突变有关[21,35]。70%的 PNFA 与 FTD-TAU 病理型显著相关[38]。

　　PNFA 的核心标准（PPAC,2011）是语言产生中的语法缺失和说话吃力至少存在一项[18]。nfvPPA 患者通常会产生不一致的语音错误，包括他们经常意识到的语音的失真、缺失、替换、插入或换位。韵律中断，言语速度明显下降。即使在明确的发音错误（言语失用）、语法缺失发生之前，努力讲话和发音错误可能是 nfvPPA 的首发症状。在这些情况下，书面语言产生测试（如图片的书面描述）或语法理解测试通常可以揭示早期、轻微的语法错误。nfvPPA 诊断标准要求 2 个核心特征中至少具备 1 个和 3 个其他特征中至少 2 个，并有影像学支持（结构和功能影像），方可做出临床诊断（Ⅳ类证据）[18]。PNFA 临床诊断标准详见表 1-5-3。

表 1-5-3　PPAC 非流利型/语法错误型原发进行性
失语诊断标准（Gorno-Tempini et al,2011）[18]

Ⅰ	非流利型/语法错误型 PPA 的临床诊断
	至少具备以下核心特征之一：
	1. 语法错误
	2. 说话吃力、犹豫伴发音错误（言语失用）
	具备其中 3 项特征中至少 2 项：
	a. 复杂语句理解力下降
	b. 字词理解保留
	c. 物品知识保留
Ⅱ	支持诊断的影像特征
	以下 2 项标准同时满足：
	1. 符合上述非流利型/语法错误型 PPA 临床诊断标准
	2. 符合以下一项或多项特征：
	a. MRI 上显著的左后额-岛叶萎缩，或
	b. SPECT 或 PET 上显著的左后额-岛叶低灌注或低代谢
Ⅲ	非流利型/语法错误型 PPA 伴明确病理改变
	符合临床诊断（标准 1），且同符合标准 2 或标准 3：
	1. 符合非流利型/语法错误型 PPA 临床诊断
	2. 特定神经变性病病理学证据（例如 FTLD-tau,FTLD-TDP,AD 或其他）
	3. 存在已知致病基因突变

　　缩写：AD:阿尔茨海默病；MRI:磁共振成像；PET:正电子发射计算机断层显像；SPECT:单光子发射计算机断层成像；PPA:原发性进行性失语；nfvPPA:非流利变异型原发进行性失语；SD:语义性痴呆；FTLD-tau:额颞叶变性 tau 蛋白型；FTLD-TDP:额颞叶变性颗粒蛋白前体型

综上所述,SD 和 PNFA 是具有 PPA 的语言变化特征的两个变异型,两者在疾病的初始阶段和检查时,都以失语症为最突出的症状[39],其他认知功能可能会在以后受到影响,但语言在整个疾病过程中仍然是受损最重的领域[40,41]。然而,①SD 以语义记忆障碍为特征,表现为言语流利,但词汇缺乏、浅显的失读(字面诵读障碍)和失写(连贯书写障碍)而言语空洞;认知测试显示对象命名和词汇理解受损;MRI 显示优势半球前颞叶萎缩,或 SPECT 或 PET 显示优势半球前颞叶低灌注或低代谢。②PNFA 以言语输出障碍为特征,表现为说话费力,言语不流畅、发音错误(言语失用)、语法缺失;认知测试显示其语言产生中的语法缺失,或努力讲话、停顿,以及发音错误和扭曲;MRI 显示显著的左后额-岛叶萎缩,或 SPECT 或 PET 显示显著的左后额-岛叶低灌注或低代谢[18]。所有上述涉及的认知领域都需要进行简要临床评估,这对于 PPA 亚型的正确分类是必要的。虽然言语和语言病理学家的详细评估可能更可靠,但 PPAC 建议了一个 20 分钟的床边语言测试,其中的具体测试和临界值源于一项美国研究资料(详见第二部分:辅助检查系列)[39]。由于不同的临床目的和研究场所可能采用不同的测量,故不宜照搬[18]。

值得注意的是:PPA 的另一个变异型是最近描述的找词困难变异型(the logopenic variant of PPA,lvPPA)[42,43],以自发言语缓慢、命名障碍和复述障碍为核心特征,而自发性言语特征是语速缓慢,且因重要词汇寻找困难而频繁停顿,但没有明显的语法缺失。因此,言语输出损害与 nfvPPA 患者不同,他们也以缓慢和停止的方式说话,且以运动言语错误或语法缺失为特征,但没有直接的语法缺失错误和保留发音和韵律,有助于区别 nfvPPA[44]。对象命名障碍较轻,单词理解相对保留,又是区别于 SD 的主要特征[18]。左侧颞顶叶交界处即后颞叶、缘上和角回的成像异常是诊断 lvPPA 所必需的支持性影像[42]。最近的证据表明 AD 可能是 lvPPA 最常见的潜在病理改变[45,46],绝大多数词语减少变异型 PPA 都与 AD 病理有联系[47,48],只有少数表现有显著的额叶行为症状的患者尸检中有 AD 病理[47,49-51](需参考 AD 诊断部分)。

56

参 考 文 献

1. Neary D,Snowden JS,Gustafson L,et al.Frontotemporal lobar degeneration:a consensus on clinical diagnostic criteria.Neurology,1998,51(6):1546-1554.

2. Alzheimer's Association.2017 Alzheimer's Disease Facts and Figures.Alzheimers Dement,2017,13(4):325-373.

3. Rabinovici GD,Miller BL.Frontotemporal lobar degeneration:epidemiology,pathophysiology,diagnosis and management.CNS Drugs,2010,24(5):375-398.

4. Coyle-Gilchrist ITS,Dick KM,Patterson K,et al.Prevalence,characteristics,and survival of frontotemporal lobar degeneration syndromes.Neurology,2016,86(18):1736-1743.

5. Knopman DS, Roberts RO. Estimating the number of persons with frontotemporal lobar degeneration in the US population. J Mol Neurosci, 2011, 45(3): 330-335.

6. Rosso SM, Donker Kaat L, Baks T, et al. Frontotemporal dementia in the Netherlands: patient characteristics and prevalence estimates from a population-based study. Brain, 2003, 126(9): 2016-2022.

7. Ratnavalli E, Brayne C, Dawson K, et al. The prevalence of frontotemporal dementia. Neurology, 2002, 58(11): 1615-1621.

8. Johnson JK, Diehl J, Mendez MF, et al. Frontotemporal lobar degeneration: demographic characteristics of 353 patients. Arch Neurol, 2005, 62(6): 925-930.

9. Hodges JR, Davies R, Xuereb J, et al. Survival in frontotemporal dementia. Neurology, 2003, 61(3): 349-354.

10. Roberson ED, Hesse JH, Rose KD, et al. Frontotemporal dementia progresses to death faster than Alzheimer disease. Neurology, 2005, 65(5): 719-25.

11. Rascovsky K, Salmon DP, Lipton AM, et al. Rate of progression differs in frontotemporal dementia and Alzheimer disease. Neurology, 2005, 65(3): 397-403.

12. Kertesz A, Blair M, McMonagle P, et al. The diagnosis and course of frontotemporal dementia. Alzheimer Dis Assoc Disord, 2007, 21(2): 155-163.

13. Behrouzi R, Liu XW, Wu DY, et al. Pathological tau deposition in Motor Neurone Disease and frontotemporal lobar degeneration associated with TDP-43 proteinopathy. Acta Neuropathol Commun, 2016, 4(1): 33-48.

14. Alladi S, Xuereb J, Bak T, et al. Focal cortical presentations of Alzheimer's disease. Brain, 2007, 130(10): 2636-2645.

15. Pereira JM, Williams GB, Acosta-Cabronero J, et al. Atrophy patterns in histologic vs clinical groupings of frontotemporal lobar degeneration. Neurology, 2009, 72(19): 1653-1660.

16. Rascovsky K, Hodges JR, Knopman D, et al. Sensitivity of revised diagnostic criteria for the behavioural variant of frontotemporal dementia. Brain, 2011, 134(Pt 9): 2456-477.

17. Rohrer JD, Rossor MN, Warren JD. Syndromes of non-fluent primary progressive aphasia: a clinical and neurolinguistic analysis. Neurology, 2010, 75(7): 603-610.

18. Gorno-Tempini ML, Hillis AE, Weintraub S, et al. Classification of primary progressive aphasia and its variants. Neurology, 2011, 76(11): 1006-1014.

19. Shi Z, Liu S, Wang Y, et al. Correlations between clinical characteristics and neuroimaging in Chinese patients with subtypes of frontotemporal lobe degeneration. Medicine (Baltimore), 2017, 96(37): e7948.

20. Lund and Manchester Groups. Clinical and neuropathological criteria for frontotemporal dementia. J Neurol Neurosurg Psychiatry, 1994, 57(4): 416-418.

21. McKhann GM, Albert MS, Grossman M, et al. Clinical and pathological diagnosis of frontotemporal dementia: report of the Work Group on Frontotemporal Dementia and Pick's Disease. Arch Neurol, 2001, 58(11): 1803-1809.

22. Miller BL, Ikonte C, Ponton M, et al. A study of the Lund-Manchester research criteria for fronto-

temporal dementia：clinical and single-photon emission CT correlations.Neurology,1997,48(4)：937-942.

23. Pijnenburg YA,Mulder JL,van Swieten JC,et al.Diagnostic accuracy of consensus diagnostic criteria for frontotemporal dementia in a memory clinic population.Dement Geriatr Cogn Disord,2008,25(2)：157-164.

24. Neary D,Snowden J,Mann D.Frontotemporal dementia.Lancet Neurol,2005,4(11)：771-780.

25. Sorbi S,Hort J,Erkinjuntti T,et al.EFNS-ENS Guidelines on the diagnosis and management of disorders associated with dementia.Eur J Neurol,2012,19(9)：1159-1179.

26. Omar R,Sampson EL,Loy CT,et al.Delusions in frontotemporal lobar degeneration.J Neurol,2009,256(4)：600-607.

27. Mendez MF,Shapira JS,McMurtray A,et al.Accuracy of the clinical evaluation for frontotemporal dementia.Arch Neurol,2007,64(6)：830-835.

28. Mendez MF,Perryman KM.Neuropsychiatric features of frontotemporal dementia：evaluation of consensus criteria and review.J Neuropsychiatry Clin Neurosci,2002,14(4)：424-429.

29. Rascovsky K,Hodges JR,Kipps CM,et al.Diagnostic criteria for the behavioral variant of frontotemporal dementia (bvFTD)：current limitations and future directions.Alzheimer Dis Assoc Disord,2007,21(4)：S14-8.

30. Piguet O,Hornberger M,Shelley BP,et al.Sensitivity of current criteria for the diagnosis of behavioral variant frontotemporal dementia.Neurology,2009,72(8)：732-737.

31. Balasa M,Gelpi E,Martín I,et al.Diagnostic accuracy of behavioral variant frontotemporal dementia consortium criteria (FTDC) in a clinicopathological cohort.Neuropathol Appl Neurobiol,2015,41(7)：882-892.

32. Vijverberg EG,Dols A,Krudop WA,et al.Diagnostic Accuracy of the Frontotemporal Dementia Consensus Criteria in the Late-Onset Frontal Lobe Syndrome.Dement Geriatr Cogn Disord,2016,41(3-4)：210-219.

33. Wenning GK,Colosimo C.Diagnostic criteria for multiple system atrophy and progressive supranuclear palsy.Rev Neurol (Paris),2010,166(10)：829-833.

34. Rohrer JD,Warren JD,Modat M,et al.Patterns of cortical thinning in the language variants of frontotemporal lobar degeneration.Neurology,2009,72(18)：1562-1569.

35. Seltman RE,Matthews BR.Frontotemporal lobar degeneration：epidemiology,pathology,diagnosis and management.CNS Drugs,2012,26(10)：841-870.

36. Neumann M.Molecular neuropathology of TDP-43 proteinopathies.Int J Mol Sci,2009,10(1)：232-246.

37. Hodges JR,Patterson K.Semantic dementia：a unique clinicopathological syndrome.Lancet Neurol,2007,6(11)：1004-1014.

38. Rohrer JD,Guerreiro R,Vandrovcova J,et al.The heritability and genetics of frontotemporal lobar degeneration.Neurology,2009,73(18)：1451-1456.

39. Rohrer JD,Rossor MN,Warren JD.Syndromes of non-fluent primary progressive aphasia：a clinical and neuro-linguistic analysis.Neurology,2010,75(7)：603-610.

40. Mesulam M, Weineke C, Rogalski E, et al. Quantitative template for subtyping primary progressive aphasia. Arch Neurol, 2009, 66(12):1545-1551.

41. Mesulam MM. Primary progressive aphasia: a language-based dementia. N Engl J Med, 2003, 349 (16):1535-1542.

42. Libon DJ, Xie SX, Wang X, et al. Neuropsychological decline in frontotemporal lobar degeneration: a longitudinal analysis. Neuropsychology, 2009, 23(3):337-346.

43. Gorno-Tempini ML, Dronkers NF, Rankin KP, et al. Cognition and anatomy in three variants of primary progressive aphasia. Ann Neurol, 2004, 55(3):335-346.

44. Gorno-Tempini ML, Brambati SM, Ginex V, et al. The logopenic/phonological variant of primary progressive aphasia. Neurology, 2008, 71(16):1227-1234.

45. Wilson SM, Henry ML, Besbris M, et al. Connected speech production in three variants of primary progressive aphasia. Brain, 2010, 133(7):2069-2088

46. Mesulam M, Wicklund A, Johnson N, et al. Alzheimer and frontotemporal pathology in subsets of primary progressive aphasia. Ann Neurol, 2008, 63(6):709-719.

47. Rabinovici GD, Jagust WJ, Furst AJ, et al. Abeta amyloid and glucose metabolism in three variants of primary progressive aphasia. Ann Neurol, 2008, 64(4):388-401.

48. Alladi S, Xuereb J, Bak T, et al. Focal cortical presentations of Alzheimer's disease. Brain, 2007, 130(10):2636-2645.

49. Migliaccio R, Agosta F, Rascovsky K, et al. Clinical syndromes associated with posterior atrophy: early age at onset AD spectrum. Neurology, 2009, 73(19):1571-1578.

50. Mendez MF, Joshi A, Tassniyom K, et al. Clinicopathologic differences among patients with behavioral variant frontotemporal dementia. Neurology, 2013, 80(6):561-68, 129.

51. Snowden JS, Thompson JC, Stopford CL, et al. The clinical diagnosis of early-onset dementias: diagnostic accuracy and clinicopathological relationships. Brain, 2011, 134(9):2478-2492.

59

二、额颞叶相关谱系疾病诊断标准

（一）肌萎缩侧索硬化—额颞叶谱系疾病

主要推荐：

1. 诊断 ALS 的额颞叶功能障碍首先应诊断运动神经元病，推荐应用修订的 El Escorial 诊断标准或 Awaji 诊断标准，有家族史（ALS 或 FTD 家族史）的患者建议接受基因检测（Ⅰ类证据，A 级推荐）。

2. Strong et al(2017) ALS-FTSD 诊断标准适用于 ALS-FTSD 临床诊断（Ⅰ类证据，A 级推荐）。

3. ALS 患者应常规进行额颞叶功能的认知行为筛查，可疑患者应进行更详细的神经心理学、影像学及遗传学等检查（Ⅳ类证据，D 级推荐）。

4. 关注 ALS 患者除神经心理及精神改变以外的其他非运动症状（Ⅳ类证据，D 级推荐）。

肌萎缩侧索硬化（amyotrophic lateral sclerosis，ALS）是一种同时累及上下运动神经元，以进行性加重的肌肉无力、萎缩、肌束颤动、延髓麻痹和锥体束征为特征的神经系统退行性病变。传统观点认为ALS仅累及运动系统，但1994年Manchester研究组提出额颞叶痴呆（frontotemporal dementia，FTD）可以合并运动神经元病的病理特征，为两者相互关联的可能性提供了依据[1]；而进一步在ALS、tau蛋白阴性的FTD、以及ALS合并FTD患者的神经组织中，均可发现TAR-DNA结合蛋白（TDP-43），这一病理基础为这一疾病复合体的存在提供了理论基础[2]。此后，越来越多的证据显示，ALS不仅可以累及运动系统，也可合并认知及行为异常。5%~25%患者会同时合并额颞叶变性（FTLD）[3]。另一方面，FTLD患者中40%会出现运动功能损害，12.5%满足运动神经元病（motor neuron disease，MND）的诊断标准[4]。额颞叶变性各种类型均有合并ALS的报道，其中行为变异型额颞叶痴呆（bvFTD）比例高于进行性非流利性失语（PNFA）及语义性痴呆（SD）[5-7]。部分ALS患者虽未达到FTLD诊断标准，但仍然存在认知受损（ALS cognitive impairment，ALSci）或行为受损（ALS behavioural impairment，ALSbi），文献报道ALSci的比例可高达60%[8]。

国内外研究均发现合并FTLD的ALS患者较单纯ALS患者起病年龄更晚[9,10]，提示老年期起病的ALS可能合并FTLD的风险增加，应重点进行认知行为筛查。球部受累是ALS合并认知行为功能损害的危险因素[3,11]，但其与球部起病的关系目前仍有争议[12-13]，故球部起病是否增加ALS额颞叶认知行为功能障碍的风险目前尚无定论。行为变异型额颞叶痴呆（bvFTD）或有行为问题的ALS患者较单纯ALS预后更差[14]，可能与其对治疗的配合程度和依从性较差有关[15]。此外，执行功能障碍也是ALS独立的预后不良因素[16]。

为了规范相关研究，2009年Strong等首次提出了ALS额颞叶功能障碍的诊断标准[17]。该诊断标准结合了临床、电生理、神经心理、遗传、神经病理学特点，指出ALS既可以表现为单纯的运动症状，也可以同时合并额颞叶痴呆（符合Neary或Hodges诊断标准）[18,19]。部分患者虽未达到痴呆诊断标准，但仍然存在认知受损（ALSci）或行为受损（ALSbi），还有少数患者会同时合并非FTD型痴呆（ALS-Dementia）。该标准建议采用层级递进式的方式来评估ALS患者认知状况，包括筛查评估、简易评估以及正式的神经心理学评估，并强调ALS伴认知损害的诊断需要正式的神经心理学评估。近年来，随着对疾病认识的加深，原有的标准无法涵盖诸如社会认知、语言、记忆及精神症状等表现；此外，遗传学的飞速进展为理解疾病的病理生理机制提供了巨大帮助。因此，国际FTD与ALS研究工作组2017年更新了前述诊断标准，为更好地体现疾病受累的广度及程度，推荐使用肌萎缩侧索硬化-额颞叶谱系疾病（amyotrophic lateral sclerosis-frontotemporal spectrum disorder，ALS-FTSD）这一新的概念[20]。新的诊断标准中仍然沿用原有标准中的三个"诊断轴线"，包括轴线Ⅰ—定义运动神经元病的类型；

轴线Ⅱ—定义认知及行为功能障碍;轴线Ⅲ—其他非运动疾病表现。旧标准中的轴线Ⅳ—疾病修饰表现,因其对 ALS 额颞叶功能障碍的描述作用有限,在修订后的新诊断标准中被建议删除。

轴线Ⅰ—定义运动神经元病的类型。运动神经元病不同临床表型的起病年龄、起病部位、上下运动神经元受累程度、疾病进展率和生存期均有所不同,因此判断其类型非常重要。上运动神经元受累的类型,如原发性侧索硬化(PLS);下运动神经元受累的类型,如进行性肌萎缩(PMA);同时累及上下运动神经元的类型,为最常见的肌萎缩侧索硬化(ALS);累及局灶部位的类型,如进行性延髓麻痹(PBP);左右不对称的类型,如单肢肌萎缩;或左右对称的类型,如连枷臂综合征或连枷腿综合征。旧诊断标准推荐应用修订的 El Escorial 诊断标准来诊断ALS[21-23]。为提高诊断敏感性,2006 年提出了 Awaji 诊断标准,其与修订的 El Escorial 标准有两点本质不同[24]:首先是临床及电生理结果均能代表下运动神经元受累;其次是将束颤电位作为急性失神经的证据,重要性等同于纤颤电位。但更多学者仍认为不稳定的复合束颤电位才更有意义。Awaji 诊断标准比修订的 El Escorial 诊断标准敏感度更高,尤其是对球部起病和肢体起病的患者,而特异性相近[25-27]。Awaji 标准敏感度更高,很大程度归因于它将 El Escorial 标准中很可能(probable)和实验室支持的很可能(lab-supported probable)两个诊断级别合二为一;此外,Awaji 标准对于可能(possible)级别的定义更有利于 ALS 的早期诊断,且对肢体起病的患者更加敏感[28]。2017 年新修订的 ALS-FTSD 诊断标准,将修订的El Escorial 诊断标准和 Awaji 诊断标准均作为定义运动神经元病的推荐。此外,随着近年来 ALS 遗传学研究的迅速进展[29],如果携带有已知的 ALS 致病基因突变,即使仅有一个节段存在进行性发展的上或下运动神经元受累证据,也可以诊断ALS。但生物标志物目前在实际临床诊断中的应用还非常有限。

轴线Ⅱ—定义神经心理功能缺损。自 2009 年 Strong 提出 ALS-FTD 诊断标准后,近年来在该领域出现了很多进展。首先,越来越多的证据显示 ALS 的认知存在异质性。既往观点认为 ALS 主要为执行功能障碍,但现有证据显示 ALS的语言功能受损可能和执行功能受损同样甚至更加常见[30,31]。此外,社会认知障碍也越来越受到关注,但社会认知障碍是否完全独立于执行功能障碍目前尚不清楚[32-39]。一些研究认为,ALS 的记忆损伤可能与执行功能障碍相关[40,41]。尽管单纯记忆障碍未能纳入 ALSci 的诊断标准,但患者(尤其是老年患者)的记忆问题不容忽视。在国外研究中,淡漠是 ALS 最常见的行为表现,报道有高达70%的患者可出现淡漠[3,42-47],但其与 ALS 表型和预后的关系并不明确[47,48]。国内研究显示,除淡漠外,去抑制行为在中国患者也较为常见[49]。

神经心理学测评对于明确 ALS 患者的认知行为损伤有着重要作用。由于人类的认知功能及其神经机制受东西方语言及社会文化因素的显著影响[50],推荐应用国内已经验证过对 ALS 敏感的神经心理学检查进行测评[51,54]。如有新的评估工具，其异常值界限应定义为低于年龄、教育程度匹配的健康对照测评结果的 5%百分位值。由于 ALS 患者合并额颞叶功能障碍比例高，对于这些患者的筛查识别尤为重要。MMSE 对于 ALS 认知功能障碍的检测并不敏感，ACE-R 相对较为敏感，但检测可能会受到患者躯体功能障碍的影响[55,56]。ALS 认知行为检查（ALS-CBS）[57]及爱丁堡 ALS 认知和行为检查（ECAS）[58]是专门为 ALS 患者设计的认知行为测评量表，减少了患者躯体功能障碍的影响。

ALS-CBS 目前尚无中文版。ECAS 是一个包含了多个认知领域和行为问卷的简明量表，其认知部分包含 ALS 特异的认知功能（语言、言语流畅性、执行功能）及 ALS 非特异的认知功能（记忆、视空间）。ECAS 是首个专门为 ALS 设计的全面的认知量表，快捷、具有良好的敏感性及特异性，目前已翻译有中文版[49]。应用 ECAS 量表，ALS 患者与正常对照在总分、ALS 特异功能及其分项中均有显著性差异。量表平均检测时间约 20 分钟，为患者常规筛查提供了可能。

对于 ALS-FTSD 的分型及诊断标准（表 1-5-4），在 2017 年修订版的新诊断标准中，仍沿用了 2009 年旧版本的分型，但增加了 ALScbi 一型。此外，新版对 ALSci、ALSbi、ALS-FTD 的诊断标准有所改变。ALSci 的诊断在旧标准中单纯以执行功能为评判依据的基础上进行了更新：2017 年修订后的新标准中，ALSci 的诊断需有执行功能障碍（包括社会认知），或语言功能障碍，或同时存在以上两方面认知功能障碍的证据；对于 ALSbi，相较于 2009 年旧诊断标准，新标准更突出了淡漠表现在诊断中的地位；旧诊断标准中没有 ALScbi 这一类型，然而一些 ALS 患者同时存在认知和行为改变，但又未能达到 FTLD 的诊断标准，在修订后的新诊断标准中提出了这一新类型，即患者同时满足 ALSci 和 ALSbi 诊断标准；对于 ALS-FTD，2017 年新诊断标准中首先强调了需具备进行性恶化的特点，且突出了洞察力缺乏或精神症状的作用。

表 1-5-4 肌萎缩侧索硬化-额颞叶谱系疾病的分型及诊断标准（Strong et al,2017）[20]

分型	亚型	定义
轴线 I 诊断 ALS		
	散发性 ALS	同时累及上下运动神经元的进行发展的运动系统疾病。应用修订版 El Escorial 诊断标准[21]或 Awaji 诊断标准[24]定义诊断级别
	遗传性 ALS	满足以下条件： 1. 明确的 ALS 伴有基因突变 或 2. 有常染色体显性遗传、常染色体隐性遗传、X 连锁遗传方式的临床证据

续表

分型	亚型	定义
	西太平洋 ALS	在西太平洋流行病学高发地区出现的 ALS（如纪伊半岛、关岛、罗塔）
轴线 II ALS 伴额颞叶变性的认知行为改变		
ALSbi		ALSbi 的诊断需满足： 1. 特征性淡漠的表现，伴或不伴其他行为改变 或 2. 满足 Rascovsky 标准[59]中至少两条非重复的支持诊断的特征
ALSci		ALSci 的诊断需执行功能障碍（包括社会认知），或语言功能障碍，或同时存在以上两方面认知功能障碍的证据。 执行功能受损定义为： 1. 言语流畅性受损 或 2. 至少两种非重复的执行功能检查异常（包含社会认知） 语言功能受损定义为： 3. 至少两种非重复的语言功能检查异常，且不能用言语流畅性障碍解释
ALScbi		同时满足 ALSci 和 ALSbi 诊断
ALS-FTD		诊断 ALS-FTD 需满足： 1. 通过观察或病史，存在进行性恶化的行为和（或）认知改变证据 同时 2. 存在至少 3 条 2011 年 Rascovsky 标准[59]中的行为/认知症状 或 3. 存在至少 2 条行为/认知症状，同时存在洞察力缺乏或精神症状 或 4. 语言功能受损的表现符合语义性痴呆/语义变异型 PPA 或非流利变异型 PPA 的诊断。可能与行为/认知症状并存
ALS-痴呆		ALS 合并痴呆，但非典型的 FTD
	ALS-AD	ALS 合并阿尔茨海默病
	ALS-VaD	ALS 合并血管性痴呆
	ALS-MD	ALS 合并混合性痴呆（如 AD-VaD 混合性痴呆）

63

分型	亚型	定义
FTD-MND 样改变		病理性诊断,诊断 FTLD 的患者,有运动神经元退行性改变的神经病理学证据,但又不满足 ALS 的标准
ALS-帕金森综合征-痴呆复合征		在西太平洋地区高发的 ALS,同时合并痴呆和(或)帕金森综合征

注释:ALS:肌萎缩侧索硬化;ALS-AD:ALS 合并阿尔茨海默病;ALS-VaD:ALS 合并血管性痴呆;ALS 合并混合性痴呆(如 AD-VaD 混合性痴呆);ALSbi:ALS 行为受损;ALSci:ALS 认知受损;ALS-FTD:ALS-额颞叶痴呆;FTD-MND:额颞叶痴呆合并运动神经元病;PPA = 原发性进行性失语

　　神经影像学进展有助于更好地理解额颞叶谱系疾病的神经网络或连接,了解 ALS 额颞叶功能障碍的本质。另一方面,当 ALS 患者同时合并额颞叶功能障碍时,即使没有家族史,也建议接受基因检测。

　　轴线Ⅲ—其他非运动表现。在 2009 年旧诊断标准中也提到了这一维度,即 ALS 合并非运动表现,如锥体外系症状(运动迟缓、僵直、震颤)、小脑变性、自主神经功能障碍、感觉受损等。

　　综上,由于 ALS 合并额颞叶功能障碍比例高,且可能影响预后,建议对已确诊的 ALS 患者进行常规的认知筛查(图 1-5-1)。经过快速筛查量表的检查,对

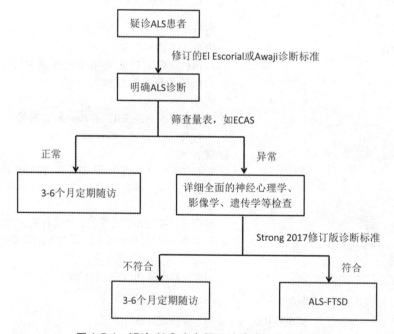

图 1-5-1　疑诊 ALS 患者额颞叶功能评定流程图

于有可疑认知行为改变的患者应进一步行详细的额颞叶功能评估,以及影像学及遗传学等评估,进而根据 2017 年修订版的新诊断标准进行评判。由此,可能更早地识别 ALS 的额颞叶功能障碍,为早期治疗提供契机。

参 考 文 献

1. The Lund and Manchester Groups.Clinical and neuropathological criteria for frontotemporal dementia.J Neurol Neurosurg Psychiatry,1994,57(4):416-418.

2. Neumann M,Sampathu DM,Kwong LK,et al.Ubiquitinated TDP-43 in frontotemporal lobar degeneration and amyotrophic lateral sclerosis.Science,2006,314(5796):130-133.

3. Lillo P,Savage S,Mioshi E,et al.Amyotrophic lateral sclerosis and frontotemporal dementia:A behavioural and cognitive continuum.Amyotroph Lateral Scler,2012,13(1):102-109.

4. Burrell JR,Kiernan MC,Vucic S,et al.Motor neuron dysfunction in frontotemporal dementia.Brain,2011,134(Pt 9):2582-2594.

5. Johnson JK,Diehl J,Mendez MF,et al.Frontotemporal lobar degeneration:demographic characteristics of 353 patients.Arch Neurol,2005,62(6):925-930.

6. Hodges JR,Davies RR,Xuereb JH,et al.Clinicopathological correlates in frontotemporal dementia.Ann Neurol,2004,56(3):399-406.

7. Kertesz A,McMonagle P,Blair M,et al.The evolution and pathology of frontotemporal dementia.Brain,2005,128(Pt 9):1996-2005.

8. Phukan J,Elamin M,Bede P,et al.The syndrome of cognitive impairment in amyotrophic lateral sclerosis:a population-based study.J Neurol Neurosurg Psychiatry,2012,83(1):102-108.

9. Trojsi F,Siciliano M,Femiano C,et al.Comorbidity of dementia with amyotrophic lateral sclerosis (ALS):insights from a large multicenter Italian cohort.J Neurol,2017,264(11):2224-2231.

10. Cui B,Cui L,Gao J,et al.Clinical,neuroimaging and genetic profiles of amyotrophic lateral sclerosis with frontotemporal lobe degeneration.Chinese Journal of Neurology,2016,49(2):87-91

11. Schreiber H,Gaigalat T,Wiedemuth-Catrinescu U,et al.Cognitive function in bulbar-and spinal-onset amyotrophic lateral sclerosis.A longitudinal study in 52 patients.J Neurol,2005,252(7):772-781.

12. Devenney E,Vucic S,Hodges JR,et al.Motor neuron disease-frontotemporal dementia:a clinical continuum.Expert Rev Neurother,201515(5):509-522.

13. Woolley SC,Strong MJ.Frontotemporal Dysfunction and Dementia in Amyotrophic Lateral Sclerosis.Neurol Clin,2015,33(4):787-805.

14. Phukan J,Pender NP,Hardiman O.Cognitive impairment in amyotrophic lateral sclerosis.Lancet Neurol,2007,6(11):994-1003.

15. Swinnen B,Robberecht W.The phenotypic variability of amyotrophic lateral sclerosis.Nat Rev Neurol,2014,10(11):661-670.

16. Elamin M,Phukan J,Bede P,et al.Executive dysfunction is a negative prognostic indicator in patients with ALS without dementia.Neurology,2011,76(14):1263-1269.

17. Strong MJ, Grace GM, Freedman M, et al. Consensus criteria for the diagnosis of frontotemporal cognitive and behavioural syndromes in amyotrophic lateral sclerosis. Amyotroph Lateral Scler, 2009, 10(3):131-146.

18. Hodges JR, Miller B. The classification, genetics and neuropathology of frontotemporal dementia. Introduction to the special topic papers: part 1. Neurocase, 2001, 7(1):31-35.

19. Neary D, Snowden JS, Gustafson L, et al. Frontotemporal lobar degeneration. A consensus on clinical diagnostic criteria. Neurology, 1998, 51(6):1546-1554.

20. Strong MJ, Abrahams S, Goldstein LH, et al. Amyotrophic lateral sclerosis-frontotemporal spectrum disorder (ALS-FTSD): Revised diagnostic criteria. Amyotroph Lateral Scler Frontotemporal Degener, 2017, 18(3-4):153-174.

21. World Federation of Neurology Research Group on Neuromuscular Disease. El Escorial World Federation of Neurology criteria for the diagnosis of amyotrophic lateral sclerosis. J Neurol Sci, 1994, 124 (suppl):96-107.

22. Brooks BR, Miller RG, Swash M, et al. For the World Federation of Neurology Research Group on Motor Neuron Diseases. El Escorial revisited: revised criteria for the diagnosis of amyotrophic lateral sclerosis. Amyotroph Lateral Scler Other Motor Neuron Disord, 2000, 1(5):293-299.

23. Chaudhari KR, Crump S, Al-Sarraj S, et al. The validation of El Escorial criteria for the diagnosis of amyotrophic lateral sclerosis: a clinicopathological study. J Neurol Sci, 1995, 129:11-12.

24. de Carvalho M, Dengler R, Eisen A, et al. Electrodiagnostic criteria for diagnosis of ALS. Clin Neurophysiol, 2008, 119(3):497-503.

25. de Carvalho M, Swash M. Awaji diagnostic algorithm increases sensitivity of El Escorial criteria for ALS diagnosis. Amyotroph Lateral Scler, 2009, 10(1):53-57.

26. Costa J, Swash M, de CM. Awaji criteria for the diagnosis of amyotrophic lateral sclerosis: a systematic review. Arch Neurol, 2012, 69(11):1410-1416.

27. Geevasinga N, Menon P, Scherman DB, et al. Diagnostic criteria in amyotrophic lateral sclerosis: a multicenter prospective study. Neurology, 2016, 87(7):684-690.

28. Geevasinga N, Loy CT, Menon P, et al. Awaji criteria improves the diagnostic sensitivity in amyotrophic lateral sclerosis: a systematic review using individual patient data. Clin Neurophysiol, 2016, 127(7):2684-2691.

29. Brown RH, Chalabi A. Amyotrophic lateral sclerosis. N Engl J Med, 2017, 377(22):162-172.

30. Taylor LJ, Brown RG, Tsermentseli S, et al. Is language impairment more common than executive dysfunction in amyotrophic lateral sclerosis? J Neurol Neurosurg Psychiatry, 2013, 84:494-498.

31. Tsermentseli S, Leigh PN, Taylor LJ, et al. Syntactic processing as a marker for cognitive impairment in amyotrophic lateral sclerosis. Amyotroph Lateral Scler Frontotemporal Degener, 2015, 17:69-76.

32. Girardi A, Macpherson SE, Abrahams S. Deficits in emotional and social cognition in amyotrophic lateral sclerosis. Neuropsychology, 2011, 25:53-65.

33. Cavallo M, Adenzato M, Macpherson SE, et al. Evidence of social understanding impairment in patients with amyotrophic lateral sclerosis. PLoS One, 2011, 6:e25948.

34. Cerami C, Dodich A, Canessa N, et al. Emotional empathy in amyotrophic lateral sclerosis: a behavioural and voxel-based morphometry study. Amyotroph Lateral Scler Frontotemporal Degener, 2014, 15: 21-29.

35. Carluer L, Mondou A, Buhour MS, et al. Neural substrate of cognitive theory of mind impairment in amyotrophic lateral sclerosis. Cortex, 2015, 65: 19-30.

36. Staios M, Fisher F, Lindell AK, et al. Exploring sarcasm detection in amyotrophic lateral sclerosis using ecologically valid measures. Front Hum Neurosci, 2013, 7: 178.

37. Watermeyer TJ, Brown RG, Sidle KC, et al. Executive dysfunction predicts social cognition impairment in amyotrophic lateral sclerosis. J Neurol, 2015, 262: 1681-1690.

38. van der Hulst EJ, Bak TH, Abrahams S. Impaired affective and cognitive theory of mind and behavioural change in amyotrophic lateral sclerosis. J Neurol Neurosurg Psychiatry, 2015, 86: 1208-15.

39. Consonni M, Catricala E, Dalla BE, et al. Beyond the consensus criteria: multiple cognitive profiles in amyotrophic lateral sclerosis? Cortex, 2016, 81: 162-167.

40. Machts J, Bittner V, Kasper E, et al. Memory deficits in amyotrophic lateral sclerosis are not exclusively caused by executive dysfunction: a comparative neuropsychological study of amnestic mild cognitive impairment. BMC Neurosci, 2014, 15: 83.

41. Massman PJ, Sims J, Cooke N, et al. Prevalence and correlates of neuropsychological deficits in amyotrophic lateral sclerosis. J Neurol Neurosurg Psychiatry, 1996, 61: 450-455.

42. Grossman AB, Woolley-Levine S, Bradley WG, et al. Detecting neurobehavioural changes in amyotrophic lateral sclerosis. Amyotroph Lateral Scler, 2007, 8: 56-61.

43. Tsujimoto M, Senda J, Ishihara T, et al. Behavioral changes in early ALS correlate with voxel-based morphometry and diffusion tensor imaging. J Neurol Sci, 2011, 307: 34-40.

44. Witgert M, Salamone AR, Strutt AM, et al. Frontal-lobe mediated behavioral dysfunction in amyotrophic lateral sclerosis. Eur J Neurol, 2010, 17: 103-110.

45. Woolley SC, Zhang Y, Schuff N, et al. Neuroanatomical correlates of apathy in ALS using 4 Tesla diffusion tensor MRI. Amyotroph Lateral Scler, 2011, 12: 52-58.

46. Terada T, Obi T, Yoshizumi M, et al. Frontal lobe-mediated behavioral changes in amyotrophic lateral sclerosis: are they independent of physical disabilities? J Neurol Sci, 2011, 309: 136-140.

47. Radakovic R, Stephenson L, Colville S, et al. Multidimensional apathy in ALS: validation of the Dimensional Apathy Scale. J Neurol Neurosurg Psychiatry, 2016, 87: 663-669.

48. Caga J, Turner MR, Hsieh S, et al. Apathy is associated with poor prognosis in amyotrophic lateral sclerosis. Eur J Neurol, 2016, 23: 891-897.

49. Ye S, Ji Y, Li C, et al. The Edinburgh Cognitive and Behavioural ALS Screen in a Chinese Amyotrophic Lateral Sclerosis Population. PLoS One, 2016, 11(5): e0155496.

50. Han S, Northoff G. Culture-sensitive neural substrates of human cognition: a transcultural neuroimaging approach. Nature Review Neuroscience, 2008, 9(8): 646-654

51. Cui B, Cui LY, Gao J, et al. Cognitive impairment in Chinese patients with sporadic amyotrophic lateral sclerosis. PloS One, 2015, 10(9): e0137921.

52. Ji Y,Wei L,Chui D,et al.Prospective memory tasks:a more sensitive method for screening cognitive impairment in ALS? BMC Neurol,2012,12(1):142.

53. 吴琪,黄林欢,姚晓黎,等.肌萎缩侧索硬化患者轻度认知功能损害.中华神经科杂志,2011,44(6):400-403.

54. 李倩倩,朱红灿,白宏英.肌萎缩侧索硬化患者的认知和行为功能损害.中国实用神经疾病杂志,2015,(10):39-41.

55. Wei Q,Chen XP,Zheng ZZ,et al.Screen for cognitive impairment in a Chinese ALS population. Amyotroph Lateral Scler Frontotemporal Degener,2015,16:40-45.

56. 高飞,樊东升,王华丽,等.运动神经元病患者认知功能筛查.中华内科杂志,2009,48(1):31-34.

57. Woolley SC,York MK,Moore DH,et al.Detecting frontotemporal dysfunction in ALS:utility of the ALS Cognitive Behavioral Screen (ALSCBS).Amyotroph Lateral Scler,2010,11:303-311.

58. Abrahams S,Newton J,Niven E,et al.Screening for cognition and behaviour changes in ALS. Amyotroph Lateral Scler Frontotemporal Degener,2014,15:9-14.

59. Rascovsky K,Hodges JR,Knopman D,et al.Sensitivity of revisedvdiagnostic criteria for the behavioural variant of frontotemporal dementia.Brain,2011,134:2456-2477.

(二)皮质基底节变性

主要推荐:

Armstrong(2013)CBD诊断标准涵盖与tau病理相关的多个临床表型如CBS、FBS、NAV和PSPS,可用于pro-CBD和pos-CBD临床诊断(Ⅰ类证据,B级推荐)。

皮质基底节变性(corticobasal degeneration,CBD)也是一种tau蛋白病。隐袭起病,发病年龄从45岁到77.2岁,平均年龄63.7岁。CBD病程从2.0到12.5年不等,平均病程为6.6年[1]。CBD的确切发病率和患病率目前不清楚,估计占帕金森综合征的4%~6%,以PD为基础,估计患病率为4.9~7.3/10万人[2]。

CBD通常表现为单侧起病的肌强直、运动迟缓和失用。在整个病程中,多数人会出现姿势或动作性震颤、肢体肌张力障碍、局灶性反射性肌阵挛、姿势不稳和跌倒、异己手现象、眼球运动障碍和构音障碍。初始症状中最突出的是上肢笨拙(55%),其次是步态异常(27%)[3]。初始症状出现平均3年后,单侧肢体僵硬占79%,运动迟缓占71%,姿势不稳占45%,单侧肢体肌张力障碍43%。皮层症状中,观念运动性失用占64%,痴呆占36%[1]。

目前认为CBD有多种临床表型,如皮质基底节综合征(CBS)、进行性核上麻痹(PSP)、行为变异型额颞叶痴呆(bvFTD)、进行性非流畅性失语(PNFA)、言语失用和痴呆[4]。其中,皮质基底节综合征(CBS)为CBD的主要表型,临床上以运动系统和认知功能的损害或两者兼有为特征。痴呆不是经典皮质基底节综合征(CBS)的早期特征,晚期有 1/4 病例发生,但痴呆在 CBD 患者中更为常见[1,5]。反过来说,CBS 可以与不同的病理类型相关:CBD(55%)、PSP(20%)、皮克病(7%)和其余的非 tau 病变[5]。最近的研究发现,CBD 是皮质基底节综合征(CBS)的最常见原因,也可能呈现进行性核上性麻痹综合征(PSPS)、失语症、阿尔茨海默病样痴呆或行为改变,这表明 CBS 仅仅是 CBD 的表型之一[6]。

尽管有各种各样的 CBD 临床诊断标准[7-10],但根据 CBD 临床表型和特征(表 1-5-5),其临床诊断的准确性并不理想,神经科专家的诊断敏感性只有35%~48.3%,且生前预测病理诊断的 CBD 病例也只有 25%~56%[7,11]。不同标准在重度阶段具有较高的诊断一致性,但对于早期病例一致性较差[7-10]。尽管这些标准持续在临床上被广泛使用,CBD 的临床病理异质性给特定标准的开发带来了困惑。CBD 临床诊断标准的定义及其标准化至关重要,特别是当潜在的神经保护治疗 tau 蛋白病出现时。为此,一个包括行为神经学、神经心理学和运动障碍专家的国际联盟制定了新的 CBD 标准(表 1-5-6),包括更具特异性的很可能 CBD(clinical research criteria for probable sporadic CBD,cr-CBD or pro-CBD)临床研究标准和更具广泛性的可能的 CBD(clinical criteria for possible CBD,p-CBD or pos-CBD)标准(Armstrong,2013)[11]。

表 1-5-5 建议的与皮质基底节变性病理相关的临床表型(Armstrong et al.,2013)[11]

	综合征	特征
1	很可能皮质基底节综合征(pro CBS)	2 项不对称的表现:①肢体僵硬或运动不能;②肢体肌张力障碍;③肢体肌阵挛,加以下 2 项:④口面或肢体失用;⑤皮质感觉缺陷;⑥异己肢现象(多于简单的悬浮感)
	可能的皮质基底节综合征(pos CBS)	1 项可能不对称的表现:①肢体僵硬或运动不能;②肢体肌张力障碍;③肢体肌阵挛,加以下 1 项:④口面或肢体失用;⑤皮质感觉缺陷;⑥异己肢现象(多于简单的悬浮感)
2	额叶行为-空间综合征(FBS)	具备以下 2 项:①执行功能障碍;②行为或个性变化;③视空间缺陷
3	原发性进行性失语症的非流利/语法缺失变异型(NAV)	努力的、语法缺失的言语,加以下至少 1 项:①语法/句子理解受损,单词理解相对保留,或②摸索、扭曲的言语输出(言语失用)
4	进行性核上性麻痹综合征(PSPS)	具备以下 3 项:①轴性或对称的肢体僵硬或运动不能;②姿势不稳或跌倒;③尿失禁;④行为改变;⑤核上性垂直注视麻痹或垂直扫视速度降低

表 1-5-6 Armstrong 皮质基底节变性诊断标准(Armstrong et al.,2013)[10]

	cr-CBD 标准(pro-CBD)[a]	p-CBD 标准(pos-CBD)[b]
表现	隐匿起病和逐渐进展	隐匿起病和逐渐进展
症状持续最短时间,年	1	1
发病年龄,岁	≥50	无最小年龄
家族史(2 个或以上亲属)	排除	允许
允许的表型	(1)pro CBS 或(2)FBS 或 NAV 加上至少 1 项 CBS 特征①~⑥	(1)pos CBS 或(2)FBS 或 NAV 或(3)PSPS 加上至少 1 项 CBS 特征②~⑥
影响 tau 的基因突变(如 MAPT)	排除	允许

缩写:CBD:皮质基底节变性;CBS:皮质基底节综合征;cr-CBD:很可能 CBD 临床研究标准;p-CBD:可能的 CBD 临床标准;FBS:额叶行为-空间综合征;NAV:原发性进行性失语症的非流利/语法缺失变异型;PSPS:进行性核上性麻痹综合征;MAPT:微管相关蛋白 tau;pro CBS:很可能皮质基底节综合征;pos CBS:可能的皮质基底节综合征

注释:a. cr-CBD 标准和 p-CBD 标准的排除标准:①路易体病的证据:经典的 4-Hz 帕金森病静止性震颤、极佳的和持续的左旋多巴反应或幻觉;②多系统萎缩的证据:自主神经功能异常或明显的小脑体征;③肌萎缩性侧索硬化的证据:上下运动神经元征象的表现;④语义或找词困难变异型原发性进行性失语症;⑤提示局灶性原因的结构性脑病变;⑥颗粒蛋白突变或血浆颗粒体蛋白前体水平降低,TDP-43 突变,FUS 突变;⑦阿尔茨海默病的证据(这将排除一些共存淀粉样蛋白的 CBD 病例),来自一家脑库的数据表明,排除具有淀粉样蛋白证据的病例可能导致失去大约 14% 的 CBD 病例:实验室发现强烈提示 AD 如从 CSF Aβ_{42} 降低到 Aβ_{42}/tau 比值降低或 PET 显示[11]C 匹兹堡化合物 B 阳性;或提示 AD 的基因突变(如早老素、淀粉样蛋白前体蛋白);b. p-CBD 强调与 CBD 一致的临床表现,但也可能与其他基于 tau 的病理重叠

新的 pro-CBD 标准(Armstrong,2013)要求隐匿起病且逐渐进展至少 1 年,发病年龄≥50 岁,没有相似的家族史或已知的 tau 突变,以及可能的 CBS 或具有至少 1 个 CBS 特征或额叶行为-视空间综合征(FBS)或非流利/语法缺失变异型原发性进行性失语(NAV)的临床表型。pos-CBD 使用类似的标准,但对年龄或家族史没有限制,允许 tau 突变,允许不太严格的表型存在,并包括进行性核上性麻痹综合征(PSPS)表型[11]。

最近报道的与 CBD、进行性核上性麻痹(PSP)、AD 和 FTLD-TDP 病理相关的 CBS 患者的脑萎缩特征给这些疾病的诊断带来了希望,可以帮助排除与 CBS 表现相关的其他疾病如克雅病(CJD)[12],但在纳入诊断标准之前需进行前瞻性验证。或因于此,新的 CBD 标准(Armstrong,2013)尚未涉及影像及其他生物标志物,因为专家组认为影像及其他生物标志物的现有证据还不足以支持其成为临床诊断的支持证据[11]。一项与既往标准的诊断准确性回顾性比较研究提示,

新的标准(Armstrong,2013)没有增加诊断特异性[13]。因此,提高诊断准确性仍需要寄希望于生物标志物研究。

参 考 文 献

1. Wenning GK, Litvan I, Jankovic J, et al. Natural history and survival of 14 patients with corticobasal degeneration confirmed at postmortem examination. J Neurol Neurosurg Psychiatry, 1998,64(2):184-189.

2. Togasaki DM, Tanner CM. Epidemiologic aspects. Adv Neurol,2000,82:53-59.

3. Rinne JO, Lee MS, Thompson PD, et al. Corticobasal degeneration. A clinical study of 36 cases. Brain,1994,117(Pt 5):1183-1196.

4. Whitwell JL, Jack CR Jr, Boeve BF, et al. Imaging correlates of pathology in corticobasal syndrome. Neurology,2010,75:1879-1887.

5. Bak TH, Hodges JR. Corticobasal degeneration:clinical aspects. Handb Clin Neurol, 2008,89:509-521.

6. Shimohata T, Aiba I, Nishizawa M. Criteria for the diagnosis of corticobasal degeneration. Brain Nerve,2015,67(4):513-523.

7. Litvan I, Agid Y, Goetz C, et al. Accuracy of the clinical diagnosis of corticobasal degeneration:a clinicopathologic study. Neurology,1997,48(1):119-125.

8. Lang AE, Riley DE, Bergeron C. Cortical-basal ganglionic degeneration. Neurodegenerative Diseases,1994:877-894.

9. Boeve BF, Lang AE, Litvan I. Corticobasal degeneration and its relationship to progressive supranuclear palsy and frontotemporal dementia. Ann Neurol,2003,54(Suppl 5):S15-19.

10. Bak TH, Hodges JR. Corticobasal degeneration:clinical aspects. Handb Clin Neurol, 2008,89:509-521.

11. Armstrong MJ, Litvan I, Lang AE, et al., Criteria for the diagnosis of degeneration. Neurology, 2013,80(5):496-503.

12. Wadia PM, Lang AE. The many faces of corticobasal degeneration. Parkinsonism Relat Disord, 2007,13(Suppl 3):S336-40.

13. Alexander SK, Rittman T, Xuereb JH, et al. Validation of the new consensus criteria for the diagnosis of corticobasal degeneration. J Neurol Neurosurg Psychiatry,2014,85(8):925-929.

(三)进行性核上性麻痹

 主要推荐:

1. MDS(2017)PSP诊断标准将临床线索和影像学表现作为PSP诊断的支持性特征,能够识别早期的提示性PSP,可用于PSP临床诊断和药物临床试验等研究目的(Ⅰ类证据,A级推荐)。

2. CMA/CMAD(2016)PSP临床诊断标准增加了PSP的MRI特征,有助于改善PSP临床诊断的准确性,可用于 PSP 临床诊断和药物临床试验等研究目的(Ⅰ类证据,A级推荐)。

3. NINDS-SPSP(1996)PSP 临床诊断标准适用于 pro PSP 和 pos PSP 临床诊断(Ⅰ类证据,A级推荐);pro PSP 标准可用于 PSP 药物临床试验等研究目的(Ⅰ类证据,A级推荐)。

进行性核上性麻痹(progressive supranuclear palsy,PSP)是一种以隐袭起病、垂直性核上性眼肌麻痹、锥体外系肌僵直、姿势不稳和痴呆为主要临床特征的 tau 蛋白病[1,2],是最常见的帕金森叠加综合征之一。PSP 的估计流行率在美国人口年龄调整后为 1.39/10 万[3,4],发病的平均年龄在 55 至 70 岁之间,其中少数病例从 45 岁开始,绝大多数病患者被诊断后 3~4 年内丧失生活的独立性[2,5,6]。与原发性帕金森病相比,叠加综合征包含的疾病往往进展更快,并对左旋多巴缺乏敏感性。

病理研究证实 PSP 有两类临床表型,即:理查森综合征(PSP-RS)和帕金森综合征(PSP-P)[7]。PSP-RS 以早期发生姿势不稳、跌倒、核上性垂直注视麻痹和认知损害为特征,PSP-P 以不对称发作的震颤和对左旋多巴的初始治疗反应不佳,及常与 PD 混淆为特征。与 PSP-P 患者相比,RS 患者显示了较短的从发病到诊断的时间和更重的神经心理和神经行为损害。垂直性核上性麻痹是 PSP 的标志,可能在疾病发病时出现,但在许多情况下,可能只在几年后检测到或永远不会发展。因为向上注视受限比向下凝视受限在神经变性病中更为常见,也因向上注视受限的程度与老化有关,所以向下注视受限被认为对 PSP 的诊断更具有特异性[8-10]。PSP 的认知损害比以往认为的要普遍。执行功能障碍是 PSP 最主要的认知症状(74%),有些患者伴有轻度记忆力、结构能力及命名功能损害[11,12]。

既往的 PSP 临床诊断标准主要基于临床线索或表现特征而制定。美国国家神经系统疾病和卒中研究所和进行性核上性麻痹学会联合制定的 PSP 诊断标准(NINDS-SPSP,1996)根据确定性水平提出了可能的(pos)、很可能的(pro)和确定的(def)诊断标准[2]。pos-PSP 标准要求在 40 岁以后出现逐渐进展性疾病,在发病第一年内无论垂直核上注视麻痹,还是垂直扫视缓慢和突出的姿势不稳定伴跌倒两者,以及没有可解释这些特征的其他疾病证据。pro-PSP 标准要求在发病第一年内有垂直性核上注视麻痹,突出的姿势不稳,以及可能的 PSP 的其他特征。def-PSP 标准要求有 pos-或 pro-PSP 病史和典型 PSP 的组织病理学证据。病理学研究显示,与以前提出的标准相比[9,10],NINDS-SPSP(1996)标准中很可能的 PSP 标准具有高度特异性(100%),适用于治疗、分析性流行病学和生物学研究,但敏感性低(50%)(Ⅰ类证据)。可能的 PSP 标准的敏感性(83%)和特异性均较高(93%),适用于描述性流行病学研究(Ⅰ类证据)[13,14]。

尽管如此,NINDS-SPSP(1996)标准对于 PSP 早期诊断的敏感性并不理想(<20%)[15],一项为组织病理学研究而修订的 PSP 操作性诊断标准(NNIPPS,2009)[16]要求具备①运动不能-僵硬综合征;发病 30 年;持续时间(12 个月至 8 年)。②核上性眼肌麻痹;姿势不稳或跌倒(发病 3 年以内)。③发病年龄从 NINDS-SPSP(1996)标准的>40 岁调整为≥30 岁作为纳入标准。发现该标准对帕金森病叠加综合征病例的辨识率达 94%,对 PSP 的敏感性和特异性分别为 95%和 84%。中国进行性核上麻痹临床诊断标准(CMA/CMAD,2016)[17]参照了 NNIPPS(2009)标准和我国的病例特点[16,18],将发病年龄≥30 岁作为 PSP 的纳入标准,并将近年来对 PSP 最具诊断价值的 MRI 特征作为临床诊断的支持条件,更新了之前的 PSP 诊断标准。

最近,一项重要的进展是国际运动障碍学会开发了新的 PSP 诊断标准(MDS,2017)[19]。该标准基于临床线索和影像学表现提出了不同于 NINDS-SPSP(1996)标准的三个不同层次的确定性诊断(很可能的、可能的和提示性的 PSP)(表 1-5-7),不仅能够识别 PSP 早期的"提示性"(suggestive)形式(PSP 早期症状阶段但并不完全符合 PSP 标准),而且可以诊断非理查森的 PSP 表型,如 PSP-帕金森综合征(PSP-P)、PSP-皮质基底综合征(PSP-CBS)、PSP-语音语言(PSP-SL)和 PSP-显著的额叶表现(PSP-F)等。这些新的研究标准提供了一个将 MRI、生理和生物标志物纳入诊断决策和新药临床试验设计的框架,附有详细的操作性说明,非常便于理解和执行,以期提高对 PSP 早期准确诊断率,并能够在疾病的早期阶段为 PSP 部署新的治疗方法,在未来的临床试验中有更广泛的 PSP 表型参与[20]。

值得注意的是:MRI 显示中脑和小脑上脚萎缩(superior cerebellar peduncles,SCP)是鉴别 PSP-RS 与其他帕金森病综合征的标记[21,22]。一项病理证实的 PSP、MSA、PD、CBD 和对照的队列研究发现,常规的 MRI 结构影像相较 PSP 临床诊断更具特异性,但敏感性差,蜂鸟征和牵牛花征的特异性分别为 100%,敏感性仅 50%～68.4%[21]。另一项包括病理证实病例的队列研究发现,MRI 帕金森综合征指数(MRPI)对 PSP-RS 的敏感性和特异性分别达 100%和 99.2%～100%[22]。从常规 MRI 计算的脑桥/中脑比值对于病理学证实的 PSP 的诊断具有高特异性和敏感性[23]。在对 PSP 早期阶段的研究中[23],MRPI 也能够预测 PSP-RS 在未分类的帕金森综合征中的发展和 PSP-P 中的眼动异常[24,25]。因此,欧洲神经病学会联盟和运动障碍学会(EFNS/MDS,2013)推荐 MRI 矢状位 T1W1 中脑被盖上缘平坦及蜂鸟征和小脑上脚萎缩作为 PSP 与帕金森病的鉴别依据[26],最新的 PSP 诊断标准(CMA/CMAD,2016;MDS,2017)也将常规的 MRI 结构影像特征作为 PSP 临床诊断的支持条件[17,19]。

表 1-5-7 MDS 进行性核上性麻痹临床诊断标准(Hoglinger et al. 2017)[19]

基本特征	
B1:强制入选标准	1. 散发性*
	2. 年龄≥40 岁** 出现首个 PSP 相关症状***
	3. 相关症状渐进加重***
B2:强制排除标准a	临床发现:
	1. 显著的情景记忆损害提示 AD
	2. 显著的自主神经功能障碍提示 MSA 或 LBD,如体位性低血压(立位 3 分钟后收缩压下降 30mmHg 或舒张压下降 15mmHg)
	3. 显著的视幻觉或波动的清醒状态提示 DLB
	4. 显著多节段上和下运动神经元体征提示运动神经病,但单纯上运动神经元体征不是排除标准
	5. 突然发病或阶梯式或快速进展的症状,同时影像或实验室发现提示血管病、自身免疫脑炎、代谢性脑病或朊蛋白病
	6. 脑炎病史
	7. 显著的四肢共济失调
	8. 存在其他姿势不稳病因,如初级感觉障碍、前庭功能异常、严重痉挛或下运动神经元病
	影像学发现:
	1. 严重的白质脑病
	2. 相关结构异常,如正常压力性或阻塞性脑积水,基底节、间脑、中脑、桥脑、延髓部位的梗死或出血、缺血损伤、肿瘤或畸形
B3:其他排除标准a,b	影像学发现:
	1. 突发或阶梯样进展,DWI、FLAIR 或 T2*-MRI 排除卒中、CADASIL 或严重 CAA
	2. 非常快速进展病例,DWI 排除提示朊蛋白病的皮层及皮层下高信号
	实验室发现:
	1. PSP-CBS 病例,排除 AD 病理(脑脊液 T-tau 和 P-tau 升高,而 Aβ_{42} 水平下降,或 Aβ-PET)
	2. 年龄<45 病例,排除:①威尔逊病(血清铜蓝蛋白减少,血清铜水平减少,24 小时尿铜增加,K-F 角膜环);② C 型 Niemann-Pick 病(如血清胆甾烷-3β、5α、6β-三醇水平、皮肤成纤维细胞的菲律宾菌素试验);③甲状旁腺功能减退;④神经棘红细胞增多症(如:Bassen-Kornzweig 病、Levine Critchley 病、McLeod 病);⑤神经梅毒
	3. 快速进展病例,排除:①朊蛋白病(升高的 14-3-3 蛋白、神经元特异性烯醇化酶,极高地 T-tau[>1200pg/ml],或脑脊液 RT-QUIC 检测阳性);②副肿瘤性脑炎(如:anti-Ma1、Ma2 抗体)
	4. 具有提示特征地病例(如:胃肠症状、关节痛、发热、低龄、肌节律震颤等不典型神经病症状),排除 Whipple 病(如脑脊液 T.Whipplei DNA 聚合酶链反应)

74

遗传学发现[c]:

1. MAPT 罕见变异(突变)非排除标准,但是 MAPT 变异提示遗传性而非散发 PSP

2. MAPT H2 单体型纯合性不是排除标准,但是提示诊断不太可能

3. 已在尸检证实的 PSP 中观察到 LRRK2 和 Parkin 罕见变异,但它们之间的因果关系还不明确

4. 其他基因中已知的罕见变异是排除标准,因为它们可能模拟 PSP 临床表现,但提示不同神经病理改变:①非 MAPT 相关的 FTD(C90 RF 72、GRN、FUS、TARDBP、VCP、CHMP2B);②PD(SYNJ1、GBA);③AD(APP、PSEN1、PSEN2);④Niemann-Pick 病 C 型(NPC1、NPC2);⑤Kufor-Rakeb 综合征(ATP13A2);⑥Perry 综合征(DCTN1);⑦线粒体病(POLG,线粒体罕见变异);⑧齿状核红核苍白球路易体萎缩(ATN1);⑨朊蛋白病(PRNP);⑩Huntington 病(HTT);⑪脊髓小脑共济失调(ATXN1、2、3、7、17)

核心临床特征

确定水平	眼球运动(O)	姿势不稳(P)	少动(A)	认知障碍(C)
1=高	垂直核上的眼肌麻痹	3 年内无故跌倒	3 年内进行性冻结步态	语言障碍,如非流利型或语法错误型原发性进行性失语,或言语进行性失用
2=中	垂直扫视速度减慢	3 年内后拉试验中易跌倒	帕金森综合征,轴性僵硬少动,左旋多巴反应差	额叶认知或行为表现
3=低	频繁巨大方波眼跳或睁眼失用	3 年内后拉试验中后退 2 步以上	帕金森综合征伴震颤,或不对称性,左旋多巴治疗有效	皮质基底节综合征

支持特征

临床线索(CC):①左旋多巴反应差;②运动减少,痉挛性构音障碍;③吞咽障碍;④畏光
影像发现(IF):①明显中脑萎缩和低代谢;②突触后纹状体多巴胺能变性

诊断确定性分类

肯定的(definite)	神经病理诊断	任何临床表现
很可能的(probable)	(O1 或 O2)+(P1 或 P2)	PSP-Richardson 综合征(PSP-RS)
	(O1 或 O2)+A1	PSP-进行性冻结步态(PSP-PGF)
	(O1 或 O2)+(A2 或 A3)	PSP-帕金森综合征(PSP-P)
	(O1 或 O2)+C2	PSP-额叶症状(PSP-F)

可能的(possible)	O1	PSP-眼运动障碍(PSP-OM)
	O2+P3	PSP-Richardson 综合征(PSP-RS)
	A1	PSP-进行性冻结步态(PSP-PGF)
	(O1 或 O2)+C1	PSP-语言障碍(PSP-SL)
	(O1 或 O2)+C3	PSP-皮质基底节综合征(PSP-CBS)
可疑的(suggestive)	O2 或 O3	PSP-眼运动障碍(PSP-OM)
	P1 或 P2	PSP-姿势不稳(PSP-PI)
	O3+(P2 或 P3)	PSP-Richardson 综合征(PSP-RS)
	(A2 或 A3)1(O3,P1,P2,C1,	PSP-帕金森综合征(PSP-P)
	C2,CC1,CC2,CC3,或 CC4)	PSP-语言障碍(PSP-SL)
	C1	PSP-额叶症状(PSP-F)
	C2+(O3 或 P3)	PSP-皮质基底节综合征(PSP-CBS)
	C3	

说明：* MAPT 罕见变异(突变)可导致孟德尔模式的散发疾病遗传表型。** MAPT 罕见变异携带者可能发病更早。*** 相关症状指任何新发神经、认知或行为症状并逐渐进展，但缺乏其他可识别病因。ᵃ 提示可能出现 PSP 类似症状的其他疾病；ᵇ 仅当存在提示性临床表现时需要排除；ᶜ 如果一代或二代亲属患有孟德尔遗传模式的 PSP 样综合征，或已知存在罕见变异，建议进行遗传学咨询和检测

综上所述，NINDS-SPSP(1996)PSP 临床诊断标准适用于 pro PSP 和 pos PSP 临床诊断，而 pro PSP 标准可用于 PSP 药物临床试验等研究目的。NNIPPS (2009)修订的 PSP 操作性诊断标准调低纳入个体≥30 岁，提高了对 PSP 的敏感性和特异性，更适用于 PSP 药物临床试验等研究目的。CMA/CMAD(2016) PSP 临床诊断标准增加了 MRI 特征，有助于改善 PSP 临床诊断的准确性，可用于 PSP 临床诊断和药物临床试验等研究目的。MDS(2017)PSP 诊断标准将临床线索和影像学表现作为 PSP 诊断的支持性特征，有助于与 PD 鉴别，能够识别早期的提示性 PSP，可用于 PSP 临床诊断和药物临床试验等研究目的。

参 考 文 献

1. Wenning GK, Colosimo C. Diagnostic criteria for multiple system atrophy and progressive supranuclear palsy. Rev Neurol (Paris), 2010, 166(10):829-833.

2. Litvan I, Agid Y, Calne D, et al. Clinical research criteria for the diagnosis of progressive supranuclear palsy (Steele-Richardson-Olszewski syndrome): report of the NINDS-SPSP international workshop. Neurology, 1996, 47(1):1-9.

3. Golbe LI, Davis PH, Schoenberg BS, Duvoisin RC. Prevalence and natural history of progressive supranuclear palsy. Neurology, 1988, 38(7):1031-1034.

4. Golbe LI. The epidemiology of PSP. J Neural Transm Suppl, 1994, 42:263-273.

5. Brusa A, Mancardi GL, Bugiani O.Progressive supranuclear palsy 1979：an overview.Ital J Neurol Sci, 1980, 4：205-222.

6. De Bruin VM, Lees AJ.Subcortical neurofibrillary degeneration presenting as Steele-Richardson-Olszewski and other related syndromes：a review of 90 pathologically verified cases.Mov Disord, 1994, 9(4)：381-389.

7. Williams DR, de Silva R, Paviour DC, et al.Characteristics of two distinct clinical phenotypes in pathologically proven progressive supranuclear palsy：Richardson's syndrome and PSP-parkinsonism.Brain, 2005, 128(6)：1247-1258.

8. Troost B.Neuro-ophthalmological aspects.In：Litvan I, Agid Y, eds.Progressive supranuclear palsy：clinical and research approaches.New York：Oxford University Press, 1992.

9. Lees AJ.The Steele-Richardson-Olszewski syndrome（progressive supranuclear palsy）.In：Marsden CD, Fahn's, eds.Movement disorders 2.London：Butterworths, 1987.

10. Colosimo C, Albanese A, Hughes AJ, et al.Some specific clinical features differentiate multiple system atrophy（striatonigral variety）from Parkinson's disease.Arch Neurol, 1995, 52(3)：294-298.

11. Gerstenecker A, Mast B, Duff K, et al.Executive dysfunction is the primary cognitive impairment in progressive supranuclear palsy.Arch Clin Neuropsychol, 2013, 28(2)：104-113.

12. Kertesz A, McMonagle P.Behavior and cognition in corticobasal degeneration and progressive supranuclear palsy.J Neurol Sci, 2010, 289(1)：138-143.

13. Collins SJ, Ahlskog JE, Parisi JE, et al.Progressive supranuclear palsy：neuropathologically based diagnostic criteria.J Neurol Neurosurg Psychiatry, 1995, 58(2)：167-173.

14. Osaki Y, Ben-Shlomo Y, Lees AJ, et al.Accuracy of clinical diagnosis of progressive supranuclear palsy.Mov Disord, 2004, 19(2)：181-189.

15. Bensimon G, Ludolph A, Agid Y, et al.Riluzole treatment, survival and diagnostic criteria in Parkinson plus disorders：the NNIPPS study.Brain, 2009, 132(Pt 1)：156-171.

16. Respondek G, Roeber S, Kretzschmar H, et al.Accuracy of the National Institute for Neurological Disorders and Stroke/Society for Progressive Supranuclear Palsy and neuroprotection and natural history in Parkinson plus syndromes criteria for the diagnosis of progressive supranuclear palsy.Mov Disord, 2013, 28(4)：504-509.

17. 中华医学会神经病学分会/中国医师协会神经内科医师分会.中国进行性核上麻痹临床诊断标准.2016, 494(4)：272-275.

18. 侯静, 陈彤, 张晓红, 等.103例国人进行性核上麻痹患者的临床特征.神经病学与神经康复学杂志, 2010, 7(3)：135-141.

19. Hoglinger G, Respondek G, Stamelou M, et al. Clinical diagnosis of progressive supranuclear palsy-the movement disorder society criteria.Movement Disorders, 2017, 32(6)：853-864.

20. Boxer AL, Yu JT, Golbe LI, et al.Advances in progressive supranuclear palsy：new diagnostic criteria, biomarkers, and therapeutic approaches.Lancet Neurol, 2017, 16(7)：552-563.

21. Massey LA, Micallef C, Paviour DC, et al.Conventional magnetic resonance imaging in confirmed progressive supranuclear palsy and multiple system atrophy. Mov Disord 2012, 27（14）：1754-1762.

77

22. Zhang Y,Walter R,Ng P,et al.Progression of microstructural degeneration in progressive supra-nuclear palsy and corticobasal syndrome：A longitudinal diffusion tensor imaging study. PLoS One,2016,11(6)：e0157218.

23. Morelli M,Arabia G,Novellino F,et al.,MRI measurements predict PSP in unclassifiable parkin-sonisms：a cohort study.Neurology,2011,77(11)：1042-1047.

24. Massey LA,Jager HR,Paviour DC,et al.The midbrain to pons ratio：a simple and specific MRI sign of progressive supranuclear palsy.Neurology,2013,80(20)：1856-1861.

25. Quattrone A,Morelli M,Williams DR,et al.MR parkinsonism index predicts vertical supranuclear gaze palsy in patients with PSP-parkinsonism.Neurology,2016,87(12)：1266-1273.

26. Respondek G,Roeber S,Kretzschmar H,et al.Accuracy of the National Institute for Neurological Disorders and Stroke/Society for Progressive Supranuclear Palsy and neuroprotection and natural history in Parkinson plus syndromes criteria for the diagnosis of progressive supranuclear palsy. Mov Disord,2013,28(4)：504-509.

第六节　其他痴呆病因

一、正常压力脑积水诊断标准

78

🤲　**主要推荐：**

1. CMA/CNIMT(2016)中国 iNPH 诊治专家共识引入了新的诊断方法如 ELD 并调低了脑脊液压力测定标准,可用于 iNPH 临床诊断(Ⅰ类证据,A 级推荐)。

2. Shprecher et al(2008)修订的 iNPH 诊断标准包括三个确定性水平的 iNPH 诊断标准,可用于 iNPH 临床诊断(Ⅰ类证据,B 级推荐)。

正常压力脑积水(normal pressure hydrocephalus,NPH)是一种以步态不稳、尿失禁和痴呆三联征为典型特征的临床综合征[1]。早期创伤、出血、感染、大面积病变或导管狭窄的病例被认为是 NPH 的症状性或继发性形式。由于 NPH 中颅内压并非总是正常,故特发性成人脑积水综合征(idiopathic adult hydrocephalus syndrome,iNPH)术语可能更准确。本节所讨论的集中在特发性类型(iNPH)。关于正常压力脑积水(NPH)综合征患病率的数据变化在 0.12% 到 2.9% 之间,估计发病率为 5.5~10 万/年[2]。

NPH 的临床诊断并不容易,因为代表 NPH 关键特征的步态障碍、失禁和痴呆的隐袭起病在老年人中非常常见。此外,认知特征可能与阿尔茨海默病(AD)或皮质下血管性痴呆(SIVaD)重叠,步态障碍可能与帕金森病(PD)重叠。常见的认知障碍包括精神运动迟缓、注意力下降、记忆力下降、执行功能障碍和行为或个性改变[3]。因此,除临床症状外,支持 NPH 的影像学证据显得尤为重要。

多数患者在发病初即接受过 CT 检查,但是 MRI 检查比 CT 更加敏感和特异,影像学特点包括:①明显的脑室扩大,Evan's 指数(两侧侧脑室前角间最大距离与同一层面的最大颅腔之比)>0.3,与脑沟加深不成比例;②脑室周围高信号(T2WI)符合脑脊液经室管膜外渗表现;③矢状位可见胼胝体变薄及抬高;④侧脑室前角变圆;⑤相较于外侧裂,高凸面(水平面)及顶端中线区域(冠状面)的 CSF 空间减小[4]。iNPH 临床诊断标准(Relkin,2005)分为可能的和很可能两个确定性水平,很可能 iNPH 标准要求步态异常为必见症,同时合并小便症状或认知症状,且其他医学原因(包括结构性病变或先天性导管狭窄)不能解释临床和放射学检查结果[3]。

随后修订的 iNPH 诊断标准(Shprecher,2008)包括很可能的(probable)、可能的(possible)或不可能的(unlikely)三个水平[1]。很可能的 iNPH 标准为:①患者年龄大于 40 岁;②症状隐匿(非急性)进展至少 3 个月;③脑脊液开放压力(opening pressures)在 70~245mmH$_2$O(0.686~2.401kPa)之间;④MRI 或 CT 必须显示 Evan 指数至少 0.3,以及颞角增大、脑室周围信号变化、脑室周围水肿或导管/第四脑室流动空隙;⑤必须表现有步态异常,加上排尿功能障碍或认知功能障碍。其中,异常尿急或尿频足以证明膀胱功能障碍,认知损害标准必须存在两个或多个领域的损害,如精神运动速度、精细的运动速度或准确性、注意力、短期回忆、执行功能或行为/个性变化(不过,最后一个领域的支持性文献仅来自病例报道,如果这些是主要的认知症状,则须考虑额颞叶痴呆)。可能的 iNPH 标准:年龄在 40 岁以下,或症状不足 3 个月,无法获取或异常的 CSF 开放压力,非进行性症状或脑萎缩严重到足以解释脑室扩大。不可能的 iNPH 患者通常会出现其他原因引起的视乳头水肿或症状,且没有脑室扩大和 iNPH 临床三联征的组分。

由于缺乏普遍接受的评估临床三联征中每个症状严重程度的量表,修订的 iNPH 标准(Shprecher,2008)[1] 推荐了日本学者研制的在早期研究中使用的一个 12 分 iNPH 分级量表(iNPHGS,2008)[5],评估临床三联征症状程度。研究表明,CSF 分流术后 iNPHGS 认知和泌尿系变化与分流术后的变化显著相关,各子量表具有良好的评估者间的可靠性,且子量表得分与其他测试如简易精神状态检查(MMSE)、线索测试-A(TMT-A)、定时测试(TUG)、步态状态量表(GSS)和失禁问卷(UIQ)之间具有显著的相关性[5]。

需要说明的是:虽然大容量(>30ml)脑脊液放液试验测试(lumbar tap test)是建立 iNPH 诊断和预测分流反应的最早方法,但大约 1/3 的 iNPH 患者脑脊液分流术后并无步态障碍减轻等阳性反应,且 1/4 对脑脊液分流术只有中等反应[6]。而腰池外持续引流(external lumbar drainage,ELD)(插入腰椎导管,并以每小时 10~15cm^3 的速率排出脑脊液,连续 72 小时)正在被越来越多的人接受,作为对脑脊液放液测试没有明显反应的患者更敏感的预测指标[1]。研究显示,

72小时内持续脑脊液引流的临床反应提示分流术反应的可能性很高[7]。如果将任何程度的改善都作为阳性反应来考虑,腰池外引流(ELD)测试对于所有单个参数具有高阳性预测值(步态紊乱94%,95%CI:71%~100%;尿失禁100%,95%CI:66%~100%);精神状态100%,95%CI:66%~100%),但认知障碍相较稍低(85%,95%CI:55%~98%),且阴性预测值都很低(<50%)[9]。

因此,中国专家共识(CAM/CNIMT,2016)提出的特发性正常压力脑积水诊断标准[8]是在符合临床iNPH诊断标准基础上,将①脑脊液放液试验测试后症状改善或②脑脊液持续外引流测试后症状改善作为iNPH临床诊断标准的任意选择之一。对于临床可疑或临床拟诊患者,经过脑脊液分流手术外科干预后疗效明显改善的患者可临床确诊。但未推荐脑脊液流出阻力(outflow resisitance,Ro)测定作为诊断标准。该共识不仅引入了新的诊断方法如ELD,还将iNPH患者脑脊液压力(PCSF)测定标准从国外≤245mmH$_2$O(2.401kPa)标准调低到≤200mmH$_2$O(1.96kPa),更具本土化特色(表1-6-1)。

表1-6-1　CMA/CNIMT特发性正常压力脑积水临床诊断标准(CMA,2016)[8]

Ⅰ　临床可疑

　1　成人缓慢起病,并逐渐加重,症状可波动性加重或缓解;临床上有典型的步态障碍、认知障碍、尿失禁三联征中至少一种症状

　2　影像学显示脑室增大(Evan's指数>0.3)[1],并且无其他引起脑室增大的病因存在;脑室周围可有(或)无低密度(CT)或高信号(MRI的T2加权像)征象;MRI冠状位影像显示DESH征[2];

　3　腰椎穿刺(侧卧位)或脑室内压力监测证实ICP[3]≤200mmH$_2$O(1.96kPa),脑脊液常规和生化检查正常;

　4　临床、影像学和生化学检查排除可能引起上述临床表现的其他神经系统和非神经系统疾患存在;部分患者同时伴有帕金森病、阿尔茨海默病和缺血性脑血管病

Ⅱ　临床诊断

　1　符合临床可疑iNPH的诊断标准

　2　同时符合下列标准之一者[4]:
　　①脑脊液放液试验测试后症状改善
　　②脑脊液持续引流测试后症状改善

Ⅲ　临床确诊

　1　符合临床可疑或临床诊断iNPH诊断标准

　2　经过脑脊液分流手术外科干预后疗效明显改善的患者为确诊

　　缩写:1. Evan's指数:指两侧侧脑室前角间最大距离与同一层面的最大颅腔之比;2. DESH:蛛网膜下腔不成比例扩大的脑积水;3. ICP:颅内压,即颅腔内容物对颅腔所产生的压力;4. 据文献报道,将诊断性脱水治疗后症状改善、进行脑脊液流出阻力(outflow resistance,Ro)测定作为诊断标准,近期欧洲的一项多中心研究报道中显示,这些诊断标准没有显著意义,故本共识不推荐

参 考 文 献

1. Shprecher D, Schwalb J, Kurlan R. Normal pressure hydrocephalus: diagnosis and treatment. Curr Neurol Neurosci Rep, 2008, 8(5): 371-376.

2. Brean A, Eide PK. Prevalence of probable idiopathic normal pressure hydrocephalus in a Norwegian population. Acta Neurol Scand, 2008, 118(1): 48-53.

3. Relkin N, Marmarou A, Klinge P, et al. Diagnosing idiopathic normal-pressure hydrocephalus. Neurosurgery, 2005, 57: S4-S16.

4. Sasaki M, Honda S, Yuasa T, et al. Narrow CSF space at high convexity and high midline areas in idiopathic normal pressure hydrocephalus detected by axial and coronal MRI. Neuroradiology, 2008, 50(2): 117-122.

5. Kubo Y, Kazui H, Yoshida T, et al. Validation of grading scale for evaluating symptoms of idiopathic normal-pressure hydrocephalus. Dement Geriatr Cogn Disord, 2008, 25: 37-45.

6. Krauss JK, Regel JP. The predictive value of ventricular CSF removal in normal pressure hydrocephalus. Neurol Res, 1997, 19: 357-360.

7. Woodworth GF, McGirt MJ, Williams MA, et al. Cerebrospinal fluid drainage and dynamics in the diagnosis of normal pressure hydrocephalus. Neurosurgery, 2009, 64(5): 919-25.

8. 中华医学会神经外科学分会, 中华医学会神经病学分会, 中国神经外科重症管理协作组. 中国特发性正常压力脑积水诊治专家共识. 中华医学杂志, 2016, 96(21): 1635-1638.

9. Panagiotopoulos V, Konstantinou D, Kalogeropoulos A, et al. The predictive value of external continuous lumbar drainage, with cerebrospinal fluid outflow controlled by medium pressure valve, in normal pressure hydrocephalus. Acta Neurochir (Wien), 2005, 147(9): 953-958.

二、边缘性脑炎诊断标准

 主要推荐:

1. CMA(2017)中国自身免疫性脑炎专家共识在 Graus et al(2016)标准基础上新增了功能影像学和抗神经元抗体阳性标准,可用于边缘性脑炎的临床确诊和抗神经元抗体相关脑炎分型(Ⅰ类证据, A级推荐)。

2. Graus 等(2016)自身免疫性边缘性脑炎诊断标准诊断以临床影像、脑脊液或脑电图特征为诊断依据,可用于边缘性脑炎临床诊断(Ⅰ类证据, B级推荐)。

边缘性脑炎(limbic encephalitis, LE)是一种以亚急性认知症状、癫痫发作以及精神和行为症状为特征的自身免疫性神经精神病[1],过去认为边缘性脑炎是非常罕见的疾病,几乎总是与癌症相关[2],如肺癌、胸腺肿瘤、睾丸癌或女性卵巢畸胎瘤[3],并且难治。现在认为边缘性脑炎常常是与癌症无关的相对常见的疾病,且对治疗有反应的临床免疫疾病[4]。

欧洲神经病学联盟的痴呆相关疾病诊断和治疗指南(EFNS-ENS,2012)[3]推荐的边缘性脑炎的诊断主要依据于临床特征,并结合了生物标志物检查(Tüzün & Dalmau,2007)[2]。边缘性脑炎患者通常出现快速进展(在几周或几个月内发展)的短期记忆缺陷、精神病症状和癫痫发作。排除病毒和全身性自身免疫性疾病后,许多边缘性脑炎患者(副肿瘤或不伴有)具有脑脊液炎症发现、颞叶脑电图或 MRI 异常,以及抗神经元抗体。这些抗体针对 2 种广泛类型的抗原:①细胞内或经典的副肿瘤抗原,包括 Hu、Ma2、CV2/CRMP5 和 amphiphysin 等,以及②细胞膜抗原,包括电压门控钾通道(VGKC)、N-甲基-D-天冬氨酸受体(NMDAR),以及在海马和小脑神经纤维中表达的其他抗原。临床需要与感染性脑炎、桥本脑病、神经胶质瘤、神经系统淋巴瘤和韦尼克-科尔萨科夫脑病等相鉴别。

近 10 年的研究已经识别出一些新的自身免疫性脑炎临床综合征及生物标志物,并且改善了临床诊断方法。自身免疫性脑炎也常引起痴呆[5],其中的边缘性脑炎表现为亚急性起病的短期记忆损害、行为症状或癫痫,主要累及内侧颞叶和杏仁核,以及相关抗体。60%~80%的患者中,CSF 淋巴细胞轻度到中度增多(通常少于 100 个白细胞/mm^3);大约 50%的患者 IgG 指数或寡克隆区带升高[6-8]。所有边缘性脑炎免疫亚型中,存在抗富含亮氨酸胶质瘤失活蛋白 1(LGI1)抗体的患者 CSF 淋巴细胞增多的频率较低(41%)或 CSF 蛋白浓度升高(47%),很少有鞘内 IgG 合成[9]。目前自身免疫性脑炎患病比例占脑炎病例的 10%~20%,以抗 NMDAR 脑炎最常见,约占自身免疫性脑炎患者的 80%。其次为边缘性脑炎,抗 LGI1 抗体、抗 γ-氨基丁酸 B 型受体($GABA_BR$)抗体及 α 氨基-3-羟基-5-甲基-4-异噁唑丙酸受体(AMPAR)抗体相关的脑炎符合边缘性脑炎[10-13]。

我国报道既有抗 NMDAR 脑炎,又有抗 LGI1、抗 $GABA_BR$、抗 AMPAR 抗体相关边缘性脑炎,还有其他脑炎综合征,包括抗接触蛋白相关蛋白 2(CASPR2)抗体相关莫旺综合征和抗 IgLON5 抗体相关脑病的个案和病例系列[14-19]。这一大类新型自身免疫性脑炎与经典的副肿瘤性边缘性脑炎有明显不同[20],其靶抗原位于神经元表面,主要通过体液免疫机制引起相对可逆的神经元功能障碍,免疫治疗效果良好。抗 NMDAR 脑炎常表现为症状多样且全面的弥漫性脑炎,抗 LGI1 抗体、抗 $GABA_BR$ 抗体及抗 AMPAR 抗体相关的脑炎主要累及边缘系统[19]。

新修订的自身免疫性边缘性脑炎的诊断标准(Graus et al,2016)[20]主要依据以下 4 个方面(表1-6-2):①亚急性起病,快速进展(小于 3 个月),表现为工作记忆损害、癫痫和精神症状,提示边缘系统受累;②MRI 检查 FLAIR 显示双侧或单侧内侧颞叶异常信号;③脑脊液细胞数增多(白细胞计数>5/mm^3)或 EEG 显

82

示颞叶癫痫或慢波活动;④排除其他可能原因。如果 4 项均满足即可做出肯定的诊断,若 1~3 有一项不符合,只有相关抗体(VGKC、NMDAR、Hu、Ri、Ma2、GAD 等)检测阳性才能明确诊断。与 MRI 检查相比,FDG-PET 显示内侧颞叶 FDG 高摄取具有更高的敏感性[21]。

表 1-6-2　Graus 肯定的自身免疫性边缘性脑炎诊断标准(Graus et al,2016)[20]

当满足以下所有 4 项标准时,可以进行诊断

1　亚急性发作(快速进展不到 3 个月)的工作记忆损害、癫痫发作或精神症状,提示涉及边缘系统;

2　MRI 检查 FLAIR 显示双侧或单侧内侧颞叶异常信号;

3　以下至少一项:
* 脑脊液细胞数增多(白细胞计数>5/mm^3);
* EEG 显示颞叶癫痫或慢波活动。

4　排除其他可能原因

值得关注的是,该标准(Graus et al,2016)[20]以临床、影像、脑脊液或脑电图特征为边缘性脑炎的诊断依据,抗体检测并非必要条件,因为有些病例检测不到已知抗体。但是,进行抗体检测仍然有助于临床分类及判断预后,尤其是临床依据不充分时,抗体阳性将有助于明确诊断。因此,最近发表的中国自身免疫性脑炎诊治专家共识(CMA,2017)推荐了抗 NMDAR 脑炎、边缘性脑炎和其他脑炎综合征诊断要点,抗神经元表面蛋白抗体阳性是确诊的主要依据[22]。

中国专家共识(CMA,2017)的突出进展在于:以符合边缘性脑炎标准(Graus et al,2016)[20]为前提,同时参考功能影像学(如 PET 边缘系统高代谢改变,或者多发的皮质和基底节的高代谢)和血液、脑脊液抗神经元表面蛋白抗体阳性(如抗 LGll 抗体、抗 GABA$_B$R 抗体与抗 AMPAR 抗体)等检查结果,进行抗神经元抗体相关脑炎分型。这些新增的标准完善了边缘性脑炎诊断标准,有助于提高诊断的敏感性和特异性,不失为我国临床医生的最佳选择。

参 考 文 献

1. Watanabe O. Autoimmune Associated Encephalitis and Dementia. Brain Nerve, 2016, 68(4): 341-350.

2. Tüzün E, Dalmau J. Limbic encephalitis and variants: classification, diagnosis and treatment. Neurologist, 2007, 13(5): 261-271.

3. Sorbi S, Hort J, Erkinjuntti T, et al. EFNS-ENS Guidelines on the diagnosis and management of disorders associated with dementia. Eur J Neurol, 2012, 19(9): 1159-1179.

4. Zuliani L, Graus F, Giometto B, et al. Central nervous system neuronal surface antibody associated syndromes: review and guidelines for recognition. J Neurol Neurosurg Psychiatry, 2012, 83(6):

638-645.

5. Flanagan EP, McKeon A, Lennon VA, et al. Autoimmune dementia: clinical course and predictors of immunotherapy response. Mayo Clin Proc, 2010, 85(10): 881-897.

6. Gultekin SH, Rosenfeld MR, Voltz R, et al. Paraneoplastic limbic encephalitis: neurological symptoms, immunological findings and tumour association in 50 patients. Brain, 2000, 123 (Pt 7): 1481-1494.

7. Höftberger R, Titulaer MJ, Sabater L, et al. Encephalitis and GABAB receptor antibodies: novel findings in a new case series of 20 patients. Neurology, 2013, 81(17): 1500-1506.

8. Höftberger R, van Sonderen A, Leypoldt F, et al. Encephalitis and AMPA receptor antibodies: novel findings in a case series of 22 patients. Neurology, 2015, 84(24): 2403-2412.

9. Jarius S, Hoffmann L, Clover L, et al. CSF findings in patients with voltage gated potassium channel antibody associated limbic encephalitis. J Neurol Sci, 2008, 268(1-2): 74-77.

10. Davies G, Irani SR, Coltart C, et al. Anti-N-methyl-D-aspartate receptor antibodies: a potentially treable cause of encephalitis in the intensive care units. Crit Care 2010, 38(2): 679-682.

11. Guan HZ, Ren HT, Cui LY. Autoimmune encephalitis: an expanding frontier of neuroimmunology. Chin Med, 2016, 129(9): 1122-1127.

12. Suh-Laiam BB, Haven TR, Copple SS, et al. Anti-NMDA-Laboratory experience with anti-NMDA-receptero TgG assay. Clin Chim Acta, 2013, 421: 1-6.

13. 任海涛, 崔丽英, 关鸿志, 等. 不明原因脑炎抗 N-甲基-D-天门氨基酸受体脑炎的筛查诊断. 中华神经科杂志, 2014, 47(2): 119-122.

14. Guan HZ, Ren HT, Yang XZ, et al. Limic encephalitis associated with anti-gamma-aminobutyric acid B receptor antibodies: A case series from China. Chin Med J, 2015, 128(22): 3023-3028.

15. Li X, Mao YT, Wu JJ, et al. Anti-AMPA receptor encephalitis associated with thymomatous gravis. J Neuroimmunol, 2015, 281: 35-37.

16. Li Y, Ren H, Ren M, et al. Morvan syndrome plus thyroid dysfunction: A case with chronic mercury exposure. Neurol India, 2014, 62(2): 218-219.

17. 金丽日, 柳青, 任海涛, 等. 富亮氨基酸胶质瘤失活 1 蛋白抗体阳性边缘系统脑炎一例临床. 中华神经科杂志, 2013, 46(7): 461-464.

18. 许春伶, 赵伟森, 李继梅, 等. 抗 N-甲基-D-天冬氨酸受体脑炎一例. 中华神经科杂志, 2010, 43(11): 781-783.

19. 李翔, 陈向军. 抗 N-甲基-D-天冬氨酸受体脑炎患者临床特点分析. 中华神经科杂志, 2012, 45(5): 703-311.

20. Graus F, Titulaer MJ, Balu R, et al. A clinical approach to diagnosis of autoimmune encephalitis. Lancet Neurol, 2016, 15(4): 391-404.

21. Morbelli S, Djekidel M, Hesse S, et al. Role of (18)F-FDG-PET imaging in the diagnosis of autoimmune encephalitis. Lancet Neurol, 2016, 15(10): 1009-1010.

22. 中华医学会神经病学分会. 中国自身免疫性脑炎诊治专家共识. 中华神经科杂志, 2017, 50(2): 91-98.

三、克-雅病诊断标准

主要推荐:

1. WHO(2001)vCJD 诊断标准具有较高的敏感性和特异性,适用于 vCJD 临床诊断(Ⅰ类证据,A 级推荐)。

2. Zerr 等(2009)sCJD 临床诊断标准具有较高的敏感性和可接受的特异性,可用于 sCJD 临床诊断(Ⅰ类证据,A 级推荐)。

克-雅病(Creutzfeldt-Jakob disease,CJD)是由朊蛋白(Prion)引起的以人类脑组织海绵样变性为病理特征的急性或慢性海绵样脑病。临床上,CJD 以迅速进展的痴呆为特征,伴共济失调、肌阵挛、视力障碍、锥体系及锥体外系体征。

CJD 分为 2 大类,即经典型和变异型。经典型 CJD 分为散发型(sporadic CJD,sCJD)、医源型(iatrogenic CJD,iCJD)和遗传型 CJD(genetic CJD,gCJD)。经典型 CJD 以进行性痴呆症状为主,有周期性高幅棘-慢综合波(PSWC)脑电图表现;变异型 CJD(vCJD)以精神和行为症状为主,无经典型 CJD 的周期性高幅棘-慢综合波(PSWC)脑电图表现,且发病年龄较年轻,平均年龄 27 岁,病程较长,平均 14 个月,小脑性共济失调出现较早[1]。

sCJD 是最常见的朊病毒病(85%的病例),患病率估计为 0.5~1.5 例/100 万人,平均发病年龄为 65 岁(范围 14~92 岁),中位数和平均病程分别为 4.5 和 8 个月,只有 4%的患者存活超过 2 年。

iCJD 与角膜移植物、污染的人垂体衍生生长激素或促性腺激素和硬脑膜移植物有关,输血也增加了人类朊病毒疾病(特别是 vCJD)传播的风险,非常罕见的新变异型 CJD(vCJD)与牛海绵状脑病(BSD)有关。1996 年至今,已报道了 200 多例 vCJD,其中绝大多数源自英国,我国未见报道。vCJD 以发病低龄化(十几岁到 40 岁左右)和长病程(4~25 个月)为特征,临床特点往往局限于精神障碍或感觉症状直到共济失调、认知障碍和病程后期的不自主运动[2]。

gCJD 发生在 10%~15%病例中,遗传性朊病毒病是由朊病毒蛋白基因(*PRNP*)突变所引起,显示出不完全外显的常染色体显性遗传特征,表现为家族性克-雅病(fCJD),格-施-沙病(GSS)或致命性家族性失眠症(FFI)。

WHO 于 1998 年发布了 CJD 分型诊断标准[3],临床诊断以临床特征、脑电图(EEG)和脑脊液中 14-3-3 蛋白为依据,其中临床特征是经典的诊断三联征,即快速进展的痴呆、肌阵挛和特殊的 EEG。肌阵挛是一个重要表现,但常常仅见于疾病晚期。共济失调和视觉异常多见,伴视野缺损、知觉异常和偶发幻觉[4]。随着影像学研究的进步,WHO 于 2001 年对其中的 vCJD 的诊断标准进行了修订

(表1-6-3)[5],Zerr等人[2]提出了sCJD诊断标准修改建议(表1-6-4)。修订后的vCJD诊断标准(WHO,2001)增加了MRI影像学诊断依据,即双侧丘脑后结节的对称性高信号[5],修订后的sCJD诊断标准(Zerr et al,2009)增加了DWI或FLAIR像存在尾状核和壳核或两个以上皮质(颞叶-顶叶-枕叶)的异常高信号[2,5,6]。病理学研究发现,修订后的sCJD诊断标准(2009)的敏感性从原标准的92%提高到了98%,但特异性并没有明显的下降(71.2%~70.8%),提高了诊断的准确性(Ⅰ类证据)[6],其中被称为"枕征"的后丘脑对称性高信号对vCJD具有高诊断效用(超过90%的vCJD病例被随后的病理学所证实)(Ⅰ类证据)[7]。FLAIR丘脑和DWI扫描显示的皮质沟回、纹状体(尾状核和壳核)和(或)丘脑高信号对pro sCJD的高灵敏度和特异性分别高达90%(Ⅱ类证据)[8],是除脑电图(EEG)和脑脊液中14-3-3蛋白(Ⅱ类证据)外的sCJD诊断性生物标志物(Zerr et al,2009)[2]。该标准已获英国CJD国家研究和监测单位(NCJDRSU)、美国疾病控制中心(CDC)以及欧洲神经病学联盟痴呆和认知神经病科学家小组(EFNS-ENS)推荐使用[9]。

表1-6-3 vCJD诊断标准(WHO,2001)[5]

Ⅰ　A　进行性神经精神症状

　　B　病程大于6个月

　　C　常规检查不支持其他诊断

　　D　无医源性CJD暴露史

　　E　无传染性海绵状脑病的家族史

Ⅱ　A　早期出现精神症状[1]

　　B　持续性疼痛性感觉症状[2]

　　C　共济失调

　　D　肌阵挛或舞蹈症或张力障碍

　　E　痴呆

Ⅲ　A　脑电图无散发型CJD典型表现(或未行EEG检查)[3]

　　B　MRI显示双侧丘脑后结节的对称性高信号[4]

Ⅳ　扁桃体活检结果阳性[5]

肯定的vCJD:ⅠA和vCJD的神经病理学表现[6]

很可能的vCJD:Ⅰ和Ⅱ中的4项和ⅢA和ⅢB

　　　　　　　或Ⅰ和ⅣA

可能的vCJD:Ⅰ和Ⅱ中的4项和ⅢA

注释:

1　抑郁、焦虑、淡漠、退缩或妄想

2　包括疼痛和(或)触痛

3　广泛的周期性三相复合波,约每秒1次

4　相对于其他深部灰质核团和皮层灰质的信号强度

5　不建议常规进行扁桃体活检,另外有sCJD典型EEG表现的病例也不建议进行此项检查。对临床疑似vCJD的病例且头颅MRI未显示丘脑后结节高信号者,此项检查可能对诊断有帮助。

6　海绵状改变以及遍及大脑和小脑的广泛朊蛋白沉积并形成的花样斑块。

表 1-6-4　CJD 临床诊断标准[2,3]

散发型 CJD 诊断标准(Zerr et al,2009)

Ⅰ　临床症状

　　1. 痴呆

　　2. 小脑功能或视觉障碍

　　3. 锥体/锥体外系功能障碍

　　4. 无动性缄默症

Ⅱ　检查

　　1. 脑电图出现周期性尖波复合波(PSWCs)

　　2. 脑脊液检查 14-3-3 蛋白阳性(患者病程小于 2 年)

　　3. MRI 的 DWI 或 FLAIR 成像,尾状核和壳核或者至少两个皮质区(颞-顶-枕)出现异常高信号

pro sCJD

　　4 项临床症状中出现 2 项,3 项检查中至少 1 项阳性

pos sCJD

　　4 项临床症状中出现 2 项,且病程小于 2 年

医源性 CJD 诊断标准(WHO,1998)

　　1. 接受人类尸体来源的垂体激素后出现进行性小脑综合征;或

　　2. 符合散发型 CJD 诊断,并且有已知的暴露风险,如接受过硬脑膜移植

遗传性 CJD 诊断标准(WHO,1998)

　　1. 肯定的或很可能的 CJD+1 级亲属中有肯定的或很可能的 CJD;和(或)

　　2. 神经精神异常+疾病特异性朊蛋白基因突变

87

参 考 文 献

1. Centers for Disease Control and Prevention(CDC).World Health Organization consultation on public health issues related to bovine spongiform encephalopathy and the emergence of a new variant of Creutzfeldt-Jakob disease.MMWR Morb Mortal Wkly Rep,1996,45(14):295-296,303.

2. Zerr I,Kallenberg K,Summers DM,et al.Updated clinical diagnostic criteria for sporadic Creutzfeldt-Jakob disease.Brain,2009,132(10):2659-2668.

3. World Health Organization.Global Surveillance,diagnosis,and therapy of human transmissible spongiform encephalopathies:Report of a WHO consultation,Geneva:World Health Organization.1998.

4. Cali I,Castellani R,Yuan J,et al.Classification of sporadic Creutzfeldt-Jakob disease revisited.Brain,2006,129(9):2266-2277.

5. World Health Organization.The revision of the surveillance case definition for variant creutzfeldt-jakob disease(vCJD):Report of a WHO consultation.Edinburgh,2001.

6. Heath CA,Cooper SA,Murray K,et al.Validation of diagnostic criteria for variant Creutzfeldt-Jakob disease.Ann Neurol,2010,67(6):761-770.

7. Zeidler M, Sellar RJ, Collie DA, et al.The pulvinar sign on magnetic resonance imaging in variant Creutzfeldt-Jakob disease.Lancet, 2000, 355(9213): 1412-1418.

8. Young GS, Geschwind MD, Fischbein NJ, et al.Diffusion-weighted and fluid-attenuated inversion recovery imaging in Creutzfeldt-Jakob disease: high sensitivity and specificity for diagnosis.AJNR Am J Neuroradiol, 2005, 26(6): 1551-1562.

9. Sorbi S, Hort J, Erkinjuntti T, et al.EFNS-ENS Guidelines on the diagnosis and management of disorders associated with dementia.European Journal of Neurology, 2012, 19(9): 1159-1179.

四、遗传和中毒性痴呆

主要推荐:

1. Reilmann 等(2014)HD 诊断标准根据基因检测情况及运动症状的确定性水平进行分层诊断,但需关注不典型运动症状和缺少明确家族史的患者(Ⅰ类证据,A 级推荐)。

2. WD 临床诊断应依据进行性加重的特征性运动症状和铜代谢异常(Ⅰ类证据,A 级推荐)。

3. EFNS(2010)WE 临床诊断以突然发作的特征性症状组合和血硫胺缺乏为核心标准,结合 MRI 典型表现可提高诊断的特异性(Ⅰ类证据,A 级推荐)。

4. 急性或亚急性发生的痴呆或记忆损害,应考虑中毒、肿瘤、代谢等多种原因,详细询问暴露史、疾病史、辅助检查有助于明确诊断(A 级推荐)。

(一)亨廷顿病

亨廷顿病(Huntington's disease, HD)是一种常染色体显性遗传病,由位于 4 号染色体编码 Huntingtin 基因(HTT)的 CAG 重复扩增所致。临床特点是舞蹈症、认知症状(注意力、理解力、执行功能)和精神行为症状(抑郁、焦虑、淡漠、强迫等),平均发病年龄为 40 岁,20 岁之前以及 65 岁以后发病的极为少见[1],男女具有相同的遗传风险。研究显示,4.81%经基因检测诊断为 HD 的患者无明确家族史,有明确家族史的患者早期主诉行为症状或抑郁的比率更高[2]。

HD 发病通常以运动症状的出现为依据,随着预测基因检测的开展,对 HD 疾病的发生发展过程有了更多的了解。除不自主运动及舞蹈样动作,7.3%的病例会以不典型运动症状为首发,包括帕金森样症状、运动迟缓、共济失调和肌张力障碍[3]。20 岁之前发病的 HD 起病症状多为精神和认知症状(65%),常出现不典型运动症状,如果缺少家族史信息,很容易被误诊[4]。目前的 HD 诊断标准(表 1-6-5)建议根据基因检测情况及运动症状的确定性水平进行分层诊断[5],即"临床危险期 HD"、"临床前驱期 HD"和"临床明显的 HD",以更好地反映疾病的自然史,使预先显示的受试者能够进行旨在预防神经变性的临床试验,并促进早期的对症治疗,但需关注 20 岁之前发病的不典型运动症状或(和)缺少明确家族史的患者。

表 1-6-5　亨廷顿病诊断标准(Reilmann,2014)

遗传学确诊的		非遗传学确诊的
无症状期 HD	-无运动症状或体征(运动 DCL=0~1)	存在 HD 风险
	-无认知症状或体征	
	-影像、定量运动评估或其他生物标志可能无异常	
	-无症状性治疗指征	
	-安全必要时可予疾病修饰治疗	
前驱期 HD	-轻度运动体征(DCL=2)	临床前驱期 HD
	-和/或轻度认知症状	
	-与既往比有轻微功能受损,但功能检测可能正常	
	-症状治疗有时是必要的	
	-适合疾病修饰治疗	
临床期 HD	-运动或认知症状影响正常生活	临床明显的 HD
	-功能明显下降	
	-DCL=3~4(如果 DCL=2,需合并明显进展性认知症状)	
	-需要症状性治疗和疾病修饰治疗	

（二）威尔逊病

威尔逊病(Wilson's disease,WD)是一种常染色体隐形遗传性铜代谢缺陷病,病因是位于 13 号染色体的 *ATP7B* 基因突变,该基因编码铜跨膜转运的 P 型 ATP 酶。H1069Q 是白人中报道对多的突变位点(37%~63%),中国人 R778L 突变可能更普遍(34%~38%),基因变异存在较大的异质性[6,7]。WD 的诊断应根据病史、体格检查、血清铜、血浆铜蓝蛋白、尿铜等综合信息,最主要的依据仍然是肝铜的定量检测。遗传学异质性影响基因检测的预测准确性[8],磁共振检查 T2 或 FLAIR 像双侧纹状体、丘脑或中脑异常高信号具有提示作用,但缺乏特异性[9]。

基因突变最终导致铜在体内的蓄积,以及肝肾损害和神经系统症状。临床上表现为进行性加重的锥体外系症状、精神症状、肝肾功能损害等。一项回顾性研究显示中国 WD 诊断时肝损害占 69.9%,神经系统症状占 20.3%[10]。常见的神经症状包括帕金森综合征、构音障碍、肌张力障碍、共济失调、癫痫等。WD 常合并精神和认知症状,尽管并不作为 WD 的诊断依据。WD 具有广泛的认知损害,常随运动症状出现,涉及执行功能、记忆功能、视空间能力等,不伴有运动症状的 WD 缺乏明显的认知损害[11]。其中,情节记忆和词语记忆能力相对保留,而工作记忆损害比较突出[12]。

（三）韦尼克脑病

韦尼克脑病(Wernicke's encephalopathy,WE)是一种急性神经精神障碍,表现为眼震或眼肌麻痹、精神状态改变、姿势或步态不稳,尽管三者同时出现的比率并不高（16%）[13,35]。病因是维生素 B1（硫胺）缺乏，大部分人是因为长期酗酒所致，也有一些是因为胃肠疾病[14]。有些遗传变异会增加患此病的风险。WE 的发病年龄为 30~70 岁，平均 42.9 岁，男性稍多。常规临床检查中成人漏诊率 75%~80%，儿童漏诊率 58%[13]。

主要表现为突然发作的神经系统功能障碍，典型的 WE 出现眼外肌麻痹、精神异常及共济失调等三组特征性症状。病理研究显示，82% 的患者临床上会出现精神状态改变[15]，表现为意识模糊、精神迟滞、淡漠、环境感知下降，或者激越、幻觉、行为异常等精神病样发作，严重者出现昏迷、死亡。MRI 检查 T2 及 DWI 像典型表现有助于做出诊断，对称性高信号常位于内侧丘脑、第三脑室周围、导水管周围灰质[16]，但影像检查的敏感性较低（敏感性 53%，特异性 93%）[17]。

欧洲神经病学联盟（EFNS）指南（EFNS,2010）要求 WE 临床诊断[18]：①应考虑酗酒者和非酗酒者临床症状的不同表现（C 级推荐），所有可能导致血硫胺缺乏的情况都应怀疑为 WE（好的实践观点）。②酗酒者 WE 临床诊断要求具备下列 4 项特征中 2 项：a.饮食缺乏，b.眼征，c.小脑功能异常和 d.精神状态改变或轻度记忆损害（B 级推荐）。③给药前应立即检测血硫胺总量。④MRI 典型表现支持酗酒者和非酗酒者 WE 诊断（B 级推荐）。

（四）中毒性脑病

中毒性脑病是少见痴呆原因，有相关暴露史时应予以考虑。慢性金属中毒会出现痴呆或记忆损害，如汞、砷、铝等[19]。有时，一些药物性原因也应该考虑，如镇静剂、抗胆碱能药物。一氧化碳中毒是另一个中毒性痴呆原因，急性中毒后迟发性脑病或慢性一氧化碳中毒均会导致痴呆。队列研究显示，一氧化碳中毒史还会增加以后痴呆的发病风险（HR 2.75,95% CI:2.26~3.35）[20,21]。急性一氧化碳中毒更直接和严重的影响是死亡或迟发性脑病[22,23]。此外，亚急性或慢性暴露同样会产生认知损害、谵妄或痴呆，且不易被发现[22,24]。急性中毒经常规氧疗 6 周后仍有 46% 的患者遗留有认知症状。与急性暴露出现严重症状不同，慢性暴露常出现非特异性症状，如头晕、头痛、疲劳、情绪问题、记忆损害、定向障碍等[25]。MRI 检查 DWI 或 T2 像显示白质或皮层高信号对一氧化碳中毒有一定提示作用[26]。对于急性或亚急性发生的痴呆或记忆损害除中毒外，还应考虑肿瘤、代谢等多种原因，详细询问暴露史、疾病史、辅助检查有助于明确诊断。

参 考 文 献

1. Dayalu P, Albin RL. Huntington disease: pathogenesis and treatment. Neurol Clin 2015,33（1）: 101-114.

2. Kringlen G, Kinsley L, Aufox S, et al. The Impact of Family History on the Clinical Features of Huntington's Disease. J Huntingtons Dis, 2017, 6(4):327-335.

3. Squitieri F, Berardelli A, Nargi E, et al. Atypical movement disorders in the early stages of Huntington's disease: clinical and genetic analysis. Clin Genet, 2000, 58(1):50-56.

4. Ribaï P, Nguyen K, Hahn-Barma V, et al. Psychiatric and cognitive difficulties as indicators of juvenile huntington disease onset in 29 patients. Arch Neurol, 2007, 64(6):813-819.

5. Reilmann R, Leavitt BR, Ross CA. Diagnostic criteria for Huntington's disease based on natural history. Mov Disord, 2014, 29(11):1335-1341.

6. Wu ZY, Wang N, Lin MT, et al. Mutation analysis and the correlation between genotype and phenotype of Arg778Leu mutation in Chinese patients with Wilson disease. Arch Neurol, 2001, 58(6):971-976.

7. Gu YH, Kodama H, Du SL, et al. Mutation spectrum and polymorphisms in ATP7B identified on direct sequencing of all exons in Chinese Han and Hui ethnic patients with Wilson's disease. Clin Genet, 2003, 64(6):479-484.

8. Ala A, Walker AP, Ashkan K, et al. Wilson's disease. Lancet, 2007, 369(9559):397-408.

9. Singh P, Ahluwalia A, Saggar K, et al. Wilson's disease: MRI features. J Pediatr Neurosci, 2011, 6(1):27-28.

10. Lin LJ, Wang DX, Ding NN, et al. Comprehensive analysis on clinical features of Wilson's disease: an experience over 28 years with 133 cases. Neurol Res, 2014, 36(2):157-163.

11. Seniów J, Bak T, Gajda J, et al. Cognitive functioning in neurologically symptomatic and asymptomatic forms of Wilson's disease. Mov Disord, 2002, 17(5):1077-1083.

12. Wenisch E, De Tassigny A, Trocello JM, et al. Cognitive profile in Wilson's disease: a case series of 31 patients. Rev Neurol (Paris), 2013, 169(12):944-949.

13. Sechi G, Serra A. Wernicke's encephalopathy: new clinical settings and recent advances in diagnosis and management. Lancet Neurol, 2007, 6(5):442-455.

14. Manzo L, Locatelli C, Candura SM, et al. Nutrition and alcohol neurotoxicity. Neurotoxicology, 1994, 15(3):555-565.

15. Harper CG, Giles M, Finlay-Jones R. Clinical signs in the Wernicke-Korsakoff complex: a retrospective analysis of 131 cases diagnosed at necropsy. J Neurol Neurosurg Psychiatry, 1986, 49(4):341-345.

16. Zuccoli G, Santa Cruz D, Bertolini M, et al. MR imaging findings in 56 patients with Wernicke encephalopathy: nonalcoholics may differ from alcoholics. Am J Neuroradiol, 2009, 30(1):171-176.

17. Chung SP, Kim SW, Yoo IS, et al. Magnetic resonance imaging as a diagnostic adjunct to Wernicke encephalopathy in the ED. Am J Emerg Med, 2003, 21(6):497-502.

18. Galvin R, Bråthen G, Ivashynka A, et al. EFNS guidelines for diagnosis, therapy and prevention of Wernicke encephalopathy. Eur J Neurol, 2010, 17(12):1408-1418.

19. Genuis SJ, Kelln KL. Toxicant exposure and bioaccumulation: a common and potentially reversible cause of cognitive dysfunction and dementia. Behav Neurol, 2015, 2015:620-143.

20. Wong CS, Lin YC, Hong LY, et al. Increased Long-Term Risk of Dementia in Patients with Car-

bon Monoxide Poisoning：A Population-Based Study. Medicine （Baltimore）, 2016, 95（3）：e2549.

21. Lai CY, Huang YW, Tseng CH, et al. Patients With Carbon Monoxide Poisoning and Subsequent Dementia：A Population-Based Cohort Study. Medicine（Baltimore）, 2016, 95（1）：e2418.

22. Webb CJ, Vaitkevicius PV. Dementia with a seasonal onset secondary to carbon monoxide poisoning. J Am Geriatr Soc, 1997, 45（10）：1281-1282.

23. Li Q, Song JJ, Zhang HY, et al. Dexamethasone therapy for preventing delayed encephalopathy after carbon monoxide poisoning. Biotech Histochem, 2015, 90（8）：561-567.

24. 胡珏, 肖波, 欧阳征, 等. 视力受损为突出症状的慢性一氧化碳中毒及其 MRI 表现. 脑与神经疾病杂志, 2003, 11（6）：370-372, 376.

25. Weaver LK. Clinical practice. Carbon monoxide poisoning. N Engl J Med, 2009, 360（12）：1217-1225.

26. Teksam M, Casey SO, Michel E, et al. Diffusion-weighted MR imaging findings in carbon monoxide poisoning. Neuroradiology, 2002, 44（2）：109-113.

第七节 轻度认知损害

🤲 主要推荐:

1. 若患者或患者的密切接触者有关于记忆或认知功能受损的担忧, 临床医生应该进行 MCI 评估, 不要认为这些问题与正常老化有关(B 级推荐)。

2. 在进行医疗保险年度健康访视时, 临床医生对认知障碍的评估不能仅依赖主观记忆担忧的病史报告(B 级推荐)。

3. 对于适合筛选或评估 MCI 的患者, 临床医师应使用经过验证的本土化神经心理学测试工具进行评估(B 级推荐)。

4. MCI 综合征诊断及其临床分型必须基于认知测试的客观证据, 认知测试应包括至少 4 个认知领域和总体认知功能(A 级推荐)。

5. 对于已诊断为 MCI 患者, 临床医师应评估和干预可逆危险因素和行为/神经精神症状, 并随时监测 MCI 患者的认知状态, 目前没有生物标志物可以准确地预测 MCI 的进展(B 级推荐)。

6. 对于 MCI 患者, 在给出痴呆的诊断之前, 临床医师应评估是否存在与认知有关的功能障碍或日常生活能力下降(B 级推荐)。

7. IWG(2004)MCI 一般标准用于诊断 MCI 综合征, MCI 特定标准分别用于 MCI 的病因分型(B 级推荐), 参考特定的生物标志物可以提高诊断的准确性(B 级推荐)。

8. NIA-AA(2011)AD-MCI 核心临床标准有可接受的敏感性, 但特异性偏低, 推荐用于 AD-MCI 临床诊断, 结合生物标志物可增加诊断的准确性(B 级推荐)。

9. AHA/ASA(2011)VaMCI 标准和 VASCOG(2014)Mild VCD 标准各有其特点, 推荐用于 VaMCI 临床诊断和研究目的(B 级推荐)。

10. ADC(2016)VaMCI 标准采用了本土化临床评估量表参数,可减少因语言差异对诊断准确性的影响,推荐用于汉语背景下的 VaMCI 临床诊断和研究目的(B 级推荐)。

11. MDS(2012)PD-MCI 的 Ⅱ 级标准筛查 PD-MCI 具有较好的敏感性和特异性,推荐用于 PD-MCI 临床筛查和诊断(B 级推荐)。

轻度认知损害(mild cognitive impairment,MCI)概念最早提出于 1988 年,指介于正常衰老与痴呆之间的过渡阶段[1],被认为是痴呆的预测因子[2]。这一概念早期基于一项老化观察性研究标准,以记忆损害为关注点,又称为遗忘型 MCI(amnestic MCI,a-MCI)[3]。最近,这一概念进一步延伸成为一个独立的疾病单元,关注范围已从记忆损害扩展到其他认知领域[4]。现在,MCI 被定义为主观的和客观的记忆或认知损害但日常生活能力正常的临床综合征,是正常衰老与轻度痴呆之间的过渡阶段[4-6]。MCI 可以由多种病因所致,如阿尔茨海默病所致 MCI(AD-MCI)。

MCI 常见于老年人,患病率随年龄增长而增加。65 岁以上老年人中,MCI 患病率 15%~20%[7],其中 60~64 岁为 6.7%,65~69 岁为 8.4%,70~74 岁为 10.1%,80~84 岁为 25.2%[6]。采用扩展的 MCI 标准[4]检测发现,老年人中的 MCI 平均患病率为 18.9%,几乎是以前的 a-MCI 平均患病率(7%)的 3 倍;老年人中的 MCI 平均发病率为 47.9‰(95%CI:21.5~71.3),也比 a-MCI 平均发病率(15.2‰,95%CI:8.5~25.9)高 3 倍以上[8]。随访 2 年,65 岁以上 MCI 老年人中累计痴呆发病率为 14.9%[6]。随着时间的推移,平均 24.5 个月,MCI 向痴呆的转化率平均达 27.4%,其中 AD 为 15.6%[9]。平均 3 年 MCI 向痴呆的转化率高达 50%,而非 MCI 人群仅 21%[10]。

这些数据表明,MCI 是痴呆的预测因子,MCI 患者是痴呆的高危群体,对于痴呆尤其 AD 痴呆的预防具有重要的意义。据估计,如能早期识别 MCI 并采取有效的干预措施,可使 AD 痴呆发病延迟 5 年。由此可将 AD 痴呆患者数减少 57%,使预计的年医疗保险费用减少一半(美国数据)[11]。尽管 MCI 是一种进展为痴呆的高风险状态,但有些 MCI 患者保持稳定和有所改善,有些与认知损害的可逆原因有关,包括药物副作用、睡眠呼吸暂停、抑郁等。临床医师应评估 MCI 患者可治疗的危险因素并进行及时干预[6]。

一、轻度认知损害的一般标准

1999 年,美国梅奥医院研究小组提出了 MCI 第一个临床标准,实际上是一个 a-MCI 核心标准[3]。2003 年,一个 MCI 国际工作组修订了一个 MCI 综合征核心标准(表 1-7-1)[4]。与梅奥医院的 MCI 标准相比[3],这个 MCI 扩展标准不再仅仅集中在记忆损害,而是扩大到在其他认知领域,且允许复杂的工具性日常生

93

活能力非常轻微的损害,故被称为 MCI"一般标准或""总标准"[4,5]。这个 MCI 一般标准特别推荐:①既非正常也非痴呆;②有证据表明,随着时间的推移客观 测量证案的认知下降和(或)与客观认知损害关联的自我和(或)知情人报告的 主观认知下降;③日常生活活动能力保留,复杂的工具性功能保留的或轻微损 害。至此,MCI 这个异质性临床综合征作为一个新的疾病实体才正式走进临 床[12],成为临床医生诊断和干预的一个医学问题。

表 1-7-1　IWG 轻度认知损害诊断的一般标准[4]

1　既非正常也非痴呆(不符合痴呆综合征标准(DSM-Ⅳ、ICD-10))
2　认知衰退
　　-自我和(或)知情人报告和客观认知测试证案的损害
　　-客观认知测试显示随着时间的推移而逐渐下降
3　基本的日常生活活动保留/复杂的工具性功能轻微损害

　　随后,美国国家衰老研究所和阿尔茨海默病学会的一个工作组负责在 AD 范围内重新讨论 MCI 标准,提出了 AD 所致 MCI(AD-MCI)特定标准(NIA-AA,2011)[13]。美国心脏协会和美国卒中协会(AHA/ASA,2011)[14]、国际血 管性行为和认知障碍学会(VASCOG,2014)[15]以及我们学会(ADC,2016)[16] 也先后提出了血管性轻度认知损害(VaMCI)或轻度血管性认知障碍(mild VCD)特定标准,国际运动障碍学会(MDS,2012)[17]发表了帕金森病轻度认知 损害(PD-MCI)特定标准。这些特定的 MCI 标准与 2003 年 MCI 重要研讨会 提出的一般标准重叠[4],不仅被广泛用于 MCI 的病例定义,而且也使 MCI 的 分类诊断成为可能。

　　最近,美国精神病学学会在《精神障碍诊断和统计手册(第五版)》中发布了 新的诊断标准(DSM-5,2013),将具有 MCI 许多特征的病症即痴呆前的认知损害 阶段称为轻度神经认知障碍(NCD)[18]。轻度 NCD 具有不同于老化但又不代表 痴呆的认知障碍的微妙特征,是先于重度 NCD(类似于以前的痴呆诊断)的认知 障碍的初始阶段。轻度 NCD 标准与 MCI 一般标准非常相似(如表 1-7-1 所 示)[4],包括以下特征:①患者或知情人报告的临床担忧或临床医生观察的问 题;②一个或多个认知领域的损害,最好有该个体的客观证据;③保持功能的独 立性;④无痴呆。

　　DSM-5 标准与以前描述的 MCI 标准一致,虽然没有确定的神经心理学截断 分数被推荐,但意味着神经心理学测试对于诊断是非常有帮助的。DSM-5 临床 路径涉及综合征的表征,首先确定轻度 NCD 或重度 NCD 的诊断,然后确定其病 因学,包括阿尔茨海默病(AD)、额颞叶变性(FTLD)、血管性神经认知障碍

（NCD）、路易体痴呆（DLB）、帕金森病（PD）、亨廷顿病（HD）、朊病毒病/艾滋病（CJD/AIDS）、创伤性脑损害和药物滥用等[18]。每一种病因引发的 MCI 都有各自的诊断标准。这表明生物标志物可能被纳入决策过程，但目前大多数尚未被验证用于常规临床实践，并且仍然是主要研究的兴趣领域。也可以说，至今为止，没有生物标志物可以清楚地显示预测 MCI 患者的进展[6]。

二、轻度认知损害的特定标准

MCI 是一种以轻微的认知损害为特征的异质性临床综合征，存在不同的临床亚型和病因亚型。

根据 MCI 核心临床标准[3-5,13]定义的 MCI 患者（表 1-7-2）可以分为两个临床亚型：遗忘型 MCI（a-MCI）和非遗忘型 MCI（na-MCI）。前者，情景记忆的神经心理测试表现差；后者，记忆障碍以外的认知领域（如执行功能、语言或视觉空间能力）的神经心理测试表现差[12]。损害可能局限于单个认知领域（sdMCI）或多个认知领域（mdMCI）。因此，一名 MCI 患者又可以分为 4 种可能的临床亚型之一：①单领域 a-MCI（asdMCI）；②a-MCI-多领域（amdMCI）；③单领域 na-MCI（na-sdMCI）；④多领域 na-MCI（na-mdMCI）。采用该诊断标准对 4 个临床亚型的MCI 随访 6 年，MCI 逆转至正常的比例为 46.5%，4 个亚型中 amdMCI 进展为痴呆的比例最高（44.1%），asdMCI 逆转至正常的比例最高（42.2%）[19]。

MCI 临床表征可以整合来自遗传学的信息以及来自实验室检查和神经影像的信息（如果有的话），以指导临床医生制订关于认知损害综合征进展的假设。具体来说，通过临床亚型和假定的病因组合，可以预测 MCI 患者会发展的痴呆类型[5]。MCI 作为一个临床综合征，其诊断较为宽泛，缺乏特异性，且并非所有的 MCI 都会转化为痴呆，一部分 MCI 可保持稳定或逆转为认知正常[19]。对于可治性病因导致的 MCI，通过纠正其病因可得到认知的逆转[20]。因此，对 MCI进行病因学诊断是很有必要的。

尽管可用于区分 MCI 病因亚型的手段或标志物仍然远未精准，但已经根据其病因对认知损害进行了有希望的尝试。本指南对几种常见的 MCI 病因亚型特定标准进行介绍（表 1-7-2）。

（一）阿尔茨海默病所致轻度认知损害

最早的阿尔茨海默病所致轻度认知损害（MCI due to Alzheimer's disease，AD-MCI）诊断标准[3]由美国梅奥医院提出，并得到了广泛的认可和应用，也为AD 痴呆的二级预防研究提供了病例定义。但该标准集中在记忆问题，诊断较局限，适用于 a-MCI。采用该标准分类的 a-MCI 随访 6 年，AD 转化率为80%[21]。

表 1-7-2 轻度认知损害诊断的特定标准

项目	NIA-AA：AD-MCI(2011)	VASCOG：Mild VCD(2014)	MDS：PD-MCI(2012)
核心特征	1. 患者或知情者或医生报告的认知改变	1. 患者或知情者或医生证实认知功能较前有轻度下降	1. 患者或知情者报告或临床医师观察到，在 PD 基础上逐渐出现认知功能的衰退
	2. 一个或多个认知领域损害的客观证据，通常包括记忆(即正式或床边测试来建立多领域认知功能水平)	2. 基于有效认知神经功能测量(正式神经心理测试或相当的临床评估)的 1 个或多个认知领域损害的客观证据	2. 正式神经心理测验或综合认知功能量表检测有明确的认知功能障碍
	3. 保持功能的独立性	3. 认知损害不足以干扰生活的独立性(即工具性生活活动保留)，但需要更大努力或补偿措施来维持独立性	3. 尽管处理复杂功能任务可能稍有困难，但认知损害仍不足以显著影响功能独立性
	4. 没有痴呆	4. 没有痴呆*	4. 没有痴呆*
	5. 检查与 AD 病理生理过程一致的 MCI 病因	5. 存在脑血管病证据(大血管或动脉血栓栓塞性疾病；小血管病；出血；低灌注)	5. PD 相关的生物标志物
支持特征	6. 隐匿起病，逐渐进展	①认知损害发生与≥1 次脑血管事件有时间关系(因多次血管事件，常突然发病，阶梯样或波动样病程，认知损害在事件后持续 3 个月以上)；②在无卒中史或 TIA 史情况下，信息处理速度、复杂的注意和(或)额叶执行功能的显著下降，且具另外特征之一：a. 早期步态异常；b. 早期尿频、尿急等尿路症状；c. 人格和性格改变或其他皮质下损害表现	6. 发生在确定 PD 疾病基础上
排除	7. 除外认知损害的其他病因	6. 从病史、影像、临床和遗传学检查排除记忆和相关症状的其他病因	7. 除 PD 痴呆和其他可解释认知功能损害的原因外的其他病因

注释：*本文作者根据 IWG 的 MCI 一般标准(2004)补充，且不符合痴呆综合征标准(DSM-Ⅳ、ICD-10)[4]

　　第二个 AD-MCI 标准由美国国家衰老研究所和阿尔茨海默病学会工作组制定（NIA-AA,2011）[13]，包括核心标准和研究标准。AD-MCI 核心标准以病史和客观证据为诊断依据（表 1-7-2），与以往同类标准相比只有很小的变化[3]，不再仅仅集中在记忆损害，而是扩大到在其他认知领域的损伤；此外，MCI 与 AD 痴呆之间的差异在于是否保持日常生活活动的独立性。AD-MCI 研究标准用于确定先前根据 MCI 核心标准定义 MCI 病例的病因。工作组在提供采用建议的 AD 病理的生物标志物来预测 MCI 可能进展的指南同时，明确指出：AD 生物标志物对于 MCI 的病因定义仍缺乏足够的信息，故 MCI 临床诊断需要根据核心临床标准进行评估[4,5,13,18]。

　　然而，为了研究目的（例如临床试验），目前有两种主要的生物标志物有助于这一临床判断：神经元损伤和 Aβ 沉积（NIA-AA,2011）[13]。Aβ 沉积的指标为：①脑脊液 Aβ$_{42}$（CSF Aβ$_{42}$）浓度；②正电子发射断层扫描淀粉样蛋白（Aβ-PET）成像。神经元损伤的指标是：①脑脊液 tau/磷酸化 tau（CSF tau/p-tau）；②体积测量的海马体积缩小或视觉评定的内侧颞叶萎缩；③脑萎缩率；④氟脱氧葡萄糖 PET 成像（FDG-PET）；⑤SPECT 灌注成像。总之，获取 Aβ 沉积和神经元损伤的证据，可以增加通过 AD 病理识别 MCI 的可能性。

　　NIA-AA（2011）诊断指南未建议在 MCI 的典型临床评估中进行常规的神经影像学检查，但提出的研究标准中，神经影像学可能有助于确定 MCI 病因和预后。MRI 显示萎缩的海马体积测量值提示 MCI，并与痴呆进展的可能性相关。MRI 海马萎缩的年增长率以及皮层萎缩和脑室扩大的速度是 MCI 受试者进展为 AD 的良好预测因子[22,23]，但其准确度在 56% 到 82% 之间[24]。加上这些检测的标准化和验证缺乏，限制了它们在临床实践中的使用。FDG-PET 显示 MCI 受试者颞顶和后扣带回皮质明显受损，且迅速进展为痴呆，特别是 AD[25]。PIB-PET 显示在进展性 MCI 中 Aβ 沉积增加，特别是在外侧额叶皮质、后扣带皮层、内侧和外侧顶叶区域以及外侧颞叶[26,27]。Aβ 生物标志物异常早于神经元变性标志物，可能在首次症状发生之前 10~20 年，在将 MCI 预测模型中的不同生物标志物进行组合的比较性研究中，FDG-PET 和情景记忆测试是临床转变为 AD 的强有力的预测因子，而 CSF 生物标志物主要反映了与疾病严重程度无关的纵向认知下降速率[28,29]，单纯的 Aβ 病理阳性患者中的 AD 转化率仅 22%[10]。因此，该技术只是准确地确定淀粉样蛋白的存在，尚无足够的证据表明成像结果影响可疑 MCI 的诊断决定。因此，目前该技术仅被推荐在研究中使用。虽然 FDG-PET 和 PIB-PET 在预测 MCI 向 AD 痴呆转化方面具有理想的敏感性，但特异性低（<50%）[30-34]，也限制了其在 MCI 阶段的使用。加上 PET 检测成本高，我国绝大多数医院技术条件有限，故目前也不推荐在 MCI 临床诊断中常规检测。

　　遗憾的是，在最近一项来自美国梅奥医院的研究中发现，所有 MCI 患者中 14% 为生物标志物阴性，14% 仅有 Aβ 阳性，43% 为 Aβ 加神经元损伤，29% 仅有神经元损伤(疑似非 AD 病理生理学,MCI-SNAP)[12]。因此,痴呆的进展大部分是由 Aβ 加神经元损伤或单独的神经元损伤预测的。这种方法表明,生物标志物可能被纳入到决策过程中,但大多数目前尚未验证用于常规临床实践,仍然是主要研究领域。

以临床痴呆评定(CDR)为对照的验证研究显示,99.8%被诊断为极轻 AD 痴呆患者和 92.7%被诊断为轻度 AD 痴呆患者可以被 AD-MCI 标准(NIA-AA,2011)重新分类为 MCI。这说明该标准涵盖了 MCI 和较轻的 AD 痴呆,导致了 MCI 诊断与较轻的 AD 痴呆病例重叠[35]。最近的研究显示,该标准对 AD-MCI 的敏感性高达 97%,特异性仅 50%[36]。采用该标准诊断的 MCI 患者平均随访 5.7 年,AD 转化率为 71.8%[37]。部分研究表明,对于单个生物标志物的诊断作用,FDG-PET 的诊断效能相对最好[21],Aβ 沉积与进展为 AD 所用年限呈负相关[38]。该标准对于区分 AD-MCI 与稳定的 MCI 的作用十分明显[39],不仅可以被无法进行先进影像学检查以及脑脊液测量的普通医务工作者所使用,也可以用于研究或临床试验以及被专科研究者所使用,同时在社区中应用的效能也十分可靠[40]。

(二)血管性轻度认知损害

血管性认知损害(vascular cognitive impairment,VCI)[41]包括血管性重度认知损害或血管性痴呆(major VCI or VaD 和血管性轻度认知损害(vascular MCI,VaMCI)[42]。VaMCI 指由血管性原因引起的或与血管性原因有关的轻度认知损害综合征[15,43-45],与血管性认知损害非痴呆(VCIND)[43]、轻度血管性认知障碍(mild VCD)[42]和轻度血管性神经认知障碍(mild vascular NCD)[45]概念相似。

AHA/ASA(2011)VaMCI 诊断标准[37]推荐了 4 个证据级别:肯定的、很可能的、可能的和可疑的。VASCOG(2014)[38]发表了与 DSM-5 一致的轻度血管性认知障碍(mild VCD)诊断标准[18]。这两个标准的诊断核心特征基本相同,仅在表述方式及分界值上有一些差别[14,15]。VaMCI 的核心特征包括:①病史:主诉或知情者报告有认知下降;②认知:至少评估 4 个认知领域(执行/注意、记忆、语言、视空间功能)和至少存在一个认知领域损害的客观证据;③功能:工具性日常生活活动可能正常或轻微受损,不足以影响独立性;④脑血管病证据:临床卒中史或影像学证实的脑血管病灶;⑤认知损害与脑血管病之间的相关性,即脑血管病是认知损害的主要原因(表 1-7-3)。

两个标准的不同之处:在诊断阈值上,VASCOG 将 AHA/ASA 低于常模均值的 1 或 1.5 个 SD 扩大至 1~2 个 SD 或 3%~16%之间。其中,低于 1~1.5 个 SD 为 VaMCI,低于 2 个 SD 则考虑 VaD。在脑血管病证据上,VASCOG 定义了脑血管病的种类和严重程度,补充了无卒中或 TIA 病史情况下的认知损害模式和支持性特征。在排除标准上,VASCOG 细化了排除认知损害的其他原因。这些比

AHA/ASA 更具有操作性,不仅适用于临床实践,而且可用于药物临床试验等研究目的。目前尚无对两个标准诊断效能的研究报告,虽然 VASCOG 重新定义了 VaMCI 的认知损害和脑血管病种类和程度,但无法确认导致认知损害的是否为单纯的血管病因[15]。

然而,由于对国外诊断标准的理解不一,采用的神经心理学测试及其参数有别,加上不同于西方的语言文化环境,直接影响到我国 VaMCI 诊断率和准确性。为此,ADC 根据 VASCOG(2014)标准制订了一个本土化的 VaMCI 操作性诊断标准和神经心理学筛查方案(表 1-7-3)[16,46],有助于减少因语言差异对诊断准确性的影响,以供我国临床研究选择使用。

表 1-7-3　ADC 血管性轻度认知损害操作性诊断标准(Tian et al,2016)[16,46]

领域	筛查工具	英文版截断值	中文版截断值
执行	连线测试(TMT-B)	≤81.5、>136.0、>190.8/250 秒分别区分 NC、MCI、AD 的敏感性和特异性为 0.72 和 0.67[47]	≤123.5、>172.7、>228.4/250 秒分别区分 NC、MCI、AD 的敏感性和特异性为 0.87 和 0.90[48]
	画钟测验(CDT)-画制图形	≤3/4 分区别极轻 AD 与 NC 的敏感性和特异性为 0.67 和 0.97[49]	—
语言	波士顿命名测试(BNT)	12 项版≤11/12 分区分 AD 与 NC 的敏感性和特异性为 0.85 和 0.94[50]	≤22/30 分区分 NC 与 aMCI 的敏感性(0.61),特异性 0.81[51]
记忆	成人记忆和信息处理套表的故事延迟回忆(DSR)	DSR ≤ 9.0/36 分预测 24.5 个月后痴呆转化率(P=0.001)[52]	DSR≤15.5/56 分区分 MCI 和 NC 的敏感度和特异度分为 0.90 和 0.80(年龄调整值:50-64 岁 ≤15.5 分;65-74 岁 ≤12.5 分;≥75 岁≤10.0 分)[53]
	霍普金斯语言学习测试(HVLT)	HVLT≤19/36 分区分轻度痴呆与 NC 的敏感性和特异性为 0.96 和 0.80[54]	HVLT≤21.5/36 分区分 MCI 与 NC 的敏感性和特异性为 0.69 和 0.71(年龄调整值:50-64 岁≤23.5 分;65-80 岁≤18.5 分)[55]
视空间	连线测试(TMT-A)	≤35.7、>48.1、>67.1/150 秒分别区分 NC、MCI、AD[47]	≤47.9、>55.6、>84.2/150 秒分别区分 NC、MCI、AD 的敏感性和特异性为 0.69 和 0.88[48]
	画钟测验(CDT)-复制图形	≤3/4 分区分痴呆与 NC 的敏感性和特异性为 1.00 和 0.70[49]	—

领域	筛查工具	英文版截断值	中文版截断值
认知	简易精神状态检查（MMSE）	≥27/30 分区分 VaMCI 与 NC 的敏感性和特异性为 0.82 和 0.76[56]	27~29/30 分区分 MCI 与 NC 的曲线下面积（AUC）为 0.70[57,58]
功能	工具性生活活动量表（IADL）	≤9/32 分区分 MCI 与痴呆的敏感性和特异性为 0.92 和 0.93[59]	≤9/32 分区分 MCI 与痴呆的曲线下面积（AUC）为 0.935[60,61]

（三）帕金森病所致轻度认知损害

帕金森病所致轻度认知损害（MCI in Parkinson's disease，PD-MCI）是由临床、认知和功能标准定义的综合征,指 PD 患者出现的非年龄相关的认知功能下降,但日常生活能力基本正常。PD-MCI 早期常出现多个认知域受损[62],约 96.2%以注意力、执行功能和记忆受损为主[63],疾病程度、受教育年限及老龄可能是 PD-MCI 发生的危险因素[64]。MCI 在非痴呆 PD 患者中很常见,被认为是帕金森病痴呆（PDD）的危险因素之一,早期识别不但可以早期预测 PDD 的发生,还可以判断 PD 病情的发展速度及严重程度。

国际运动障碍学会（MDS）提出的 PD-MCI 诊断标准（MDS,2012）[65]将以往 PD-MCI 的几个判定标准进行了全面整合和统一,推出两个级别（Ⅰ级和Ⅱ级）的判定标准,便于临床广泛应用。Ⅰ级（简易评估）和Ⅱ级（复杂评估）标准的神经心理测试"异常"界定均为测试分数低于年龄和受教育程度匹配的正常值 1~2 个标准差（<常模 1~2SD）,可能因研究发现有限,未建议将生物标记物纳入 PD-MCI 的诊断标准。

研究发现,采用<常模 1.5SD 分界值的 MDS（2012）PD-MCI-Ⅱ级标准评定 PD-MCI 发病率为 60.5%,PD-MCI-Ⅰ级标准评定 PD-MCI 发病率为 23.3%。<常模 2.0SD 分界值的 MDS（2012）PD-MCI-Ⅱ级标准评定 PD-MCI 的最佳敏感性和特异性分别达到 85.4%和 78.6%。其他分界值则稍逊,无论特异性还是敏感性,如<常模 1SD 和 1.5SD 的特异性分别为 21.4%和 60.7%,<常模 2.5SD 的敏感性为 58.3%。<常模 2.0SD 的阳性预测值（PPV）和阴性预测值（NPV）也是最佳的,分别为 87.2%和 75.9%,均高于其他分界值。ROC 分析显示 2.0SD 分界值的 AUC 值为 0.9。因此,建议采用 MDS 推荐的以常模 2.0SD 分界值的 PD-MCIⅡ级标准筛查 PD-MCI[62]。其他几项研究建议采用 1.5SD 或 2SD,前者便于临床应用,后者敏感性和特异性更高,便于研究应用[66-68]。

最近,研究发现诊断 PD-MCI 后 2~5 年约 19%~62%转成 PDD,而没有 MCI 的 PD 患者仅有 0~20%的 PDD 转化率[69,70]。应用Ⅰ级标准诊断 PD-MCI 后 3

年,70% 认知稳定,19% 认知下降,11% 改善。应用Ⅱ级标准(1、1.5 和 2SD),25%认知稳定,41% 认知下降,19% 波动,15% 改善,18% 从 PD-MCI 恢复到正常认知。由此认为,PD-MCI 的操作性定义是重要的考虑因素,PD-MCI-Ⅰ级标准可能具有更大的临床实用性和便利性,但采用 2SD 截断值的更全面的Ⅱ级标准可以提供更大的诊断确定性和预后效用[71]。

　　随着全球人口老化的加速,大脑已经成为不同病理损害的共同宿主,影响了痴呆的外显,也会造成临床症状的重叠和异质性,这给明确诊断增加了难度。研究表明,30% 的 AD 患者同时存在脑血管病理改变[72]。AD 病理与 DLB 病理同样存在重叠,而且 AD 病理的存在会明显影响 DLB 的诊断精确性[73]。AD 从发病到最后诊断平均需超过 3 年时间,从就诊到正确诊断平均需超过 2 年时间,FTD 从发病到最后诊断平均需超过 4 年时间,从就诊到正确诊断平均需 2~3 年时间[74]。由此可见,痴呆病因的诊断对于临床医生来说仍然是个很大的挑战,临床标准修订中除了痴呆的症状特征外,如果能纳入新的、标准化的和经各种研究充分证实的生物标志物,则有可能增加诊断标准的敏感性和特异性,便于发现疾病早期或疾病前期的风险病例,并有利于修饰痴呆病理生理过程的药物研发和临床试验的开展。本指南在以后的更新中将会有更深入的体现。

101

参 考 文 献

1. Reisberg B,Ferris S,de Leon MJ,et al.Stage-specific behavioral,cognitive,and in vivo changes in community residing subjects with age-associated memory impairment and primary degenerative dementia of the Alzheimer type.Drug Dev Res,1988,15(2-3):101-114.

2. Flicker C,Ferris SH,Reisberg B.Mild cognitive impairment in the elderly:predictors of dementia. Neurology,1991,41(7):1006-1009.

3. Petersen RC,Smith GE,Waring SC,et al.Mild cognitive impairment:clinical characterization and outcome.Arch Neurol,1999,56(3):303-308.

4. Winblad B,Palmer K,Kivipelto M,et al.Mild cognitive impairment-beyond controversies towards a consensus:report of the International Working Group on Mild Cognitive Impairment.J Intern Med, 2004,256(3):240-246.

5. Petersen RC.Mild cognitive impairment as a diagnostic entity. J Intern Med,2004,256(3): 183-194.

6. Petersen RC,Lopez O,Armstrong MJ,et al.Practice guideline update summary:Mild cognitive impairment:Report of the Guideline Development,Dissemination,and Implementation Subcommittee of the American Academy of Neurology.Neurology,2018,90(3):126-135.

7. Roberts R,Knopman DS.Classification and epidemiology of MCI.Clin Geriatr Med,2013,29(4): 753-772.

8. Ward A,Arrighi HM,Michels S,et al.Mild cognitive impairment:disparity of incidence and prevalence estimates.Alzheimers Dement,2012,8(1):14-21.

9. Tian J, Bucks R S, Haworth J, et al. Neuropsychological prediction of conversion to dementia from questionable dementia: statistically significant but not yet clinically useful. J Neurol Neurosurg Psychiatry, 2003, 74(4): 433-438.

10. Vos SJB, Verhey F, Frölich L, et al. Prevalence and prognosis of Alzheimer's disease at the mild cognitive impairment stage. Brain, 2015, 138(5): 1327-1338.

11. Brookmeyer R, Johnson E, Ziegler-Graham K, et al. Forecasting the global burden of Alzheimer's disease. Alzheimers Dement, 2007, 3(3): 186-191.

12. Petersen RC, Caracciolo B, Brayne C, et al. Mild cognitive impairment: a concept in evolution. J Intern Med, 2014, 275(3): 214-228.

13. Albert MS, DeKosky ST, Dickson D, et al. The diagnosis of mild cognitive impairment due to Alzheimer's disease: recommendations from the National Institute on Aging-Alzheimer's Association workgroups on diagnostic guidelines for Alzheimer's disease. Alzheimers Dement, 2011, 7(3): 270-279.

14. Gorelick PB, Scuteri A, Black SE, et al. Vascular contributions to cognitive impairment and dementia, a statement for healhcare professionals from the american heart association/american stroke association. Stroke, 2011, 42(9): 2672-2713.

15. Sachdev P, Kalaria R, O'Brien J, et al. Diagnostic criteria for vascular cognitive disorders: a VASCOG statement. Alzheimer Dis Assoc Disord, 2014, 28(3): 206-218.

16. 田金洲, 解恒革, 秦斌, 等. 中国血管性轻度认知损害诊断指南. 中华内科杂志, 2016, 55(3): 249-256.

17. Litvan I, Goldman JG, Tröster AI, et al. Diagnostic criteria for mild cognitive impairment in Parkinson's disease: Movement Disorder Society Task Force guidelines. Mov Disord, 2012, 27(3): 349-356.

18. American Psychiatric Association. Diagnostic and Statistical Manual of Mental Disorders. Washington, D.C: American Psychiatric Association, 2013.

19. Aerts L, Heffernan M, Kochan N A, et al. Effects of MCI subtype and reversion on progression to dementia in a community sample. Neurology, 2017, 88(23): 2225-2232.

20. Clarfield AM. The decreasing prevalence of reversible dementias: An updated meta-analysis. Arch Intern Med, 2003, 163(18): 2219-2229.

21. Petersen RC, Morris JC. Clinical features. In: Petersen RC, ed. Mild Cognitive Impairment: Aging to Alzheimer's Disease. New York: Oxford University Press, 2003.

22. Jack CR, Shiung MM, Gunter JL, et al. Comparison of different MRI brain atrophy rate measures with clinical disease progression in AD. Neurology, 2004, 62(4): 591-600.

23. Leung KL, Bartlett JW, Barnes J, et al. Cerebral atrophy in mild cognitive impairment and Alzheimer disease. Rates and acceleration. Neurology, 2013, 80(7): 648-654.

24. Eskildsen SF, Coupé P, Garcia-Lorenzo D, et al. Prediction of Alzheimer's disease in subjects with mild cognitive impairment from the ADNI cohort using patterns of cortical thinning. NeuroImage, 2013, 65: 511-521.

25. Herholz K. Cerebral glucose metabolism in preclinical and prodromal Alzheimer's disease. Expert

102

Rev Neurother,2010,10(11):1667-1673.

26. Koivunen J,Pirtillä T,Kemppainen N,et al.PET amyloid ligand [11C]PIB uptake and cerebro-spinal fluid beta-amyloid in mild cognitive impairment.Dement Geriatr Cogn Disord,2008,26(4):378-383.

27. Forsberg A,Engler H,Almkvist O,et al.PET imaging of amyloid deposition in patients with mild cognitive impairment.Neurobiol Aging,2008,29(10):1456-1465.

28. Landau SM,Harvey D,Madison CM,et al.Comparing predictors of conversion and decline in mild cognitive impairment.Neurology,2010,75(3):230-238.

29. Choo IH,Ni R,Schöll M,et al.Combination of (18)F-FDG PET and cerebrospinal fluid biomark-ers as a better predictor of the progression to Alzheimer's disease in mild cognitive impairment patients.J Alzheimers Dis,2013,33(4):929-939.

30. Hatashita S,Yamasaki H.Diagnosed mild cognitive impairment due to Alzheimer's disease with PET biomarkers of beta amyloid and neuronal dysfunction.PLoS One,2013,8(6):e66877.

31. Villemagne VL,Ong K,Mulligan RS,et al.Amyloid imaging with (18)F-florbetaben in Alzheimer disease and other dementias.J Nucl Med,2011,52:1210-1217.

32. Johnson KA,Gregas M,Becker JA,et al.Imaging of amyloid burden and distribution in cerebral amyloid angiopathy.Ann Neurol,2007,62:229-234.

33. Winer JR,Maass A,Pressman P,et al.Associations Between Tau,β-Amyloid,and Cognition in Parkinson Disease.JAMA Neurol,2017,75(2):227-235.

34. Canevelli M,Adali N,Kelaiditi E,et al.Effects of Gingko biloba supplementation in Alzheimer's disease patients receiving cholinesterase inhibitors:data from the ICTUS study.Phytomedicine. 2014,21(6):888-892.

35. Morris JC.Revised Criteria for Mild Cognitive Impairment May Compromise the Diagnosis of Alzheimer Disease Dementia.Arch Neurol,2012,69(6):700-708.

36. PrestiaA,CaroliA,Wade SK,et al.Prediction of AD dementia by biomarkers following the NIA-AA and IWG diagnostic criteria in MCI patients from three European memory clinics.Alzheimers Dement,2015,11(10):1191.

37. Hatashita S,Wakebe D.Amyloid-β deposition and long-term progression in mild cognitive impair-ment due to Alzheimer's disease defined with Amyloid PET Imaging.J Alzheimer Dis,2017,57(3):1-9.

38. McKhann GM,Knopman DS,Chertkow H,et al.The diagnosis of dementia due to Alzheimer's dis-ease:recommendations from the National Institute on Aging-Alzheimer's Association workgroups on diagnostic guidelines for Alzheimer's disease.Alzheimers Dement,2011,7(3):263-269.

39. Olsson B,Lautner R,Andreasson U,et al.CSF and blood biomarkers for the diagnosis of Alzheimer's disease:a systematic review and meta-analysis.Lancet Neurology,2016,15(7):673-684.

40. Petersen RC,Aisen P,Boeve BF,et al.Mild cognitive impairment due to Alzheimer disease in the community.Annals of Neurology,2013,74(2):199-208.

41. Bowler JV.HachinskiV.Vascular cognitive impairment,a new approach to vascular dementia.Bail-

lieres Clin Neurol,1995,4(2):357-376.

42. O'Brien JT,Erkinjuntti T,Reisberg B,et al.Vascular cognitive impairment.Lancet Neurol,2003, 2(2):89-98.

43. Graham JE,RockwoodK,BeattieBL,et al.Prevalence and severity of cognitive impairment with and without dementia in an elderly population.Lancet,1997,349(9068):1793-1796.

44. Hachinski V,Iadecola C,Petersen RC,et al.National Institute of Neurological Disorders and Stroke-Canadian Stroke Network vascular cognitive impairment harmonization standards.Stroke, 2006,37(9):2220-2241.

45. Sachdev PS,Blacker D,Blazer DG,et al.Classifying neurocognitive disorders:the DSM-5 approach.Nat Rev Neural,2014,10(11):634-642.

46. 时晶,解恒革,秦斌,等.《中国血管性轻度认知损害诊断指南》中的几个关键问题.中华医学杂志,2016,96 (47):3779-3781.

47. Ashendorf L,Jefferson AL,O'Connor MK,et al.Trail Making Test errors in normal aging,mild cognitive impairment,and dementia.Arch Clin Neuropsychol,2008,23(2):129-137.

48. 陆骏超,郭起浩,洪震,等.连线测验(中文修订版)在早期识别阿尔茨海默病中的作用.中国临床心理学杂志,2006,2:118-120.

49. Lee H,Swanwick GR,Coen RF,et al.Use of the clock drawing task in the diagnosis of mild and very mild Alzheimers disease.Int Psychogeriatr,1996,8(3):469-476.

50. Serrano C,Allegri RF,Drake M,et al.A shortened form of the Spanish Boston naming test:a useful tool for the diagnosis of Alzheimer's disease.Rev Neurol,2001,33(7):624-627.

51. 郭起浩,洪震,史伟雄,等.Boston 命名测验在识别轻度认知损害和阿尔茨海默病中的作用.中国心理卫生杂志,2006,20(2):81-84.

52. Tian J,Bucks R S,Haworth J,et al.Neuropsychological prediction of conversion to dementia from questionable dementia:statistically significant but not yet clinically useful.J Neurol Neurosurg Psychiatry,2003,74(4):433-438.

53. Shi J,Wei M,Tian J,et al.The Chinese version of story recall:a useful screening tool for mild cognitive impairment and Alzheimer's disease in the elderly.BMC Psychiatry,2014,14:71-81.

54. Frank RM,Byrne GJ.The clinical utility of the hopkins verbal learning test as a screening test for mild dementia.Int J Geriat Psychiatry,2000,15(4):317-324.

55. Shi J,Tian J,Wei M,et al.The utility of the Hopkins Verbal Learning Test(Chinese version) for screening dementia and mild cognitive impairment in a Chinese population.BMC Neurology, 2012,7(12):136-141.

56. Wiechmann AR,Hall JR.The Four-point Scoring System for the Clock Drawing Test does not Differentiate between Alzheimer's Disease and Vascular Dementia.Psycholog Reports, 2010, 106 (3):941-948.

57. Cumming TB,Churilov L,Linden T,et al.Montreal Cognitive Assessment and Mini-Mental State Examination are both valid cognitive tools in stroke.Acta Neurol Scand,2013,128(2):122-129.

58. Yu J,Li J,Huang X. The Beijing version of the Montreal Cognitive Assessment as a brief screening tool for mild cognitive impairment:a community-based study.BMC Psychiatry,2012,

12:156-163.

59. 田金洲,解恒革,秦斌,等.中国简短认知测试在痴呆诊断中的应用指南.中华医学杂志, 2016,96(37):2929-2943.

60. Pedrosa H, De Sa A, Guerreiro M, et al.Functional evaluation distinguishes MCI patients from healthy elderly people--the ADCS/MCI/ADL scale.J Nutr Health Aging,2010,14(8):703-709.

61. Ni JL,Shi J,Wei MQ,et al.Screening mild cognitive impairment by delayed story recall and instrumental activities of daily living.Int J Geriatr Psychiatry,2015,30(8):888-889.

62. Goldman JG,Holden S,Bernard B,et al.Defining optimal cutoff scores for cognitive impairment using Movement Disorders Society criteria for mild cognitive impairment in Parkinson's disease. Mov Disord,2013,28(14):1972-1979.

63. Pedersen KF, Larsen JP, Tysnes O, et al. Prognosis of mild cognitive impairment in early Parkinson's disease.JAMA Neurol,2013,70(5):580-586.

64. Geurtsen, GJ.Parkinson's disease mild cognitive impairment:application and validation of the criteria.J.Parkinsons Dis,2014,4(2):131-137.

65. Litvan I, Goldman JG, Tröster AI, et al. Diagnostic criteria for mild cognitive impairment in Parkinson's disease:Movement Disorder Society Task Force guidelines. Mov Disord, 2012, 27 (3):349-356.

66. Galtier I,Nieto A,Lorenzo JN,et al.Mild cognitive impairment in Parkinson's disease:Diagnosis and progression to dementia.J Clin Experi Nruropsycho,2016,38(1):40-50.

67. Goldman JG,Holden S,Ouyang B,et al.Diagnosing PD-MCI by MDS Task Force criteria:how many and which neuropsychological tests? Mov Disord,2015,30(3):402-406.

68. Wood KL,Daniel J,Myall DJ,et al.Different PD-MCI criteria and risk of dementia in Parkinson's disease:4-year longitudinal study.NPJ Parkinsons Dis,2016,2:15027.

69. Pedersen KF, Larsen JP, Tysnes O, et al. Prognosis of mild cognitive impairment in early Parkinson's disease.JAMA Neurol,2013,70(5):580-586.

70. Broeders M,de Bie RMA,Velselboar DC,et al.Evolution of mild cognitive impairment in Parkinson disease.Neurology,2013,81(4):346-352 .

71. Lawson RA,Yarnall AJ,Duncan GW,et al.Stability of mild cognitive impairment in newly diagnosed Parkinson's disease.J Neurol Neurosurg Psychiatry,2017,88(8):648-652.

72. Kalaria RN,Ballard C.Overlap between pathology of Alzheimer disease and vascular dementia. Alzheimer Dis Assoc Disord,1999,13(Suppl 3):S115-S123.

73. Merdes AR,Hansen LA,Jeste DV,et al.Influence of Alzheimer pathology on clinical diagnostic accuracy in dementia with Lewy bodies.Neurology,2003,60(10):1586-1590.

74. Rosness TA, Haugen PK, Passant U, et al. Frontotemporal dementia:a clinically complex diagnosis.Int J Geriatr Psychiatry,2008,23(8):837-842.

第二章 辅助检查 >>>>

第一节 一般检查

🤲 **主要推荐:**

痴呆患者的临床病史必须经知情者补充(A级推荐),诊断痴呆必须进行神经功能检查和一般体格检查(A级推荐)。

目前使用的痴呆诊断标准是以临床表现为基础的,依赖于全面的病史收集和体格检查、精神状态、认知和心理学检查,并除外其他可能的原因。当怀疑痴呆及相关疾病时,临床病史和体格检查可以提供诊断思路或进一步检查的线索。

一、病史收集

来自患者或知情者的病史应着重于影响的认知领域、疾病过程、对日常生活能力的影响及相关非认知症状。既往病史、合并疾病、家族史和教育史都非常重要,这些结果可能会影响临床医生对检查结果解释。

面对认知主诉或家属主诉的认知、精神行为症状,如记忆力下降,临床医生首先需要确认两个问题:①是否是客观记忆力下降或者只是主观感觉;②是正常衰老还是疾病所致? 有时候病史可以提供有关这方面的有用信息。比如,以记忆力下降为主诉的就诊者需要进一步了解记忆下降的主要表现,症状持续的时间,是突然出现的还是隐匿起病,对日常生活造成的困扰,近半年或一年内是否存在明显的加重等。如果主诉体现于明显的日常事件而不只是出于担忧,并且病情呈现出进行性加重,则提示存在潜在的病因。

研究者设计了一些简易量表以帮助初级诊疗机构或是在诊室进行认知筛

查,帮助回答初诊时临床医生面临的上述两个主要问题,尽管筛查量表评估的认知领域并不十分全面。中国老年保健协会老年痴呆及相关疾病专业委员会(ADC)发表了一个《中国记忆体检专家共识》,推荐了几个适用于初诊的简易量表,如用于知情者的问卷如痴呆早期筛查(AD8)、老年认知功能减退知情者问卷(IQCODE);用于患者的评估测试如简易认知评估(mini-cog)、听觉词语学习测验(HVLT)或延迟故事回忆(DSR)等[1-4]。尽管不同痴呆类型可能表现为不同症状,但阿尔茨海默病(AD)仍然是主要痴呆类型(占所有痴呆原因60%~80%),并且多数引起痴呆的疾病会涉及记忆功能,因此评估内容通常包括记忆力。这些初诊评估内容简单有效,即使不进行正式的问答记分,将其作为问诊内容对于判断病情也非常有帮助。

阿尔茨海默病问卷调查(Alzheimer's Questionnaire,AQ)提供了有助于初筛轻度认知损害(mild cognitive impairment,MCI)的4个病史问题,研究显示其区别正常认知与遗忘型MCI(amnestic MCI,aMCI)的敏感性和特异性分别为80%和82%[5]。这4个问题是:

①是否经常重复同一问题,说同样的话,或是讲述同样的事?

②是否多次分不清年、月、日、钟点,需要多次参考报纸或日历识别日期?

③是否有方位感的下降?

④不考虑身体因素,是否能付款或处理财务,是否存在因担忧而家属帮助处理财务的情况?

除了与主诉相关的病史外,患者的既往病史有助于筛查可能的认知或行为症状的原因。应重点询问可能引起认知或精神症状的系统性疾病,如甲状腺功能异常、营养状态、肿瘤、感染、中毒等。精神类药物使用史也是病史询问的重点,包括镇静安眠药、抗癫痫药、抗抑郁药、抗精神病药等[6]。个人史包括是否酗酒、物质滥用、头部外伤史等。与认知或行为症状最相关的神经系统疾病史,包括失眠、脑血管病、帕金森病、癫痫等[7]。类似家族病史有助于识别有家族史的痴呆类型[8]。病史收集还应包括痴呆风险因素,如高血压、高胆固醇血症、高同型半胱氨酸血症、糖尿病等。

早期轻度的认知功能损害通常是照料者(或家人)首先发现,家属或知情者对于病史的确认虽然不是必需的,但知情者反映的信息有助于判断病情的程度、明确最突出的症状表现。有些患者对于病情缺乏自知,这种情况下,知情者可能成为主要的病情描述者。

二、体格检查

体格检查包括一般体格检查和神经系统检查。进行一般体格检查,以便发现对认知功能有影响的系统性疾病。比如,营养状态评估有助于发现营养不良;

肺部查体有助于识别老年人常见的肺部感染;心率、甲状腺检查有助于识别甲状腺功能异常;肝硬化有助于识别酒精性肝病或肝性脑病等。一般查体也可能发现近期头部外伤或合并肿瘤的情况。

　　神经系统检查对于鉴别原发性、继发性痴呆或合并症非常重要。早期 AD 除精神状态检查,其他检查往往是正常的。合并其他痴呆叠加症状可以提示特定病因,不一样的症状可能暗示其他痴呆原因。例如,肌肉僵直、运动迟缓、不伴有震颤可能提示路易体痴呆(DLB)[9];偏侧肌力下降、不对称性反射、视野缺损、锥体束征或其他定位体征可能提示血管性痴呆(VaD)[10];肌阵挛提示克-雅病(CJD)的可能性[11];走路不稳、步态蹒跚可能提示正常压力脑积水(NPH)[12];共济失调可能提示多系统萎缩(MSA)[13];肢体失用可能提示皮质基底节变性(CBD)[14];周围神经病可能提示中毒或代谢性原因。体格检查时要特别重视评估听力和视力,因为这些损伤会影响精神状态和神经系统检查结果。

参 考 文 献

1. 解恒革,田金洲,王鲁宁.中国记忆体检专家共识.中华内科杂志,2014,53(12):1002-1006.

2. Shi J,Tian J,Wei M,et al.The utility of the Hopkins Verbal Learning Test(Chinese version)for screening dementia and mild cognitive impairment in a Chinese population.BMC Neurology,2012,7(12):136.

3. Shi J,Wei M,Tian J,et al.The Chinese version of story recall:a useful screening tool for mild cognitive impairment and Alzheimer's disease in the elderly.BMC Psychiatry,2014,14:71.

4. Lin JS,O'Connor E,Rossom RC.Screening for cognitive impairment in older adults:A systematic review for the U.S.Preventive Services Task Force.Ann Intern Med,2013,159(9):601-612.

5. Malek-Ahmadi M,Davis K,Belden C.Screening for cognitive impairment in older adults:A systematic review for the U.S.Preventive Services Task Force Validation and accuracy of the Alzheimer's questionnaire.Age Ageing,2012,41(3):396-399.

6. Chen PL,Lee WJ,Sun WZ,et al.Risk of dementia in patients with insomnia and longterm use of hypnotics:a population-based retrospective cohort study.PLoS One,2012,7(11):e49113.

7. Leng Y,Cappuccio FP,Wainwright NW,et al.Sleep duration and risk of fatal and nonfatal stroke:A prospective study and meta-analysis.Neurology,2015,84(11):1072-1079.

8. Galvin JE,Sadowsky CH.Practical guidelines for the recognition and diagnosis of dementia.J Am Board Fam Med,2012,25(3):367-382.

9. McKeith IG,Boeve BF,Dickson DW,et al.Diagnosis and management of dementia with Lewy bodies:Fourth consensus report of the DLB Consortium.Neurology,2017,89(1):88-100.

10. 田金洲主编.血管性痴呆.北京:人民卫生出版社,2003:344-345.

11. Binelli S,Agazzi P,Canafoglia L,et al.Myoclonus in Creutzfeldt-Jakob disease:polygraphic and video-electroencephalography assessment of 109 patients.Mov Disord,2010,25(16):2818-2827.

12. Baheerathan A,Chauhan D,Koizia L,et al.Idiopathic normal pressure hydrocephalus.BMJ,2016,

354：i3974.

13. Fanciulli A，Strano S，Ndayisaba JP，et al.Detecting nocturnal hypertension in Parkinson's disease and multiple system atrophy：proposal of a decision-support algorithm.J Neurol，2014，261（7）：1291-1299.

14. Jacobs DH，Adair JC，Macauley B，et al.Apraxia in corticobasal degeneration.Brain Cogn，1999，40（2）：336-354.

第二节　临床评估

痴呆的诊断依据除了病史和临床表现以外,还必须依赖于各种客观的辅助检查。这些辅助检查包括诊室测试、影像学扫描和实验室检查等,其中,诊室测试主要评估患者的认知功能、精神行为和日常生活状况,影像学检查包括结构影像学和功能影像学,实验室检测涉及特异性生物标志物检测和非特异性生物化学检查,这些检查对 AD 及其他原因痴呆的筛查、诊断、鉴别及严重程度判断都具有重要意义。

因此,所有认知主诉患者都应接受规范的认知功能、精神行为和日常生活状况评估,在确认存在痴呆和认知损害之后,做进一步神经影像学和实验室检查,为 AD 及其他原因的痴呆诊断和鉴别提供依据(图 2-2-1)。综合认知、精神行为和日常生活状况以及影像学等相关信息,还有助于判断病情程度、预测疾病转归和发展结局。

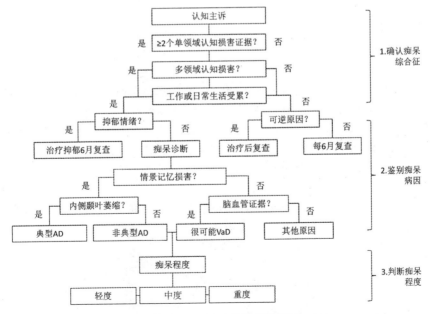

图 2-2-1　AD 痴呆诊断流程图

一、认知功能评估

认知测试至今仍然是痴呆诊断的首选方法,而简短的认知测试是患者体格检查的一部分而非诊断痴呆或发现病例。然而,简短认知测试在痴呆诊断中的作用常常被误解、有些简短认知测试的诊断阈值尚无共识、其诊断性能存在的语言文化差异常常被忽视,导致痴呆诊断率低和误诊率较高。我国痴呆诊断率只有 26.9%,老年人中 73.8% 的痴呆患者被漏诊,93% 的痴呆患者未被发现[1,2]。因此,建立简短认知测试的临床应用指南以提高痴呆的诊断率和准确性,是亟待解决的重大科学问题。

然而,至今为止,国内外尚无此类专门指南。为此,Alzheimer's Disease International(ADI)的正式成员 Alzheimer's Disease Chinese(ADC)即中国老年保健协会老年痴呆及相关疾病专业委员会指南工作组(简称 ADC 指南工作组),在先前出版的《中国痴呆诊疗指南》基础上[3],补充制定了一个简短认知测试的分类使用指南,旨在理清简短认知测试在痴呆诊断中的作用,提高痴呆的诊断率和准确性。

根据 ADC 指南工作组《中国简短认知测试在痴呆诊断中的应用指南》对认知评估测试的分类,临床工作中常用的简短认知测试包括多领域测试和单领域测试,多领域测试主要评估整体认知功能;单领域认知评估应着重于以下 4 个核心认知领域:记忆、视空间、执行和语言[4]。它们各自的主要证据描述及推荐意见如下。

(一)多领域测试

👐 **主要推荐:**

1. 痴呆诊断和分类最好基于临床评估或神经心理学测试,其中认知评估应该包括总体认知和至少 4 个认知领域(如记忆、语言、执行/注意、视空间功能)(专家共识)。

2. 总体认知测试多采用简短认知测试,如 MMSE、MoCA、ACE 和 TYM 等,耗时较短,易于操作,可用于认知损害和痴呆的筛查、诊断、鉴别等(专家共识)。

3. MMSE 是最常用的简短认知测试,也是最常用的认知损害筛查、认知水平分级和临床试验次要结局(Ⅰ类证据,A 级推荐)。

4. MMSE 检测痴呆的最佳阈值为 ≤24 分,在受过高等教育的老年人中需调高到 ≤26 分(Ⅰ类证据,A 级推荐)。推荐 MMSE 的教育调整值用于痴呆筛查,即大学 ≤26 分、中学 ≤24 分、小学 ≤23 分、文盲 ≤22 分(Ⅰ类证据,A 级推荐)。

5. 建议 MMSE 原始得分用于痴呆程度的粗略判定,即 21~26 分为轻度痴呆、11~20 分为中度痴呆、0~10 分为重度痴呆,15~26 分为轻中度痴呆,<15 分为中重度痴呆(Ⅰ类证据,A 级推荐)。

6. MMSE 检测 MCI 的最佳阈值为 27~29 分,也需考虑教育和年龄的影响(Ⅰ类证据,A

级推荐）。

7. MoCA 主要用于 MCI 筛查（Ⅰ类证据，A级推荐），用于认知损害分级和结局预测上尚缺乏证据支持（D级推荐）。

8. MoCA 检测认知损害的最佳阈值和教育调整分数共识尚未建立（Ⅰ类证据，A级推荐），常用的认知损害分界值为 18~25 分，类似于 MMSE 24~29 分（Ⅰ类证据，B级推荐），可参照 MMSE 最佳阈值进行分数转化，以 MoCA≤18~21 分类似于 MMSE≤24~26 分水平，提示痴呆（Ⅰ类证据，B级推荐）；以 MoCA 在 22~25 分类似于 MMSE27~29 分水平，提示 MCI（Ⅰ类证据，B级推荐）。

9. MMSE 和 MoCA 两种简短认知测试在结构上类似，不宜同时使用，以免相互提示，影响成绩，但可根据各自优势，分类使用（专家共识）。

10. MMSE 对 mdMCI 和较重的认知损害有可接受的敏感度和特异度（Ⅰ类证据，A级推荐），但对单领域损害相对不敏感（Ⅱ类证据，A级推荐），在 NC 与痴呆、MCI 与痴呆分类上有中等的准确性（Ⅰ类证据，B级推荐），推荐用于 mdMCI 和痴呆的诊断（Ⅰ类证据，A级推荐）。

11. MoCA 对 aMCI 和较轻的认知损害较敏感，但特异度低（Ⅰ类证据，A级推荐），对 naMCI 和 mdMCI 相对不敏感（Ⅱ类证据，A级推荐），在 MCI 与 NC 分类上有中等的准确性（Ⅰ类证据，B级推荐），推荐用于 aMCI 和单领域损害的筛查（Ⅰ类证据，A级推荐）。

12. ACE/ACE-R 检测认知损害的最佳阈值尚无共识，从 83 分、88 分到 93 分不等（Ⅰ类证据，A级推荐），检测 MCI 的敏感度类似于 MoCA，检测痴呆的敏感度类似于 MMSE，但特异度偏低（Ⅰ类证据，A级推荐），检测 aMCI 优于非遗忘型单领域损害（Ⅱ类证据，A级推荐），更适用于 aMCI 和单领域损害以及轻度痴呆的筛查（Ⅱ类证据，A级推荐），对 FTD 和 PDD 较 MMSE 更为敏感（Ⅱ类证据，B级推荐），但诊断性能受教育水平和患者躯体功能障碍的影响（Ⅱ类证据，A级推荐）。

13. TYM 分界值≤30/50 分检测痴呆的效度与 MMSE 和 ACE-R 相当（Ⅱ类证据，B级推荐），但诊断 MCI 的性能较差，更适用于痴呆的筛查而非 MCI（Ⅱ类证据，C级推荐），其影响因素尚不明确（Ⅱ类证据，C级推荐）。

14. 常用于临床研究中认知终点评估的其他认知评估量表，如 ADAS-cog 与 MMSE 成绩具有负相关关系，主要用于轻中度痴呆临床试验的认知终点评估（Ⅰ类证据，A级推荐），V-ADAS-cog 多用于轻中度 VaD 临床试验的认知终点评估（Ⅰ类证据，A级推荐），SIB 可用于中重度痴呆临床试验的认知终点评估（Ⅰ类证据，A级推荐）。

---

1. 简易精神状态检查（MMSE）　简易精神状态检查（mini-mental state examination，MMSE）是迄今为止应用最为广泛的简短的综合认知测试[5-9]，也是临床试验中最常用的认知筛查、程度分级和终点结局的评估工具[10-14]，几乎所有单领域测试的诊断性能或效度研究都以此为参照标准[15]。

一项荟萃分析[7]纳入自 1989 年至 2014 年 9 月关于 MMSE 的研究 102 项，来自美、英、加等 30 个国家的 36080 例受试者中有痴呆患者 10263 例。MMSE 最常用的痴呆诊断界值（截断分数）为 23 分和 24 分（44.4%），其次是 25~26 分（20%）。合并数据显示，MMSE 对痴呆具有较好的诊断性能，敏感度为 0.81

（95% CI：0.78～0.84），特异度为 0.89（95% CI：0.87～0.91），受试者工作特征曲线（ROC）显示诊断优势比为 35.4，曲线下面积（AUC）为 92%（95% CI：90%～94%）（Ⅰ类证据）。不过，由于所纳入的研究异质性较大，它们的诊断效度存在较大差异，MMSE 的敏感度波动在 0.25～1.00 之间，特异度在 0.54～1.00 之间。但该研究没有对不同的诊断界值、诊断标准以及教育水平进行亚组分析，可能会对结果有一定影响。

MMSE 的诊断性能受教育水平的影响。使用传统界值（≤23 分）分辨痴呆（n=307，AD 占 66%）、轻度认知损害（MCI）（n=176）及正常认知（NC）（n=658）的敏感度和特异度分别为 69% 和 99%。根据教育水平调整分数后（大学 ≤26 分、中学以下 ≤23 分、文盲 ≤22 分），敏感度显著提高（82%），而特异度未变（99%），阳性预测值（PPV）为 91%，阴性预测值（NPV）为 96%[6]（Ⅰ类证据）。在受过高等教育（≥16 年）的老年人中，使用<27 分诊断界值，分辨 AD、MCI 与 NC 的敏感度和特异性获得最佳平衡，分别为 89% 和 91%，平均正确分类率达 90%[16]（Ⅰ类证据），尤其在 NC 与痴呆、MCI 与痴呆分类上有可接受的准确性[17]（Ⅰ类证据）。我国采用自定义的教育水平调整分数（初中以上 ≤26 分、小学 ≤22 分、文盲 ≤19 分）用于乡村/城市痴呆筛查，敏感性和特异性分别为 97%、91% 和 93%、87.5%[13]（Ⅰ类证据）。因此，美国国家阿尔茨海默病协调中心（NACC）研究小组认为将认知损害（MCI 和 AD）界值调到 27 分（敏感度 69%，特异度 91%）或 28 分（敏感度 78%，特异度 78%）可能更合适[16]。

MMSE 的诊断性能也受语言和年龄的影响。采用一个界值 27 分筛查 MCI 和 AD，英文版的敏感度（80%）低于西班牙语版（92%），而英文版的特异性（95%）高于西班牙语版（78%）[18]（Ⅰ类证据）。国际运动障碍学会（MDS）推荐帕金森病痴呆（PDD）诊断以 MMSE 作为认知损害检测工具，认为界值<26 分可能更适用于 80 岁以下且至少 10 年正规教育的人群[19]（Ⅰ类证据）。

可见，MMSE 是最常用的简短认知测试。临床上，MMSE 得分 ≤24 分，提示痴呆。通常根据教育水平调整诊断界值，如大学 ≤26 分、中学 ≤24 分、小学 ≤23 分、文盲 ≤22 分[6,7,16]。同时，可根据 MMSE 得分进行痴呆分级[17]，以 21～26 分为轻度痴呆，11～20 分为中度痴呆[8-15]，0～10 分为重度痴呆[10-11,14]。15～26 分为轻中度痴呆[9,10,12,14]，<15～10 分为中重度痴呆[11,14]。AD 痴呆分界值与其他原因痴呆如 VaD、PDD 基本相同[9-13,18,19]。MMSE 的诊断性能受教育水平的影响，同时也与语言和年龄有关[6,13,16,18]。

2. **蒙特利尔认知评估（MoCA）**　蒙特利尔认知评估（Montreal cognitive assessment，MoCA）是为筛查 MCI 而开发的一个简短认知测试。采用 ≤25 分检测 MCI，MoCA 的敏感度和特异度分别为 90% 和 87%，MMSE 的敏感度和特异度分别为 78% 和 100%[20]（Ⅰ类证据）。相关研究显示，MoCA ≤25 分区分 MCI 与 NC

的效度分别为 84% 和 79%，分类准确性为 80%，与 MMSE≤26 分（分别为 71% 和 85%）具有可比性[21]（Ⅱ类证据），故认为 MoCA 是 MCI 和血管性 MCI（VaMCI）筛查测试的最佳替代[8-9]，但未见其用于临床试验中认知筛查、程度分级和结局评估的报道[10-14]。

然而，大量的研究发现 MoCA 筛查认知损害的敏感度高，但特异度较低。MoCA≤25 分筛查血管性认知损害（VCI）（含痴呆和 MCI）的敏感度和特异度分别为 89% 和 69%[22]（Ⅱ类证据）、88% 和 64%[23]（Ⅰ类证据）或 91% 和 76%[24]（Ⅱ类证据）。4 项研究的合并数据显示[9]，MoCA≤25 分从 326 例卒中患者中筛查 VCI 的阳性率为 40%，敏感度为 0.95（95% CI:0.89~0.98）而特异度仅为 0.45（95%CI:0.34~0.57）（Ⅰ类证据）。另外 6 项研究的合并数据显示[8]，MoCA≤25 分从 726 例卒中患者筛查 VCI 的阳性率为 39%，敏感度为 0.84（95% CI:0.76~0.89），特异度为 0.78（95% CI:0.69~0.84）（Ⅰ类证据）。与 VCI 相似，MoCA 的最佳分界值<24 分检测遗忘型 MCI（aMCI）和多领域 MCI（mdMCI）的敏感度分别为 100% 和 83.3%，但特异度只有 50.0% 和 52.0%；采用推荐分界值<26 分检测 aMCI 和 mdMCI 的敏感度分别为 100% 和 83.3%，特异度仅为 29.2% 和 29.6%[25]（Ⅱ类证据）。

为此，美国 NACC 研究小组曾建议将 MoCA 诊断界值调低到≤21 分，以改善其性能[26]。遗憾的是，≤21 分筛查 VaMCI 的诊断效度更加失衡，敏感度和特异度分别为 94% 和 42%，PPV 为 77%，NPV 为 76%[27]（Ⅰ类证据）。6 项研究的合并数据显示[9]，采用≤21 分界值筛查卒中后痴呆和 mdMCI 的敏感度为 0.95（95% CI:0.89~0.98），特异度只有 0.45（95% CI:0.34~0.57）。将 MoCA 用于区别帕金森病 MCI（PD-MCI）与 PD-NC，最佳界值 25 分，敏感度为 84%，特异度仅为 27%；当降到≤20 分时，区分 PDD 与 PD-NC 的敏感度升至 94%，但特异度仍较低，为 68%[19]（Ⅰ类证据）。可见，无论界值是≤25 分还是≤21 分，都存在诊断效度失衡或严重失衡的问题。我国使用北京版（MoCA-BJ）≤25 分区别 MCI 与 NC，敏感度和特异度分别为 90% 和 31%；当降到≤21 分时，虽然获得了敏感度（69%）和特异度（64%）相对平衡，但分辨力不足（AUC=0.67）[28]（Ⅰ类证据）。

MoCA 的诊断性能也受教育和语言的影响[29-33]。以 17/18 分为界值区分 MCI 和 NC 的分辨力因教育程度而各不相同，小学组 AUC 为 0.76，中学组为 0.87，大学组为 0.92，三组之间有显著性差异（$P<0.001$）[29]（Ⅰ类证据）。采取教育水平调整分数，可以改善诊断性能，但教育调整分数各不相同。如在平均教育 9.8~14.4 年人群中，汉语版 MoCA 预测痴呆的最佳界值是 23.5 分，敏感度和特异度分别为 78% 和 94%，AUC 为 0.89。将小学组的界值调为 20.5 分，敏感度和特异度提高到 89% 和 100%，AUC 为 0.97；大学组为 22.5 分，敏感度和特异度

113

提高到 92% 和 100%,AUC 为 0.84[30](Ⅰ类证据)。采取教育年限分数加分方式,同样可以改善 MoCA 诊断性能。如忽略教育因素时,西班牙语版 MoCA18 分达到预测痴呆的最佳性能,敏感度和特异度分别为 91% 和 81%,AUC=0.93;将受教育≤5 年者加 4 分,即 MoCA20 分可获得最佳性能,敏感度增加至 96%,而特异度仍为 81%,AUC=0.94[31](Ⅱ类证据)。另有将受教育≤6 年韩国人者加1 分[32](Ⅱ类证据)或≤12 年意大利人者加 1 分[33](Ⅱ类证据),都能改善 MoCA筛查 MCI 的性能。此外,语言但非性别对 MoCA 诊断性能也有显著性影响[29,33]。

总之,MoCA 是一个检测 MCI 的敏感筛查测试,但特异度低。MoCA 的诊断性能受教育水平及语言的影响,尚缺乏定义认知损害的最佳界值及教育调整分数共识。

法国专家以神经心理学套表为参照标准,比较 MoCA 和 MMSE 筛查急性卒中后认知损害的诊断准确性,结果显示:采用 MoCA 原始分数≤19 分的敏感度为 92%,但特异度为 42%;MMSE 原始分数≤24 分,敏感度为 70%,但特异度94%。采用 MoCA 调整分数(即年龄和教育调整界值)≤20 分,敏感度降为67%,特异度升为 90%;MMSE 调整分数(即教育调整界值)≤24 分,敏感度和特异度与原始分数基本相同。其结论并非 MoCA 筛查认知损害比 MMSE 敏感,而是 MoCA 高敏感度与低特异度有关;两种筛查测试对急性卒中后认知损害都有中等的敏感度,都适用于卒中后认知损害的诊断[27](Ⅱ类证据),无论是用于VaD[21](Ⅰ类证据)还是 VaMCI[26](Ⅱ类证据)筛查。然而,随着研究报道增多,两种筛查测试显现出各自的优势和劣势(表 2-2-1):

(1)MoCA 筛查 MCI 的敏感度高于 MMSE,但特异度低于 MMSE:一项荟萃分析[8]比较了 MMSE 和 MoCA 在诊断性能上的差异,其中 21 项研究为MMSE,合并数据显示筛查 MCI 的敏感度为 0.62(95% CI:0.52~0.71),特异度为 0.87(95% CI:0.80~0.92);9 项研究为 MoCA,合并数据显示筛查 MCI的敏感度为 0.89(95% CI:0.84~0.92),特异度为 0.75(95% CI:0.62~0.85)(Ⅰ类证据)。即使在筛查 VaMCI 各自最佳界值下,MoCA≥25 分敏感度(92%)也高于 MMSE≥27 分(82%),但特异度(0.67)低于 MMSE(76%)(Ⅰ类证据)。MoCA 在 MCI 与 NC 分类上较 MMSE 有微弱的优势(P=0.07),MMSE 在 NC 与痴呆、MCI 与痴呆分类上有可接受的准确性[17](Ⅰ类证据),但有天花板效应[21,26-27,35](Ⅱ类证据)。

(2)MoCA 对 aMCI 更敏感,对 mdMCI 相对不敏感,且特异度低:如中文版MoCA 最佳界值<24 分筛查皮质下缺血性认知损害患者 aMCI 的敏感度为100%,mdMCI 为 83.3%,特异度分别为 50.0% 和 52.0%;使用推荐界值<26 分,aMCI 的敏感度为 100%,mdMCI 为 83.3%,特异度分别只有 29.2% 和 29.6%[40]

（Ⅱ类证据）。又如 MoCA<25 分可检测到所有卒中后 aMCI 病例（100%），但 12 例非遗忘型 MCI（naMCI）和 mdMCI 中漏检了 9 例（25%），提示对 naMCI 和 mdMCI 不敏感，检测较重的认知损害时，则失去了敏感度优势[21,34]（Ⅱ类证据）。与此同时，MMSE<29 分检测到了所有 mdMCI 病例（100%），但 14 例单领域 MCI 中漏检了 10 例（29%），提示对单领域损害不敏感[26]（Ⅱ类证据）。

（3）MoCA 筛查 MCI 的最佳界值共识尚未建立：MoCA 相较 MMSE 增加了执行功能和语言的权重，在 AD 和 FTLD 鉴别上有一定意义。MoCA 筛查 MCI 性能优于 MMSE，但分界值均不相同[29,31-34,36-37]。采用 MoCA23/24 分筛查 MCI 的敏感度（92%）和特异度（78%）可获得最佳平衡，高于 MMSE29/30 分（$P<0.001$）[38]（Ⅰ类证据）。采用相同分界值筛查 AD 痴呆的敏感度（98.1%）和特异度（79.6%）也可获得最佳平衡，也高于 MMSE27/28 分（$P<0.001$）[36]（Ⅱ类证据）。采用 MoCA 教育调整分数 19~24 分，检测 VaMCI 的敏感度（76.7%）和特异度（81.4%）可获得相对平衡，仍然高于 MMSE 26~28 分（$P<0.001$）[39]（Ⅱ类证据）。可见 MoCA 筛查 MCI 的最佳阈值共识并未建立，其诊断性能的稳定性难免被质疑。与之相反，MMSE 几乎是所有以认知为主要治疗目标临床试验的痴呆筛查工具和 65% 的痴呆分级工具，以及几乎所有单领域认知测试研究的参照标准[10-15]。

（4）MoCA 诊断分数向 MMSE 转化：美国 NACC 研究小组曾以 AD 注册联盟标准化神经心理学成套量表（CERAD-NB）、基于信息的功能障碍评估和痴呆严重程度评定量表（DSRS）为参照标准，计算出的每个量表诊断准确性和最佳阈值，并据此提出了 MoCA 分数转化为 MMSE 的标准，即 MoCA 筛查认知损害的常用阈值在 18~25 分之间，类似于 MMSE 24~29 分水平。其中，MCI 的最佳阈值：MoCA 在 22~25 分之间，类似于 MMSE 27~29 分水平。在更严格的 MCI 标准下（界值低于常模 1.5 或 2.0 SD），MoCA 最佳阈值应在 22~26 分之间及以下水平，类似于 MMSE 在 25~29 分水平。痴呆的最佳阈值：MoCA 应为<22 分，类似于 MMSE<25 分水平[18]（Ⅰ类证据）。尽管 MoCA 最佳界值与 MMSE 之间有 4~6 分之差，但分数转化后的诊断效度仍具可比性，如 MoCA 筛查 MCI 的最佳界值<25分，敏感度和特异度分别为 77% 和 83%，几乎等同于 MMSE 的最佳界值<29分的水平，敏感度和特异度分别为 77% 和 81%[26]（Ⅰ类证据）（表 2-2-1）。

3. 安登布鲁克认知检查（ACE） 安登布鲁克认知检查（Addenbrooke's cognitive examination，ACE）是为检测和鉴别 AD 和 FTD 而设计的一个简短认知测试[42]，被认为是痴呆筛查测试的最佳替代[7]。2 项研究的合并数据显示[8]，ACE 修订版（ACE-R）（<88/100 分）筛查 VaMCI 表现了较高的敏感度（0.96，95% CI：0.90~1.0）和中等的特异度（0.70，95% CI：0.59~0.80），与 MoCA（<26/30 分的敏感度 84% 和特异度 78%）和 MMSE（<27/30 分的敏感度 71% 和特异度 85%）具有可比性（Ⅰ类证据）。

表 2-2-1 MMSE 和 MoCA 在认知障碍诊断中的优势和劣势

分界值	优势	劣势	使用建议	使用举例
MMSE (24~29 分) Dem≤24~26 MCI≥27~29	对 mdMCI 和痴呆有可接受的敏感度和特异度; 在 NC 与痴呆、MCI 与痴呆分类上有中等的准确性; 有针对不同认知水平的筛查常模和教育调整分数	对单领域损害相对不敏感; 有天花板效应	更适用于 mdMCI 和痴呆的诊断	评估多领域认知问题患者
MoCA (18~25 分) Dem≤18~21 MCI≥22~25	对 aMCI 和单领域损害有较高的敏感度; 在 NC 与 MCI 分类上有中等的准确性	对 naMCI 和 mdMCI 相对不敏感; 特异度过低会增加假阳性; 筛查 MCI 和痴呆的最佳界值和教育调整分数共识尚未建立	更适用于 aMCI 和单领域损害的筛查	评估单领域认知问题患者

注释:aMCI:遗忘型轻度认知损害;Dem:痴呆;dmMCI:多领域轻度认知损害;naMCI:非遗忘型轻度认知损害;MCI:轻度认知损害;MMSE:简易精神状态检查;MoCA:蒙特利尔认知评估;NC:正常认知

ACE 可为 AD 与 FTD 的鉴别提供简单的客观指标[42-44]。当[词语流畅性+语言]/[定向+记忆]<2.2 时,提示患者很可能为 FTD(敏感度 58%,特异度 97%);当[词语流畅性+语言]/[定向+记忆]>3.2 时,提示很可能为 AD(敏感度 75%,特异度 84%)[42](Ⅰ类证据)。在日文版(ACE-RJ)分界值为 88 分时,检测痴呆有较高的敏感度(91%~100%),包括 AD(96%)和 FTD(91%),且无论对何种严重程度的痴呆均有较好的诊断性能,并能正确诊断 82% 的 MCI 患者(CDR<1)、98% 的轻度痴呆患者(CDR=1),以及 100% 的中重度痴呆患者(CDR>1),但特异度相对较低(43%~82%)[43](Ⅱ类证据)。最新报道,ACE-Ⅲ88 分筛查早发型痴呆有最佳效度,敏感度为 91.5%,特异度为 96.4%,AUC 分别为 96.8%(AD)、90.9%(原发性进行性失语和后皮层萎缩)、83.3%(行为变异额颞叶痴呆)[44](Ⅱ类证据)。采用汉语版 MMSE 及 ACE-R 筛查 ALS 认知功能障碍的检出率分别为 14.48% 和 30.34%,显示 MMSE 对 ALS 认知功能障碍的检测并不敏感,ACE-R 相较更为敏感,但检测可能会受到患者躯体功能障碍的影响[45,46](Ⅱ类证据)。

ACE/ACE-R 定义认知损害的最佳界值尚无共识,界值越高,则敏感度越高,特异度相对低[47-49]。如 ACE-R 界值 88 分时,筛查痴呆的敏感度为 94%~100%,特异度为 48%~89%;ACE-R 界值 82 分时,筛查痴呆的敏感度为 84%~96%,特异度为72%~100%,效度趋于平衡[47](Ⅰ类证据)。在老年记忆门诊患者(75~85岁)中,ACE-Ⅲ 81分检测痴呆的准确性较高,AUC为0.91,88分的敏感度(97%)高于81分(79%)的,但特异度(50%)低于81分(96%)的。比较而言,最佳分界值为82分,敏感度(82%)和特异度(77%)相对平衡[48](Ⅱ类证据)。采用汉语版ACE-R 67/68界值筛选轻度AD也具有良好的可靠性,敏感度(92%)和特异度(86%)低于MMSE(灵敏度100%和特异性94%)。采用85/86界值筛选aMCI,敏感性优于MMSE,但特异性低于MMSE。检测aMCI而非轻度AD的ACE-R曲线下面积大于MMSE(84%和75%)[49]。用于PD人群筛查时,则出现了相反的趋势,即界值越高,则敏感度越低[50-51]。如ACE-R 93分筛查PD-MCI[MMSE为(28.6±1.6)]分只显示了中等水平的效度(敏感度和特异度分别为60%和64%)[50](Ⅱ类证据);ACE-R<89分筛查PD-MCI也只有中等水平的效度(敏感度和特异度分别为69%和84%,PPV和NPV分别为54%和91%)[50](Ⅱ类证据);ACE-R 83分筛查PDD的敏感度和特异度分别为92%和91%[51](Ⅱ类证据)。

ACE/ACE-R的诊断性能受教育的影响[47,50,52-59]。在忽略年龄因素的情况下,ACE-R界值为88分时,筛查痴呆综合征的敏感度较好(94%~100%),但特异度偏低(48%~89%)[47](Ⅰ类证据);但在受过高等教育的VaD人群中,ACE-R界值为88分时的敏感度和特异度均达到100%[52](Ⅱ类证据)。在受教育年限较长的人群中(>10年),ACE-Ⅲ/ACE-R筛查痴呆的表现较MMSE更好,但在相对低教育人群(≤10年)中,与MMSE效能相似[53-58](Ⅱ类证据)。另一项研究显示[50],ACE-R的诊断准确性与教育有关,在受教育年限较高(15~22年)的人群中,ACE-R检测PD-MCI的AUC为0.94,而受教育年限较低(9~11年)者只有0.73(Ⅱ类证据)。

此外,ACE/ACE-R筛查MCI的敏感度类于MoCA[26,43]。以修订的MCI标准为金标准,结合NINDS-CSN统一标准神经心理学成套量表,ACE-R检测MCI(包括单领域损害)具有很好的敏感度和特异度,分界值在92~94之间获得最佳效度(ACE<92,敏感度72%,特异度79%;ACE-R<94,敏感度83%,特异度73%),类似于MoCA<25分的最佳效度(敏感度77%,特异度83%),两者具有较强的相关性($r=0.76$,$P=0.0001$),且检测aMCI都优于非遗忘型单领域损害。与此同时,MMSE<29分获得了71%的敏感度[26](Ⅱ类证据)。ACE-RJ 83分筛查MCI的AUC为0.95,而MMSE为0.87,但在检测痴呆时两者的AUC无明显差异(1.00 vs 0.99)[43](Ⅱ类证据)。

4. 测试你的记忆(TYM) 测试你的记忆(test your memory,TYM)是新设计的一个通过患者填写、用时很短、且对轻度AD敏感的认知测试[59](Ⅰ类证据)。最近的研究显示[60-64],TYM分数与其他神经心理学评价量表显著相关,包括

MMSE、ACER、MoCA、CDT、额叶评估量表（FAB）、临床痴呆评定（CDR）、工具性日常生活活动量表（IADL）、日常生活活动问卷-技术（ADLQ-T）、辉瑞功能活动问卷（PFAQ）、认知改变（AD8）等（Ⅱ类证据）。

TYM 筛查痴呆有较好的性能。TYM≤30/50 分检测痴呆的效度与 MMSE 和 ACE-R 相当[65]（Ⅰ类证据），法语版（F-TYM）≤30.9 分筛查痴呆较 MMSE 更敏感，但特异度不及 MMSE。TYM 的敏感度为 82%～93%，特异度为 71%～76%；MMSE 的敏感度为 70%～88%，特异度为 83%～90%[62]（Ⅱ类证据）。TYM 诊断 MCI 的性能较差，最佳界值≤36/50 的敏感度为 41%，特异度为 80%，PPV 为 43%，NPV 为 79%[65]（Ⅰ类证据）；TYM 区分 MCI 和 NC 的 AUC 仅为 0.691，分界值≤44/50 分的敏感度和特异度分别为 74% 和 60%[61]（Ⅱ类证据），但预测 MCI 能力（AUC＝0.862）都优于 ADAS-cog（AUC＝0.791）和 MMSE（AUC＝0.731）（$P<0.05$）[63]（Ⅱ类证据）。因此，TYM 可用于痴呆筛查但不适用于区分 MCI 与 NC[61-63,65]。

关于 TYM 的影响因素目前尚无一致的结论，主要集中在年龄和教育上。TYM 与年龄相关（$P=0.004$）。2 项研究显示 TYM 分数与年龄（$r=-0.36$，$P=0.0001$）和教育（$r=0.45$，$P=0.0001$）均相关，使用年龄和教育相关的分界值（26/50～45/50），TYM 检测 AD 的敏感度优于 MMSE（82% vs 70%），但特异度较低（71% vs 90%）[61,64]（Ⅱ类证据）。然而，另有研究显示 TYM 分数与年龄[66,67] 和教育[62] 并不相关（Ⅱ类证据）。

5. 其他认知量表 严重损害量表（SIB）[68] 包括定向、注意、语言、行为等领域，评分范围 0～100 分，得分越低表示损害越重。SIB 得分与 MMSE（≤14 分）之间具有很好的相关性（$r=0.96$，$P<0.001$）[69]，是一个可靠的有效评估进展性痴呆尤其中重度 AD 患者的认知评估工具，也可用于 AD 患者中重度阶段临床试验的结局评估[70]。其短版 SIB-S 需要测量时间 10～15 分钟，最大可能分为 50 分，与标准版的相关系数为 0.97～0.99，保留了标准版的长处[71]。

阿尔茨海默病登记协会神经心理学成套量表（CERAD-nb）用于区别正常和 MCI 的敏感性和特异性分别是 82% 和 75%[72]，是适用于初级卫生保健的 AD 筛查工具（Ⅱ类证据）[73]。玛提斯痴呆评定量表（Mattis DRS）检测帕金森病（PD）中的 MCI 具有良好的有效性（Ⅱ类证据）[74]。

阿尔茨海默病评估量表-认知部分（ADAS-cog）是包含 11 项认知测试的成组测量工具[75]，用于测评 AD 认知损害严重程度的变化，与 MMSE 评分具有负相关关系（$r=-0.91$，$P<0.001$），与 CDR 直接匹配（$r=0.89$，$P<0.001$）。该量表的敏感性为 90%，特异性达 95%，总准确度为 92.3%[76]，具有较好的稳定性和有效性，被广泛用于 AD 患者轻中度阶段临床试验的结局评估[77-79]，但诊断价值不大。血管性-阿尔茨海默病评估量表-认知部分（V-ADAS-cog）增加了与执行功能

和视空间功能相关的评估项目,在药物响应测量上相较 ADAS-cog 更加敏感($P<$ 0.001 vs $P<0.05$)[81],被用于 VaD 患者轻中度阶段临床试验的结局评估[80-83]。

(二)单领域测试

🤲 **主要推荐:**

1. 单领域测试如 HVLT、BNT、TMT、CDT 等,分别评估记忆、语言、执行/注意、视空间功能等主要认知领域,为单领域认知损害提供客观证据(Ⅱ类证据,A级推荐)。

2. 词语延迟回忆(CVLT-Ⅱ,HVLT)、分类线索回忆(CCR)、故事延迟回忆(DSR)以及自由和线索选择性回忆(FCSRT)区分 MCI 或 aMCI 与 NC 都具有较好的敏感性和特异性(Ⅱ类证据,B级推荐),词语延迟自由回忆(CVLT)联合线索回忆(WMS)模式较单纯的词语延迟自由回忆更能反映 AD 所致 MCI 的情节记忆特征(Ⅱ类证据,B级推荐)。

3. 连线测试(TMT)被广泛用于检测视空间功能和执行功能,TMT-A 完成时间秒数用于检测视空间功能损害,可显著区分 NC、MCI、AD(Ⅱ类证据,A级推荐)。TMT-B 完成时间秒数用于检测执行功能损害,也可显著区分 NC、MCI、AD,推荐(Ⅱ类证据,A级推荐)。TMT-A 和 TMT-B 均受年龄或教育的影响(Ⅰ类证据,A级推荐)。

4. 画钟测验(CDT)被广泛用于检测执行功能和视空间功能,对于 AD 早期和 MCI 的敏感性不高,但特异性较高,推荐用于痴呆的筛查(Ⅱ类证据,B级推荐),不推荐用于 AD 早期和 MCI 筛查以及区分 AD 与 VaD、DLB、PDD(Ⅱ类证据,B级推荐)。

5. 语言流畅性测试(VFT)、波士顿命名测验(BNT)和受控口头词语联想测试(COWAT)用于认知损害筛查,VFT 区别 MCI 或 AD/VaD 或 PD 认知损害有中等特异性,但敏感性偏低(Ⅱ类证据,B级推荐),BNT 筛查 AD 的性能不确定(Ⅱ类证据,B级推荐),COWAT 和 RAVLT 区别 AD 与 SIVD 有高度准确性(Ⅱ类证据,C级推荐)。

1. 记忆功能测试　情景记忆损害是 AD 的核心特征,也是典型 AD 诊断的重要依据。常用的情景记忆测试主要是词语学习测试和故事回忆测试的自由回忆和延迟回忆(表 2-2-2)。

(1)词语学习测试: 霍普金斯词语学习测试(hopkins verbal learning test,HV-LT)[84-86]、加利福尼亚词语学习测试(california verbal learning test,CVLT)[87]、雷氏听觉词语学习测试(rey auditory verbal learning test,RAVLT)[88]等。

3 项研究报道了 HVLT 的痴呆筛查性能[84-86]。HVLT 曾被推荐为轻度痴呆的筛查工具,18/19 分的敏感度和特异度分别 96% 和 80%,而 MMSE 25/26 分的敏感度和特异度分别为 88% 和 93%[84](Ⅱ类证据)。HVLT 修订版(HVLT-R)在分界值为 1 SD 时,其区分 AD 和 NC 的敏感度为 95%,特异度为 83%,PPV 为 84%,NPV 为 94%;区分 VaD 和 NC 的敏感度为 85%,特异度为 76%,PPV 为 76%,NPV 为 85%。分界值为 2 SD 时,其区分 AD/VaD 的特异度均增加(98%~ 100%),但敏感度降低(53%~67%)。这提示其可作为有效的痴呆筛查工具,但并不能区分痴呆的原因(如 AD 和 VaD)[85](II 类证据)。

3 项研究报道了 HVLT 用于 MCI 筛查的性能不如痴呆。如汉语版 HVLT≤
15.5 分区分痴呆与 NC 可获得最佳平衡的敏感度和特异度,分别为 95% 和 93%,
≤21.5 分区分 MCI 与 NC 的敏感度和特异度分别只有 69% 和 71%[86](I 类证
据)。虽然,HVLT-R 筛查 MCI 自由回忆的分界值为 15 分时 AUC 为 0.84,但敏
感度和特异度分别为 0.85 和 0.65;延迟回忆的分界值为 4 分时 AUC 为 0.899,
但敏感度和特异度分别为 88% 和 70%,且年龄影响得分[88](I 类证据)。

(2)**故事回忆测试**:常用的有韦氏记忆量表-Ⅲ(wechsler memory scale-Ⅲ,
WMS-Ⅲ)的逻辑记忆故事 A(logical memory story,LM-A)和成人记忆和信息处理
套表(adult memory and information processing battery,AMIPB)的故事延迟回忆
(delayed story recall,DSR)[89,90]。

4 项研究报道了 DSR 检测 AD 和 MCI 的性能[89-92]。日文版 DSR 界值 5/6 分
时,区分 AD 和 NC 的敏感度和特异度均为 100%[89](Ⅱ类证据),中文版 DSR 界值
10.5 分(比英文版低 2.4 分)时,获得区分 AD 和 NC 的最佳敏感度(98%)和特异
度(94%),PPV 为 72%,NPV 为 99%,AUC 为 99%,与 MMSE 得分有显著相关性
($r=0.575,P=0.000$),比获得相同敏感度和特异度的英文版低 2.4 分,且随年龄增
加而降低,与教育水平呈显著相关性[90,91](I 类证据)。AD 和 DLB 在情景记忆和
语义记忆上表现相似,但 AD 患者的故事回忆(包括延迟回忆和即刻回忆(ISR)表
现更差,分别为 AD 组 4%、DLB 组 28%、NC 组 78%[92](Ⅱ 类证据)。

在诊断效度上,DSR 区分 MCI 与 NC 比 ISR 更为敏感[90,93]。中文版 DSR≤
15.5 分区分 MCI 和 NC 有较高的敏感度(90%)和特异度(80%),PPV 为 57%,
NPV 为 96%,AUC 为 0.908,而 ISR 并无有效的效度[91](I 类证据),尤其是印度
版单词表延迟回忆($t=7.11,P<0.001$)较语义记忆和执行功能更好地区分 MCI
和 NC(AUC=0.96),DSR($t=5.05,P<0.001$)也能较好区分 MCI 和 NC(AUC=
0.84)[93](Ⅱ 类证据),且故事保留百分率能预测 27.4%MCI 患者在 24.5 个月内
进展为痴呆($P<0.001$)[91](I 类证据)。

(3)**其他测试**:MCI 进展型比稳定型的延迟回忆(单词和故事)得分更低
($P<0.0001$)[94](Ⅱ 类证据)。CVLT-Ⅱ区分 aMCI 和 NC 的敏感度为 0.90,特异
度为 0.84,增加 WMS-Ⅲ的 LM-A 测试后,能增加 CVLT-Ⅱ区分 aMCI 和 NC 的分
类精度,敏感度提高到 92%,特异度提高到 95%。CVLT-Ⅱ长时延长和 WMS-Ⅲ
的 LM-A 结合测试也能较好的预测在 4 年内 aMCI 向 AD 的进展(准确分类为
88%)[86](Ⅱ 类证据)。此外,自由和线索选择性回忆测试(free and cued selective
recall reminding test,FCSRT)区分 MCI 转化为遗忘型 AD 早期阶段与 MCI 未转化
者的敏感度和特异度分别为 0.80 和 0.90[95](I 类证据),分类线索回忆(CCR)
区分极轻的 AD 与 NC 的敏感度和特异度分别为 88% 和 89%[96](Ⅱ 类证据)。

2. 执行功能测试 执行功能障碍是额颞叶变性（FTLD）和 VaD 的典型表现，也常见于早发型 AD。连线测试（trail making test,TMT）[97]、Stroop 试验[98]、威斯康辛卡片分类测试（wisconsin card sorting test,WCST）[100] 有助于检测皮质下或额叶损伤（表 2-2-2）。

（1）连线测试（TMT）：TMT 包括 A、B 两个子表。TMT-A 主要测试"视空间能力"和"书写运动速度"，TMT-B 主要测试"处理速度"和"认知灵活度"[99]（Ⅱ类证据）。

研究显示，NC 组 TMT-A 错误率 0～2 之间，NC、MCI、AD 组间无显著差异；TMT-B 错误率 0～6 之间，NC 与 MCI 和 AD 之间差异有统计学意义（$P<0.001$），虽 MCI 与 AD 之间无显著差异。TMT-A 完成时间秒数，分别为 NC（<35.7 秒）<MCI（48.1 秒）<AD（67.1 秒），三者之间差异有统计学意义（$P<0.001$）。TMT-B 完成时间秒数，分别为 NC（≤81.5 秒）<MCI（136.0 秒）<AD（190.8 秒），三者之间差异有统计学意义（$P<0.001$）。TMT-A 和 TMT-B 错误率和完成时间均分别与年龄或教育有关[101]（Ⅰ类证据）。

采取 TMT-B "错误次数和完成时间受损（$z≤-1.0$）"区分 MCI/AD 与 NC 的敏感度相对较好（72%）但特异度相对欠佳（67%），区分 AD 与 MCI 的表现相似（分别为 81% 和 67%），区分 MCI 与 NC 的效度较低（分别为 69% 和 67%）[101]（Ⅰ类证据）。

TMT-A 和 TMT-B 分别与 WCST 错误（%）、CVLT、受控口头词语联想测试（controlled oral word association test,COWAT）和数字广度测试（digit span）显著相关[102]（Ⅱ类证据）；TMT-B 错误率也与 MMSE、COWAT、波士顿命名测试（boston naming test,BNT）、动物命名测试（animal naming test,ANT）以及视空间能力（block design test,BDT）显著相关[103-105]（Ⅰ类证据）。

（2）Stroop 测试（Stroop test）：Stroop 测试是一个常用的执行能力测试，由于其花费时间较短，尤其适用于在老年人和在神经心理学测试中容易感到疲劳的人群中。

2 项研究报道，Stroop 测试能区分 AD 与 NC，AD 患者较 NC 的测试错误更多（$P≤0.05$）[98]（Ⅱ类证据）；年轻成人（3.9%）较老年成人（11.5%）的测试错误率低，而老年成人较轻度 AD 患者（20.3%）测试错误率低[106]（Ⅱ类证据）。Stroop 测试较其他 18 项认知测试能更好地区分非常轻度 AD 和 NC。但 2 项研究均未报道 Stroop 测试的诊断性能。

Stroop 测试与受教育显著相关（$P=0.001$）[107]（Ⅱ类证据），受教育<12 年的患者表现差于≥12 年人群（$P<0.05$）。年龄与 Stroop 测试完成时间有关（$P<0.001$），但年龄和性别均与 Stoop 测试分数无显著相关性（$P=0.29～0.78$）[98]（Ⅱ类证据）。

（3）威斯康辛卡片分类测试（WCST）：痴呆患者（AD 和 PDD）的 WCST-64 版本得分显著低于 PD 非痴呆者，对 PDD 患者的轻度执行损害也较敏感[100]（Ⅱ类证据），也适用于检测卒中后认知损害，但得分受认知损害程度的影响（$P<0.001$）[108]（Ⅱ类证据）。

虽有研究认为 WCST-64 版可以用来区分额叶和非额叶损伤[109]，但无论采用通用的标准还是新的分界值，都不能区分患者的额叶和非额叶损伤，以及左半球和右半球脑损伤，其特异度为 99%，但敏感度只有 46%[110]（Ⅱ类证据）。WCST 可以用来区分精神病伴认知损害患者与正常人群，但是只有阴性症状的严重程度会显著影响 WCST 的表现，否则 WCST 不能区分阴性症状的精神分裂患者和阳性症状伴抑郁的精神分裂患者[111]（Ⅱ类证据）。

WCST-128 传统版与年龄显著相关，随着年龄增长，受试者出现更多的错误以及做出更多的持续应答，而 WCST-64 传统版本与年龄并无显著相关性，WCST-54 生态版区分认知损害与无损害老年人较两个传统版有优势[112]（Ⅱ类证据）。

3. 视空间功能测试

AD 早期甚至 MCI 阶段即已出现视空间功能减退。视空间功能主要包括视空间感知功能、视空间结构能力、视空间记忆/视空间工作记忆、视空间执行能力及视空间注意力等，视空间感知功能是其中的基础和第一要素，它的减退会影响视空间功能中的其他内容，造成视空间功能整体的减退。

（1）画钟测试（clock drawing test，CDT）：CDT 被广泛用于视空间结构能力和执行功能评估，受试者复制一个钟表图形，反映视空间结构能力；受试者在空白纸上画一个钟表图形，反映执行功能。早前报道 CDT 对检测痴呆的敏感度为 86%，特异度为 72%[113]（Ⅱ类证据）。一项纳入 20 项研究的系统分析的合并数据显示，CDT 检测痴呆的敏感度和特异度均为 85%，且与其他认知测试如 MMSE 高度相关（r≥0.5）[114]（Ⅱ类证据），但其他报道 CDT 筛查 AD 的特异度偏低，最佳分界值≤7 分的敏感度为 88%，特异度只有 63%；分界值≤6 分的敏感度为 83%，特异度为 72%[115]（Ⅰ类证据）。

然而，CDT 区别极轻 AD 与 NC 的敏感度只有 67%，特异度为 97%[116]（Ⅱ类证据）。一项纳入 9 项研究的系统分析的合并数据显示，CDT 筛查 MCI 研究，其敏感度在 50%~80% 之间，特异度在 65%~90% 范围，其中仅一项研究的诊断准确性较理想（敏感度≥80%，特异度≥60%），但不能预测 MCI 的进展[117]（Ⅰ类证据）。另一项研究探讨了 CDT 的 6 种计分方法筛查 MCI 的准确性，结果显示 AUC 为 0.64~0.69，不同计分方法之间的诊断准确性无明显差异（$P>0.05$），提示 CDT 的任何一种计分方法都不适用于筛查 AD 早期阶段和 MCI[118]（Ⅰ类证据）。

画钟测试用于鉴别 AD 与其他原因痴呆尚无一致性结论。早年发现，10 分计分法 CDT 的画钟分数和复制时钟分数均能显著区分痴呆(AD 和 VaD)与 NC(P <0.001),且 VaD 的复制分数显著低于 AD(P<0.018)[119,120](Ⅱ类证据)。最近的研究显示,4 分计分法 CDT 分界值为 4 分时,区分痴呆与 NC 的敏感度为 100%,特异度为 70%,AUC 为 0.85。在分界值为 3 分时,区分 AD 和 VaD 的敏感度为 55%~69%,特异度为 22%~33%,AUC 为 34%~48%[121](Ⅰ类证据)。在调整了年龄、教育和痴呆程度等因素后,画钟分数部分仍能区分 AD 患者与 AD 合并血管患者(VCG)(AD:8.1 ± 0.48,VCG:5.5 ± 0.60,$P=0.002$),但在复制时钟部分,两组间差异并不显著(AD:10.3 ± 0.57,VCG:8.6 ± 0.71,$P=0.074$)[122](Ⅱ类证据)。此外,PDD 的 CDT 画钟分数显著差于 AD 患者(P<0.05)[123,124](Ⅱ类证据),但与 VaD 之间无显著差异(P>0.05)[124](Ⅱ类证据),其他 4 项研究显示[125-128],PDD 与 AD 患者的 CDT 画钟分数并无显著差异,但 FTD 患者分数始终显著高于 AD 患者(Ⅱ类证据)。正如最新的系统分析所指出的,CDT 画钟分数可用于 AD 与 FTD 的鉴别,但区分 AD 与 VaD、DLB 和 PDD 的价值有限,CDT 错误类型的定性分析在痴呆类型的鉴别诊断中可能是一种有用的辅助手段[129](Ⅰ类证据)。

　　CDT 测试成绩与教育水平相关,>6 年教育人群中诊断准确性高于≤6 年人群(P<0.001)[122](Ⅱ类证据),但与语言无关(P>0.05)[130](Ⅰ类证据);CDT 检测很可能痴呆的敏感度和特异度比 MMSE 差,但在教育水平较低(<9 年)的母语为非英语患者中,敏感度高于 MMSE[130](Ⅰ类证据);也与谵妄的存在或严重程度无明显相关性(P>0.05)[131](Ⅰ类证据)。

　　(2)雷-奥复杂图形测试(rey-osterreith complex figure test,ROCFC):3 项研究报道了 ROCFT 在检测视空间能力的相关性[132-134]。其中 1 项利用 FDG-PET 显影技术发现,ROCFT 似乎反映了后颞顶层皮质功能,与 AD 患者视空间加工作用下降有关[132](Ⅱ类证据)。

4.语言功能测试

　　(1)语言流畅性测试(verbal fluency test,VFT):可用于区分不同程度的认知损害和不同病因的认知损害[134],且不同机构之间的测试结果高度一致[135](表 2-2-2)。

　　VFT 得分从高到低依次为 NC>MCI/VaMCI>AD/VaD(P<0.05),且 AD 患者的 VFT"亚类"和"转换"分数均优于 VaD 患者(各自 P<0.05),MCI 患者的 VFT 分数也优于 VaMCI 患者,但差异无统计学意义($P=0.094,0.881$)[134](Ⅰ类证据)。此外,PD 患者的 VFT 分数显著低于 NC(P<0.01),其中,伴有执行能力损害的 PD 患者得分显著低于不伴有执行损害的 PD 患者(P<0.01)。VFT 界值 14 分时检测 PD 认知损害的敏感度和特异度分别为 0.73 和 0.82,AUC 为 0.85[135](Ⅱ类证据)。VFT 对多发性硬化(MS)的测试-复测可信度较好($r=0.85$),内部

一致性也好($r=0.90$)[136]（Ⅱ类证据）。VFT 得分与 WCST 的类别总数、TMT-B 完成时间显著相关（分别 $P<0.001$），但与数字倒背测试（DBT）无关[137]。VFT 还可检测神经心理学结果的真实性和可信度，检测不努力完成测试患者的特异度较高（91.4%），但敏感度不高（42.2%～55.2%）[139]（Ⅰ类证据）。

VFT 得分与受教育程度和智商有中等相关性（$P<0.01$），稳定性好，延长测试时间并不增加其效度[140]（Ⅰ类证据）。当调整了 AD 和 aMCI 患者的年龄、性别和认知状态等因素后，受教育年限与分类流畅性任务（CFT）分数显著相关，但与非单词流畅性测试（WFT）无相关性[141]（Ⅰ类证据）。

（2）波士顿命名测试（Boston naming test，BNT）：有 60 项、30 项和 15 项等版本[142-143]，其中 30 项和 15 项性能相同，均可用于要求独立进行命名测试以及不能使用 60 项版情况下的重复评估[143]，BNT 的得分与语言有关，英语人群的 BNT 得分（46.0±6.6）显著优于西班牙语人群（32.0±8.8）（$P<0.01$）[144]（Ⅱ类证据）。西班牙语 12 项版（SV-BNT-12）（11±1.16）分诊断 AD 的敏感度和特异度分别为 85% 和 94%，类似于 BNT-60，且不受年龄或教育的影响[145]（Ⅰ类证据），但另一研究显示 SV-BNT 测量效度较差，筛查 AD 的敏感度较低，仅为 39%，特异度为 89%，建议不推荐作为 AD 的筛查工具[146]（Ⅱ类证据）。BNT 被用于预测癫痫术后左侧颞叶功能损害，正确预测率为 67.3%～68.8%[147]（Ⅱ类证据）。

（3）受控口头词语联想测试（controlled oral word association test，COW-AT）：一种语音流畅性或单词流畅性检测工具，如 F、S 开头的单词，1 分钟动物、蔬菜等，属于范畴流畅性或分类流畅性[148]。COWAT 和 RAVLT 区别 AD 与皮质下缺血性血管性痴呆（SIVD）有高度准确性（敏感度为 81%，特异度为 84%），且 AD 患者的口头词语联想测试好于词语学习再认测试，而 SIVD 患者正好相反[149]（Ⅱ类证据）。<26 分，aMCI 的敏感度为 100%，mdMCI 为 83.3%，特异度分别只有 29.2% 和 29.6%。

表 2-2-2　认知障碍诊断中最常用的多领域和单领域测试的诊断效度

工具	阈值	敏感度/特异度	作者,年
● 整体认知			
简易精神状态检查（MMSE）	英语版≤26/30 分	0.82/0.99（AD 与 MCI 与 NC）	O'Bryant et al.2008[16]
	英语版≤29/30 分	0.77/0.81（MCI 与 NC）	Pendlebury et al.2012[26]
	汉语版≤26/30 分	0.94/0.90（痴呆与非痴呆）	张振馨,等.[14]
蒙特利尔认知评估（MoCA）	英语版<25/30 分	0.77/0.83（MCI 与 NC）	Pendlebury et al.2012[26]
	汉语版≤5/30 分	0.83/0.30（MCI 与 NC）	Yu et al.2012[25]
	汉语版<26/30 分	100/0.29（aMCI 与 NC）	Xu et al.2014
		0.83/0.30（mdMCI 与 NC）	

工具	阈值	敏感度/特异度	作者,年
安登布鲁克 认知检查 （ACE）	英语版≤82/100 分	0.82/0.77（AD 与 FTD）	Jubb et al.2015[48]
安登布鲁克 认知检查 （ACE-R）	汉语版≤67/68 分	0.92/0.86（轻度 AD 与 NC）	Fang et al.2014[49]
测试你的 记忆（TYM）	法语版≤30.9/50 分 英语版≤36/50 分	0.93/0.76（AD 与 NC） 0.41/0.80（MCI 与 NC）	Vinay et al.2014[62] Hancock et al.2011[65]
● 记忆功能			
霍普金斯 词语学习 测试（HVLT）	汉语版≤15.5/36 分 汉语版≤21.5/36 分	0.95/0.93（AD 与 NC） 0.69/0.71（MCI 与 NC）	Shi et al.2012[85]
加利福尼亚 词语学习 测试（CVLT-Ⅱ）	英语版≤26/80 分	0.90/0.84（aMCI 与 NC）	Rabin et al.2009[86]
雷氏听觉 词语学习 测试（RAVLT）		0.50/0.97（AD 与 SIVD）	Gainotti et al.1998[87]
延迟故事 回忆测试(DSR)	汉语版≤10.5/56 分 汉语版≤15.5/56 分	0.98/0.94（轻度 AD 与 NC） 0.90/0.80（MCI 与 NC）	Shi et al.2014[91]
自由和线索 选择性回忆 测试（FCSRT）	英语版≤17/48 分	0.80/0.90（极轻 AD 与 MCI）	Sarazin et al.2007[95]
分类线索 回忆测试 （CCR）		0.88/0.89（极轻 AD 与 NC）	Vogel et al.2007[96]
● 执行功能			
连线测试 （TMT-B）	汉语版≥188.5/300 秒 汉语版≥135.5/300 秒 汉语版≥188.5/300 秒	0.83/0.92（AD 与 MCI） 0.52/0.80（MCI 与 NC） 0.82/0.84（VaD 与 NC）	Wei et al.2017[101]
维多利亚 Stroop 测试 （VST）		有局限性（AD 与 NC）	Bayard et al.2011[98]

125

续表

工具	阈值	敏感度/特异度	作者,年
威斯康辛卡片分类测试(WCST-64)	英语版≤4分/前4卡	0.46/0.99(额叶与非额叶损伤)	van den Broek et al.1993[110]
● 视空间功能			
连线测试(TMT-A)	汉语版≥98.5/150秒 汉语版≥72.5/150秒 汉语版≥98.5/150秒	0.78/0.92(AD与MCI) 0.48/0.78(MCI与NC) 0.86/0.82(VaD与NC)	Wei et al.2017[101]
画钟测试(CDT)	英语版≤6/10分 汉语版≤3/4分	0.83/0.72(AD与NC) 0.67/0.87(AD与NC)	Cahn et al.1996[115] Shi et al.2012[126]
雷-奥复杂图形测试(ROCFC)	英语版≤18/36分	0.77/0.77(AD与NC)	Melrose et al.2013[132]
● 语言功能			
语言流畅性测试(VFT)	英语版≤14/25分	0.73/0.82(PDED与PDNED)	Torralva et al.2015[138]
波士顿命名测验-12项(BNT-12)	西班牙语版≤11/12分	0.85/0.94(AD与NC)	Serrano et al.2001[145]
分级命名测试(GNT)		1.00/0.78(MCI与NC)	Ahmed.2008[148]
受控口头词语联想测试(COWAT)		0.81/0.84(AD与SIVD)	Kohnert.1998[148]

注释:AD:阿尔茨海默病;FTD:额颞叶痴呆;aMCI:遗忘型轻度认知损害;MCI:轻度认知损害;NC:正常认知;PDED:帕金森病有执行功能损害;PDNED:帕金森病无执行功能损害;SIVD:皮质下缺血性血管性痴呆

参 考 文 献

1. 张振馨,陈霞,刘协和,等.北京、西安、上海、成都四地区痴呆患者卫生保健现状调查,中国医学科学院学报,2004,26(2):116-121.

2. Chen R,Hu Z,Chen RL,et al,Determinants for undetected dementia and late-life depression.Br J Psychiatry,2013,203(3):203-208.

3. 田金洲,王永炎,张伯礼,等.中国痴呆诊疗指南.北京:人民卫生出版社.2012.

4. 田金洲,解恒革,秦斌,等.中国简短认知测试在痴呆诊断中的应用指南.中华医学杂志,2016,96(37):2945-2959.

5. Brainin M, Barnes M, Baron JC, et al.Guidance for the preparation of neurological management guidelines by EFNS scientific task forces - revised recommendations 2004.Eur J Neurol,2004,11(9):577-581.

6. Folstein MF, Folstein SE, McHugh PR. "Mini-mental state." A practical method for grading the cognitive state of patients for the clinician.J Psychiatr Res,1975,12(3):189-198.

7. Tangalos EG, Smith GE, Ivnik RJ, et al.The MMSE in general medical practice:clinical utility and acceptance.Mayo Clin Proc,1996,71(9):829-837.

8. Tsoi K, Chan J, Hirai H, et al.Cognitive tests to detect dementia a systematic review and meta-analysis.JAMA Intern Med,2015,175(9):1450-1458.

9. Lees R, Selvarajah J, Fenton C, et al.Test Accuracy of Cognitive Screening Tests for Diagnosis of Dementia and Multidomain Cognitive Impairment in Stroke.Stroke,2014,45(10):3008-3018.

10. Black S, Román GC, Geldmacher DS, et al.Efficacy and tolerability of donepezil in vascular dementia:positive results of a 24-week, multicenter, international, randomized, placebo-controlled clinical trial.Stroke,2003,34(10):2323-2330

11. Burns A, Gauthier S, Perdomo C.Efficacy and safety of donepezil over 3 years:an open-label, multicentre study in patients with Alzheimer's disease.Int J Geriatr Psychiatry,2007,22(8):806-802.

12. Winblad B, Kilander L, Eriksson S, et al.Severe Alzheimer's Disease Study Group.Donepezil in patients with severe Alzheimer's disease:double-blind, parallel-group, placebo-controlled study.Lancet,2006,367(9516):1057-1065.

13. Román GC, Salloway S, Black SE, et al..Randomized, placebo-controlled, clinical trial of donepezil in vascular dementia:differential effects by hippocampal size.Stroke,2010,41(6):1213-1221.

14. 张振馨,洪霞,李辉,等.北京城乡 55 岁或以上居民简易智能状态检查测试结果的分布特征.中华神经科杂志,1999,32(3):149-153.

15. Vellas B, Andrieu S, Sampaio C, et al., European Task Force Group.Endpoints for trials in Alzheimer's disease:a European task force consensus.Lancet Neurol,2008,7(5):436-450.

16. Mitchell AJ, Malladi S.Screening and case-finding tools for the detection of dementia.Part II:evidence-based meta-analysis of single-domain tests.Am J Geriatr Psychiatry,2010,18(9):783-800.

17. O'Bryant SE, Humphreys JD, Smith GE, et al.Detecting dementia with the MMSE in highly educated individuals.Arch Neurol,2008,65(7):963-967.

18. Spering CC, Hobson V, Lucas JA, et al.Diagnostic accuracy of the MMSE in detecting probable and possible Alzheimer's disease in ethnically diverse highly educated individuals:an analysis of the NACC database.J Gerontol A Biol Sci Med Sci,2012,67(8):890-896.

19. Roalf DR, Moberg PJ, Xie SX, et al.Comparative accuracies of two common screening instruments for classification of Alzheimer's disease, mild cognitive impairment, and healthy aging.Alzheimers

127

Dement,2013,9(5):529-537.

20. Dubois B,Burn D,Goetz C,et al.Diagnostic Procedures for Parkinson's Disease Dementia:Recommendations from the Movement Disorder Society Task Force.Movement Disorders,2007,22(16):2314-2324.

21. Nasreddine ZS,Phillips NA,Bédirian V,et al.The Montreal Cognitive Assessment,MoCA:a brief screening tool for mild cognitive impairment.J Am Geriatr Soc,2005,53(4):695-699.

22. Cumming TB,Churilov L,Linden T,et al.MoCA and MMSE are both valid cognitive tools in stroke.Acta Neurol Scand,2013,128(2):122-129.

23. Pendlebury ST,Mariz J,Bull L,et al.Impact of different operational definitions on mild cognitive impairment rate and MMSE and MoCA performance in transient ischaemic attack and stroke.Cerebrovasc Dis,2013,36(5-6):355-362.

24. Dong YH,Venketasubramanian N,Chan BP,et al.Brief screening tests during acute admission in patients with mild stroke are predictive of vascular cognitive impairment 3-6 months after stroke.Neurol Neurosurg Psychiatry,2012,83(6):580-585.

25. Salvadori E,Pasi M,Poggesi A,et al.Predictive value of MoCA in the acute phase of stroke on the diagnosis of mid-term cognitive impairment.J Neurol,2013,260(9):2220-2227.

26. Yu J,Li J,Huang X.The Beijing version of the Montreal Cognitive Assessment as a brief screening tool for mild cognitive impairment:a community-based study.BMC Psychiatry,2012,12(1):156-161.

27. Pendlebury ST,Mariz J,Bull L,et al.MoCA,ACE-R,and MMSE Versus the NINDS-CSN Vascular Cognitive Impairment Harmonization Standards Neuropsychological Battery After TIA and Stroke.Stroke,2012,43(2):464-469.

28. Godefroy O,Fickl A,Roussel M.Is the MoCA superior to the MMSE to detect poststroke cognitive impairment? A study with neuropsychological evaluation.Stroke,2011,42(6):1712-1716.

29. Kaya Y,Aki OE,Can UA,et al.Validation of MoCA and Discriminant Power of MoCA Subtests in Patients With Mild Cognitive Impairment and Alzheimer Dementia in Turkish Population.J Geriatric Psychiatr Neurol,2014,27(2):103-109.

30. Hsu JL,Fan YC,Huang YL,et al.Improved predictive ability of the MoCA for diagnosing dementia in a community-based study.Alzheim Res & Ther,2015,7(1):69-76.

31. Zhou Y,Ortiz F,Nuñez C.Use of the MoCA in Detecting Early Alzheimer's Disease in a Spanish-Speaking Population with Varied Levels of Education.Dement Geriatr Cogn Disord Extra,2015,5(1):85-95.

32. Lee JY,Lee DW,Cho SJ,et al.Brief Screening for Mild Cognitive Impairment in Elderly Outpatient Clinic:Validation of the Korean Version of the MoCA.J Geriatric Psychiatr Neurol,2008,21(2):104-110.

33. Rahman TT,El Gaafary MM.MoCA Arabic version:Reliability and validity prevalence of mild cognitive impairment among elderly attending geriatric clubs in Cairo.Geriatr Gerontol Int,2009,9(1):54-61.

34. Santangelo G,Siciliano M,Pedone R,et al.Normative data for the MoCA in an Italian population

sample.Neurol Sci,2015,36(4):585-591.

35. Chiti G,Pantoni L.Use of MoCA in patients with stroke.Stroke,2014,45(10):3135-3140.

36. Hoops S,Nazem S,Siderowf AD,et al.Validity of the MoCA and MMSE in the detection of MCI and dementia in Parkinson disease.Neurology,2009,73(21):1738-1745.

37. Karunaratne S,Hanwella R,de Silva V.Validation of the Sinhala version of the MoCA in screening for dementia.Ceylon Medical Journal,2011,56(4):147-153.

38. Freitas S,Simões MR,Alves L,et al.MoCA:validation study for vascular dementia.J Int Neuropsychol Soc,2012,18(6):1031-1040.

39. Tsai CF,Lee WJ,Wang SJ,et al..Psychometrics of the MoCA and its subscales:validation of the Taiwanese version of the MoCA and an item response theory analysis.Int Psychogeriatr,2012,24(4):651-658.

40. Xu Q,Cao WW,Mi JH,et al.Brief Screening for Mild Cognitive Impairment in Subcortical Ischemic Vascular Disease:A Comparison Study of the MoCA with the MMSE.Eur Neurol,2014,71(3-4):106-114.

41. McLennan SN,Mathias M,Brennan LC,et al.Validity of the MoCA as a Screening Test for MCI in a Cardiovascular Population.J Geriatric Psychiatr Neurol,2011,24(1):33-38.

42. Felicia C,Goldstein,Angela V,et al.Validity of the MoC A as a Screen for Mild Cognitive Impairment and Dementia in African Americans.J Geriatric Psychiatr Neurol,2014,27(3):199-203.

43. Mathuranath PS,Nestor PJ,Berrios GE,et al.A brief cognitive test battery to differentiate Alzheimer's disease and frontotemporal dementia.Neurology,2000,55(11):1613-1620.

44. Yoshida H,Kishimoto Y,Takeda N,et al.Validation of the ACE-R for detecting mild cognitive impairmentand dementia in a Japanese population.Int Psychogeriatr,2012,24(1):28-37.

45. Wei Q,Chen XP,Zheng ZZ,et al.Screen for cognitive impairment in a Chinese ALS population.Amyotroph Lateral Scler Frontotemporal Degener,2015,16(1-2):40-45.

46. 高飞,樊东升,王华丽,等.运动神经元病患者认知功能筛查.中华内科杂志,2009,48(1):31-34.

47. Elamin M,Holloway G,Bak TH,et al.The Utility of the ACE Version Three in Early-Onset Dementia.Dement Geriatr Cogn Disord,2016,41(1-2):9-15.

48. Crawford S,Whitnall L,Robertson J,et al.A systematic review of the accuracy and clinical utility of the ACE and the ACE-R in the diagnosis of dementia.Int J Geriatr Psychiatry,2012,27(7):659-669.

49. Fang R,Wang G,Huang Y,et al.Validation of the Chinese version of Addenbrooke's cognitive examination-revised for screening mild Alzheimer's disease and mild cognitive impairment.Dement Geriatr Cogn Disord,2014,37(3-4):223-231.

50. Komadina NC,Terpening Z,Huang Y,et al.Utility and limitations of ACE-R for detecting cognitive impairment in Parkinson's disease.Dement Geriatr Cogn Disord,2011,31(5):349-357.

51. McColgan P,Evans JR,Breen DP,et al.ACE-R for mild cognitive impairment in Parkinson's disease.Movement Disorders,2012,27(9):1172-1176.

52. Reyes MA,Lloret SP,Gerscovich ER,et al.ACE-R validation in Parkinson's disease. Eur J

Neurol,2009,16(1) :142-147.

53. Raimondi C,Gleichgerrcht E,Richly P,et al.The Spanish version of the ACE-R in subcortical is-chemic vascular dementia.J Neurol Scien,2012,322(1-2) :228-231.

54. Terpening Z,Cordato NJ,Hepner IJ,et al.Utility of the ACE-R for the diagnosis of dementia syn-dromes.Austral J Ageing,2011,30(3) :113-118.

55. Matias G,Fernández de Bobadilla R,Escudero G,et al.Validation of the Spanish version of ACE-Ⅲ for diagnosing dementia.Neurologia,2015,30(9) :545-551.

56. Konstantinopoulo E,Kosmidis MH,Ioannidis P,et al.Adaptation of ACE-R for the Greek popula-tion.Eur J Neurol,2010,18(3) :442-447.

57. Garcia-Caballero A,Garcia-Lado I,Gonzalez-Hermida J,et al.Validation of the Spanish version of the ACE in a rural community in Spain.Int J Geriatr Psychiatr,2006,21(3) :239-245.

58. Carvalho V,Barbosa MT,Caramelli P.Brazilian version of the ACE-R in the diagnosis of mild Alzheimer disease.Cogn Behav Neurol,2012,23(1) :8-13.

59. Dos Santos Kawata KH,Hashimoto R,Nishio Y,et al.A validation study of the Japanese version of the ACE-R.Dement Geriatr Cogn Disord Extra,2012,2(1) :29-37.

60. Brown J,Pengas G,Dawson K,et al.Self administered cognitive screening test (TYM) for detec-tion of Alzheimer's disease:cross sectional study.BMJ,2009,338:b2030-38.

61. Koekkoek P,Rutten G,Berg E,et al.The "Test Your Memory" test performs better than the MMSE in a population without known cognitive dysfunction.J Neurolog Sci,2013,328(1-2) :92-97.

62. Szczesniak D,Wojtynska R,Rymaszewska J.Test Your Memory (TYM) as a screening instrument in clinical practice-the Polish validation study.Aging & Mental Health,2013,17(7) :863-868.

63. Vinay NP,Hanon O,Clerson P,et al.Validation of the Test Your Memory (F-TYM Test) in a French Memory Clinic Population.Clin Neuropsychol,2014,28(6) :994-1007.

64. Haruo Hanyu, Mikako Maezono, Hirofumi Sakurai, et al. Japanese version of the Test Your Memory as a screening test in a Japanese memory clinic.Psychiatr Res,2011,190(1) :145-148.

65. Iatraki E,Simos PG,Lionis C.Cultural adaptation,standardization,and clinical validity of the Test Your Memory dementia screening instrument in Greek.Dement Geriatr Cogn Disord;2014,37(3-4) :163-180.

66. Hancock P,Larner AJ.Test Your Memory test:diagnostic utility in a memory clinic population.Int J Geriatr Psychiatr,2011,26(9) :976-980.

67. Abd-Al-Atty MF,Abou-Hashem RM,Abd El Gawad WM,et al.Test Your Memory Test,Arabic version:is it practical in a different culture? J Am Geriatr Soc,2012,60(3) :596-597.

68. Schalkwyk G, Botha H, Seedat S, et al. Comparison of 2 dementia screeners, the Test Your Memory Test and the Mini-Mental State Examination, in a primary care setting.J Geriatr Psychiatr Neurol,2012,25(2) :85-88.

69. Saxton J,Swihart AA.Neuropsychological assessment of the severely impaired elderly patient.Clin Geriatr Med,1989,5(3) :531-543.

70. Choe JY,Youn JC,Park JH,et al.The Severe Cognitive Impairment Rating Scale--an instrument

for the assessment of cognition in moderate to severe dementia patients.Dement Geriatr Cogn Disord,2008,25(4):321-328.

71. Schmitt FA,Ashford W,Ernesto C,et al.The severe impairment battery:Concurrent validity and the assessment of longitudinal change in Alzheimer's disease.The Alzheimer's Disease Cooperative Study.Alzheimer Dis Assoc Disord,1997,11(Suppl 2):S51-S56.

72. Saxton J,Kastango KB,Hugonot-Diener L,et al.Development of a short form of the Severe Impairment Battery.Am J Geriatr Psychiatry,2005,13(11):999-1005.

73. Paajanen T,Hänninen T,Tunnard C,et al,Addneuromed Consortium.CERAD neuropsychological battery total score in multinational mild cognitive impairment and control populations:the Add Neuro Med study.J Alzheimers Dis,2010,22(4):1089-1097.

74. Sotaniemi M,Pulliainen V,Hokkanen L,et al.CERAD-neuropsychological battery in screening mild Alzheimer's disease.Acta Neurologica Scandinavica,2012,125(1):16-23.

75. Villeneuve S,Rodrigues-Brazète J,Joncas S,et al.Validity of the mattis dementia rating scale to detect mild cognitive impairment in parkinson's disease and rem sleep behavior disorder.Dement Geriatr Cogn Disord,2011,31(3):210-217.

76. Rosen WG,Mohs RC,Davis KL.A new rating scale for Alzheimer's disease.American Journal of Psychiatry,1984,141(11):1356-1364.

77. Chu LW, Chiu KC, Hui SL, et al. The reliability and validity of the Alzheimer's Disease Assessment Scale Cognitive Subscale (ADAS-Cog) among the elderly Chinese in Hong Kong. Ann Acad Med Singapore,2000,29(4):474-485.

78. Broich K.Consensus Conference Paper.Outcome measures in clinical trials on medicinal products for the treatment of dementia:a European regulatory perspective.International Psychogeriatrics, 2007,19(3),509-524.

79. Vellas B,Andrieu S,Sampaio C,et al.Endpoints for trials in Alzheimer's disease:a European task force consensus.Lancet Neurol,2008,7(5):436-450.

80. Vellas B,Carrillo MC,Sampaio C,et al.Designing drug trials for Alzheimer's disease:what we have learned from the release of the phase Ⅲ antibody trials:a report from the EU/US/CTAD Task Force.Alzheimers Dement,2013,9(4):438-445.

81. Ballard C,Sauter M,Scheltens P,et al.Efficacy,safety and tolerability of rivastigmine capsules in patients with probable vascular dementia:the VantagE study.Curr Med Res Opin,2008,24(9):2561-2574.

82. Román G,Salloway S,Black SE,et al.Randomized,placebo-controlled,clinical trial of donepezil in vascular dementia:differential effects by hippocampal size.Stroke,2010,41(6):1213-1221.

83. Dichgans M, Markus HS, Salloway S, et al. Donepezil in patients with subcortical vascular cognitive impairment:a randomised double-blind trial in CADASIL.Lancet Neurol,2008,7(4):310-318.

84. Frank RM,Byrne GJ.The Clinical Utility of the Hopkins Verbal Learning Test as a screening test for mild dementia.Int J Geriat Psychiatry,2000,15(4):317-324.

85. Shapiro AM,Benedict RHB,Schretlen D,et al.Construct and Concurrent Validity of the Hopkins-

131

Verbal Learning Test-Revised.The Clinical Neuropsychologist,1999,13(3):348-358.

86. Shi J,Tian J,Wei M,et al.The utility of the Hopkins Verbal Learning Test (Chinese version) for screening dementia and mild cognitive impairment in a Chinese population.BMC Neurology, 2012,7(12):136.

87. Rabin LA,Paré N,Saykin AJ,et al.Differential Memory Test Sensitivity for Diagnosing Amnestic Mild Cognitive Impairment and Predicting Conversion to Alzheimer's Disease.Neuropsychol Dev Cogn B Aging Neuropsychol Cogn,2009,16(3):357-376.

88. Gainotti G,Marra C,Villa G,et al.Sensitivity and specificity of some neuropsychological markers of Alzheimer dementia.Alzheimer Dis Assoc Disord,1998,12(3):152-162.

89. González-Palau F,Franco M,Jiménez F,et al.Clinical utility of the hopkins verbal test-revised for detecting alzheimer's disease and mild cognitive impairment in spanish population.Archives of Clinical Neuropsychology,2013,28(3):245-253.

90. Takayama Y.A delayed recall battery as a sensitive screening for mild cognitive impairment:follow-up study of memory clinic patients after 10 years.J Med Dent Sci,2010,57(2):177-184.

91. Shi J,Wei M,Tian J,et al.The Chinese version of story recall:a useful screening tool for mild cognitive impairment andAlzheimer's disease in the elderly.BMC Psychiatry,2014,14:71.

92. Tian J,Haworth J,Bucks R,et al.Neuropsychological prediction of conversion to dementia from questionable dementia:statistically significant but not yet clinically useful.J Neurol Neurosurg Psychiatry,2003,74(4):433-438.

93. Calderon J,Perry RJ,Erzinclioglu SW,et al.Perception,attention,and working memory are disproportionately impaired in dementia with Lewy bodies compared with Alzheimer's disease.J Neurol Neurosurg Psychiatry,2001,70(2):157-164.

94. Tripathi R,Kumar K,Balachandar R,et al.Neuropsychological markers of mild cognitive impairment:A clinic based study from urban India.Ann Indian Acad Neurol,2015,18(2):177-180.

95. Belleville S,Gauthier S,Lepage E,et al.Predicting Decline in Mild Cognitive Impairment:A Prospective Cognitive Study.Neuropsychology,2014,28(4):643-652.

96. Sarazin M,Berr C,De Rotrou J,et al.Amnestic syndrome of the medial temporal type identifies prodromal AD:a longitudinal study.Neurology,2007,69(19):1859-1867.

97. Vogel A,Mortensen EL,Gade A,et al.The Category Cued Recall test in very mild Alzheimer's disease:discriminative validity and correlation with semantic memory functions.Eur J Neurol, 2007,14(1):102-108.

98. Ríos M,Periáñez JA,Muñoz-Céspedes JM.Attentional control and slowness of information processing after severetraumatic brain injury.Brain Injury,2004,18(3):257-272.

99. Bayard S,Erkes J,Moroni C,et al.Victoria stroop test:normative data in a sample group of older people and the study of their clinical applications in the assessment of inhibition in Alzheimer's Disease.Arch Clinl Neuropsychol,2011,26(7):653-661.

100. Paolo AM,Axelrod BN,Tröster AI,et al.Utility of a Wisconsin Card Sorting Test short form in persons with Alzheimer's and Parkinson's disease.J Clin Exp Neuropsychol,1996,18(6): 892-897.

101. Wei MQ,Shi J,Li T et al.Diagnostic accuracy of the Chinese version of the trail making test in screening for cognitive impairment.Am J Geriatr Soc,2018,66(1):92-99.

102. Kortte KB,Horner MD,Windham WK.The Trail Making Test,part B:Cognitive flexibility or ability to maintainset? App Neuropsychol,2002,9(2):106-109.

103. Jefferson AL,Wong S,Bolen E,et al.The Trail Making Test,part B between individuals with mild cognitive impairment and normal controls.Arch Clin Neuropsychol,2006,21(5):405-412.

104. Meza-Cavazos S,Salinas-Martinez R,Guajardo G,et al.MMSE,GDS and trail-making test:Comparative analysis within a voluntary population from Monterrey,Nuevo León,México.Alzheim & Dement,2012,8(4)Suppl:554-555.

105. Robins Wahlin TB,Bäckman L,Wahlin Å,et al.Trail Making Test performance in a community-based sample of healthy very old adults:effects of age on completion time,but not on accuracy. Arch Gerontol Geriatr,1996,22(1):87-102.

106. Hutchison KA,Balota DA,Duchek JM.The utility of stroop task switching as a marker for early stage.Alzheim Dis Psychol Aging,2010,25(3):545-559.

107. Vogel A,Stokholm J,Jørgensen K.Performances on Symbol Digit Modalities Test,Color Trails Test,and modified Stroop test in a healthy,elderly Danish sample.Aging,Neuropsychol Cogn, 2013,20(3):370-382.

108. Su CY,Lin YH,Kwan AL,et al.Construct validity of the wisconsin card sorting test-64 in patients with stroke.The Clin Neuropsychol,2008,22(2):273-287.

109. Robinson AL,Heaton RK,Lehman RAW,et al.The utility of the wisconsin card sorting test in detectingand localizing frontal lobe lesions.J Consul Clin Psychol,1980,48(5):605-614.

110. van den Broek MD,Bradshaw CM,Szabadi E.Utility of the modified wisconsin card sorting test in neuropsychological assessment.Br J Clin Psychol,1993,32(Pt3):333-343.

111. Rahimi C,Hashemi R,Mohamadi N.The utility of the wisconsin card sorting test in differential diagnosis of cognitive disorders in iranian psychiatric patients and healthy subjects.Iran J Psychiatr,2011,6(3):99-105.

112. Pezzuti L,Mastrantonio E,Orsini A.Construction and validation of anecological version of the Wisconsin Card Sorting Test applied to an elderly population.Neuropsychol Dev Cogn B Aging Neuropsychol Cogn,2013,20(5):567-591.

113. Shulman K,Shedletsky R,Sliver I.The challenge of time.Clock Drawing and cognitive function in the elderly.Int J Geriat Psychiatry,1986,1(2):135-140.

114. Shulman KI.Clock-Drawing:Is It the Ideal Cognitive Screening Test? Int J Geriat Psychiatry, 2000,15(6):548-561.

115. Cahn DA,Salmon DP,Monsch AU,et al.Screening for Dementia of the Alzheimer Type inthe Community:The Utility of the Clock Drawing Test. Arch Clin Neutopsychol, 1996, 11(6): 529-539.

116. Lee H,Swanwick GR,Coen RF,et al.Use of the clock drawing task in the diagnosis of mild and very mild Alzheimers disease.Int Psychogeriatr,1996,8(3):469-476.

117. Ehreke L,Luppa M,Konig H,et al.Is the Clock Drawing Test a screening tool for the diagnosis

133

of mild cognitive impairment? A systematic review.Int Psychogeriatr,2010,22(1):56-63.

118. Ehreke L,Luck T,Luppa M,et al.Clock Drawing Test-screening utility for mild cognitive impairment according to different scoring systems:results of the Leipzig Longitudinal Study of the Aged (LEILA 75+).Int Psychogeriatr,2011,23(10):1592-1601.

119. Libon DJ,Swenson RA,Barnoski EJ,et al.Clock drawing as an assessment tool for dementia.Archives of Clin Neuropsych,1993,8(5):405-415.

120. Goodglass H, Kaplan E. The assessment of aphasia and related disorders (2nd ed). Philadelphia:Lea & Febiger,1982.

121. Wiechmann AR,Hall JR.The four-point scoringsystem for the clock drawing test does not differentiate between Alzheimer's disease and vascular dementia.Psycholog Reports,2010,106(3):941-948.

122. Yap PL,Ng T,Niti M,et al.Diagnostic performance of clock drawing test by clox in an asian chinese population.Dement Geriatr Cogn Disord,2007,24(3):193-200.

123. Saka E,Elibol B.Enhanced cued recall and clock drawing test performances differ inParkinson's and Alzheimer's disease-related cognitive dysfunction. Parkinsonism and Related Disorders,2009,15(9):688-691.

124. Sallam K,Amr M.The use of the mini-mental state examination and the clock-drawing test for dementia in a tertiary hospital.J Clin Diagn Res,2013,7(3):484-488.

125. Cahn-Weiner DA,Williams K,Grace J,et al.A Discrimination of dementia with lewy bodies from Alzheimer disease and Parkinson disease using the clock drawing test.Cog Behav Neurol,2003,16(2):85-92.

126. Shi J,Tian J,Wei MQ,et al.On behalf of beijing cooperative study group on MCI.The utility of hopkins verbal learning test (chinese version) for screening dementia and mild cognitive impairment in Chinese population.Alzheimer Dementia,2012,8(4Suppl2):360-361.

127. Lee JH,Oh ES,Jeong SH,et al.Longitudinal changes in clock drawing test (CDT) performance according to dementia subtypes and severity.Arch Geront Geriatr,2011,53(2):e179-e182.

128. O'Brien TJ,Wadley V,Nicholas AP,et al.The contribution of executive control on verbal-learning impairment in patients with Parkinson's disease with dementia and Alzheimer's disease.Arch Clin Neuropsych,2009,24(3):237-244.

129. Tan LPL,Herrmann N,Mainland NJ,et al.Can clock drawing differentiate Alzheimer's disease from other dementias? Int Psychogeriatr,2015,27(10):1649 -1660.

130. Borson S,Brush M,Gil E,et al.The clock drawing test:utility for dementia detection in multiethnic elders.J Geront:Med Sci,1999,54A(11):M534-M540.

131. Adamis D,Meagher D,O'Neill D,et al.The utility of the clock drawing test in detection of delirium in elderly hospitalised patients.Aging Ment Health,2016,20(9):981-986.

132. Melrose RJ, Harwood D, Khoo T, et al. Association between cerebral metabolism and rey-osterrieth complex figure test performance in Alzheimer's disease. J Clin Exp Neuropsychol,2013,35(3):246-258.

133. Beebe DW,Ris MD.Executive functioning and memory for the rey-osterieth complex figure task

among community adolescents.Appl Neuropsych,2004,11(2):91-98.

134. Bernstein JH,Waber DP.Developmental scoring system for the rey-osterreith complex figure: professional manual.Odessa FL:Psych Assess Resourc,1996.

135. Zhao Q,Guo Q,Hong Z.Clustering and switching during a semantic verbal fluency test contribute to differential diagnosis of cognitive impairment.Neurosci Bull,2013,29(1):75-82.

136. Passos VM,Giatti L,Barreto SM,et al.Verbal fluency tests reliability in a Brazilian multicentric study,ELSA-Brasil.Arq Neuropsiquiatr,2011,69(5):814-816.

137. Torralva T,Laffaye T,Báez S,et al.Verbal fluency as a rapid screening test for cognitive impairment in early Parkinson's disease.J Neuropsychiatry Clin Neurosci,2015,27(3):244-247.

138. Vlaar A,Wade DT.Verbal fluency assessment of patients with multiple sclerosis:test-retest and inter-observer reliability.Clinical Rehabilitation,2003,17(7):756-764.

139. Sugarman MA,Axelrod BN.Embedded measures of performance validity using verbal fluency tests in a clinical sample.Appl Neuropsychol Adult,2015,22(2):141-146.

140. Harrison JE,Buxton P,Husain M,et al.Short test of semantic and phonological fluency:Normal performance,validity and test-retest reliability.Br J Clin Psychol,2000,39(Pt 2):181-191.

141. Kawano N,Umegaki H,Suzuki Y,et al.Effects of educational background on verbal fluency task performance in older adults with Alzheimer's disease and mild cognitive impairment.Int Psychogeriatr,2010,22(6):995-1002.

142. Williams BW,Mack W,Henderson VW.Boston Naming Test in Alzheimer's disease.Neuropsychologia,1989,27(8):1073-1079.

143. Mack WJ,Freed DM,Williams BW,et al.Boston Naming Test:shortened versions for use in Alzheimer's disease.J Gerontol,1992,47(3):154-158.

144. Kohnert KJ,Hernandez AE,Bates E.Bilingual performance on the boston naming test: preliminary norms in Spanish and English.Brain Lang,1998,65(3):422-440.

145. Serrano C,Alleg ri RF,Drake M,et al.A shortened form of the Spanish Boston naming test:a useful tool for the diagnosis of Alzheimer'sdisease.Rev Neurol,2001,33(7):624-627.

146. Fernández AL,Fulbright RL.Construct and concurrent validity of the spanish adaptation of the boston naming test.Appl Neuropsych Adult,2015,22(5):355-362.

147. Busch RM,Frazier TW,Iampietro MC,et al.Clinical utility of the Boston Naming Test in predicting ultimate side of surgery in patients with medically intractable temporal lobe epilepsy:A double cross-validation study.Epilepsia,2009,50(5):1270-1273.

148. Ahmed S,Arnold R,Thompson SA,et al.Naming of objects,faces and buildings in mild cognitive impairment.Cortex,2008,44(6):746-752.

149. Tierney MC,Black SE,Szalai JP,et al.Recognition memory and verbal fluency differentiate probable Alzheimer disease from subcortical ischemic vascular dementia.Arch Neurol,2001,58 (10):1654-1659.

二、精神行为评估

🤲 **主要推荐:**

1. 疑诊患者都应进行全面的精神行为症状评估,应通过适当的评估量表从知情者获悉,推荐使用 NPI(Ⅲ类证据,B 级推荐)。

2. 不符合痴呆诊断标准的行为症状主诉就诊者应进行 MBI-C 评估,可能对识别早期神经变性病有帮助(Ⅳ类证据,B 级推荐)。

3. HAMD、HAMA 评估有助于识别抑郁、焦虑等非痴呆疾病(Ⅲ类证据,B 级推荐),但不推荐自评量表用于抑郁、焦虑的诊断(D 级推荐)。

4. 应在认知障碍人群中常规筛查睡眠障碍(D 级推荐),PSQI、MSQ 和 ESS 等问卷有助于评估睡眠质量、睡眠行为障碍和日间过度睡眠程度(Ⅱ类证据,B 级推荐)。

精神行为症状在痴呆重度阶段中非常普遍,但是研究显示轻、中、重度痴呆患者中均可出现精神行为症状。精神行为症状是痴呆患者进入机构照料的预测因素,也是加重照料者负担的主要方面[1]。常见的精神行为症状包括淡漠、激越、焦虑、抑郁等。队列研究为我们了解变性病痴呆的自然病程提供了很多新认知,除轻度认知损害外,近年来的研究显示,轻度行为异常(mild behavioral impairment,MBI)是另一个应该及早识别和评估的问题。早期的行为精神评估非常重要,与 MCI 一样,MBI 同样可以预测痴呆的发病,有 70% 的 MBI 在未来 5 年内发生痴呆[2]。

不同痴呆类型存在很多共性精神行为症状,尤其到了疾病重度阶段。一项研究对 2963 例痴呆患者进行了精神行为症状的因子分析,结果显示 AD、VaD、DLB 和 PDD 存在共性精神症状因子,权重依次是情绪(焦虑、淡漠、烦躁)、精神(兴奋、妄想、幻觉、激越)和额叶症状(去抑制、欣快),VaD 三个因子相关的症状均较突出,DLB 的情绪因子相关症状较突出,精神、额叶症状与 AD、PDD 相当,均不如 VaD 明显[3]。

详细的精神行为症状评估具有以下几个方面益处:①全面了解患者症状,评估病情程度;②监测治疗的效果;③早期诊断以精神行为症状为主症的痴呆;④行为评估有助于发现潜在的认知损害。精神行为症状评估工具选择要考虑不同人群(MBI 或痴呆)的敏感性,通常采用不同的评估工具。

(一)神经精神问卷

适用于痴呆的经典评估工具包括神经精神问卷(neuropsychiatric inventory,NPI)[4]、痴呆行为评定量表(behavior rating scale for dementia,BRSD)[5]、阿尔茨海默病行为病理学评定量表(BEHAVE-AD)[6]等,测评内容通常包括了常见的精神行为症状。

神经精神问卷(neuropsychiatric inventory,NPI)[4]是最常用的痴呆精神行为症状评估工具,本量表由照料者回答,7~10分钟即可完成评估。总体信度较好,总分信度评价的Cronbach指数为0.84,亚量表的组间一致系数均大于0.9[7]。评估内容比较广泛,包括妄想、幻觉、激越、抑郁、焦虑、欣快、淡漠、去抑制、易激惹和异常行为活动等方面。NPI评分并不总是随病情加重而加重,轻度痴呆随病情进展,NPI分值会增加,而随疾病的进一步加重,NPI反而可能下降[8]。

小样本研究比较了AD与FTD患者的NPI评分和症状条目,FTD(58.0±19.3)得分明显高于AD(3.6±4.7,P<0.01),淡漠、异常行为活动、去抑制和饮食异常在FTD患者中更加突出[9]。病理学确诊的FTD和AD的回顾性比较显示,FTD的精神行为症状评分明显高于AD,但是发病年龄较晚及低精神行为症状评分的FTD容易被误诊为AD[10]。早发非典型AD与FTD的鉴别同样非常困难。

正式的精神行为症状评估比一般性评估能提供更详细的临床信息,也可用于监测疗效,但单纯依赖症状的评估可能不足以明确病因。此外,综合评分不能反映特定精神症状的突出程度,并在反映疾病特异性方面略显不足,进一步分析特定精神症状对鉴别诊断也很必要。

(二)轻度行为障碍清单

这一概念类似于MCI,用于识别痴呆前期轻度行为损害(mild behavioral impairment,MBI),不符合现行精神障碍诊断标准。目前而言,其研究意义大于临床意义。但是,MBI作为一个医学术语完善了痴呆诊疗的临床思维,是MCI常见的合并症状。一项研究对1377名老年人(72~79岁)进行了调查,包括MCI、认知正常伴危险因素及认知正常三组,结果显示34.1%的参与者符合MBI诊断标准,比率分别是48.9%、43.1%和27.6%,最突出症状是冲动控制和主动性下降[11]。

轻度行为障碍清单(mild behavioral impairment checklist,MBI-C)是一个用于痴呆前阶段的神经精神症状调查清单,为临床和研究中评价MBI提供了一个工具[12]。MBI-C包括5个测试领域,即主动性下降、情绪失调、冲动控制、社交不合时宜、知觉或思维异常,包括34个测试问题,根据有无及严重程度评分(1=轻度,2=中度,3=重度)。评估的症状要求持续6个月或以上。已有西班牙语版本的MBI-C研究报道[13]。MBI-C是一个新的神经精神症状调查清单,至今还没有中文版本发表,应该进行中文版研发并进行稳定性验证。基于MBI概念的重要性,建议及早进行MBI-C的检测,以便识别早期阶段的神经变性病。

(三)额叶行为问卷

人脑具有复杂的内在联系网络或神经环路,这些环路支持了正常认知和行为能力,如人的记忆能力涉及海马及前额叶新皮层及相关环路[14],而与痴呆最相关的两类行为症状(淡漠、去抑制)则与额叶皮质下神经环路相关[15]。对于以

137

行为症状为特征表现的痴呆,如 FTD,进行额叶行为症状评估对鉴别诊断有帮助。AD 和 DLB 也会出现额叶行为症状,DLB 通常出现较晚[16]。AD 早期即可出现,应注意与 FTD 进行鉴别。常用于额叶行为症状评估工具有额叶系统行为评分(frontal systems behavior scale,FrSBe)和额叶行为问卷(frontal behavioral inventory,FBI)。FrSBe 是一个自评或知情者评估工具,而 FBI 是基于医生与照料者的面谈进行评分。FBI 包括 24 项评估条目,包括 12 项阴性行为症状和 12 项去抑制相关症状(0=无,1~3 表示症状的严重程度),内部一致性(α)为 0.93,2 周的重测信度(r)为 0.90,评价者间一致性(ks)为 0.92[17]。比较而言,FrSBe 测试条目偏多(64 个测试条目),家属或照料者理解相关症状也存在一定困难。国外报道的内部一致性(α)0.70~0.93,1 周的重测信度(rs)0.42~0.74[18]。因此,建议使用 FBI 进行额叶行为评估。

　　FBI 在痴呆领域的应用研究非常广泛,常用于鉴别 FTD 与 AD 或其他痴呆类型。常用的认知测试并不足以区分 FTD 和 AD[9]。FTD 突出的症状包括刻板语言、淡漠、注意力下降、社交行为不合时宜等。FBI 量表鉴别 FTD 与其他痴呆正确率为 92.7%(分界值≥30 提示 FTD),18.8%的 VaD 被误认为 FTD[19]。不同研究诊断分界值差异较大。小样本的研究比较了 FTD、AD 和 VaD,FBI(29/30)诊断 FTD 敏感性和特异性分别为 80%、100%,22/23 诊断 FTD 敏感性和特异性分别为 97%、95%,相比于 NPI,能更好地鉴别 FTD 与 AD 或 VaD[17]。中国人群研究也显示临床诊断的 FTD 患者 FBI 平均得分 21 分与 AD(平均 16 分,P=0.031)存在明显差异[20]。

(四)汉密尔顿抑郁量表

　　抑郁评估常用量表包括汉密尔顿抑郁量表(hamilton rating scale for depression,HAMD)、蒙哥马利-阿斯伯格抑郁量表(Montgomery and Asperg depression scale,MADRS)以及康奈尔痴呆抑郁量表(cornell scale for depression in dementia,CSDD)。抑郁评估的主要目的,一方面是为了排除抑郁所致的假性痴呆,另一方面是评估痴呆伴有的抑郁情绪。前者是出于诊断目的,后者是在于治疗评估。

　　有研究以 AD 为对象,比较了 GDS、MADRS 和 CSDD,GDS 评分明显受认知程度的影响,而 MADRS 和 CSDD 测试结果不受痴呆程度影响,且两者一致性较高[21]。因此,不建议使用抑郁自评量表,如老年抑郁量表(geriatric depression scale,GDS)等[22]。小样本的临床研究比较了 HAMD 和 CSDD 用于轻中度 AD 患者的抑郁评估,以抑郁临床诊断标准为参考,两个量表的 ROC 分别为 0.87、0.91(没有统计学差异),以 7 分为分界值诊断抑郁的敏感性均为 90%,CSDD 特异性为 75%,HAMD 特异性 63%[23]。HAMD 抑郁评分具有明显的疾病特异性,PD、AD 和卒中患者诊断抑郁的分界值依次减低,分别为 12/13、9/10、7/8[24]。

以 PDD 和 VaD 为对象抑郁研究结果支持 HAMD 在其他痴呆中的适用性(理想的分界值为 10 分)。因此,HAMD、CSDD 和 MADRS 均适用于痴呆患者的抑郁评估。由于 HAMD 在非痴呆人群具有很好的适用性,推荐临床抑郁评估使用HAMD 量表。

(五)汉密尔顿焦虑量表

痴呆诊断时常规进行抑郁评估已经达成共识,但焦虑评估并没有受到足够重视。焦虑需要与痴呆伴随精神症状进行鉴别。广泛性焦虑症状如不安、注意力不集、易急躁在痴呆患者中很常见,应该将其理解为焦虑还是痴呆的伴随症状? 痴呆患者很难表达出焦虑障碍最核心的症状,如不能控制的过分担忧[25]。因此,早期焦虑评估非常关键,越早评估可能会减少痴呆认知或精神症状的干扰。常用汉密尔顿焦虑量表(hamilton anxiety rating scale,HAMA)和痴呆焦虑量表(rating anxiety in dementia,RAID)[26]评估早期焦虑。

记忆门诊医生经常遇到主观记忆下降的患者,情绪筛查非常必要。挪威的HUNT 研究显示,一般人群中主观记忆下降的比率约45%,主观记忆力下降最主要相关因素是男性、抑郁、焦虑、低教育水平和年龄增加,其间的因果联系并不清楚[27]。焦虑评估至少可以帮助排除明确以情绪为主要症状的认知下降主诉患者。

(六)匹兹堡睡眠质量指数和其他相关调查

昼夜节律对维持人体生理功能起着关键作用,痴呆患者存在明显的睡眠节律紊乱[28,29]。REM 睡眠行为障碍可能预示增加 PD 或 DLB 的发病风险。除了DLB,睡眠指标并不作为痴呆病因的诊断依据。但对于 AD 来说,痴呆越重,则睡眠效率越差,中重度 AD 与轻度 AD 相比较,睡眠效率进一步下降,入睡后清醒时间进一步延长[30]。因此,在认知障碍人群中常规筛查睡眠障碍是有必要的,有利于 DLB 等疾病诊断,同时有助于了解其他痴呆患者的伴随症状和病情程度,有效管理睡眠相关问题可能减少照料负担[31]。

常用匹兹堡睡眠质量指数(pittsburgh sleep quality index,PSQI)进行评估。该量表评估过去 1 个月的睡眠质量,包括主观质量、睡眠潜伏期、睡眠维持、睡眠效率、睡眠干扰、睡眠用药、日间功能等方面,分项计分 0~3,得分越高质量越差。原发性失眠患者 PSQI>5 分时,其敏感性特异性分别为 98.7%、84.4%[32]。一项研究对中国长寿老人(90+)的调查研究,以 PSQI 评价睡眠质量,结果显示痴呆患者存在睡眠质量下降、睡眠潜伏时间延长以及低睡眠效率问题,PSQI 得分(7.83±2.15)明显高于无痴呆者(5.22±2.49,$P<0.001$))[33]。

还可以使用与睡眠相关的诊断标准和其他评估工具,如睡眠障碍疾病国际诊断标准(ICSD-3)有助于对睡眠障碍进行诊断和分类。爱泼沃斯嗜睡量表(ESS)评估日间过度睡眠或嗜睡程度,7 天睡眠日记、体动仪(ACT)评估患者睡

139

眠-觉醒、活动的节律及治疗效果,询问阻塞性睡眠呼吸障碍日间思睡程度、夜间打鼾及睡眠呼吸暂停,采用柏林问卷(MBQ)评估睡眠呼吸障碍风险,梅奥睡眠问卷(MSQ)由床伴或知情者提供 RBD 可能性。此外,还可以采用计算睡眠效率有助于评估认知损害或痴呆病情程度。

参 考 文 献

1. Coen RF, Swanwick GR, O'Boyle CA, et al. Behaviour disturbance and other predictors of carer burden in Alzheimer's disease. Int J Geriatr Psychiatry, 1997, 12(3): 331-336.

2. Taragano FE, Allegri RF, Krupitzki H, et al. Mild behavioral impairment and risk of dementia: a prospective cohort study of 358 patients. J Clin Psychiatry, 2009, 70(4): 584-592.

3. Johnson CA Jr, Wearden PD, Kocyildirim E, et al. Platelet activation in ovines undergoing sham surgery or implant of the generation Pedia Flow pediatric ventricular assist device. Artif Organs, 2011, 35(6): 602-613.

4. Cummings JL, Mega M, Gray K, et al. The Neuropsychiatric Inventory: comprehensive assessment of psychopathology in dementia. Neurology, 1994, 44(12): 2308-2314.

5. Tariot PN, Mack JL, Patterson MB, et al. The behavioral pathology committee of the consortium to establish a registry for Alzheimer's disease. Am J Psychiatry, 1995, 152(9): 1349-1357.

6. Reisberg B, Auer SR, Monteiro IM. Behavioral pathology in Alzheimer's disease (BEHAVE-AD) rating scale. Int Psychogeriatr, 1996, 8(Suppl 3): 301-308.

7. Leung VP, Lam LC, Chiu HF, et al. Validation study of the Chinese version of the neuropsychiatric inventory (CNPI). Int J Geriatr Psychiatry, 2001, 16(8): 789-793.

8. Aalten P, de Vugt ME, Jaspers N, et al. The course of neuropsychiatric symptoms in dementia. Part I: findings from the two-year longitudinal Maasbed study. Int J Geriatr Psychiatry, 2005, 20(6): 523-530.

9. Bahia VS, Viana R. Accuracy of neuropsychological tests and the Neuropsychiatric Inventory in differential diagnosis between Frontotemporal dementia and Alzheimer's disease. Dement Neuropsychol, 2009, 3(4): 332-336.

10. Ritter AR, Leger GC, Miller JB, et al. Neuropsychological testing in pathologically verified Alzheimer disease and frontotemporal dementia: how well do the uniform data set measures differentiate between diseases? Alzheimer Dis Assoc Disord, 2017, 31(3): 187-191.

11. Mortby ME, Ismail Z, Anstey KJ. Prevalence estimates of mild behavioral impairment in a population-based sample of pre-dementia states and cognitively healthy older adults. Int Psychogeriatr, 2018, 30(2): 221-232.

12. Ismail Z, Agüera-Ortiz L, Brodaty H, et al. The mild behavioral impairment checklist (MBI-c): a rating scale for neuropsychiatric symptoms in pre-dementia populations. J Alzheimers Dis, 2017, 56(3): 929-938.

13. Aguera-Ortiz LF, Lopez-Alvarez J, Del Nido-Varo L, et al. Mild behavioural impairment as an antecedent of dementia: presentation of the diagnostic criteria and the Spanish version of the MBI-C

scale for its evaluation.Rev Neurol,2017,65(7):327-334.

14. Kitamura T.Driving and regulating temporal association learning coordinated by entorhinal-hipp-ocampal network.Neurosci Res,2017,121:1-6.

15. Bonelli RM,Hofmann P.A systematic review of the treatment studies in Huntington's disease since 1990.Expert Opin Pharmacother,2007,8(2):141-153.

16. Peavy GM,Salmon DP,Edland SD,et al.Neuropsychiatric features of frontal lobe dysfunction in autopsy-confirmed patients with lewy bodies and "pure" Alzheimer disease.Am J Geriatr Psychi-atry,2013,21(6):509-519.

17. Milan G,Lamenza F,Iavarone A,et al.Frontal Behavioural Inventory in the differential diagnosis of dementia.Acta Neurol Scand,2008,117(4):260-265.

18. Niemeier JP,Perrin PB,Holcomb MG,et al.Factor structure,reliability,and validity of the Frontal Systems Behavior Scale (FrSBe) in an acute traumatic brain injury population.Rehabil Psychol,2013,58(1):51-63.

19. Kertesz A,Nadkarni N,Davidson W,et al.The Frontal Behavioral Inventory in the differential di-agnosis of frontotemporal dementia.J Int Neuropsychol Soc,2000,6(4):460-468.

20. 李攀,周玉颖,田志岩,等.额颞叶痴呆和阿尔茨海默病患者认知功能和神经精神行为的比较研究.中华医学会心身医学分会全国学术会议.2014.

21. Müller-Thomsen T,Arlt S,Mann U,et al.Detecting depression in Alzheimer's disease:evaluation of four different scales.Arch Clin Neuropsychol,2005,20(2):271-276.

22. Burke WJ,Houston MJ,Boust SJ,et al.Use of the geriatric depression scale in dementia of the Alzheimer type.J Am Geriatr Soc,1989,37(9):856-860.

23. Vida S,Des Rosiers P,Carrier L,et al.Depression in Alzheimer's disease:receiver operating char-acteristic analysis of the Cornell Scale for Depression in Dementia and the Hamilton Depression Scale.J Geriatr Psychiatry Neurol,1994,7(3):159-162.

24. Naarding P,Leentjens AF,van Kooten F,et al.Disease-specific properties of the Rating Scale for Depression in patients with stroke,Alzheimer's dementia,and Parkinson's disease.J Neuropsychi-atry Clin Neurosci,2002,14(3):329-334.

25. Seignourel PJ,Kunik ME,Snow L,et al.Anxiety in dementia:a critical review.Clin Psychol Rev,2008,28(7):1071-1082.

26. Shankar KK,Walker M,Frost D,The development of a valid and reliable scale for rating anxiety in dementia (RAID).Aging Ment Health,1999,3(1):39-49.

27. Holmen TL,Bratberg G,Krokstad S,et al.Cohort profile of the Young-HUNT Study,Norway:a population-based study of adolescents.Int J Epidemiol,2014,43(2):536-544.

28. Kondratova AA,Kondratov RV.The circadian clock and pathology of the ageing brain.Nat Rev Neurosci,2012,13(5):325-335.

29. Videnovic A,Lazar AS,Barker RA,et al.'The clocks that time us'——circadian rhythms in neurodegenerative disorders.Nat Rev Neurol,2014,10(12):683-693.

30. Liguori C,Romigi A,Nuccetelli M,et al.Orexinergic system dysregulation,sleep impairment,and cognitive decline in Alzheimer disease.JAMA Neurol,2014,71(12):1498-505.

31. Gehrman P,Gooneratne NS,Brewster GS,et al.Impact of Alzheimer disease patients' sleep disturbances on their caregivers.Geriatr Nurs,2018,39(1):60-65.

32. Backhaus J,Junghanns K,Broocks A,et al.Test-retest reliability and validity of the Pittsburgh Sleep Quality Index in primary insomnia.J Psychosom Res,2002,53(3):737-740.

33. Jirong Y,Changquan H,Hongmei W,et al.Association of sleep quality and dementia among long-lived Chinese older adults.Age,2013,35(4):1423-1432.

三、日常生活评估

主要推荐:

1. 因认知功能损害导致日常活动能力下降是痴呆诊断的必要条件,IADL 或 ADL 评估有助于确认痴呆综合征(Ⅲ类证据,B 级推荐)。

2. 临床试验结局评估应采用对干预后变化较为敏感的功能活动量表,常用的量表如 ADCS-ADL 适用于轻中度痴呆临床试验结局评估(Ⅲ类证据,B 级推荐),ADCS-ADL-sev 适用于中重度痴呆临床试验结局评估(Ⅲ类证据,B 级推荐)。

活动功能评估是痴呆临床评估的三个主要方面之一,其他内容包括认知和精神行为,主要用于测量痴呆患者认知功能下降引起的日常生活活动的改变。活动功能下降是临床区分痴呆与非痴呆的关键特征之一,也是评估痴呆干预效果的主要指标,是制定长期照料计划的主要决定因素。由于测试内容很大程度上依赖于患者及密切接触者的报告,会受被评价者的文化教育和对疾病认知的影响[1]。

日常生活活动量表包括多种版本,我国常用 Lawton 版本,包括 8 项工具性日常生活活动(instrumental activities of daily living,IADL)和 6 项基本日常活动能力(basic activity of daily living,BADL)[2]。其他功能量表常用于痴呆临床试验的结局评估,包括阿尔茨海默病合作研究-日常生活能力量表(Alzheimer's disease cooperative study-activities of daily living,ADCS-ADL)、布里斯托日常生活活动量表(bristol activities of daily living scale,BrADLS)和痴呆残疾评估(disability assessment for dementia,DAD),这些量表国内应用经验很少。

Lawton 工具性日常活动量表常采用 1~4 分计分法,得分越高损害越重。工具性能力可以敏感的反应认知水平,研究表明 4 项工具性能力(服药、使用交通工具、处理财务和使用电话)是痴呆早期非常灵敏的指标[3]。在痴呆疾病晚期阶段,如厕、穿衣、洗澡等 BADL 也会受累。不同的研究均证实该量表具有良好的可靠性,稳定性系数(α)0.94,IADL≥10 分或 ADL 总分≥16 分提示痴呆,敏感性和特异性均>90%[4,5]。上述结果来自于记忆门诊病例,以一般性人群进行调查显示,IADL 诊断痴呆的敏感性 81%、特异性为 48%[6]。

日常生活能力在一定程度上可以反映认知程度变化,IADL 与 MMSE 具有负相关($r=-0.793,P<0.01$)[4],但是与认知最相关的是 IADL 而不是 BADL[7]。因此,评估 IADL 对痴呆的诊断意义可能更大。轻中度 AD18 个月随访结果显示,MMSE 平均下降 3.5 分,ADAS-cog 平均下降 7.4 分,ADCS-ADL 平均下降 10 分[8]。

ADCS-ADL 是临床试验最常用的功能评估量表,通常与 ADAS-cog 联合使用,评估试验药物的临床疗效[9,10]。该量表由 AD 合作研究组开发,测量内容非常广泛,测评范围从完全独立到完全依赖,1~2 个月的重测信度为 0.41~0.70,条目与 MMSE 总分的相关系数为 0.28~0.70,12 个月随访可以反映出相对基线时 20% 的功能下降[11]。由于中重度痴呆的测试内容与轻中度存在较大差异,因此专门开发了 ADCS-ADL-sev 用于中或重度痴呆患者,作为功能结局评价工具[12]。

BrADLS 是基于社区居住的 AD 患者访问和照料者补充的综合日常活动能力量表,包括了工具使用能力和基本日常生活能力。重测信度较好,两次测试相关系数为 0.95,量表总分体现了认知相关性(与 MMSE 的相关系数 $r=-0.72,P<0.001$)[13]。

DAD 同样是综合生活活动评估工具,主要根据照料者访谈完成问卷,测评时间在 15 分钟左右,不受性别、年龄和教育水平影响,可用于辅助诊断和疗效评估。DAD 总分与 MMSE 的相关系数为 0.55($P<0.001$),与快速残疾分级量表(RDRS-2)的相关系数为 -0.85($P<0.001$)。但是 DAD 评分不能有效的区分总体衰退量表(global deterioration scale,GDS)3、4 期的差异,也不能区分 GDS 5、6 期之间的差异,但 3~4 期患者的 DAD 评分要明显低于 5~6 期患者[14]。

参 考 文 献

1. Mograbi DC, Faria Cde A, Fichman HC, et al. Relationship between activities of daily living and cognitive ability in a sample of older adults with heterogeneous educational level. Ann Indian Acad Neurol, 2014, 17(1):71-76.

2. Lawton MP, Brody EM. Assessment of older people: self-maintaining and instrumental activities of daily living. Gerontologist, 1969, 9(3):179-186.

3. Barberger-Gateau P, Commenges D, Gagnon M, et al. Instrumental activities of daily living as a screening tool for cognitive impairment and dementia in elderly community dwellers. J Am Geriatr Soc, 1992, 40(11):1129-1134.

4. 简文佳,时晶,倪敬年,等.日常生活能力量表鉴别痴呆与轻度认知损害.中国老年学杂志,2014,34(4):865-868.

143

5. Ni J, Shi J, Wei M, et al. Screening mild cognitive impairment by delayed story recall and instrumental activities of daily living. Int J Geriatr Psychiatry, 2015, 30(8):888-890.

6. De Lepeleire J, Aertgeerts B, Umbach I, et al. The diagnostic value of IADL evaluation in the detection of dementia in general practice. Aging Ment Health, 2004, 8(1):52-57.

7. Monaci L, Morris RG. Neuropsychological screening performance and the association with activities of daily living and instrumental activities of daily living in dementia: baseline and 18- to 24-month follow-up. Int J Geriatr Psychiatry, 2012, 27(2):197-204.

8. Bernick C, Cummings J, Raman R, et al. Age and rate of cognitive decline in Alzheimer disease: implications for clinical trials. Arch Neurol, 2012, 69(7):901-905.

9. Doody RS, Raman R, Farlow M, et al. A phase 3 trial of semagacestat for treatment of Alzheimer's disease. N Engl J Med, 2013, 369(4):341-350.

10. Gauthier S, Feldman HH, Schneider LS, et al. Efficacy and safety of tau-aggregation inhibitor therapy in patients with mild or moderate Alzheimer's disease: a randomised, controlled, double-blind, parallel-arm, phase 3 trial. Lancet, 2016, 388(10062):2873-2884.

11. Galasko D, Clark C, Chang L, et al. Assessment of CSF levels of tau protein in mildly demented patients with Alzheimer's disease. Neurology, 1997, 48(3):632-635.

12. Ferris SH, Schmitt FA, Saxton J, et al. Analyzing the impact of 23 mg/day donepezil on language dysfunction in moderate to severe Alzheimer's disease. Alzheimers Res Ther, 2011, 3(3):22.

13. Bucks RS, Ashworth DL, Wilcock GK, et al. Assessment of activities of daily living in dementia: development of the Bristol Activities of Daily Living Scale. Age Ageing, 1996, 25(2):113-120.

14. Mcintyre B, Maria C. Criterion-related and construct validation of the disability assessment for Dementia scale. 1994.

四、总体印象评估

🤲 **主要推荐**:

1. CDR 是一个稳定可靠的痴呆程度分级量表，应作为临床评估的常规内容（Ⅲ类证据，B级推荐）。

2. CDR-SB 或 CIBIC-plus 或 CGI-C 能反映痴呆的总体状态变化，常作为总体终点被用于临床试验结局的评估（Ⅲ类证据，B级推荐）。

总体印象量表研究假设：痴呆的进展是以一定程序和线性进行的，可以提示痴呆所处的阶段和进展程度。此类量表中临床痴呆评定（clinical dementia rating, CDR）最常用于痴呆的程度分级，而 CDR 各项之和（CDR sum of the boxes, CDR-SB）、总体衰退量表（global deterioration scale, GDS）、临床医生总体印象量表（clinician's global impression of change, CGI-C）或基于临床医生访谈和照料者补充的总体印象变化量表（clinician's interview-based impression of change plus caregiver input，CIBIC-plus）则多用于临床试验的总体终点评估。临床试验中通常使用认知加功能或认知加总体印象的联合终点。

CDR 已经成为 AD 痴呆临床研究中病情分级的金标准。它综合评估痴呆患者认知和功能两个方面，包括记忆力、定向力、判断力和解决问题能力、社会事务、家庭和爱好、个人料理等 6 项表现。CDR 总分（CDR global score，CDR-GS）得分为 0 表示正常；0.5 分表示可疑痴呆；1 分表示轻度痴呆；2 分表示中度痴呆；3 分表示重度痴呆[1]。另一种计分方法是 CDR 各项之和（CDR sum of the boxes，CDR-SB）。经验证，两种计分方法相关性较好（kappa=0.86~0.94，$P<0.001$）。CDR-SB 与 CDR-GS 的对应关系是：CDR-SB 0.5~4.0 分相当于 CDR-GS 0.5 分，CDR-GS 4.5~9.0 分相当于 CDR-GS 1.0 分，CDR-SB 9.5~15.5 分相当于 CDR-GS 2.0 分，CDR-SB 16.0~18.0 分相当于 CDR-GS 3.0 分[2]。CDR-SB 能够区分极轻度和轻度 AD。纵向研究显示，CDR-GS 为 0.5 分的 AD 每年 CDR-SB 增加 1.43 分，CDR-GS 为 1 分的 AD 每年 CDR-SB 增加 1.91 分，基本呈现线性进展模式[3]。由于 CDR 同时测量认知和功能活动，可能成为有效的临床试验主要结局指标[4,5]。

CGI-C 以医生面谈为基础，CIBIC-plus 在医生访谈基础上，结合了照料者补充的信息，对患者的认知、功能及精神行为三个方面整体分级，评估病情的变化，常作为主要结局用于评估总体终点。信度评估显示患者提供信息进行评分的组内相关系数为 0.73，照料者提供信息进行评分的组内相关系数为 0.65，总的组内相关系数为 0.70[6]，具有重测稳定性，间隔 1 个月和 2 个月受试者中分别有 90%、94% 的人没有显示出变化或变化很小，未经治疗的 AD 队列间隔 6 个月或 12 个月分别有 56%、81% 的人显示出病情恶化，并且上述改变与 CDR 有着很好的相关性[7]。CIBIC-plus 由临床医师通过与受试者及照料者面谈获得有关病情恶化或好转信息，测试内容全面，虽然对微小变化检出能力有限，但检出的变化通常具有明确的临床意义。因此认为，CIBIC-plus 是稳定有效的临床结局评估工具。

GDS 用于全面评估痴呆状况，可以用于 AD 以外的其他类型痴呆，分为 7 期，1 期为无认知功能下降，7 期为极重度认知功能下降。该量表测量的稳定性较好，7 天至 4 个月的重测关联度为 0.92[8]，评估者之间比较的组内相关系数为 0.82[9]。一项关于 VaD 的研究中，效度评估显示 GDS 与认知功能及生活能力有着很好的相关性，尤其是工具性日常生活能力[10]。GDS 可以反映出病情随时间而变化[11]，也常被用作疗效监测工具。

欧洲专利药产品委员会试验指南自 1997 年起推荐认知（ADAS-cog）和总体（CIBIC-plus 或 CGI-C）作为主要结局用于评估痴呆药物临床试验的总体终点或主要疗效指标[12]，美国 FDA 批准的多奈哌齐、加兰他敏、卡巴拉汀治疗 AD 临床试验均把认知(ADAS-cog)和总体(CIBIC-plus)作为主要疗效指标,而 MMSE、ADL、执行功能和行为量表则作为次要指标[13]。欧洲共识会议[14,15]和欧美加共识(EU/US/CTAD 2013)[16]痴呆药物结果测量的法规性要求也推荐 ADAS-cog 或 SIB 作为认知终点,CIBIC-plus 或 CDR-SB 作为整体终点,ADCS-ADL-scale 或 IADLs 作为功能终点用于痴呆药物临床试验结局的评估。

参 考 文 献

1. Morris JC. The Clinical Dementia Rating (CDR): current version and scoring rules. Neurology, 1993,43(11):2412-2414.

2. O'Bryant SE, Waring SC, Cullum CM, et al. Texas Alzheimer's Research consortium. staging dementia using clinical dementia rating scale sum of boxes scores: a Texas Alzheimer's research consortium study. Arch Neurol, 2008, 65(8):1091-1095.

3. Williams MM, Storandt M, Roe CM, et al. Progression of Alzheimer's disease as measured by Clinical Dementia Rating Sum of Boxes scores. Alzheimers Dement, 2013,9(1 Suppl):S39-44.

4. Cedarbaum JM, Jaros M, Hernandez C, et al. Alzheimer's Disease Neuroimaging Initiative. Rationale for use of the Clinical Dementia Rating Sum of Boxes as a primary outcome measure for Alzheimer's disease clinical trials. Alzheimers Dement, 2013,9(1 Suppl):S45-55.

5. Lima APV, Castilhos R, Chaves MLF. The use of the clinical dementia rating scale sum of boxes scores in detecting and staging cognitive impairment/dementia in brazilian patients with low educational attainment. Alzheimer Dis Assoc Disord, 2017,31(4):322-327.

6. Boothby H, Mann AH, Barker A. Factors determining interrater agreement with rating global change in dementia: The cibic-plus. Int J Geriatr Psychiatry, 1995,10(12):1037-1045.

7. Schneider LS, Olin JT, Doody RS, et al. Validity and reliability of the Alzheimer's disease cooperative study-clinical global impression of change. the Alzheimer's disease cooperative study. Alzheimer Dis Assoc Disord, 1997,11(Suppl 2):S22-32.

8. Reisberg B, Ferris SH, de Leon MJ, et al. Global deterioration Scale (GDS). Psychopharmacol Bull, 1988,24(4):661-663.

9. Gottlieb GL, Gur RE, Gur RC. Reliability of psychiatric scales in patients with dementia of the Alzheimer type. Am J Psychiatry, 1988,145(7):857-860.

10. Paul RH, Cohen RA, Moser DJ, et al. The global deterioration scale: relationships to neuropsychological performance and activities of daily living in patients with vascular dementia. J Geriatr Psychiatry Neurol, 2002,15(1):50-54.

11. Aalten P, de Vugt ME, Jaspers N, et al. The course of neuropsychiatric symptoms in dementia. Part I: findings from the two-year longitudinal Maasbed study. Int J Geriatr Psychiatry, 2005,20(6): 523-530.

12. Committee for Proprietary Medicinal Products (CPMP). Note for Guidance on Medicinal Products in the Treatment of Alzheimer's Disease, CPMP/EWP/553/95. London: The European

Agency for the Evaluation of Medicinal Products,1997.

13. Rogers SL, Farlow MR, Doody RS, et al. A 24-week, double-blind, placebo-controlled trial of donepezil in patients with Alzheimer's disease.Neurology,1998,50(1):136-145.

14. Broich K.Consensus Conference Paper.Outcome measures in clinical trials on medicinal products for the treatment of dementia:a European regulatory perspective.International Psychogeriatrics, 2007,19(3):509-524.

15. Vellas B, Andrieu S, Sampaio C, et al. European Task Force Group. Endpoints for trials in Alzheimer's disease:a European task force consensus.Lancet Neurol,2008,7(5):436-450.

16. Vellas B,Carrillo MC,Sampaio C,et al.Designing drug trials for Alzheimer's disease:what we have learned from the release of the phase Ⅲ antibody trials:a report from the EU/US/CTAD Task Force.Alzheimers Dement,2013,9(4):438-444.

五、其他评估

主要推荐:

1. 哈金斯基缺血量表(HIS-13 或 HIS-7)可作为脑缺血评估的辅助工具,以帮助识别 VaD,但对小血管病痴呆缺乏敏感性(Ⅲ类证据,B 级推荐)。

2. 生存质量量表(QOLAD/DQoL/ADRQL)评估可反映轻中度痴呆患者的整体健康状态, 但不适用于重度痴呆患者(Ⅲ类证据,B 级推荐)。

3. 痴呆证候要素量表(PES-D-11)具有较好的一致性和稳定性,可用于痴呆的证候属性 判定或证候分型(Ⅲ类证据,B 级推荐)。

4. 痴呆证候变化总体印象量表(CGIC-S)可以反映包括认知在内的总体变化,可用于临 床试验的证候疗效评估(Ⅲ类证据,B 级推荐)。

(一)哈金斯基缺血量表

哈金斯基缺血量表(Hachinski ischemic scale,HIS)最早设计用于鉴别 AD 与 VaD,使用广泛并几经修订(表2-2-3)。HIS 主要依据临床病史和体格检查,在相 当长的时间内是最常用和最权威的评估工具。原量表共 13 个条目(HIS-13),最 大得分 18 分,≤4 分提示 AD,5~6 分提示混合型痴呆,≥7 分提示多发梗死性痴 呆(MID)[1]。修订版量表保留了原 13 个条目中的 8 个项目(HIS-8),总分为 12 分,≤2 提示 AD,≥4 分提示 VaD[2]。一项系统评价以病理证实的痴呆为标 准,原量表 HIS≤4 分诊断 AD 及≥7 分诊断 VaD 的敏感性和特异性分别为 89.0%和 89.3%,但不能区分 VaD 与混合型痴呆[3],对小血管病性痴呆缺乏敏 感性[4]。经大样本社区人群研究,Hachinski 将原量表 HIS 简化为 7 项条目 (HIS-7),计分为 0~1,≥2 分提示 VaD,敏感性和特异性分别为 93.2% 和 81.2%,与原量表准确性相当[5]。

147

表2-2-3　3个版本哈金斯基缺血量表的比较[1,2,4]

	计分		
	HIS-13	HIS-8	HIS-7
1. 急性起病	2	2	1
2. 阶梯样恶化	1	1	1
3. 波动病程	2	/	1
4. 夜间意识混乱	1	/	/
5. 人格保持良好	1	/	/
6. 抑郁	1	/	/
7. 躯体症状	1	1	/
8. 情绪不稳定	1	1	/
9. 高血压病史	1	1	/
10. 中风病史	2	2	1
11. 合并动脉硬化	1	/	/
12. 局灶神经症状	2	2	1
13. 局灶神经体征	2	2	1
总分	18	12	7

（二）生存质量量表

生存质量测量工具分为一般性工具和疾病特异性工具。生存质量评估的目的是为了解疾病对患者的影响。一般性评估工具可能对痴呆患者并不合适，通常选用疾病特异性量表。目前发表的痴呆相关生存质量量表（QoL）约10种，其中阿尔茨海默病生存质量量表（quality of life-Alzheimer's disease，QO-LAD）[5]、痴呆生存质量量表（dementia quality of life instrument，DQoL）[6] 和阿尔茨海默病相关生存质量量表（Alzheimer disease related quality of life，AD-RQL）[7] 引用最多。其中 DQoL 以及 QOLAD 均经过中国人群的信度和效度评价[8,9]。ADRQL 由照料者或代理人填写，可用于重度痴呆患者，而 QOLAD、DQoL 要求患者和照料者同时完成问卷，不适用于重度痴呆患者（MMSE<10分）。生存质量并非一个独立的健康维度，通常包括社会活动、心理和生理等多个方面，是整体健康状态的反映指标。生活质量是疾病间接反映指标，因此目前仅作为次要疗效指标。

（三）证候要素量表

中医证候评估是为了适应我国中西共存的医疗环境，指导中医药相关的证候分型和证候疗效评估。病（疾病）证（证候）结合已经成为中医临床和研究的主要模式。中医证候分型通常是在疾病诊断前提下，进一步通过传统的望闻问切四诊方法,判断患者的证候属性或证候类型,用于指导中药或非药物治疗。近年来,我国在中医证候分型标准和证候变化评估方面做了许多有益的探索,取得了一些共识。

证候的标准化评估目前还仅限于研究使用。定性法,即根据病史、症状、舌脉等信息进行证候属性判断。这种方法过多依赖于医师的临床经验,不同研究者之间的一致性较差。半定量法,即采取事先约定的证候要素量表,对病史、症状、舌脉等积分做出证候属性判断。这种方法较少依赖于研究者或临床医师的临床经验,不同研究者之间的一致性较好,是目前痴呆临床试验中使用最多的方法[10,11]。

痴呆证候要素量表(the pattern element scale for dementia, PES-D/11)是在VaD证候分型量表基础上修订的证候属性判定方法(表2-2-4),经过临床研究和专家共识修订而成,可作为AD和其他痴呆的证候分型参考。以专家经验为参考,11个证候要素量表的诊断敏感性为65.9%~94.7%,特异性为71.2%~97.3%,准确性>81%,评估者之间一致性为83.2%(k=0.51)[12]。

表2-2-4 痴呆证候要素量表(PES-D/11,2013)

填表说明:由医生与患者、照料者交谈后根据患者近4周的情况填写以下表格,并记录安静状态下的舌象和脉象。第1步,根据0~10分所表示的由轻到重,圈选您认为最能表示症状程度的数字。第2步,从上到下依次计算出不同证候因子或证候要素各条目权重之和(T分)和各条目得分之和(S分)。第3步,根据不同证候要素各条目权重之和即T分,进行证候要素属性判断,≥7分者为某一证候要素成立。根据不同证候要素各条目得分之和即S分,进行证候要素程度判断,分数越高表示证候要素程度越重。

要素	因子(权重)	量化得分	说明
1. 肾虚	二便失禁(5)	0...1...2...3...4...5...6...7...8...9...10	不能自己控制,出现遗尿或遗粪
	小便失禁(4)	0...1...2...3...4...5...6...7...8...9...10	不能自己控制,出现尿液自行流出
	夜尿频多(4)	0...1...2...3...4...5...6...7...8...9...10	夜间排尿超过2次且尿量偏多
	腰膝酸软(4)	0...1...2...3...4...5...6...7...8...9...10	自觉腰部与膝部酸软无力的表现
	性欲减退(3)	0...1...2...3...4...5...6...7...8...9...10	对性生活的欲望不足或完全缺乏
	耳鸣耳聋(2)	0...1...2...3...4...5...6...7...8...9...10	耳鸣、脑鸣或听力下降居一即可
	尺脉沉(1)	0...1...2...3...4...5...6...7...8...9...10	T=|__|__|分;S=|__|__|分

要素	因子(权重)	量化得分	说明
2. 脾虚			
	大便溏薄(5)	0…1…2…3…4…5…6…7…8…9…10	指大便不成形,形似溏泥
	食少纳呆(4)	0…1…2…3…4…5…6…7…8…9…10	食欲下降,进食减少
	食后腹胀(4)	0…1…2…3…4…5…6…7…8…9…10	进食后腹部胀满、反酸或不适
	口涎外溢(3)	0…1…2…3…4…5…6…7…8…9…10	口水较多而外流
	肢体倦怠(3)	0…1…2…3…4…5…6…7…8…9…10	周身乏力,不想活动
	舌胖齿痕(3)	0…1…2…3…4…5…6…7…8…9…10	因舌体胖大而受齿缘压迫所致的痕迹
	脉缓(1)	0…1…2…3…4…5…6…7…8…9…10	T=|__|__|分;S=|__|__|分
3. 气虚			
	少气懒言(5)	0…1…2…3…4…5…6…7…8…9…10	自觉气短,不爱说话
	自汗动甚(4)	0…1…2…3…4…5…6…7…8…9…10	无故出汗,活动更甚
	神疲乏力(4)	0…1…2…3…4…5…6…7…8…9…10	精神不振,容易疲劳
	面色㿠白(3)	0…1…2…3…4…5…6…7…8…9…10	脸色发白没有任何光泽
	易惊胆怯(3)	0…1…2…3…4…5…6…7…8…9…10	容易受惊吓,无故害怕
	舌淡(2)	0…1…2…3…4…5…6…7…8…9…10	
	脉弱(2)	0…1…2…3…4…5…6…7…8…9…10	T=|__|__|分;S=|__|__|分
4. 血虚			
	睑甲苍白(5)	0…1…2…3…4…5…6…7…8…9…10	眼睑结膜和指甲苍白
	面色萎黄(4)	0…1…2…3…4…5…6…7…8…9…10	面部呈现枯萎晦黄的病色
	视物模糊(4)	0…1…2…3…4…5…6…7…8…9…10	看东西模糊不清
	心悸怔忡(4)	0…1…2…3…4…5…6…7…8…9…10	自觉心中悸动,甚则不能自行缓解
	失眠多梦(3)	0…1…2…3…4…5…6…7…8…9…10	入睡困难或易醒或多梦
	手足麻木(2)	0…1…2…3…4…5…6…7…8…9…10	手或足局部或广泛麻木
	脉细(1)	0…1…2…3…4…5…6…7…8…9…10	T=|__|__|分;S=|__|__|分
5. 阴虚			
	舌红少津(5)	0…1…2…3…4…5…6…7…8…9…10	
	两目干涩(4)	0…1…2…3…4…5…6…7…8…9…10	两目干燥少津,滞涩不爽,易感疲劳
	形体消瘦(4)	0…1…2…3…4…5…6…7…8…9…10	形体消瘦,体重下降
	大便干燥(3)	0…1…2…3…4…5…6…7…8…9…10	粪便干结,排出不畅
	夜间盗汗(3)	0…1…2…3…4…5…6…7…8…9…10	夜间入睡后汗出,醒后汗自止
	苔少或无(3)	0…1…2…3…4…5…6…7…8…9…10	
	脉细数(1)	0…1…2…3…4…5…6…7…8…9…10	T=|__|__|分;S=|__|__|分

要素	因子（权重）	量化得分	说明
6. 阳虚			
	四肢不温（5）	0…1…2…3…4…5…6…7…8…9…10	手脚甚至胳膊和腿发凉
	下利清谷（5）	0…1…2…3…4…5…6…7…8…9…10	泄泻伴有未尽消化的食物
	畏寒蜷缩（4）	0…1…2…3…4…5…6…7…8…9…10	怕冷，有躲避寒冷环境行为
	尿少足肿（3）	0…1…2…3…4…5…6…7…8…9…10	排尿量少，伴足踝水肿
	舌淡苔滑（3）	0…1…2…3…4…5…6…7…8…9…10	舌淡苔白润滑
	小便清长（2）	0…1…2…3…4…5…6…7…8…9…10	排尿量多色白
	脉沉弱（1）	0…1…2…3…4…5…6…7…8…9…10	T=|__|__|分；S=|__|__|分
7. 髓减			
	肢胫酸楚（5）	0…1…2…3…4…5…6…7…8…9…10	上肢下胫酸楚不宁疼痛，夜间尤甚
	齿枯发焦（4）	0…1…2…3…4…5…6…7…8…9…10	牙齿松动脱落或头发干枯或脱发
	行动笨拙（4）	0…1…2…3…4…5…6…7…8…9…10	反应迟钝、动作缓慢
	倦怠嗜卧（4）	0…1…2…3…4…5…6…7…8…9…10	白天困倦多睡
	头晕耳鸣（3）	0…1…2…3…4…5…6…7…8…9…10	头晕耳鸣一般程度不重
	舌淡瘦小（2）	0…1…2…3…4…5…6…7…8…9…10	
	脉沉细（1）	0…1…2…3…4…5…6…7…8…9…10	T=|__|__|分；S=|__|__|分
8. 阳亢			
	急躁易怒（5）	0…1…2…3…4…5…6…7…8…9…10	情绪急躁，遇事容易发怒或易激惹
	烦躁不安（4）	0…1…2…3…4…5…6…7…8…9…10	自觉烦闷急躁，心神不定
	妄闻妄见（4）	0…1…2…3…4…5…6…7…8…9…10	幻听、幻视
	头晕目眩（3）	0…1…2…3…4…5…6…7…8…9…10	头有晕动感且眼睛发花
	颠顶头痛（3）	0…1…2…3…4…5…6…7…8…9…10	头部疼痛以颠顶部明显
	耳鸣如蝉（3）	0…1…2…3…4…5…6…7…8…9…10	自觉耳内鸣响，如闻蝉声或如潮声
	脉弦（1）	0…1…2…3…4…5…6…7…8…9…10	T=|__|__|分；S=|__|__|分
9. 毒盛			
	狂躁不宁（5）	0…1…2…3…4…5…6…7…8…9…10	心境高涨，思维奔逸和活动增多
	激越攻击（4）	0…1…2…3…4…5…6…7…8…9…10	情绪激昂、声音高亢、攻击行为
	妄言谵语（4）	0…1…2…3…4…5…6…7…8…9…10	错语或虚构或胡言乱语
	知动失司（4）	0…1…2…3…4…5…6…7…8…9…10	大小便失禁或肢体失用

续表

要素	因子（权重）	量化得分	说明
	便秘秽浊（3）	0…1…2…3…4…5…6…7…8…9…10	大便秘结、口气臭秽
	肢颤痉痛（2）	0…1…2…3…4…5…6…7…8…9…10	肢体或头颤，肌张力高或痛性发作
	舌绛苔积（1）	0…1…2…3…4…5…6…7…8…9…10	T=|__|__|分；S=|__|__|分
10. 痰浊	口吐痰涎（5）	0…1…2…3…4…5…6…7…8…9…10	
	苔粘腻浊（4）	0…1…2…3…4…5…6…7…8…9…10	表情呆板，面部活动少
	淡漠抑郁（4）	0…1…2…3…4…5…6…7…8…9…10	
	体肥懒动（3）	0…1…2…3…4…5…6…7…8…9…10	体型肥胖臃肿，常坐卧少活动
	多梦早醒（3）	0…1…2…3…4…5…6…7…8…9…10	多梦和（或）早醒
	亲疏不辨（2）	0…1…2…3…4…5…6…7…8…9…10	不能辨认亲属，也不分洁秽
	脉滑（2）	0…1…2…3…4…5…6…7…8…9…10	T=|__|__|分；S=|__|__|分
11. 血瘀	舌紫瘀斑（5）	0…1…2…3…4…5…6…7…8…9…10	舌质暗，或局部瘀斑形成
	妄思离奇（4）	0…1…2…3…4…5…6…7…8…9…10	妄想，荒诞不经
	反应迟钝（4）	0…1…2…3…4…5…6…7…8…9…10	思维迟缓或动作缓慢
	面色黎黑（4）	0…1…2…3…4…5…6…7…8…9…10	面部或眶周皮色发黑或瘀青
	梦幻游离（3）	0…1…2…3…4…5…6…7…8…9…10	夜间异常活动或梦游
	唇甲青紫（2）	0…1…2…3…4…5…6…7…8…9…10	口唇或爪甲紫暗
	脉细而涩（1）	0…1…2…3…4…5…6…7…8…9…10	T=|__|__|分；S=|__|__|分

证候变化评估作为临床试验结局的一个终点，以前多采用证候分型量表和证候定性标准。但因试验时间较长，加上痴呆患者本身记忆减退，存在自我判断主观性偏差甚至缺失和主观报告结果与认知测试的客观结局关联性小等问题。证候终点的评估方法应体现整体、动态、自觉和他评结合的特点，最近开发的以临床医生印象加照料者信息补充的痴呆证候变化总体印象量表（clinical global impression of change in syndrome，CGIC-S）基本满足了这一需求（表2-2-5）。经小样本的纵向随访观察验证，CGIC-S在一定程度上可以反映包括认知在内的总体变化，提高证候变化评估的敏感性。稳定性评价显示其克朗巴赫系数为0.83，组内相关系数为0.65（$P<0.001$），具有中等重测信度（$r=0.56$，$P=0.004$），中药干预6个月后的肾虚证候（CGIC-subscale in kidney deficiency）变化与认知终点（ADAS-cog）变化之间具有显著相关性（$r=0.401$，$P=0.003$）[13,14]。

表 2-2-5 痴呆证候变化总体印象量表（CGIC-S,2016）

填表说明:由医生与患者、照料者交谈后填写。根据过去 4 周的情况,圈选最符合的选项。基线评估时,1~7 分为症状严重程度评分,1=症状无,7=症状最重。随访评估时,1~7 分为与基线比较的症状改变,0=无症状,1=极大改善,2=中度改善,3=轻度改善,4=无变化,5=轻度恶化,6=中度恶化,7=重度恶化。

1. 肾虚证(基线)

根据患者提供信息评估: 严重程度(1=无,7=最重)

二便失禁	1	2	3	4	5	6	7
小便失禁	1	2	3	4	5	6	7
夜尿频多	1	2	3	4	5	6	7
腰膝酸软	1	2	3	4	5	6	7
性欲减退	1	2	3	4	5	6	7
耳鸣耳聋	1	2	3	4	5	6	7

根据照料者提供信息评估:

二便失禁	1	2	3	4	5	6	7
小便失禁	1	2	3	4	5	6	7
夜尿频多	1	2	3	4	5	6	7
腰膝酸软	1	2	3	4	5	6	7
性欲减退	1	2	3	4	5	6	7
耳鸣耳聋	1	2	3	4	5	6	7

医生评估:

尺脉沉	1	2	3	4	5	6	7
总体印象	1	2	3	4	5	6	7

肾虚证(随访)

根据患者提供信息评估: 病情改变(1=极大改善,4=无变化,7=重度恶化)

二便失禁	0	1	2	3	4	5	6	7
小便失禁	0	1	2	3	4	5	6	7
夜尿频多	0	1	2	3	4	5	6	7
腰膝酸软	0	1	2	3	4	5	6	7
性欲减退	0	1	2	3	4	5	6	7
耳鸣耳聋	0	1	2	3	4	5	6	7

根据照料者提供信息评估:

二便失禁	0	1	2	3	4	5	6	7
小便失禁	0	1	2	3	4	5	6	7

夜尿频多	0	1	2	3	4	5	6	7
腰膝酸软	0	1	2	3	4	5	6	7
性欲减退	0	1	2	3	4	5	6	7
耳鸣耳聋	0	1	2	3	4	5	6	7

医生评估：

尺脉沉	0	1	2	3	4	5	6	7
总体印象改变		1	2	3	4	5	6	7

2. 脾虚证(基线)

根据患者提供信息评估：　　　　　　　严重程度(1＝无,7＝最重)

大便溏薄	1	2	3	4	5	6	7
食少纳呆	1	2	3	4	5	6	7
食后腹胀	1	2	3	4	5	6	7
口涎外溢	1	2	3	4	5	6	7
肢体倦怠	1	2	3	4	5	6	7

根据照料者提供信息评估：

大便溏薄	1	2	3	4	5	6	7
食少纳呆	1	2	3	4	5	6	7
食后腹胀	1	2	3	4	5	6	7
口涎外溢	1	2	3	4	5	6	7
肢体倦怠	1	2	3	4	5	6	7

医生评估：

舌胖齿痕	1	2	3	4	5	6	7
脉缓	1	2	3	4	5	6	7
总体印象	1	2	3	4	5	6	7

脾虚证(随访)

根据患者提供信息评估：　　　　　　病情改变(1＝极大改善,4＝无变化,7＝重度恶化)

大便溏薄	0	1	2	3	4	5	6	7
食少纳呆	0	1	2	3	4	5	6	7
食后腹胀	0	1	2	3	4	5	6	7
口涎外溢	0	1	2	3	4	5	6	7
肢体倦怠	0	1	2	3	4	5	6	7

根据照料者提供信息评估：

大便溏薄	0	1	2	3	4	5	6	7

食少纳呆	0	1	2	3	4	5	6	7
食后腹胀	0	1	2	3	4	5	6	7
口涎外溢	0	1	2	3	4	5	6	7
肢体倦怠	0	1	2	3	4	5	6	7

医生评估:

舌胖齿痕	0	1	2	3	4	5	6	7
脉缓	0	1	2	3	4	5	6	7
总体印象改变		1	2	3	4	5	6	7

3. 气虚证(基线)

根据患者提供信息评估:　　　　　　　　严重程度(1＝无,7＝最重)

少气懒言	1	2	3	4	5	6	7
自汗动甚	1	2	3	4	5	6	7
神疲乏力	1	2	3	4	5	6	7
面色㿠白	1	2	3	4	5	6	7
易惊胆怯	1	2	3	4	5	6	7

根据照料者提供信息评估:

少气懒言	1	2	3	4	5	6	7
自汗动甚	1	2	3	4	5	6	7
神疲乏力	1	2	3	4	5	6	7
面色㿠白	1	2	3	4	5	6	7
易惊胆怯	1	2	3	4	5	6	7

医生评估:

舌淡	1	2	3	4	5	6	7
脉弱	1	2	3	4	5	6	7
总体印象	1	2	3	4	5	6	7

气虚证(随访)

根据患者提供信息评估:　　　　　病情改变(1＝极大改善,4＝无变化,7＝重度恶化)

少气懒言	0	1	2	3	4	5	6	7
自汗动甚	0	1	2	3	4	5	6	7
神疲乏力	0	1	2	3	4	5	6	7
面色㿠白	0	1	2	3	4	5	6	7
易惊胆怯	0	1	2	3	4	5	6	7

根据照料者提供信息评估：

少气懒言	0	1	2	3	4	5	6	7
自汗动甚	0	1	2	3	4	5	6	7
神疲乏力	0	1	2	3	4	5	6	7
面色㿠白	0	1	2	3	4	5	6	7
易惊胆怯	0	1	2	3	4	5	6	7

医生评估：

舌淡	0	1	2	3	4	5	6	7
脉弱	0	1	2	3	4	5	6	7
总体印象改变		1	2	3	4	5	6	7

4. 血虚证（基线）

根据患者提供信息评估： 严重程度（1＝无，7＝最重）

睑甲苍白	1	2	3	4	5	6	7
面色萎黄	1	2	3	4	5	6	7
视物模糊	1	2	3	4	5	6	7
心悸怔忡	1	2	3	4	5	6	7
失眠多梦	1	2	3	4	5	6	7
手足麻木	1	2	3	4	5	6	7

根据照料者提供信息评估：

睑甲苍白	1	2	3	4	5	6	7
面色萎黄	1	2	3	4	5	6	7
视物模糊	1	2	3	4	5	6	7
心悸怔忡	1	2	3	4	5	6	7
失眠多梦	1	2	3	4	5	6	7
手足麻木	1	2	3	4	5	6	7

医生评估：

脉细	1	2	3	4	5	6	7
总体印象	1	2	3	4	5	6	7

血虚证（随访）

根据患者提供信息评估： 病情改变（1＝极大改善，4＝无变化，7＝重度恶化）

睑甲苍白	0	1	2	3	4	5	6	7
面色萎黄	0	1	2	3	4	5	6	7

视物模糊	0	1	2	3	4	5	6	7
心悸怔忡	0	1	2	3	4	5	6	7
失眠多梦	0	1	2	3	4	5	6	7
手足麻木	0	1	2	3	4	5	6	7

根据照料者提供信息评估：

睑甲苍白	0	1	2	3	4	5	6	7
面色萎黄	0	1	2	3	4	5	6	7
视物模糊	0	1	2	3	4	5	6	7
心悸怔忡	0	1	2	3	4	5	6	7
失眠多梦	0	1	2	3	4	5	6	7
手足麻木	0	1	2	3	4	5	6	7

医生评估：

脉细	0	1	2	3	4	5	6	7
总体印象改变		1	2	3	4	5	6	7

5. 阴虚证（基线）

根据患者提供信息评估：　　　　　　严重程度（1＝无，7＝最重）

两目干涩	1	2	3	4	5	6	7
形体消瘦	1	2	3	4	5	6	7
大便干燥	1	2	3	4	5	6	7
夜间盗汗	1	2	3	4	5	6	7

根据照料者提供信息评估：

两目干涩	1	2	3	4	5	6	7
形体消瘦	1	2	3	4	5	6	7
大便干燥	1	2	3	4	5	6	7
夜间盗汗	1	2	3	4	5	6	7

医生评估：

苔少或无	1	2	3	4	5	6	7
舌红少津	1	2	3	4	5	6	7
脉细数	1	2	3	4	5	6	7
总体印象	1	2	3	4	5	6	7

阴虚证（随访）

根据患者提供信息评估：　　　　病情改变（1＝极大改善，4＝无变化，7＝重度恶化）

两目干涩	0	1	2	3	4	5	6	7

续表

形体消瘦	0	1	2	3	4	5	6	7
大便干燥	0	1	2	3	4	5	6	7
夜间盗汗	0	1	2	3	4	5	6	7
根据照料者提供信息评估								
两目干涩	0	1	2	3	4	5	6	7
形体消瘦	0	1	2	3	4	5	6	7
大便干燥	0	1	2	3	4	5	6	7
夜间盗汗	0	1	2	3	4	5	6	7
医生评估：								
苔少或无	0	1	2	3	4	5	6	7
舌红少津	0	1	2	3	4	5	6	7
脉细数	0	1	2	3	4	5	6	7
总体印象改变		1	2	3	4	5	6	7

6. 阳虚证(基线)

根据患者提供信息评估：　　　　　　　严重程度(1=无,7=最重)

四肢不温	1	2	3	4	5	6	7
下利清谷	1	2	3	4	5	6	7
畏寒蜷缩	1	2	3	4	5	6	7
尿少水肿	1	2	3	4	5	6	7
小便清长	1	2	3	4	5	6	7
根据照料者提供信息评估：							
四肢不温	1	2	3	4	5	6	7
下利清谷	1	2	3	4	5	6	7
畏寒蜷缩	1	2	3	4	5	6	7
尿少足肿	1	2	3	4	5	6	7
小便清长	1	2	3	4	5	6	7
医生评估：							
舌淡苔滑	1	2	3	4	5	6	7
脉沉弱	1	2	3	4	5	6	7
总体印象	1	2	3	4	5	6	7

阳虚证(随访)

根据患者提供信息评估：　　　　　　　病情改变(1=极大改善,4=无变化,7=重度恶化)

四肢不温	0	1	2	3	4	5	6	7

下利清谷	0	1	2	3	4	5	6	7
畏寒蜷缩	0	1	2	3	4	5	6	7
尿少足肿	0	1	2	3	4	5	6	7
小便清长	0	1	2	3	4	5	6	7

根据照料者提供信息评估：

四肢不温	0	1	2	3	4	5	6	7
下利清谷	0	1	2	3	4	5	6	7
畏寒蜷缩	0	1	2	3	4	5	6	7
尿少足肿	0	1	2	3	4	5	6	7
小便清长	0	1	2	3	4	5	6	7

医生评估：

舌淡苔滑	0	1	2	3	4	5	6	7
脉沉弱	0	1	2	3	4	5	6	7
总体印象改变		1	2	3	4	5	6	7

7. 髓减证（基线）

根据患者提供信息评估：　　　　　　　　严重程度（1＝无，7＝最重）

肢胫酸楚	1	2	3	4	5	6	7
齿枯发焦	1	2	3	4	5	6	7
行动笨拙	1	2	3	4	5	6	7
倦怠嗜卧	1	2	3	4	5	6	7
头晕耳鸣	1	2	3	4	5	6	7

根据照料者提供信息评估：

肢胫酸楚	1	2	3	4	5	6	7
齿枯发焦	1	2	3	4	5	6	7
行动笨拙	1	2	3	4	5	6	7
倦怠嗜卧	1	2	3	4	5	6	7
头晕耳鸣	1	2	3	4	5	6	7

医生评估：

舌淡瘦小	1	2	3	4	5	6	7
脉沉细	1	2	3	4	5	6	7
总体印象	1	2	3	4	5	6	7

髓减证（随访）

根据患者提供信息评估：　　　　　　　　病情改变（1＝极大改善，4＝无变化，7＝重度恶化）

肢胫酸楚	0	1	2	3	4	5	6	7
齿枯发焦	0	1	2	3	4	5	6	7
行动笨拙	0	1	2	3	4	5	6	7
倦怠嗜卧	0	1	2	3	4	5	6	7
头晕耳鸣	0	1	2	3	4	5	6	7

根据照料者提供信息评估:

肢胫酸楚	0	1	2	3	4	5	6	7
齿枯发焦	0	1	2	3	4	5	6	7
行动笨拙	0	1	2	3	4	5	6	7
倦怠嗜卧	0	1	2	3	4	5	6	7
头晕耳鸣	0	1	2	3	4	5	6	7

医生评估:

舌淡瘦小	0	1	2	3	4	5	6	7
脉沉细	0	1	2	3	4	5	6	7
总体印象改变		1	2	3	4	5	6	7

8.阳亢证(基线)

根据患者提供信息评估: 　　　　严重程度(1=无,7=最重)

急躁易怒	1	2	3	4	5	6	7
妄闻妄见	1	2	3	4	5	6	7
烦躁不安	1	2	3	4	5	6	7
头晕目眩	1	2	3	4	5	6	7
颠顶头痛	1	2	3	4	5	6	7
耳鸣如蝉	1	2	3	4	5	6	7

根据照料者提供信息评估:

急躁易怒	1	2	3	4	5	6	7
妄闻妄见	1	2	3	4	5	6	7
烦躁不安	1	2	3	4	5	6	7
头晕目眩	1	2	3	4	5	6	7
颠顶头痛	1	2	3	4	5	6	7
耳鸣如蝉	1	2	3	4	5	6	7

医生评估:

脉弦	1	2	3	4	5	6	7
总体印象	1	2	3	4	5	6	7

阳亢证(随访)

根据患者提供信息评估：	病情改变(1＝极大改善,4＝无变化,7＝重度恶化)						
急躁易怒	0	1	2	3	4	5	6	7
妄闻妄见	0	1	2	3	4	5	6	7
烦躁不安	0	1	2	3	4	5	6	7
头晕目眩	0	1	2	3	4	5	6	7
颞顶头痛	0	1	2	3	4	5	6	7
耳鸣如蝉	0	1	2	3	4	5	6	7

根据照料者提供信息评估：

急躁易怒	0	1	2	3	4	5	6	7
妄闻妄见	0	1	2	3	4	5	6	7
烦躁不安	0	1	2	3	4	5	6	7
头晕目眩	0	1	2	3	4	5	6	7
颞顶头痛	0	1	2	3	4	5	6	7
耳鸣如蝉	0	1	2	3	4	5	6	7

医生评估：

脉弦	0	1	2	3	4	5	6	7
总体印象改变		1	2	3	4	5	6	7

9. 火毒证(基线)

根据患者提供信息评估：	严重程度(1＝无,7＝最重)					
狂躁不宁	1	2	3	4	5	6	7
妄言谵语	1	2	3	4	5	6	7
激越攻击	1	2	3	4	5	6	7
知动失司	1	2	3	4	5	6	7
便秘秽浊	1	2	3	4	5	6	7
肢颤痉痛	1	2	3	4	5	6	7

根据照料者提供信息评估：

狂躁不宁	1	2	3	4	5	6	7
妄言谵语	1	2	3	4	5	6	7
激越攻击	1	2	3	4	5	6	7
知动失司	1	2	3	4	5	6	7
便秘秽浊	1	2	3	4	5	6	7

161

肢颤痉痛	1	2	3	4	5	6	7

医生评估:

舌绛苔积	1	2	3	4	5	6	7
总体印象	**1**	**2**	**3**	**4**	**5**	**6**	**7**

火毒证(随访)

根据患者提供信息评估:　　　　　病情改变(1=极大改善,4=无变化,7=重度恶化)

狂躁不宁	0	1	2	3	4	5	6	7
妄言谵语	0	1	2	3	4	5	6	7
激越攻击	0	1	2	3	4	5	6	7
知动失司	0	1	2	3	4	5	6	7
便秘秽浊	0	1	2	3	4	5	6	7
肢颤痉痛	0	1	2	3	4	5	6	7

根据照料者提供信息评估:

狂躁不宁	0	1	2	3	4	5	6	7
妄言谵语	0	1	2	3	4	5	6	7
激越攻击	0	1	2	3	4	5	6	7
知动失司	0	1	2	3	4	5	6	7
便秘秽浊	0	1	2	3	4	5	6	7
肢颤痉痛	0	1	2	3	4	5	6	7

医生评估:

舌绛苔积	0	1	2	3	4	5	6	7
总体印象改变		1	2	3	4	5	6	7

10. 痰浊证(基线)

根据患者提供信息评估:　　　　　严重程度(1=无,7=最重)

口吐痰涎	1	2	3	4	5	6	7
表情淡漠	1	2	3	4	5	6	7
体肥懒动	1	2	3	4	5	6	7
多梦早醒	1	2	3	4	5	6	7
亲疏不辨	1	2	3	4	5	6	7

根据照料者提供信息评估:

口吐痰涎	1	2	3	4	5	6	7
表情淡漠	1	2	3	4	5	6	7

体肥懒动	1	2	3	4	5	6	7
多梦早醒	1	2	3	4	5	6	7
亲疏不辨	1	2	3	4	5	6	7
口吐痰涎	1	2	3	4	5	6	7

医生评估：

苔粘腻浊	0	1	2	3	4	5	6
脉滑或弦	1	2	3	4	5	6	7
总体印象	1	2	3	4	5	6	7

痰浊证（随访）

根据患者提供信息评估：　　　　　　病情改变（1＝极大改善，4＝无变化，7＝重度恶化）

口吐痰涎	0	1	2	3	4	5	6	7
表情淡漠	0	1	2	3	4	5	6	7
体肥懒动	0	1	2	3	4	5	6	7
多梦早醒	0	1	2	3	4	5	6	7
亲疏不辨	0	1	2	3	4	5	6	7
口吐痰涎	0	1	2	3	4	5	6	7

根据照料者提供信息评估：

口吐痰涎	0	1	2	3	4	5	6	7
表情淡漠	0	1	2	3	4	5	6	7
体肥懒动	0	1	2	3	4	5	6	7
多梦早醒	0	1	2	3	4	5	6	7
亲疏不辨	0	1	2	3	4	5	6	7
口吐痰涎	0	1	2	3	4	5	6	7

医生评估：

苔粘腻浊	0	1	2	3	4	5	6	7
脉滑或弦	0	1	2	3	4	5	6	7
总体印象改变		1	2	3	4	5	6	7

11. 血瘀证（基线）

根据患者提供信息评估：　　　　　　严重程度（1＝无，7＝最重）

梦幻游离	1	2	3	4	5	6	7
反应迟钝	1	2	3	4	5	6	7
面色黎黑	1	2	3	4	5	6	7

163

妄思离奇	1	2	3	4	5	6	7
唇甲青紫	1	2	3	4	5	6	7
根据照料者提供信息评估:							
梦幻游离	1	2	3	4	5	6	7
反应迟钝	1	2	3	4	5	6	7
面色黎黑	1	2	3	4	5	6	7
妄思离奇	1	2	3	4	5	6	7
唇甲青紫	1	2	3	4	5	6	7
医生评估:							
舌紫瘀斑	1	2	3	4	5	6	7
脉涩或无	1	2	3	4	5	6	7
总体印象	1	2	3	4	5	6	7

血瘀证(随访)

根据患者提供信息评估: 病情改变(1=极大改善,4=无变化,7=重度恶化)

梦幻游离	0	1	2	3	4	5	6	7
反应迟钝	0	1	2	3	4	5	6	7
面色黎黑	0	1	2	3	4	5	6	7
妄思离奇	0	1	2	3	4	5	6	7
唇甲青紫	0	1	2	3	4	5	6	7
根据照料者提供信息评估:								
梦幻游离	0	1	2	3	4	5	6	7
反应迟钝	0	1	2	3	4	5	6	7
面色黎黑	0	1	2	3	4	5	6	7
妄思离奇	0	1	2	3	4	5	6	7
唇甲青紫	0	1	2	3	4	5	6	7
医生评估:								
舌紫瘀斑	0	1	2	3	4	5	6	7
脉涩或无	0	1	2	3	4	5	6	7
总体印象改变		1	2	3	4	5	6	7

上述研究结果提示:在中药临床研究中,可以采用 PES-D/11 进行证候分型(病例分层),采用 CGIC-S 进行证候疗效评估(终点评估),以满足中药临床研究的特殊需求,提高临床试验的质量。

参 考 文 献

1. Hachinski VC, Iliff LD, Zilhka E, et al. Cerebral blood flow in dementia. Arch Neurol, 1975, 32 (9):632-637.

2. Rosen WG, Terry RD, Fuld PA, et al. Pathological verification of ischemic score in differentiation of dementias. Ann Neurol, 1980, 7(5):486-488.

3. Moroney JT, Bagiella E, Desmond DW, et al. Meta-analysis of the Hachinski Ischemic Score in pathologically verified dementias. Neurology, 1997, 49(4):1096-1105.

4. Moroney JT, Bagiella E, Hachinski VC, et al. Misclassification of dementia subtype using the Hachinski Ischemic Score: results of a meta-analysis of patients with pathologically verified dementias. Ann N Y Acad Sci, 1997, 826(1):490-492.

5. Hachinski V, Oveisgharan S, Romney AK, et al. Optimizing the Hachinski ischemic scale. Arch Neurol, 2012, 69(2):169-175.

6. Logsdon RG, Gibbons LE, Mccurry SM, et al. Quality of life in Alzheimer's disease: Patient and caregiver reports. Aging Ment Health, 1999, 5(1):21-32.

7. Brod M, Stewart AL, Sands L, et al. Conceptualization and measurement of quality of life in dementia: the dementia quality of life instrument (DQoL). Gerontologist, 1999, 39(1):25-35.

8. Rabins PV, Kasper JD, Kleinman L, et al. Concepts and methods in the development of the AD-RQL: An instrument for assessing health-related quality of life in persons with Alzheimer's disease. Aging Ment Health, 1999, 5(1):33-48.

9. 李晓静, 陈菲菲, 刘东梅, 等. 痴呆生活质量量表中文版的修订及信效度检测. 护理学杂志, 2011, 26(21):35-37.

10. 张慧敏, 艾央梅, 吴燕萍, 等. 阿尔茨海默病生命质量测评量表(QOL-AD)中文版信度和效度分析. 中国卫生统计, 2013, 30(01):57-59.

11. 龙子弋, 时晶, 田金洲, 王永炎. 痴呆证候分型研究. 中国医学前沿杂志, 2012, 4(10):28-35.

12. 倪敬年, 时晶, 田金洲, 等. 中药治疗痴呆临床试验中证候结局的评价. 中国中西医结合杂志, 2013, 33(03):404-407.

13. Shi J, Tian J, Long Z, et al. The pattern element scale: a brief tool of traditional medical subtyping for dementia. Evid Based Complement. Alternat Med, 2013, 2013:460562.

第三节　影像学检查

痴呆患者的识别首先依赖于患者或知情者的观察,初步的临床病史、体格检查、认知或精神状态评估后,需要进一步对存在潜在病因的可疑人群做进一步检查。专科门诊医师需要对初步病史和认知检测异常的人群进行病因学确认,为制订治疗和照护方案提供依据,也有助于家属及早为患者做好未来的生活规划。

一、结构影像学

🤲 主要推荐:

1. 结构影像评估应作为痴呆病因诊断的常规检查,也可用于排除痴呆的继发性原因,如肿瘤、脓肿,MRI较CT能提供更多的诊断信息(Ⅰ类证据,A级推荐)。

2. MRI冠状位显示内侧颞叶萎缩或海马体积缩小有助于提高典型AD诊断的准确性(Ⅱ类证据,B级推荐)。

3. VaD诊断必须经MRI或CT检查提供相关的脑血管病证据支持(Ⅰ类证据,A级推荐)。

4. 没有结构影像学特征可用于支持DLB或PDD诊断,但MRI内侧颞叶相对保留可与AD鉴别(Ⅱ类证据,B级推荐)。

5. MRI额叶和(或)颞叶前部萎缩可用于支持bvFTD诊断及其与AD鉴别,对明确FTLD其他亚型也有一定价值(Ⅱ类证据,B级推荐)。

6. MRI明显的中脑萎缩"蜂鸟征"和小脑上脚萎缩可用于支持PSP临床诊断(Ⅱ类证据,B级推荐)。

7. MRI不对称性额叶、顶叶萎缩有助于诊断CBD及其与PSP鉴别(Ⅱ类证据,B级推荐)。

8. MRI显著的尾状核及壳核萎缩有助于诊断HD(Ⅰ类证据,B级推荐)。

9. MRI中脑"十"字征有助于明确MSA诊断,但敏感性较低(Ⅱ类证据,B级推荐)。

10. MRI DWI序列显示皮层边缘、纹状体或丘脑高信号有助于诊断散发型CJD(Ⅰ类证据,A级推荐)。

结构神经影像学和分子标志物影像可以为认知障碍提供直接的病因学支持,提高诊断准确性,是鉴别痴呆病因不可缺少的方法。发病前有近期头部外伤史的患者,建议先行CT等检查排除需外科处理的疾病。与CT相比,结构MRI可以提供更多的诊断信息,已经成为常规检查项目,在痴呆病因的诊断中具有重要作用。结构MRI对脑萎缩、脑血管病、正常压力脑积水、硬膜下血肿、脑肿瘤等均有较高的敏感性,MRI检查较CT更容易识别上述几种情况。

(一)阿尔茨海默病

CT检查的目的主要是发现继发性痴呆原因,比如脑血管病证据,在VaD诊断中具有一定价值,但对于AD支持性诊断已经很少使用。CT评估用于颞下角宽度比判断是否存在皮层萎缩对于诊断AD更有意义。根据牛津记忆和衰老研究(OPTIMA),以CT横断面颞下角最大宽度为指标,诊断病理学的AD敏感性和特异性分别为80%和83%,总的准确性为81%。不同年龄采用不同的分界值(50岁为3.9mm,90岁为8.1mm)[1]。但是,这一间接指征会受侧脑室扩大的影响,给临床判断造成一定干扰。

　　AD 的病理学改变导致的脑重量减轻、脑回变窄、脑沟增宽,在颞、顶叶更明显。MRI 冠状位成像的内侧颞叶萎缩(MTA)视觉评分简便易行,是临床上评估内侧颞叶结构(海马、杏仁核、海马旁回与海马杏仁核复合体)体积的有效方法。MRI 显示的 MTA 在 AD 痴呆中最为突出,作为 AD 病理学特征表现之一(图 2-3-1),可以通过 CT 评估,但 MRI 检测的敏感性更高。

　　MRI 检查能很好地鉴别 AD 与正常衰老,MTA 诊断 AD 的敏感性和特异性在 80%~90% 之间[2,3],MTA 在 AD 中的比率为 100%[4],区分不同的病理组(AD、DLB、FTLD)之间的准确性为 86%~97%[3]。2017 年新修的 DLB 诊断标准将"内侧颞叶体积相对保留"作为 DLB 与 AD 进行鉴别的影像学特征(表 2-3-1)[5],反证了 MTA 对 AD 诊断的价值,并已被广泛用于 AD 临床诊断[6,7]。另外,MRI 可用于脑萎缩程度的前后比较,帮助临床医师判断病程进展,也有助于向患者家属交代病情。

167

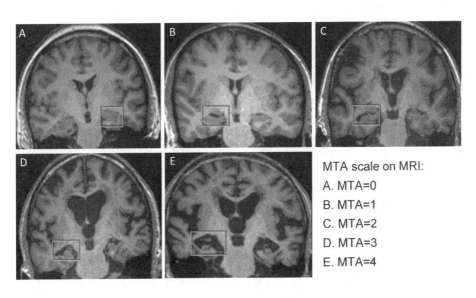

MTA scale on MRI:
A. MTA=0
B. MTA=1
C. MTA=2
D. MTA=3
E. MTA=4

图 2-3-1　AD 患者与正常人比较(MRI 冠状位 T1 加权成像)内侧颞叶视觉评分[14]
与正常人(A)比较,AD 患者从脉络裂增加(B)、颞下角增宽(C)、到海马高度变矮(D)
直至消失(E),其内侧颞叶萎缩(MTA)视觉评分逐渐增加(1~4 分)

　　MTA 视觉评分是通过观察脉络裂、颞下角和海马结构高度建立的评分方法。MTA 视觉评分与 AD 病理诊断一致性较好,区分 AD 痴呆与正常认知的敏感性和特异性分别为 81%、88%(单侧分界值为 ≥2 分),区分 AD 与非 AD

痴呆的敏感性78%、特异性为64%、准确性为70%[8,9]。MTA 视觉评分与年龄相关,欧美提出了年龄校正的内侧颞叶异常标准,即<75 岁者 MTA 视觉评分得分为2 分或以上为异常,≥75 岁者得 3 分或以上为异常,诊断 AD 的敏感性和特异性分别为81%和67%,且与记忆减退显著相关,因而支持 AD 临床诊断[10],但在 75 岁美国人中的漏诊率高达 51.85%[11,12]。该标准用于意大利人不仅特异性低(67%)而且漏诊率也高(18%)[13],在我国的漏诊率也高达40%[14]。因此,建立本土的 MTA 视觉评估标准有助于提高 AD 临床诊断的准确性。

表 2-3-1　基于 MRI 的内侧颞叶视觉评分量表对鉴别
阿尔茨海默病与正常认知的诊断价值[14]

MTA 标准	Age group	Cutoffs	Sen (%)	Spe (%)	ODR (%)	Youden index	PPV (%)	NPV (%)
中国标准[14]	Total(yrs)	1.5	84.5	79.1	15.5	0.636	56.1	94.2
	50-64	1.0	92.3	68.4	7.7	0.607	36.1	96.7
	65-74	1.5	90.4	85.2	9.6	0.756	49.8	96.7
	75-84	2.0	70.8	82.3	29.2	0.538	42.1	90.3
欧美标准[10]	Total(yrs)		60.0	95.6	40.0	0.556	74.8	88.7
	≤75	2.0	70.7	95.5	29.3	0.662	63.4	91.5
	>75	3.0	40.7	74.6	59.3	0.153	25.1	80.5

注释:MTA:内侧颞叶萎缩;Age group:年龄组;Cutoffs:分界值;Sen:敏感性;Spe:特异性;ODR:漏诊率;Youden index:约登指数,也称正确指数,是评价筛查试验真实性的方法,假设其假阴性(漏诊率)和假阳性(误诊率)的危害性同等意义时,即可应用约登指数;约登指数是灵敏度与特异度之和减去1,指数越大说明筛查实验的效果越好,真实性越大;PPV:阳性预测值;NPV:阴性预测值;Total:总值(年龄)

一项基于中国汉族人群的与年龄相关 MTA 诊断阈值(<65 岁,MTA≥1 分;65~74 岁,MTA≥1.5 分,75~84 岁,MTA≥2 分;≥85 岁,MTA≥2 分)甄别正常认知(CDR=0.0)、遗忘型 MCI(CDR=0.5)和 AD 痴呆(CDR≥1.0)的敏感性分别为83.3%、86.4%、73.7%和84.6%,特异性分别为73.7%、76.2%、84.0%和62.5%,平均敏感性和特异性分别为84.5%和79.1%,漏诊率从 40%(欧美标准)降低到15.5%(中国标准)[14]。这一基于中国人群的研究结果与最近发表的荷兰研究结果几乎一致[15],提示上述年龄校正值具有更理想的敏感性和特异性。究其原因,可能与语言文化或种族差异有关,不同语言背景的认知评估结果相应的影像改变不尽相同。

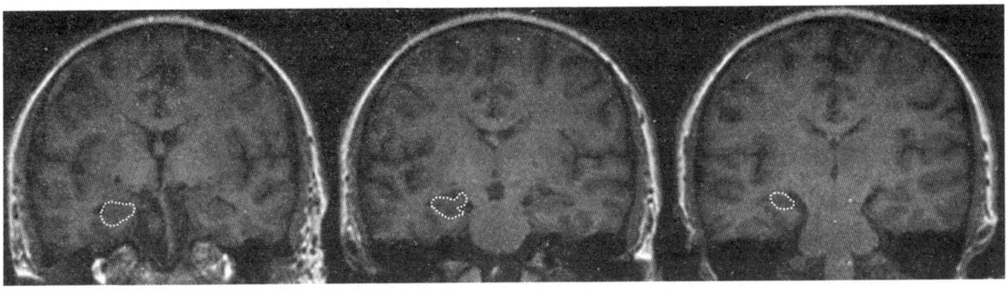

图 2-3-2 海马体积测量方法[17]

白色标记线勾画冠状面海马结构。图示从左往右分别为海马头层面、海马体层面、
海马尾层面;根据海马扫描各层面结构面积,据其层厚计算出其体积

MRI 显示的海马体积测量(图 2-3-2)也可以有效的区分 AD 痴呆与正常认知[16]。在 80% 的特异性水平下,诊断 AD 的敏感性分别为 78%(CDR=0.5)、84%(CDR=1)和 87%(CDR=2)[17]。一项基于中国汉族人群的研究显示,经过情景记忆损害病史和客观证据证实的 MCI 组左侧海马体积为(2.33±0.52)cm³,右侧海马体积为(2.66±0.63)cm³,AD 痴呆组的这一数字分别为(1.96±0.47)cm³ 和(2.01±0.53)cm³。年龄匹配的认知正常组海马体积分别为(2.63±0.21)cm³、(2.84±0.21)cm³[18]。但是,海马体积在多数医院还不是临床常规报告参数。

MRI 冠状位成像的 MTA 视觉评分与海马体积测量结果具有很好的相关性[10,19]。AD 痴呆临床表型多样化,有些病理证实的 AD 缺乏经典记忆损害特征或内侧颞叶萎缩,而表现为突出的枕叶、顶叶、额叶或楔前叶萎缩[20,21]。与老年期发病的 AD 相比,早发型 AD 更常见非典型临床及影像学表现[22]。

除此之外,于 MRI 的全脑皮层萎缩评分(GCA)[23]和后皮层萎缩(包括楔前叶、后扣带回、顶叶)评分(PCA)[24]和皮质下白质病变评分[25]以及内侧颞叶萎缩指数(MTAi)也常作为诊断和鉴别诊断参考,但它们各自的诊断性能都不及 MTA(图 2-3-3)[13]。

(二)血管性痴呆

诊断血管性痴呆(vascular dementia,VaD)需要 MRI 或 CT 扫描证实存在脑血管病证据的支持,以及脑血管病与痴呆发生存在关联。VaD 存在多种亚型,明确的脑血管事件和痴呆发生的时间关联可以帮助诊断卒中后痴呆。困难在于确认什么样的血管病会引起皮质下缺血性血管性痴呆(subcortical ischemic vascular dementia,SIVD)。白质损害受衰老的影响比灰质更加明显[26],随年龄增加,白质病变非常普遍。一项针对 60～90 岁非痴呆人群研究显示完全无皮质下白质损害的比率仅为 8%,无症状梗死(主要是腔隙性梗死)发生

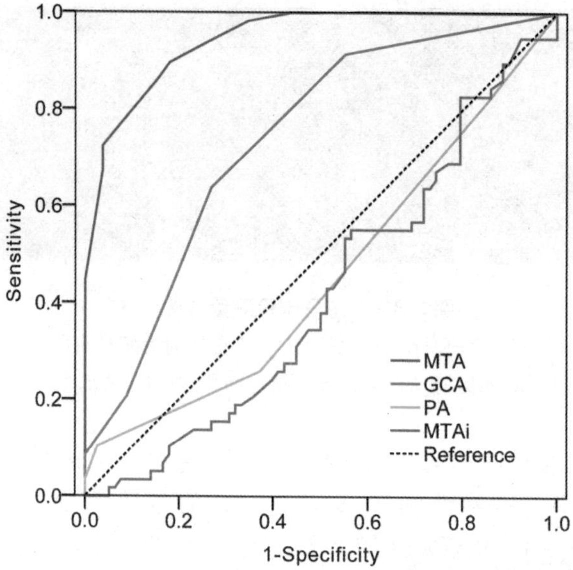

图 2-3-3　基于 MRI 的内侧颞叶视觉评分量表在 AD 痴呆
与正常认知的鉴别中的受试者工作特征曲线(ROC)

MTA＝内侧颞叶萎缩；PA＝后萎缩评分量表；GCA＝全球皮层萎缩量表；MTAi＝内侧颞叶萎缩指数

率 21%[27,28]。根据 Fazekas 评分(0~3 分),<70 岁时 2 分、≥70 岁时 3 分才具有病理意义[29]。

NINDS-AIREN 标准提出了诊断 VaD 的详细影像学标准。这些标准区分大血管和小血管病,并考虑两种疾病的形态表现和严重程度。评估者之间的低一致性提示需要有经验的读片者[30]。更详细的影像学标准见于一个国际小组(VASCOG)发表的与美国精神疾病诊断和统计手册(DSM-5)一致的血管性认知障碍诊断标准(vascular cognitive disorders,VCD)[31],提出血管性认知障碍的病理基础主要涉及血管病因的实质病变和血管病变的类型。血管病因的实质病变包括大血管或动脉血栓性疾病、小血管疾病、出血和低灌注,血管病变的类型大约 14 种(表 2-3-2)。血管性认知障碍诊断要求主要的血管病因证据,即存在脑血管疾病的显著神经影像学(MRI 或 CT)证据(以下之一):①单个或以上大血管梗死;②单个严重或关键部位的梗死;③脑干以外的多发腔隙性梗死(>2 个),1~2 个涉及关键部位或伴广泛白质病变的腔隙性脑梗死;④广泛和融合的白质病变;⑤关键部位颅内出血,或≥2 个部位颅内出血;⑥同时伴有上述多个情况[31,32]。因为缺少病理诊断标准,试图提高支持 VaD 诊断的血管损伤类型、形态和程度的描述,其准确性仍然不明确。

表 2-3-2 VASCOG 血管性认知障碍的病理基础(Sachdev et al,2014)[31]

1 血管病因的实质病变 *

(1)大血管或动脉血栓栓塞性疾病

(a)多发梗死

(b)单个战略部位梗死

(2)小血管疾病

(a)白质和深部灰质多发性腔隙性梗死核物质

(b)缺血性白质改变

(c)血管周围间隙扩大

(d)皮层微梗死和微出血

(3)出血

(a)脑内出血

(b)多种皮层和皮层下微出血

(c)蛛网膜下腔出血

(4)低灌注

(a)海马硬化

(b)层状皮质硬化

2 血管病变的类型

(1)动脉粥样硬化

(2)心脏、动脉粥样硬化和全身栓子

(3)动脉硬化症

(4)玻璃样变性

(5)淀粉样血管病

(6)血管炎-传染性和非传染性

(7)静脉性胶原病

(8)动静脉瘘-硬膜或实质

(9)遗传性血管病-伴皮质下梗死和脑白质病的常染色体显性遗传性脑动脉病,
CADASIL;伴皮质下梗死和脑白质病的常染色体隐性遗传性脑动脉病 CARASIL 等

(10)巨细胞动脉炎

(11)囊状动脉瘤

(12)其他血管病变-纤维肌性发育不良,烟雾病

(13)无血管炎性细胞浸润的全身性微血管病变

(14)脑静脉血栓形成

171

注释：* 由于不同的病因,微梗死可能局限于皮层和皮质下结构

(三)路易体病

与 AD 相比,大约一半的路易体痴呆(dementia with Lewy body,DLB)和帕金森病痴呆(Parkinson's disease dementia,PDD)患者的海马和内侧颞叶相对保存。但与 VaD 相比,并没有明显的脑萎缩的差异[33]。研究显示,PDD 与帕金森病(Parkinson's disease,PD)相比,枕叶萎缩更加明显,但枕叶萎缩并不能有效地区分 DLB 和 AD[34,35]。AD 与 DLB 之间存在相当大的病理重叠,无内侧颞叶萎缩似乎是唯一有帮助的鉴别特征(表 2-3-3)[5,36]。

表 2-3-3　生物学标志物在 DLB 诊断标准中的权重[5,36]

	HC	AD	DLB
MRI 检查:T1 加权像:内侧颞叶萎缩	无	明显	无
123I FP-CIT SPECT 成像:壳核和尾状核多巴转运体摄取下降	无	无/轻度	显著
123I-MIBG 心肌闪烁扫描:心脏/右上方间质组织摄取降低	无	无	显著
多导睡眠图检查 RBD	无	无/有	显著
18F-FDCG-PET 扫描:枕叶活性降低	无	无	显著
后扣带回区降低	无	有	无

缩写:HC=健康对照;AD=阿尔茨海默病;DLB=路易体痴呆;RBD=快速动眼睡眠行为障碍

(四)额颞叶变性

额颞叶萎缩是 FTLD 的支持性诊断特征,但是没有额颞叶萎缩并不能排除诊断。CT 或 MRI 有助于发现额叶和(或)颞叶前部萎缩,被视为很可能的 bvFTD 诊断的必须具备的特征之一[37],颞叶萎缩在冠状位 MRI 上更容易被发现。不对称性萎缩常见于进行性非流利性失语(progressive nonfluent aphasia,PNFA)和语义性痴呆(semantic dementia,SD),颞叶前部的萎缩比后部的萎缩更明显,SD 左颞叶萎缩比 AD 更加明显,如颞极、海马旁回、外侧颞叶,SD 常在颞叶前部出现刀刃样萎缩[38]。此外,FTLD-FUS(一种病理类型)存在明显的双侧尾状核萎缩,而 FTLD-TDP 和 FTLD-TAU 没有这一特征[39]。

(五)进行性核上性麻痹

MRI 常用于区分进行性核上性麻痹(progressive supranuclear palsy,PSP)与帕金森病(Parkinson's disease,PD)或多系统萎缩(MSA-parkinsonian,MSA-P)。病理学研究结果和 MRI 成像证据表明,PSP 有明显的中脑和小脑上脚(superior cerebellar peduncles,SCP)萎缩,表现为"蜂鸟征",而 MSA 会出现小脑中脚和桥

脑萎缩[12]。利用 MRI 成像计算帕金森综合征指数（[P/M]×[MCP/SCP]，P=桥脑面积，M=中脑面积，MCP=小脑中脚宽度，SCP=小脑上脚宽度，分界值≥12.85）用于常规 MRI 成像中对与非典型帕金森综合征相关的 4 个不同结构进行评估，用于 PSP 的辅助诊断敏感性和特异性达 100%[40]。另一项包括病理证实病例的队列研究发现，MRI 帕金森综合征指数（MRPI）>13.55 对 PSP-RS 的敏感性和特异性分别达 100% 和 99.2%～100%[41]。

从常规 MRI 计算的脑桥/中脑比值对于病理学证实的 PSP 的诊断具有高特异性和敏感性，中脑测量<9.35mm 和脑桥/中脑比值<0.52 对 PSP 具有 100% 的特异性，在临床定义的病例中，90.5% 的 PSP 病例中脑测量值<9.35mm[42]。因此，欧洲神经病学会联盟和运动障碍学会（EFNS/MDS，2013）推荐 MRI 矢状位 T1WI 中脑被盖上缘平坦及蜂鸟征和小脑上脚萎缩作为 PSP 与帕金森病的鉴别依据[43]，最新的 PSP 诊断标准（CMA/CMAD，2016；MDS，2017）也将常规的 MRI 结构影像"明显的中脑萎缩"特征作为 PSP 临床诊断的支持条件[44,45]。

（六）皮质基底节变性

皮质基底节变性（corticobasal degeneration，CBD）MRI 扫描可见不对称性额叶、顶叶（通常不影响颞叶）萎缩，在皮质基底节变性中占 87.5%，不对称性萎缩的视觉评估鉴别 CBD 与 PSP 具有较高的特异性[46]。病例研究显示额顶叶萎缩通常位于上部，并存在皮质脊髓束萎缩[47]。

（七）正常压力脑积水

诊断正常压力脑积水（normal pressure hydrocephalus，NPH）除临床症状外，支持 NPH 的影像学证据显得尤为重要。根据 Relkin 标准，MRI 或 CT 显示脑室增大，Evan's 指数>0.3（最大侧脑室宽度除以最大颅内宽度），同时伴有颞角扩大、脑室周围信号改变或导水管/第四脑室流空征，胼胝体角增大超过 40° 是另一个辅助诊断指标[48]。另外，与外侧裂相比，高凸面（水平位）及中线区域（冠状位）的 CSF 空间减小与可能的或确定的 NPH 相关[49]。

（八）朊蛋白病

FLAIR 和 DWI 扫描见皮质、纹状体（尾状核和壳核）和（或）丘脑高信号，诊断散发性 CJD 具有高灵敏性和特异性（DWI 像具有 90% 的敏感性和 90% 的特异性）[50]。MRI 成像双侧丘脑后结节的对称性高信号在 sCJD 诊断中具有越来越重要的作用，与 CSF 中 14-3-3 和脑电图一样，已经纳入世界卫生组织的更新标准，作为可能的 sCJD 的诊断依据[51]。所谓的"丘脑枕征"，即对称性后丘脑高信号，诊断 vCJD 具有很高准确性，见于 90% 以上病理证实的 vCJD[52]。

（九）边缘性脑炎

边缘性脑炎急性期 MRI 影像特点在一些病例报告中已经进行了很好的描述。这些特征包括 T2 或 FLAIR 成像异常高信号，信号异常通常位于内侧颞叶，如海马和杏仁核,有时候是下丘脑[53,54]。

（十）亨廷顿病

亨廷顿病(Huntington's disease,HD)MRI扫描可见到纹状体、皮层、黑质、腹外侧丘脑、丘脑底核、小脑和脑干的萎缩。特征性萎缩发生于尾状核和壳核,双尾状核比率(bicaudate ratio,BCR)(双尾状核最短间距/相同水平的颅骨内表面间距)增大,可以达到正常的2倍[55]。BCR很容易通过CT或MRI进行测量。

（十一）其他快速进展型痴呆

其他快速进行型痴呆可以有与CJD类似的MRI表现。汉氏巴尔通体脑病,威尔逊病和韦尼克脑病可以显示深部灰质的DWI高信号,而抗体介导的脑病和神经中间丝包涵体病所致痴呆可以有皮质和深部灰质FLAIR像高信号[56-59]。

（十二）多系统萎缩

多系统萎缩(MSA-C)可见明显的桥脑、小脑、小脑中脚萎缩。除了萎缩性变化外,T2 * 梯度回波序列(1.5T)可能显示壳核因铁沉积出现的低信号,或T2像因胶质细胞增生产生的壳核外缘高信号。但是,在3.0T设备这一高信号并不具有病理意义[60]。在区分MSA与PD时,使用T2 * 梯度回波序列检测低信号诊断的敏感性为69%,特异性为97%[61],敏感性偏低。MSA-C型患者更常见中脑T2像"十字征",有研究认为T2 * 中脑"十字征"更加明显[62],同样存在低敏感性的问题[63]。

174

参 考 文 献

1. Rossi R,Joachim C,Smith AD,et al.The CT-based radial width of the temporal horn:pathological validation in AD without cerebrovascular disease.Int J Geriatr Psychiatry,2004,19(6):570-574.

2. Laakso MP,Soininen H,Partanen K,et al.MRI of the hippocampus in Alzheimer's disease:sensitivity,specificity,and analysis of the incorrectly classified subjects.Neurobiol Aging,1998,19(1):23-31.

3. Harper L,Fumagalli GG,Barkhof F,et al.MRI visual rating scales in the diagnosis of dementia:evaluation in 184 post-mortem confirmed cases.Brain,2016,139(Pt 4):1211-1225.

4. Barber R,Gholkar A,Scheltens P,et al.Medial temporal lobe atrophy on MRI in dementia with Lewy bodies.Neurology,1999,52(6):1153-1158.

5. McKeith IG,McKeith IG,Boeve BF,Dickson DW,et al.Diagnosis and management of dementia with Lewy bodies:Fourth consensus report of the DLB Consortium.Neurology,2017,89(1):88-100.

6. Harper L,Barkhof F,Fox NC,et al.,Using visual rating to diagnose dementia:a critical evaluation of MRI atrophy scales.J Neurol Neurosurg Psychiatry,2015,86(11):1225-1233.

7. Mak HK,Qian W,Ng KS,et al.Combination of MRI hippocampal volumetry and arterial spin labeling MR perfusion at 3-Tesla improves the efficacy in discriminating Alzheimer's disease from cognitively normal elderly adults.J Alzheimers Dis,2014,41(3):749-758.

8. Duara R,Loewenstein DA,Potter E,et al.Medial temporal lobe atrophy on MRI scans and the diagnosis of Alzheimer disease.Neurology,2008,71(24):1986-1992.

9. Wahlund LO,Julin P,Johansson SE,et al.Visual rating and volumetry of the medial temporal lobe on magnetic resonance imaging in dementia:a comparative study.J Neurol Neurosurg Psychiatry,2000,69(5):630-635.

10. Scheltens P,Leys D,Barkhof F,et al.Atrophy of medial temporal lobes on MRI in "probable" Alzheimer's disease and normal ageing:diagnostic value and neuropsychological correlates. J Neurol Neurosurg Psychiatry,1992,55(10):967-972.

11. Jack CR,Petersen RC.Structural imaging approaches to Alzheimer's disease.In:S.Daffner (Ed.) Early diagnosis of Alzheimer's disease.Humana,Totowa (NJ),2000:127-148.

12. Barkhof F, Fox NC, Bastos-Leite AJ, et al. Neuroimaging in Dementia. Verlag, Berlin Heidelberg,2011.

13. Bresciani L,Rossi R,Testa C,et al.Visual assessment of medial temporal atrophy on MR films in Alzheimer's disease:comparison with volumetry.Aging Clin Exp Res,2005,17(1):8-13.

14. Wei MQ,Shi J,Li T,et al.Diagnostic accuracy of the Chinese version of the tail-making test for screening cognitive impairment.J Am Geriatr Soc,2018,66(1):92-99.

15. Claus JJ,Staekenborg SS,Holl DC,et al.Practical use of visual medial temporal lobe atrophy cut-off scores in Alzheimer's disease:Validation in a large memory clinic population.Eur Radiol,2017,27(8):3147-3155.

16. 刘树良,李坤成,王亮,等.MRI 体积测量内嗅皮层萎缩诊断 Alzheimer 病的价值.中华放射学杂志,2000,34(6):13-16.

17. Jack CR Jr,Petersen RC,Xu YC,et al.Medial temporal atrophy on MRI in normal aging and very mild Alzheimer's disease.Neurology,1997,49(3):786-794.

18. 张立苹,田金洲,时晶,等.轻度认知损害海马结 MR 定量与波谱的研究.实用放射学杂志,2011,27(6):823-829.

19. Cavallin L,Bronge L,Zhang Y,et al.Comparison between visual assessment of MTA and hippocampal volumes in an elderly,non-demented population.Acta Radiol,2012,53(5):573-579.

20. Karas G,Scheltens P,Rombouts S,et al.Precuneus atrophy in early-onset Alzheimer's disease:a morphometric structural MRI study.Neuroradiology,2007,49(12):967-976.

21. Taylor KI,Probst A,Miserez AR,et al.Clinical course of neuropathologically confirmed frontal-variant Alzheimer's disease.Nat Clin Pract Neurol,2008,4(4):226-232.

22. Rossor MN,Fox NC,Mummery CJ,et al.The diagnosis of young-onset dementia.Lancet Neurol,2010,9(8):793-806.

23. Harper L,Barkhof F,Fox NC,et al.Using visual rating to diagnose dementia:a critical evaluation of MRI atrophy scales.J Neurol Neurosurg Psychiatry,2015,86(11):1225-1233.

24. Koedam EL,Lehmann M,van der Flier WM,et al.Visual assessment of posterior atrophy develop-

ment of a MRI rating scale.Eur Radiol,2011,21(12):2618-2625.

25. Wahlund LO,Barkhof F,Fazekas F,et al.A new rating scale for age-related white matter changes applicable to MRI and CT.Stroke,2001,32(6):1318-1322.

26. Guttmann CR,Jolesz FA,Kikinis R,et al.White matter changes with normal aging.Neurology, 1998,50(4):972-978.

27. de Leeuw FE,de Groot JC,Achten E,et al.Prevalence of cerebral white matter lesions in elderly people:a population based magnetic resonance imaging study.J Neurol Neurosurg Psychiatry, 2001,70(1):9-14.

28. Vermeer SE,Prins ND,den Heijer T,et al.Silent brain infarcts and the risk of dementia and cognitive decline.N Engl J Med,2003,348(13):1215-1222.

29. Wahlund LO,Westman E,van Westen D,et al.Imaging biomarkers of dementia:recommended visual rating scales with teaching cases.Insights Imaging,2017,8(1):79-90.

30. van Straaten EC,Scheltens P,Knol DL,et al.Operational definitions for the NINDS-AIREN criteria for vascular dementia:an interobserver study.Stroke,2003,34(8):1907-1912.

31. Sachdev P,Kalaria R,O'Brien J,et al.Diagnostic criteria for vascular cognitive disorders:a VAS-COG statement.Alzheimer Dis Assoc Disord,2014,28(3):206-218.

32. 田金洲,解恒革,秦斌,等.中国血管性轻度认知损害诊断指南.中华内科杂志,2016,55(3): 249-256.

33. Barber R,Ballard C,McKeith IG,et al.MRI volumetric study of dementia with Lewy bodies:a comparison with AD and vascular dementia.Neurology,2000,54(6):1304-1309.

34. Middelkoop H A,Wm V D F,Burton E J,et al.Dementia with Lewy bodies and AD are not associated with occipital lobe atrophy on MRI.Neurology,2001,57(11):2117-2120.

35. Burton EJ,McKeith IG,Burn DJ,et al.Cerebral atrophy in Parkinson's disease with and without dementia:a comparison with Alzheimer's disease,dementia with Lewy bodies and controls.Brain, 2004,127(Pt4):791-800.

36. Minoshima S,Foster NL,Sima AAF,et al.Alzheimer's disease versus dementia with Lewy bodies: cerebral metabolic distinction with autopsy confirmation.Ann Neurol,2001,50:358-365.

37. Rascovsky K,Hodges JR,Knopman D,et al.Sensitivity of revised diagnostic criteria for the behavioural variant of frontotemporal dementia.Brain,2011,134(Pt 9):2456-2477.

38. Galton CJ,Patterson K,Graham K,et al.Differing patterns of temporal atrophy in Alzheimer's disease and semantic dementia.Neurology,2001,57(2):216-225.

39. Josephs KA,Whitwell JL,Parisi JE,et al.Caudate atrophy on MRI is a characteristic feature of FTLD-FUS.Eur J Neurol,2010,17(7):969-975.

40. Quattrone A,Nicoletti G,Messina D,et al.MR imaging index for differentiation of progressive supranuclear palsy from Parkinson disease and the Parkinson variant of multiple system atrophy.Radiology,2008,246(1):214-221.

41. Zhang Y,Walter R,Ng P,et al.Progression of Microstructural Degeneration in Progressive Supranuclear Palsy and Corticobasal Syndrome:A Longitudinal Diffusion Tensor Imaging Study.PLoS ONE,2016,11(6):e0157218.

42. Morelli M, Arabia G, Novellino F, et al.MRI measurements predict PSP in unclassifiable parkinsonisms：a cohort study.Neurology,2011,77(11):1042-1047.

43. Respondek G, Roeber S, Kretzschmar H, et al.Accuracy of the National Institute for Neurological Disorders and Stroke/Society for Progressive Supranuclear Palsy and neuroprotection and natural history in Parkinson plus syndromes criteria for the diagnosis of progressive supranuclear palsy. Mov Disord,2013,28(4):504-509.

44. 中华医学会神经病学分会/中国医师协会神经内科医师分会.中国进行性核上麻痹临床诊断标准.中华神经科杂志,2016,494(4):272-275.

45. Hoglinger G, Respondek G, Stamelou M, et al.Clinical Diagnosis of Progressive Supranuclear Palsy - The Movement Disorder Society Criteria.Movement Disorders,2017,32(6):853-864.

46. Soliveri P, Monza D, Paridi D, et al.Cognitive and magnetic resonance imaging aspects of corticobasal degeneration and progressive supranuclear palsy.Neurology,1999,53(3):502-507.

47. Boelmans K, Kaufmann J, Bodammer N, et al.Corticospinal tract atrophy in corticobasal degeneration.Arch Neurol,2006,63(3):462-463.

48. Relkin N, Marmarou A, Klinge P, et al. Diagnosing idiopathic normal-pressure hydrocephalus. Neurosurgery,2005,57(3 Suppl):S4-16.

49. Sasaki M, Honda S, Yuasa T, et al.Narrow CSF space at high convexity and high midline areas in idiopathic normal pressure hydrocephalus detected by axial and coronal MRI.Neuroradiology, 2008,50(2):117-122.

50. Young G, Geschwind M, Fischbein N, et al.Diffusion-weighted and fluid-attenuated inversion recovery imaging in Creutzfeldt-Jakob disease：high sensitivity and specificity for diagnosis. Am J Neuroradiol,2005,26(6):1551-1562.

51. Zerr I, Kallenberg K, Summers DM, et al.Updated clinical diagnostic criteria for sporadic Creutzfeldt-Jakob disease.Brain,2009,132(Pt 10):2659-2668.

52. Zeidler M, Sellar RJ, Collie DA, et al.The pulvinar sign on magnetic resonance imaging in variant Creutzfeldt-Jakob disease.Lancet,2000,355(9213):1412-1418.

53. Urbach H, Soeder BM, Jeub M, et al.Serial MRI of limbic encephalitis.Neuroradiology,2006,48(6):380-386.

54. Graus F, Titulaer MJ, Balu R, et al.A clinical approach to diagnosis of autoimmune encephalitis. Lancet Neurol,2016,15(4):391-404.

55. Aylward EH, Schwartz J, Machlin S, et al.Bicaudate ratio as a measure of caudate volume on MR images.Am J Neuroradiol,1991,12(6):1217-1222.

56. Breitschwerdt EB, Sontakke S, Hopkins S.Neurological manifestations of bartonellosis in immunocompetent patients：a composite of reports from 2005-2012.Journal of Neuroparasitology,2012, 2012:ID235640.

57. Stremmel W, Meyerrose KW, Niederau C, et al.Wilson disease：clinical presentation, treatment, and survival.Ann Intern Med,1991,115(9):720-726.

58. Zuccoli G, Gallucci M, Capellades J, et al.Wernicke encephalopathy：MR findings at clinical presentation in twenty-six alcoholic and nonalcoholic patients.Am J Neuroradiol,2007,28(7):

177

1328-1331.

59. Josephs KA, Holton JL, Rossor MN, et al. Neurofilament inclusion body disease: a new proteinopathy? Brain, 2003, 126(Pt 10): 2291-2303.

60. Feng JY, Huang B, Yang WQ, et al. The putaminal abnormalities on 3.0T magnetic resonance imaging: can they separate parkinsonism-predominant multiple system atrophy from Parkinson's disease? Acta Radiol, 2015, 56(3): 322-328.

61. von Lewinski F, Werner C, Jörn T, et al. T2 * -weighted MRI in diagnosis of multiple system atrophy. A practical approach for clinicians. J Neurol, 2007, 254(9): 1184-1188.

62. Deguchi K, Ikeda K, Kume K, et al. Significance of the hot-cross bun sign on T2 * -weighted MRI for the diagnosis of multiple system atrophy. J Neurol, 2015, 262(6): 1433-1439.

63. Schrag A, Kingsley D, Phatouros C, et al. Clinical usefulness of magnetic resonance imaging in multiple system atrophy. J Neurol Neurosurg Psychiatry, 1998, 65(1): 65-71.

二、功能影像学

🖐 主要推荐:

1. FDG-PET 异常葡糖糖代谢的分布模式可用于 AD、DLB、FTD 以及 CBD 的鉴别诊断(Ⅱ类证据,B 级推荐)。

2. DAT-PET 或 SPECT 基底节多巴转运体摄取显著减少对诊断 DLB 有高特异性,可用于 DLB 诊断及其与 AD 的鉴别(Ⅰ类证据,A 级推荐);

3. MIBG 心肌闪烁扫描可以有效地鉴别 DLB 与 AD(Ⅱ类证据,B 级推荐),与 DAT-SPECT 技术联合使用,区分 DLB 与 AD 有高敏感性和高特异性(Ⅱ类证据,A 级推荐)。

4. 没有充分证据支持 MRS、fMRI 在痴呆诊断方面的应用价值(Ⅱ类证据,B 级推荐)。

越来越多的功能影像技术(如 SPECT、PET)被用于选择性或特殊病例的检查,以确定它们在提高痴呆病因诊断的准确性。随着 PET-CT 仪器的普及,[18]F-氟-2-脱氧葡萄糖-正电子发射断层摄影术(F-18-fluoro-2-deoxyglucose-positron emission computerized tomography, FDG-PET)成为普遍使用的工具。尽管目前认知功能检查、CT 或 MRI 是痴呆病因诊断最主要的工具,但功能影像在早期确诊以及应用于诊断存疑的特殊病例方面显示出越来越明显的优势。

(一)PET

FDG-PET 在鉴别 AD 与其他类型痴呆以及正常衰老方面具有不错的能力,与高敏感性相比,特异性稍低。AD 的典型低代谢表现常分布于顶叶、前、后颞叶区,后扣带回以及楔前叶,重度病例可能出现额叶代谢异常。MCI 阶段即开始显示后扣带回及楔前叶或海马低代谢[1,2]。但是,一项系统评价结论认为,鉴于该检查缺少明确诊断分界值及较高的经济费用,不建议 MCI 阶段常规使用[3]。

不同研究报道的诊断有效性具有一定差异。2000 年以前的文献综述显示，FDG-PET 诊断 AD 的总体准确性约 86%。新近的研究提示，该技术在 AD 诊断方面的作用可能被低估了。一项有关 FDG-PET 对于 AD 病理诊断的敏感性为93%，特异性为 63%，敏感性明显优于临床诊断标准（敏感性 63%~75%，特异性100%）[4]，但病理诊断的样本比较小，特异性低于临床核心诊断标准[4]。以临床标准为参照，FDG-PET 显示皮质代谢模式区分 AD 与正常的敏感性和特异性为99% 和 98%，区分 AD 与 DLB 的敏感性和特异性为 99% 和 71%，区分 AD 与 FTD的敏感性和特异性为 99% 和 65%。可见，其区分 AD 与非 AD 痴呆的特异性仍相对较低[1]。

DLB 的低代谢区域常见于顶叶、颞叶后部，但常累及枕叶（初级视皮层及视觉联合皮层），与 AD 的颞顶区低代谢不同，也不同于 FTD 的额颞叶为主的代谢异常。一项以病理诊断为对照的研究显示，枕叶低代谢，特别是在初级视觉皮层［AD 路易体变异型（LBVAD）-23% 和纯的弥漫性路易体病（DLBD）-29% vs AD-8%］，区分 DLB 与 AD 的敏感性 90%、特异性 80%[5]。非典型 AD 也可能出现不对称性枕叶低代谢，应注意与 DLB 鉴别。

FTD 是具有前额叶和颞叶受累的神经变性疾病，可能表现为额叶及颞叶前部的低代谢表现，伴扣带回前部受累，而后扣带回及楔前叶通常不受累。后扣带回及楔前叶代谢保留的特征可用于与 AD 的鉴别。与临床表现一致，患者可能出现以额叶或颞叶前部代谢异常为主。罕见的神经变性病，如皮质基底节变性，关键的成像特征是感觉运动皮层与同侧基底神经节或丘脑的显著不对称低代谢（表 2-3-4）[6]。

表 2-3-4　不同病因痴呆的脑 FDG 代谢异常特征比较[6]

脑区	AD	DLB	PCA	FTD	CBD
双侧后颞顶部	↓	↓	↓	初期保留，后期↓	保留或不对称性↓
扣带回后部	↓	↓	↓	初期保留，后期↓	不对称性↓
扣带回前部	保留	变异大	保留	↓	↓
额叶	轻度↓（重度阶段↓更明显）	轻度↓（重度阶段↓更明显）	保留	↓	不对称性↓
颞叶前部	相对保留	变异大	保留	↓	保留

脑区	AD	DLB	PCA	FTD	CBD
基底节	保留	↓(尾状核)	保留	变异大或保留	不对称性↓
初级感觉运动皮层	保留	保留	保留	变异大或保留	不对称性↓
初级视觉及联合皮层	保留	↓枕叶内侧皮层(初级视觉皮层)	↓枕叶外侧皮层(视觉联合皮层)	保留	保留

说明:AD=阿尔茨海默病;DLB=路易体痴呆;PCA=后皮层萎缩,在 IWG-2 标准中为非典型 AD 一个亚型,即后皮层萎缩变异型[7];FTD=额颞叶痴呆;CBD=皮质基底节变性;↓=代谢率下降,通常取 Z 分>1.64 或 2 为低代谢标准,>3 为严重低代谢标准

(二)SPECT

单光子发射计算机断层成像(single-photon emission computed tomography,SPECT)显示的特征性颞顶叶低灌注可用于支持 AD 的诊断。但是 SPECT 诊断 AD 的敏感性偏低,临床病理研究显示,其进一步改善临床诊断的作用非常有限[8]。一项研究系统评价了[99m]Tc-HMPAO-SPECT 对于痴呆病因鉴别诊断的价值,区分 AD 与 FTD 的敏感性和特异性分别为 79.7%和 79.9%,区分 AD 与 VaD 的敏感性和特异性分别为 74.5%和 72.4%,区分 AD 与 DLB 的敏感性和特异性分别为 70.2%和 76.2%[9]。

DLB、PD、PSP、CBD、MSA 等帕金森综合征均存在基底节突触前多巴胺能通路的变性。早期结构影像学特征不突出,功能影像学能起到鉴别诊断的关键作用,用于与血管性帕金森综合征、特发性震颤和药物所致帕金森综合征鉴别,也有助于 DLB/PDD 与 AD 的鉴别。[123]I-FP-CIT SPECT 成像显示 DLB 壳核和尾状核多巴转运体(dopamine transporter,DAT)摄取显著下降,而 AD 无/轻度下降,正常认知无下降[5]。[123]I-FP-CIT SPECT 成像显示基底节(纹状体)DAT 摄取减少诊断 DLB 有高特异性,区分 DLB 与 AD 的敏感性和特异性分别为 78%和 94%[11]。一项多中心 3 期临床试验的研究结果同样证实该项检查的临床价值,区分 DLB 与非 DLB(主要是 AD)的敏感性和特异性分别为 77%和 90%[12],并且该方法具有很好的稳定性(k=0.94)[13]。因而,SPECT 或 PET 证实基底神经节多巴胺转运蛋白(DAT)摄取减少已被最新的 DLB 共识标准(DLBC-4,2017)推荐为 3 种指示性生物标志物之一[14]。

最新的 DLB 共识标准(DLBC-4,2017)推荐的另一种生物标志物特征

是^{123}碘-间碘苄胍(^{123}I-MIBG)心肌闪烁扫描成像摄取降低[14]。^{123}I-MIBG 心肌摄取减少反映了心脏自主神经病变,通常采用心脏-纵隔比(HMR)进行量化摄取率。近年来,多项研究评价了^{123}I-MIBG 心肌闪烁扫描鉴别 DLB 与 AD 的有效性,结果认为与^{99m}Tc-HMPAO-SPECT 效用相当。一项多中心临床诊断的 DLB 与 AD 的比较发现,^{123}I-MIBG 心肌摄取减少鉴别 DLB 与 AD 的敏感性为 68.9%、特异性为 89.1%,用于轻度痴呆的亚组人群(MMSE≥22 分),敏感性和特异性分别为 77.4%和 93.8%(HMR<2.10 为异常)[15]。然而,^{123}I-MIBG 心脏摄取下降也可见于其他疾病,如帕金森病、心衰、糖尿病等,这些合并疾病会降低其诊断特异性,实际临床应用时上述特异性可能被高估[16]。此外,目前缺少统一的分界标准,给结果解释带来一定困难。

将 DAT-SPECT 和^{123}I-MIBG 心肌闪烁扫描两种技术结合使用比 DAT-SPECT 或 MIBG 心肌闪烁扫描技术单独使用更能准确地区分 DLB 与 AD,敏感度和特异度高达 96.1%和 90.7%。这表明两种闪烁扫描结合使用是区分 DLB 与 AD 的有效且可行的方法[17]。

(三)MRS

磁共振波谱(magnetic resonance spectrum,MRS)研究发现 AD 患者颞叶灰质的 N-乙酰基-天冬氨酸(NAA)减少而肌醇(mI)增加,NAA/mI 比值在 AD 与正常人之间存在显著差异[18]。NAA/Cr(肌酸)同样可以区分正常人、MCI 和 AD[19],随访研究显示,MCI 伴 NAA/Cr 下降可能预测 AD 的转化而不是 DLB[20]。因正常 NAA/Cr 会受年龄影响,在>50 岁正常人群中 NAA/Cr 逐渐减少,而 Cho(胆碱)/Cr 逐渐增高[21]。一项研究比较了海马体、后扣带回的多个 MRS 指标,结果发现海马体 NAA/Cr 和 NAA/mI 在正常、MCI 和 AD 组间差异较明显[22]。至今为止,MRS 检测还不能成为痴呆临床诊断的常规工具,NAA/Cr 的下降存在于多种类型的痴呆,且研究报告的病例数都非常有限,也没有标准化的报告参数[23]。

(四)fMRI

功能磁共振(functional mangetic resonance,fMRI)是研究神经网络连接的重要工具,目前只限于研究使用,在诊断方面的应用价值还不明确。不同于结构 MRI,目前应用最多的 BOLD-fMRI 是基于脑血流与神经活动具有偶联关系,血流动力学变化产生磁共振信号变化可以反映出神经活性。研究认为,AD 患者存在后扣带回、楔前叶、海马及内侧前额叶默认模式网络(default mode network, DMN)异常[24],海马的功能同步性下降,与其他 DMN 区域联络减少[25]。与 AD 相关的楔前叶和后扣带回区域连接异常也常出现于 FTLD,因此认为异常表现不只是病理改变的反应[26]。网络联接异常与症状的关联有望促使 fMRI 成为 AD 等神经变性病治疗反应的预测指标[27,28]。

参 考 文 献

1. Mosconi L, Tsui WH, Herholz K, et al. Multicenter standardized 18F-FDG PET diagnosis of mild cognitive impairment, Alzheimer's disease and other dementias. J Nucl Med, 2008, 49 (3): 390-398.

2. Rice L, Bisdas S. The diagnostic value of FDG and amyloid PET in Alzheimer's disease - A systematic review. Eur J Radiol, 2017, 94: 16-24.

3. Smailagic N, Vacante M, Hyde C, et al. ^{18}F-FDG PET for the early diagnosis of Alzheimer's disease dementia and other dementias in people with mild cognitive impairment (MCI). Cochrane Database Syst Rev, 2015, 1: CD010632.

4. Hoffman JM, Welsh-Bohmer KA, Hanson M, et al. FDG PET imaging in patients with pathologically verified dementia. J Nucl Med, 2000, 41(11): 1920-1928.

5. Minoshima S, Foster NL, Sima AA, et al. Alzheimer's disease versus dementia with Lewy bodies: cerebral metabolic distinction with autopsy confirmation. Ann Neurol, 2001, 50(3): 358-365.

6. Brown RK, Bohnen NI, Wong KK, et al. Brain PET in suspected dementia: patterns of altered FDG metabolism. Radiographics, 2014, 34(3): 684-670.

7. Dubois B, Feldman HH, Jacova C, et al., Advancing research diagnostic criteria for Alzheimer's disease: the IWG-2 criteria. Lancet Neurol, 2014, 13(6): 614-629.

8. Jagust W, Thisted R, Devous MD, et al. SPECT perfusion imaging in the diagnosis of Alzheimer's disease: a clinical-pathologic study. Neurology, 2001, 56(7): 950-956.

9. Yeo JM, Lim X, Khan Z, et al. Systematic review of the diagnostic utility of SPECT imaging in dementia. Eur Arch Psychiatry Clin Neurosci, 2013, 263(7): 539-552.

10. Minoshima S, Foster NL, Sima AAF, et al. Alzheimer's disease versus dementia with Lewy bodies: cerebral metabolic distinction with autopsy confirmation. Ann Neurol, 2001, 50(3): 358-365.

11. O'Brien JT, Colloby S, Fenwick J, et al. Dopamine transporter loss visualized with FP-CIT SPECT in the differential diagnosis of dementia with Lewy bodies. Arch Neurol, 2004, 61(6): 919-925.

12. McKeith I, O'Brien J, Walker Z, et al. Sensitivity and specificity of dopamine transporter imaging with 123I-FP-CIT SPECT in dementia with Lewy bodies: a phase Ⅲ multicentre study. Lancet Neurol, 2007, 6(4): 305-313.

13. Marshall VL, Reininger CB, Marquardt M, et al. Parkinson's disease is overdiagnosed clinically at baseline in diagnostically uncertain cases: a 3-year European multicenter study with repeat [^{123}I] FP-CIT SPECT. Mov Disord, 2009, 24(4): 500-508.

14. McKeith IG, Boeve BF, Dickson DW, et al. Diagnosis and management of dementia with Lewy bodies: Fourth consensus report of the DLB Consortium. Neurology, 2017, 89(1): 88-100.

15. Yoshita M, Arai H, et al. Diagnostic accuracy of 123I-meta-iodobenzylguanidine myocardial scintigraphy in dementia with Lewy bodies: a multicenter study. PLoS One, 2015, 10(3): e0120540.

16. Slaets S, Van Acker F, Versijpt J, et al. Diagnostic value of MIBG cardiac scintigraphy for differential dementia diagnosis. Int J Geriatr Psychiatry, 2015, 30(8): 864-869.

17. Shimizu S,Hirao K,Kanetaka H,et al.Utility of the combination of DAT SPECT and MIBG myo-cardial scintigraphy in differentiating dementia with Lewy bodies from Alzheimer's disease.Eur J Nucl Med Mol Imaging,2016,43(1):184-192.

18. Parnetti L,Tarducci R,Presciutti O,et al.Proton magnetic resonance spectroscopy can differentiate Alzheimer's disease from normal aging.Mech Ageing Dev,1997,97(1):9-14.

19. Kantarci K,Weigand SD,Petersen RC,et al.Longitudinal 1H MRS changes in mild cognitive im-pairment and Alzheimer's disease.Neurobiol Aging,2007,28(9):1330-1339.

20. Zhang B,Ferman TJ,Boeve BF,et al.MRS in mild cognitive impairment:early differentiation of dementia with Lewy bodies and Alzheimer's disease. J Neuroimaging,2015,25(2):269-274.

21. 黄海东,顾建文,杨春敏,等.正常人额叶质子磁共振波谱研究.实用医学杂志,2008,24(10):1718-1720.

22. 张立苹,蒋根娣,苗迎春,等.轻度认知功能损害患者~1H-MRS 的研究.中国临床医学影像杂志,2011,22(01):1-5.

23. Magierski R,Sobow T.Magnetic resonance spectroscopy in the diagnosis of dementia with Lewy bodies.Biomed Res Int,2014,2014:809503.

24. Raichle ME.Cognitive neuroscience.Bold insights.Nature,2001,412(6843):128-130.

25. Wang L,Zang Y,He Y,et al.Changes in hippocampal connectivity in the early stages of Alzheimer's disease:evidence from resting state fMRI.Neuroimage,2006,31(2):496-504.

26. Frings L,Dressel K,Abel S,et al.Reduced precuneus deactivation during object naming in pa-tients with mild cognitive impairment,Alzheimer's disease,and frontotemporal lobar degeneration.Dement Geriatr Cogn Disord,2010,30(4):334-343.

27. Vemuri P,Weigand SD,Przybelski SA,et al.Alzheimer's Disease Neuroimaging Initiative.Cognitive reserve and Alzheimer's disease biomarkers are independent determinants of cognition.Brain,2011,134(Pt 5):1479-1492.

28. Damoiseaux JS.Resting-state fMRI as a biomarker for Alzheimer's disease? Alzheimers Res Ther,2012,4(2):8.

183

第四节　生物标志物检测

主要推荐:

1. 在以下情形下进行脑脊液检查:快速进展型痴呆而常规检查未能明确病因或轻度认知损害但患者本人想知道生物标志物结果或不典型临床表现或鉴别诊断复杂(B级推荐)。

2. 脑脊液 Aβ$_{42}$ 浓度降低或 T-tau/P-tau 浓度升高或 tau/Aβ$_{42}$ 比值异常升高或三者都异常支持 AD 的诊断(Ⅱ类证据,B级推荐)。

3. 脑脊液 14-3-3 蛋白检测阳性(Ⅰ类证据,A级推荐),或 T-tau 蛋白异常升高,或两者均异常支持 CJD 诊断(Ⅰ类证据,B级推荐)。

4. 脑脊液特殊抗体检测有助于快速进展型痴呆中自身免疫性脑炎的诊断(Ⅱ类证据,B级推荐)。

5. PIB-PET 显示额、颞、顶叶和纹状体 Aβ 沉积与 AD 病理结果有高度一致性,是 AD 诊断的支持证据(Ⅰ类证据,B级推荐),但预测 MCI 进展为 AD 的特异性低(Ⅰ类证据,B级推荐)。

6. 有常染色体显性遗传性痴呆家族史的患者可进行已知突变基因的筛查,并应在配备专业人员的医疗机构进行(B级推荐)。

7. ApoEε4 等位基因作为 AD 的风险基因,不应作为 AD 诊断的支持性证据(Ⅰ类证据,B级推荐)。

生物标志物研究有望在生前进行病理性确诊,被寄予厚望。目前研究最多的是与阿尔茨海默病(Alzheimer's disease,AD)相关的生物标志物,包括脑脊液生物标志物、分子影像标志物、基因标志物和血液生物标志物。生物标志物主要关注疾病最相关的病理标志及相关代谢过程、神经变性标志、血脑屏障标志和胶质细胞活性标志。正电子发射断层扫描(positron emission computerized tomography,PET)示踪剂的引入已经在 AD 研究领域获得了可观的乐观成果,它可以识别出 β-淀粉样蛋白(β-amyloid protein,Aβ)或过度磷酸化 tau(over-phosphorylated tau,P-tau)的沉积。例如,在 PubMed 中进行的搜索表明,搜索词"tau PET"返回的出版物数量从 2010 年的 39 个增加到过去 2 年的 270 多个,而 tau-PET 扫描现在正在应用到大型观察和临床试验研究[1]。标志物研究应用的广泛性传播是基于这些示踪剂将提供对疾病生物学更深入理解的乐观期望,这些研究还可能提供与该疾病所致认知障碍相关的替代生物标志物,有益于筛选早期病例并可能缩短临床试验周期。

一、脑脊液标志物

淀粉样老年斑(senile plaques,SP)和神经原纤维缠结(neurofibrillary tangles,NFTs)是 AD 最主要的病理特征,β-淀粉样蛋白(Aβ)42 是老年斑的主要成分,而 tau 蛋白是组成神经原纤维缠结的主要蛋白,并且这些病理改变在 AD 出现临床症状之前即已产生,AD 患者表现为脑脊液 $Aβ_{42}$ 浓度降低,tau 蛋白(T-tau、P-tau)浓度则升高[2]。AD 或前驱期 AD 患者脑脊液 $Aβ_{42}$ 下降约 50%;P-tau 增加至对照组的 200% 左右,P-tau 是 AD 相对特异性的生物标志;T-tau 是神经变性标志物,增加至对照组的 300% 左右[3]。最早出现可溶性 Aβ 增高,Aβ 病理与临床发病约有 15 年时间。在可溶性 tau 增加与症状前期神经原纤维缠结病理之间存在约 10 至 15 年过渡期。而临床发病到严重痴呆的时间大约是 7 年[1]。

脑脊液生物标志异常早于 AD 临床症状,因此无症状或 MCI 阶段的检测可以预测疾病的转归,有助于识别早期 AD 甚至是临床前 AD。研究报道的 $A\beta_{42}$、T-tau 和 P-tau 预测 MCI 向痴呆转化的敏感性和特异性分别为 59%～95% 和 73%～100%[4],而认知正常组伴 tau/$A\beta_{42}$ 比值 ≥1.15(相对于<1.15 正常比值)具有更高的进展为 MCI 或轻度痴呆的风险(HR 5.21,95% CI:1.58～17.22)[5]。一项巴西人群的研究显示,采用不同生物标志物及相关分界值诊断 AD 的敏感性和特异性依次分别为:$A\beta_{1-42}$≤416.0pg/ml(敏感性 83%,特异性 70%)、T-tau ≥76.7pg/ml(敏感性 82%,特异性 67%)、P-tau≥36.1pg/ml(敏感性 83%,特异性 49%)。$A\beta_{1-42}$/P-tau<9.53(敏感性 88%,特异性 78%),$A\beta_{1-42}$/T-tau<4.13 敏感性 80%,特异性 80%)。联合使用 $A\beta_{1-42}$<416.5pg/ml 以及 $A\beta_{1-42}$/P-tau<9.5 可以预测轻度认知损害向 AD 痴呆的 2 年转化(HR 7.24,95% CI:2.09～25.06,P=0.002,敏感性 74%,特异性 73%)[6]。

系统评价结果显示,脑脊液 $A\beta_{42}$ 浓度测定区分 AD 与非痴呆的平均敏感性是 86%、特异性为 90%。脑脊液 T-tau 测定区分 AD 与非痴呆的平均敏感性是 81%、特异性是 90%。P-tau 测定区分 AD 与非痴呆的平均敏感性是 80%、特异性为 92%。联合使用 T-tau 和 $A\beta_{42}$ 的敏感性为 85%～95%,特异性为 83%～100%[7]。当脑脊液 $A\beta_{42}$ 浓度的分界值为 444pg/ml,脑脊液 tau 的分界值为 195pg/ml 时,分别具有 92% 和 89% 的灵敏度和特异性区分 AD 与正常对照[8]。最新一项由多国共同参与的脑脊液标志物研究结果显示,单纯使用 $A\beta_{1-42}$ 的特异度偏低(<663pg/ml,敏感性特异性分别为 94.8% 和 66.0%),而单纯使用 T-tau 的敏感性偏低(>184pg/ml,敏感性特异性分别为 56.8% 和 92.6%),联合两个指标取分界值 T-tau/$A\beta_{1-42}$≥0.215,区别轻中度 AD 与正常的敏感性 94.8%,特异性为 77.7%[9]。

脑脊液 $A\beta_{42}$ 和 tau 蛋白已被纳入 AD 诊断的研究标准和 AD 所致 MCI 诊断的研究标准。值得注意的是:①目前尚无统一的单一指标含量或两个指标比值的常模或异常分界值。②检测方法差异会影响诊断分界值,即使是相同检测方法,也会存在不同实验室检测结果的较大差异。③VaD、DLB、FTD 也会出现轻度或中度 T-tau 和 P-tau 增高以及 $A\beta_{42}$ 水平的下降。因此,理应建立单实验室检测标准。在此基础上,通过标准化检测方法将更有利于不同研究结果的比较。P-tau 是对提示 AD 具有更好的特异性,有助于区分 AD 与其他原因的痴呆[10]。如,克雅病(CJD)患者脑脊液 T-tau 明显升高而 P-tau 仅轻度升高,联合使用这两个指标(T-tau/P-tau)可以鉴别 CJD 与 AD 或其他类型的痴呆[11,12]。表 2-4-1 列出部分研究所示 AD 与正常对照人群脑脊液 $A\beta_{42}$ 和 tau 的水平差异。针对上述 AD 脑脊液生物标志物临床应用的问题,学者联合提出 AD 生物标志物标准化倡议,具体建议见表 2-4-2 所示[19]。

186

表2-4-1 阿尔茨海默病与认知正常人群脑脊液 Aβ42、tau 水平比较

序号	样本数(AD/HC)	Aβ42(pg/ml)		T-tau(pg/ml)		P-tau(pg/ml)		方法	文献来源
		AD	HC	AD	HC	AD	HC		
1	93/41	495(164)	1090(405)	489(298)	217(128)	—	—	ELISA	Kanai 1998[13]
2	105/18	523(180)	897(242)	759(417)	264(102)	—	—	ELISA	Andreasen 2001[14]
4	366/113	—	—	482(271)	186(107)	—	—	ELISA	Shoji 2002[15]
5	52/56*	—	—	486(168)	215(77)	187(84)	54(33)	ELISA-双酶底物循环扩增	Hu 2002[16]
6	131/72	183(121)	491(245)	587(365)	224(156)	—	—	ELISA	Sunderland 2003[17]
7	24/12*	278(181)	458(417)	660(394)	224(132)	78(44)	35(20)	ELISA	Shea 2013[10]
8	64/16	488(158)	809(284)	624(408)	291(168)	—	—	ELISA	Zwan 2014[18]
9	41/41	328(110)	503(156)	145(80)	86(47)	66(35)	41(21)	xMAP	Forlenza 2015[6]
10	155/188	379(155)	823(303)	208(83)	126(39)	—	—	Luminex xMAP	Mo 2017[9]

说明:AD=阿尔茨海默病;HC=健康对照组;Aβ=beta 淀粉样蛋白;T-tau=总 tau;P-tau=磷酸化 tau;AD 或前驱期 AD 患者脑脊液 Aβ42 下降约 50%;P-tau 增加至对照组的 200%左右,T-tau 是 AD 相对特异性生物标志,增加至对照组的 300%左右;*表示研究对象为中国人

表 2-4-2　阿尔茨海默病脑脊液生物标志物临床应用建议[19]

事项	建议
1. 腰椎穿刺和脑脊液检测的适应证	• 因记忆主诉或因认知问题推荐至记忆门诊的人群都可考虑行腰穿和生物标志物诊断,包括以下情形: (1)早发型痴呆; (2)轻微或轻度认知损害,但当事者想知道生物标志物结果; (3)不典型临床表现或鉴别诊断复杂。
2. 生物标志物及诊断界值	• 精确诊断 AD 至少需要 3 个脑脊液检测指标($A\beta_{1-42}$,T-tau,和 $P\text{-tau}_{181P}$),并结合其他资料(病史、神经心理学、影像学排除其他继发因素)。 • $A\beta_{1-42}:A\beta_{1-40}$ 比值作为诊断指标在技术成熟的研究中心具有同样的有效性。 • 目前,各实验中心应建立自己的基于良好诊断敏感性和特异性的诊断界值。 • 灰色区域的定义有助于解释异常脑脊液检测结果,如 T-tau、$P\text{-tau}_{181P}$ 升高 10%,$A\beta_{1-42}$、$A\beta_{1-42}:A\beta_{1-40}$ 比值下降 10%。
3. AD 脑脊液生物标志物结果解释	• 为临床医生提供检测结果解释的同时应提供原始数据。 • 如果所有 3 种(或 4 种)经典 AD 脑脊液生物标志物均不正常,则可以认为符合生物标志物诊断的 AD。反之亦然,如果所有 3 个(或 4 个)经典生物标志物都是正常的,则可以认定为不符生物标志物诊断的 AD。
4. 混杂因素	• 如果所有 3 种(或 4 种)经典 AD 脑脊液生物标志物均不正常,但患者表现为 MCI,则可以诊为前驱期(prodromal)AD。 • 没有必要根据年龄和 APOE 类型使用不同的诊断界值。 • 如果所有 3 种(或 4 种)经典 AD 脑脊液生物标志物均正常,则不符合 AD 病理特征,对于 80 岁以上的患者更是如此。 • 如果检测结果处于中间水平时,必须显示这种不确定性,例如使用"可能的(possible)",以便实施其他生物标志物检测[例如 FDG 和(或)Aβ-PET]或建议患者定期随访。

　　除 AD 以外,对怀疑血管炎、炎性、脱髓鞘性疾病的患者进行脑脊液检测也非常必要。对快速进展型痴呆需检测脑脊液中 14-3-3、自身免疫抗体。脑脊液 14-3-3 蛋白升高提示急性神经元丢失,支持 CJD 诊断。脑脊液自身抗体滴度增高有助于明确自身免疫性脑炎。

二、分子影像标志物

分子影像学的研究进展已经能够对一些代表性神经变性病进行生前确诊,使在活体内进行细胞和分子水平的生物过程描述和测量成为可能。通过使用不同的配体进行标记,可以显示脑内特异性病理性蛋白沉积。目前已经能够通过PET 配体对多种痴呆相关的病理蛋白沉积进行标记,如匹兹堡化合物 B(PIB-PET)。除标记 Aβ 外,标记 tau、α-突触核蛋白、活化小胶质细胞和星形胶质细胞的病理过程也成为可能。

(一)Aβ 蛋白

Aβ 和 tau 是 AD 最主要的两类分子病理标志。^{11}C-PIB PET 可以在 MRI 没有发现神经变性脑萎缩时就显示 AD 脑内 Aβ 的沉积,以额、颞、顶叶和纹状体 Aβ 沉积最为突出[20,21]。作为 AD 早期特征性表现的情节记忆损害与海马 Aβ 沉积具有相关性,因此该项检查有助于 MCI 或 AD 的早期病因诊断[22]。病理研究结果也证实,PIB-PET 显示的 PIB 摄取增多与 Aβ 病理分布具有一致性[23]。这些研究支持 PIB-PET 成为生前脑内 Aβ 病理沉积的评估工具。Aβ 沉积在 AD 早期即达到峰值,随访研究显示 PIB 摄取在 AD 进行过程中没有明显的变化,不同于葡萄糖代谢影像及认知功能的持续恶化[24]。

有研究对 FDG-PET 和 PIB-PET 两种技术进行了比较,在诊断 AD 痴呆具有高的敏感性和特异性。FDG-PET 显示的海马、后扣带回、楔前叶葡萄糖代谢率与 PIB-PET 显示的 Aβ 沉积增多呈负相关关系,FDG 代谢率高则 Aβ 沉积少,反之 FDG 代谢率下降则 Aβ 沉积增多,两种技术诊断 AD 病例之间的符合率高达 94%[25]。因此,临床上选择两种技术之一即可满足诊断需要。

临床实践中难于处理的是不典型 AD,或是处于早期阶段的 AD,如 AD 所致MCI,需要特殊检查加以确认。在 MCI 阶段,无论是 PIB-PET 或是 FDG-PET 在鉴别 MCI 与正常的效能都非常有限[26]。在 MCI 与正常老年人的分类中,两种技术诊断病例符合率只有 54%[25]。此外,FDG-PET 和 PIB-PET 两种技术对预测 MCI 进展为 AD 都具有潜在价值,FDG-PET 有 79% 的敏感性、74% 的特异性。PIB-PET 的敏感性为 94%、特异性为 56%[27]。两项技术在预测 AD 转化方面具有理想的敏感性,但同样存在特异性低的问题(<50%),限制了其在 MCI 阶段的使用[28]。

DLB 也常出现明显的 Aβ 沉积,PIB-PET 显示与 AD 类似的 PIB 摄取可见于 50% 以上的 DLB 患者,通过这一检查区分 AD 与 DLB 变得比较困难[29]。PD 和 DLB 的病理研究证实共存 Aβ 病理沉积非常普遍,可见于约 35% 的 PD,

常表现为弥漫性而非 AD 的聚集性[30],约 85% 的 DLB 会合并存在弥漫性 Aβ 病理[31]。结合临床表现、功能影像或其他分子影像标准可能对鉴别诊断有帮助(表 2-4-3)[32]。

表 2-4-3 DLB 的影像学特点[32]

比较	结构影像学(MRI)	分子或功能影像(SPECT/PET)
与 AD 比较	内侧颞叶体积相对保留 具有更小的无名质和壳核	尾状核及壳核 FP-CIT 滞留显著下降 枕叶、视觉联合皮层低代谢,扣带回后部相对保留 具有相对轻的淀粉样蛋白沉积
与 PDD 比较	颞叶、枕叶和顶叶萎缩更明显	淀粉样蛋白沉积比 PDD 严重
与 HC 比较	颞叶、顶叶、枕叶及皮质下结构萎缩更明显	尾状核及壳核 FP-CIT 滞留显著下降 DLB 枕叶皮层低代谢

说明:AD = 阿尔茨海默病;DLB = 路易体痴呆;PDD = 帕金森病痴呆;HC = 健康人群。FP-CIT = 氟丙基甲酯基碘苯基去甲基托烷,一种 PET 扫描示踪剂,用于评估多巴胺转运体,相较于 SPECT 和其他 PET,FP-CIT PET 可提供更精确的衰减校正和更高的空间分辨率。

(二)tau 蛋白

与 Aβ 病理相似,衰老本身也会出现 tau 的病理沉积。多种示踪剂(^{11}C-PBB3、^{18}F-AV-1451、^{18}F-THK5117)均显示出在标记 Tau 蛋白方面的价值[33-35]。Tau 影像学研究的一个主要工作是要区分什么样的 tau 沉积具有病理意义,以及 tau 沉积与认知症状的关系。研究发现颞叶 tau 显示出与增龄的相关性,与年龄相关的 tau 沉积主要位于颞叶外侧及下部,但更广泛的新皮质(顶叶、额叶)tau 的沉积则与 AD 病理分期相关,随病情的加重示踪剂(^{18}F-AV-1451)滞留率更高[35]。与 AD 早期即出现明显的 Aβ 不同,tau 的影像学示踪剂滞留率与认知功能具有相关性,具有发展为治疗反应监测指标的潜力。Tau 靶向的分子影像学显示的示踪剂滞留不同空间分布还可能用于鉴别同属于 tau 病的 PSP、CBD 等少见病因[36]。上述研究仍处于研究阶段,报道的样本量也相对较小。

(三)α-突触核蛋白

α-突触核蛋白(α-synuclein)特异性示踪剂的研究是科学家正在试图突破的另一个领域[37]。神经变性病所致痴呆病理标志存在重叠,使临床表现变得不典型,生前明确病理类型有助于制订长期治疗方案,有利于开展疾病修饰疗法的临床试验。研究显示 ^{11}C-PIB、^{18}F-BF227 均不能有效地识别α-突触核蛋白,SIL23 是否可行也还不清楚[38]。α-突触核蛋白 PET 在鉴别伴认知障碍的帕金森综合征方面极具前景,但目前还没有筛选出稳定可靠的放射性配体。

三、基因标志物

基因在维持人体健康方面非常重要,但是大多数人的健康或发生某种疾病的风险同时取决于环境和生活方式。单一基因突变而发病的情况很少见,更多的情况是某些基因类型只是作为风险因素增加了痴呆发病概率。不要将基因影响作为唯一考虑因素是非常关键的。基因检测为了发现基因突变或增加发病风险的基因类型,用于辅助诊断或遗传学咨询。

家族性 AD 为常染色体显性遗传病,68%的早发家族性病例与 APP、PSEN1或 PSEN2 基因突变有关[39],其中 60%是 PSEN-1 基因突变[40]。每个家庭成员有 50%的概率携带突变基因,携带者的发病风险超过 95%[39]。

散发型 AD 的病因迄今不清楚,一般认为是遗传和环境因素共同作用所致。遗传因素也可改变 AD 易感性,但并不直接致病。载脂蛋白基因 E4 等位基因(ApoE ε4)是已知最重要的晚发型 AD 相关遗传因素,ApoE ε4 基因型的存在可增加 AD 的发病风险,但对于疾病的发生和发展相关性不明确。病理学研究认为,ApoE ε4 基因型可能部分调节了 AD 患者脑淀粉样血管病(CAA)、脑动脉硬化(ART)和脑白质丢失(ML)在脑内分布和程度,与没有 ε4等位基因或 1 个 ε4 等位基因型携带者相比,2 个 ε4 等位基因型(ε4/ε4 型)携带者的枕叶 $A\beta_{40}$ 沉积所致的 CAA 最严重[41]。以病理诊断为参考,ApoE ε4 预测 AD 诊断的敏感性 65%、特异性 68%,考虑到临床诊断标准的准确性,不支持其作为诊断指标使用[42]。最近,髓系细胞 2 中表达触发受体(TREM2)基因的罕见变异也显示与 AD 有明显关联[43,44]。突变 TREM2 基因通常与罕见的Nasu-Hakola 病(又称多囊性脂膜样骨发育不良并硬化性白质脑病)相关,也可能导致早发型痴呆不伴有骨骼病变[45]。与 ApoE 类似,TREM2 基因罕见突变不太可能用于临床诊断。

除 AD 外,额颞叶变性(FTLD)的遗传学是一个新兴的领域。父母中一方受累,其后代男性和女性具有相同的风险,发生 FTD 的总体风险为 30%～50%[46]。具有多代遗传及早期发病家族史的患者,具有极大的遗传突变可能。MAPT、GRN 和 C9ORF72 基因突变可以解释 80%显著的常染色体显性遗传性 FTD[39]。C9ORF72 是最主要的突变形式。一项梅奥诊所的家族性 FTD 病例系列结果显示,C9ORF72、GRN 和 MAPT 突变比率分别为 11.7%、7.6%和 6.3%[47]。欧洲白种人散发 FTD 患者中 C9ORF72 检出率为 6%,家族性病例中检出率为24.8%[48]。其他与 FTD 相关的但相对少见的基因突变包括 VCP、FUS、CHMP2B、CHMP3B、TARDBP 等。

10%~15%的CJD是遗传因素所致。遗传性CJD是由位于20号染色体的朊蛋白基因(PRNP)单一突变所致。其他类型的PRNP基因变化(称为多态性)不会直接引起朊蛋白病,但可能影响个体罹患该病的风险或改变疾病过程[49]。

伴皮质下梗死和白质脑病的常染色体显性遗传性脑动脉病(CADASIL)是最常见的常染色体显性遗传因素所致的中风和VaD,是由NOTCH3基因突变引起。其他临床症状包括伴先兆的偏头痛、情绪障碍和淡漠。如果患者具有特异性临床症状和神经影像学特征(颞极白质T2/FLAIR高信号)或阳性家族史,尤其是没有高血压病史时,应进行基因测试。如果患者没有家族史而仅有伴先兆的偏头痛以及少数T2-加权成像高信号,进行基因检测是有争议的[50]。

遗传学在亨廷顿病(HD)诊断中具有肯定的作用。有关HD的分子遗传学检测指南为其他遗传疾病的基因检测和遗传学咨询提供了参考方案[51]。通常情况下,痴呆相关的基因检测并不能改变治疗决策。痴呆相关的基因检测同时涉及伦理学问题,通常只对成人进行检测,并且要获得知情同意。检测机构应配备相应的条件,提供准确的结果,同时具有专业的咨询人员,以保证提供合适的结果解释。

四、血液标志物

由于血脑屏障的存在,血液并不与脑组织直接接触,脑内代谢物除血脑屏障(blood brain barrier,BBB)外,另一个途径是类淋巴系统引流[52]。因此,血浆标志物浓度远远低于脑脊液浓度。其他的因素,如检测方法的敏感性、样本处理和存贮条件等,也会影响血液生物标志物检测结果。因此,早期的血液生物标志物检测结果矛盾重重。

近几年发展的超敏感检测技术可以在定量AD核心生物标志物方面显示出明显的优势,使血液生物标志物检测成为非常具有前景的神经变性病检测方法[53,54]。新的检测技术诊断很可能的AD(probable AD)的敏感性和特异性分别是96%和90%,准确率为92%(分界值$A\beta_{42}\times tau > 382.68(pg/ml)^2$,分界值不受年龄影响)[55]。反应神经轴突损伤的神经中间丝轻链多肽(neurofilament light,NFL)也可以通过高敏检测方法进行定量,血浆浓度增高可见于AD、额颞叶痴呆(FTD)、进行性核上性麻痹(PSP)、肌萎缩侧索硬化(ALS)、多发性硬化(MS)等多种疾病,但其特异性较差[56-58]。

参 考 文 献

1. McDade E,Bateman RJ.Tau positron emission tomography in autosomal dominant alzheimer disease:small windows,big picture.JAMA Neurol,2018,doi:10.1001/jamaneurol.2017.4026.

2. Motter R,Vigo-Pelfrey C,Kholodenko D,et al.Reduction of beta-amyloid peptide 42 in the cerebrospinal fluid of patients with Alzheimer's disease.Ann Neurol,1995,38(4):643-648.

3. Blennow K,Dubois B,Fagan AM,et al.Clinical utility of cerebrospinal fluid biomarkers in the diagnosis of early Alzheimer's disease.Alzheimers Dement,2015,11(1):58-69.

4. Shoji M.Biomarkers of the dementia.Int J Alzheimers Dis,2011,2011:564321.

5. Perrin RJ, Fagan AM, Holtzman DM. Multimodal techniques for diagnosis and prognosis of Alzheimer's disease.Nature,2009,461(7266):916-922.

6. Forlenza OV,Radanovic M,Talib LL,et al.Cerebrospinal fluid biomarkers in Alzheimer's disease: Diagnostic accuracy and prediction of dementia. Alzheimers Dement (Amst), 2015, 1 (4): 455-463.

7. Blennow K, Hampel H.CSF markers for incipient Alzheimer's disease. Lancet Neurol, 2003, 2 (10):605-613.

8. Sunderland T,Linker G,Mirza N,et al.Decreased beta-amyloid1-42 and increased tau levels in cerebrospinal fluid of patients with Alzheimer disease.JAMA,2003,289(16):2094-2103.

9. Mo Y,Stromswold J,Wilson K,et al.A multinational study distinguishing Alzheimer's and healthy patients using cerebrospinal fluid tau/Aβ42 cutoff with concordance to amyloid positron emission tomography imaging.Alzheimers Dement (Amst),2017,6(2):201-209.

10. Shea YF,Chu LW,Zhou L,et al.Cerebrospinal fluid biomarkers of Alzheimer's disease in Chinese patients:a pilot study.Am J Alzheimers Dis Other Demen,2013,28(8):769-775.

11. Otto M,Wiltfang J,Cepek L,et al.Tau protein and 14-3-3 protein in the differential diagnosis of Creutzfeldt-Jakob disease.Neurology,2002,58(2):192-197.

12. Zetterberg H, Blennow K.Elevated total tau/phospho-tau ratio in autopsy-proven Creutzfeldt-Jakob disease with negative 14-3-3 test results.Neurol Sci,2004,25(5):301-302.

13. Kanai M,Matsubara E,Isoe K,et al.Longitudinal study of cerebrospinal fluid levels of tau,A beta1-40,and A beta1-42(43) in Alzheimer's disease:a study in Japan.Ann Neurol,1998,44(1): 17-26.

14. Andreasen N, Minthon L, Davidsson P, et al. Evaluation of CSF-tau and CSF-Abeta42 as diagnostic markers for Alzheimer disease in clinical practice. Arch Neurol, 2001, 58 (3): 373-379.

15. Shoji M,Matsubara E,Murakami T,et al.Cerebrospinal fluid tau in dementia disorders:a large scale multicenter study by a Japanese study group.Neurobiol Aging,2002,23(3):363-370.

16. Hu YY,He SS,Wang X,et al.Levels of nonphosphorylated and phosphorylated tau in cerebrospinal fluid of Alzheimer's disease patients:an ultrasensitive bienzyme-substrate-recycle enzyme-linked immunosorbent assay.Am J Pathol,2002,160(4):1269-1278.

17. Sunderland T,Linker G,Mirza N,et al.Decreased beta-amyloid1-42 and increased tau levels in cerebrospinal fluid of patients with Alzheimer disease.JAMA,2003,289(16):2094-2103.

18. Zwan M, van Harten A, Ossenkoppele R, et al. Concordance between cerebrospinal fluid biomarkers and [11C] PIB PET in a memory clinic cohort.J Alzheimers Dis, 2014, 41 (3): 801-807.

19. Molinuevo JL, Blennow K, Dubois B, et al. The clinical use of cerebrospinal fluid biomarker testing for Alzheimer's disease diagnosis: a consensus paper from the Alzheimer's Biomarkers Standardization Initiative. Alzheimers Dement, 2014, 10(6): 808-817.

20. Leinonen V, Alafuzoff I, Aalto S, et al. Assessment of beta-amyloid in a frontal cortical brain biopsy specimen and by positron emission tomography with carbon 11-labeled Pittsburgh Compound B. Arch Neurol, 2008, 65(10): 1304-1309.

21. Jack CR Jr, Knopman DS, Jagust WJ, et al. Hypothetical model of dynamic biomarkers of the Alzheimer's pathological cascade. Lancet Neurol, 2010, 9(1): 119-128.

22. Mormino EC, Kluth JT, Madison CM, et al. Episodic memory loss is related to hippocampal-mediated beta-amyloid deposition in elderly subjects. Brain, 2009, 132(Pt 5): 1310-1323.

23. Leinonen V, Alafuzoff I, Aalto S, et al. Assessment of beta-amyloid in a frontal cortical brain biopsy specimen and by positron emission tomography with carbon 11-labeled Pittsburgh Compound B. Arch Neurol, 2008, 65(10): 1304-1309.

24. Kadir A, Almkvist O, Forsberg A, et al. Dynamic changes in PET amyloid and FDG imaging at different stages of Alzheimer's disease. Neurobiol Aging, 2012, 33(1): 198.e1-14.

25. Li Y, Rinne JO, Mosconi L, et al. Regional analysis of FDG and PIB-PET images in normal aging, mild cognitive impairment, and Alzheimer's disease. Eur J Nucl Med Mol Imaging, 2008, 35(12): 2169-2181.

26. Lowe VJ, Kemp BJ, Jack CR Jr, et al. Comparison of 18F-FDG and PiB PET in cognitive impairment. J Nucl Med, 2009, 50(6): 878-886.

27. Zhang S, Han D, Tan X, et al. Diagnostic accuracy of 18 F-FDG and 11 C-PIB-PET for prediction of short-term conversion to Alzheimer's disease in subjects with mild cognitive impairment. Int J Clin Pract, 2012, 66(2): 185-198.

28. Hatashita S, Yamasaki H. Diagnosed mild cognitive impairment due to Alzheimer's disease with PET biomarkers of beta amyloid and neuronal dysfunction. PLoS One, 2013, 8(6): e66877.

29. Petrou M, Dwamena BA, Foerster BR, et al. Amyloid deposition in Parkinson's disease and cognitive impairment: a systematic review. Mov Disord, 2015, 30(7): 928-935.

30. Compta Y, Parkkinen L, O'Sullivan SS, et al. Lewy- and Alzheimer-type pathologies in Parkinson's disease dementia: which is more important? Brain, 2011, 134(Pt 5): 1493-1505.

31. Fujishiro H, Iseki E, Higashi S, et al. Distribution of cerebral amyloid deposition and its relevance to clinical phenotype in Lewy body dementia. Neurosci Lett, 2010, 486(1): 19-23.

32. Mak HK, Qian W, Ng KS, et al. Combination of MRI hippocampal volumetry and arterial spin labeling MR perfusion at 3-Tesla improves the efficacy in discriminating Alzheimer's disease from cognitively normal elderly adults. J Alzheimers Dis, 2014, 41(3): 749-758.

33. Wood H. Alzheimer disease: [11C]PBB3--a new PET ligand that identifies tau pathology in the brains of patients with AD. Nat Rev Neurol, 2013, 9(11): 599.

34. Harada R, Okamura N, Furumoto S, et al. [(18)F]THK-5117 PET for assessing neurofibrillary pathology in Alzheimer's disease. Eur J Nucl Med Mol Imaging, 2015, 42(7): 1052-1061.

35. Schöll M, Lockhart SN, Schonhaut DR, et al. PET Imaging of Tau Deposition in the Aging Human

Brain.Neuron,2016,89(5):971-982.

36. Perez-Soriano A,Arena JE,Dinelle K,et al.PBB3 imaging in Parkinsonian disorders:Evidence for binding to tau and other proteins.Mov Disord,2017,32(7):1016-1024.

37. Zhang X,Jin H,Padakanti PK,et al.Radiosynthesis and in Vivo Evaluation of Two PET Radioligands for Imaging α-Synuclein.Appl Sci (Basel),2014,4(1):66-78.

38. Bagchi DP,Yu L,Perlmutter JS,et al.Binding of the radioligand SIL23 to α-synuclein fibrils in Parkinson disease brain tissue establishes feasibility and screening approaches for developing a Parkinson disease imaging agent.PLoS One,2013,8(2):e55031.

39. Loy CT,Schofield PR,Turner AM,et al.Genetics of dementia.Lancet,2014,383(9919): 828-840.

40. Raux G,Guyant-Maréchal L,Martin C,et al.Molecular diagnosis of autosomal dominant early onset Alzheimer's disease:an update.J Med Genet,2005,42(10):793-795.

41. Tian J,Shi J,Bailey K,et al.Association between apolipoprotein E e4 allele and arteriosclerosis, cerebral amyloid angiopathy,and cerebral white matter damage in Alzheimer's disease.J Neurol Neurosurg Psychiatry,2004,75(5):696-699.

42. Mayeux R,Saunders AM,Shea S,et al.Utility of the apolipoprotein E genotype in the diagnosis of Alzheimer's disease.Alzheimer's Disease Centers Consortium on Apolipoprotein E and Alzheimer's Disease.N Engl J Med,1998,338(8):506-511.

43. Guerreiro R,Wojtas A,Bras J,et al.TREM2 variants in Alzheimer's disease.N Engl J Med,2013, 368(2):117-127.

44. Jonsson T,Stefansson H,Steinberg S,et al.Variant of TREM2 associated with the risk of Alzheimer's disease.N Engl J Med,2013,368(2):107-116.

45. Chouery E,Delague V,Bergougnoux A,et al.Mutations in TREM2 lead to pure early-onset dementia without bone cysts.Hum Mutat,2008,29(9):E194-204.

46. Sorbi S,Hort J,Erkinjuntti T,et al.EFNS-ENS Guidelines on the diagnosis and management of disorders associated with dementia.Eur J Neurol,2012,19(9):1159-1179.

47. DeJesus-Hernandez M,Mackenzie IR,Boeve BF,et al.Expanded GGGGCC hexanucleotide repeat in noncoding region of C9ORF72 causes chromosome 9p-linked FTD and ALS.Neuron,2011,72 (2):245-256.

48. Majounie E,Renton AE,Mok K,et al.Frequency of the C9 ORF 72 hexanucleotide repeat expansion in patients with amyotrophic lateral sclerosis and frontotemporal dementia:a cross-sectional study.Lancet Neurol,2012,11(4):323-330.

49. Schelzke G,Kretzschmar HA,Zerr I.Clinical aspects of common genetic Creutzfeldt-Jakob disease.Eur J Epidemiol,2012,27(2):147-149.

50. Chabriat H,Joutel A,Dichgans M,et al.Cadasil.Lancet Neurol,2009,8(7):643-653.

51. International Huntington Association (IHA) and the World Federation of Neurology (WFN) Research Group on Huntington's Chorea.Guidelines for the molecular genetics predictive test in Huntington's disease.Neurology,1994,44(8):1533-1536.

52. Tarasoff-Conway JM,Carare RO,Osorio RS,et al.Clearance systems in thebrain-implications for

194

Alzheimer disease.Nat Rev Neurol,2015,11(8):457-470.

53. Kaneko N,Nakamura A,Washimi Y,et al.Novel plasma biomarker surrogating cerebral amyloid deposition.Proc Jpn Acad Ser B Phys Biol Sci,2014,90(9):353-364.

54. Lue LF,Guerra A,Walker DG.Amyloid Beta and Tau as Alzheimer's disease blood biomarkers: Promise from new technologies.Neurol Ther,2017,6(Suppl1):25-36.

55. Lue LF,Sabbagh MN,Chiu MJ,et al.Plasma Levels of Aβ42 and Tau Identified Probable Alzheimer's Dementia:Findings in Two Cohorts.Front Aging Neurosci,2017,9:226.

56. Rohrer JD,Woollacott IO,Dick KM,et al.Serum neurofilament light chain protein is a measure of disease intensity in frontotemporal dementia.Neurology,2016,87(13):1329-1336.

57. Rojas JC,Karydas A,Bang J,et al.Plasma neurofilament light chain predicts progression in progressive supranuclear palsy.Ann Clin Transl Neurol,2016,3(3):216-225.

58. Mattsson N,Andreasson U,Zetterberg H,et al.Association of plasma neurofilament light with neurodegeneration in patients with Alzheimer disease.JAMA Neurol,2017,74(5):557-566.

第五节 其 他 检 查

主要推荐:

1. 常规血液检测缺乏对痴呆诊断的支持证据,但有助于排除合并症,发现继发或可逆的痴呆原因(B级推荐)。

2. 对于高风险人群或有临床表现的特殊人群应进行梅毒、疏螺旋体和艾滋病血清学检测(B级推荐)。

3. EEG广泛对称的周期性1Hz三相或双相尖波复合波对CJD诊断有辅助作用(Ⅱ类证据,B级推荐)。

4. EEG颞叶慢波瞬变、额叶间歇性delta活动和更显著的慢波提示DLB而非AD(Ⅱ类证据,C级推荐)。

5. 多导睡眠图证实快速眼动期(REM)肌肉弛缓消失可用于支持DLB诊断(Ⅱ类证据,B级推荐)。

一、常规血液检测

没有证据表明常规血液检查对痴呆诊断有支持作用,但这些检测有助于排除合并症和认知损害的可逆病因,揭示潜在危险因素,在极少情况下也会对确定痴呆病因有帮助。大多数专家建议全血细胞计数、血糖、离子(包括血钙)、肝功能、肾功能检查,此外维生素 B_{12}、叶酸、促甲状腺激素(TSH)也常用于痴呆疾病的排除性诊断。

血清维生素 B_{12} 缺乏症在老年人或素食者中很常见。痴呆患者血清维生素

195

B_{12} 水平常处于正常低限，但与痴呆程度并不相关[1]。维生素 B_{12} 缺乏症可以引起认知功能下降或痴呆[2]，也可能对认知功障碍的表型产生一定影响[3,4]。类似地，血清叶酸的水平低同样可能影响认知损害并可能增加 AD 的发病风险[5,6]。叶酸、维生素 B_{12} 水平下降会导致同型半胱氨酸水平增高。高同型半胱氨酸血症是确定的心脑血管病危险因素。同型半胱氨酸与 AD 的关系一直存在争议，最近的系统评价肯定了高同型半胱氨酸血症与 AD 之间的关系[7]。

甲状腺功能常作为痴呆病因筛查的常规检查，有助于发现可逆的痴呆原因或痴呆风险。甲状腺功能减退本身会出现类痴呆样表现，纠正甲状腺功能异常后可以改善症状。但是也应注意到存在预后不良的甲状腺功能减退伴桥本脑病（Hashimoto's encephalopathy，HE）的情况。桥本脑病被认为是一种自身免疫性脑病[8]，甲状腺抗体的检查有助于明确桥本脑病诊断。一项大样本前瞻性队列研究，对老年人（年龄 70~79 岁）进行了长约 9 年的随访，发现亚临床甲亢（促甲状腺激素（TSH）<0.10mIU/L 伴血清游离甲状腺素（FT4）正常）是痴呆的风险因素，而轻度 TSH 下降或亚临床甲减并不增加痴呆风险[9]，高 TSH 与低痴呆风险相关[10]。

感染是痴呆的少见原因，通常伴有其他躯体症状和体征，对于有暴露史的高风险人群或有临床表现的特殊人群应进行梅毒、疏螺旋体和艾滋病血清学检测。近年来自身免疫性脑炎、副肿瘤相关性边缘性脑炎作为急性或亚急性痴呆的病因逐渐被认识，血液自身免疫抗体（如 anti-Hu）有助于诊断。

二、脑电图

脑电图（electroencephalogram，EEG）可以提供早期证据，提示克雅病（CJD）、中毒代谢性脑病、短暂痫性遗忘或未被识别的癫痫障碍。α 波的减少、β 波的增加以及平均频率减低是 AD 患者的典型表现，但 14% 的早期病例 EEG 表现正常。EEG 只有弥漫性异常提示 AD，EEG 同时表现为弥漫性及局灶性异常提示 DLB 或 VaD[11]。

与 AD 相比，早期阶段 DLB 的特点是颞叶慢波瞬变（突发 delta 或 theta 活动）、额叶间歇性 delta 活动和更显著的 EEG 慢波[12]。此外，定量 EEG 可能比常规 EEG 能更好地鉴别 DLB 与 AD[13]。

FTD 通常表现为正常脑电活动，脑后部 α 活动通常保留，更多脑电异常见于颞叶型而非额叶型。典型的 CJD 脑电图表现为广泛对称的周期性 1Hz 三相或双相尖波复合波。存在该周期性尖波复合波的诊断 sCJD（散发型）的灵敏度为 66%，特异性为 74%[14]。通常在变异型 CJD 中的脑电仅显示非特异性慢波异常[15]。总体而言，EEG 对 CJD 的辅助诊断价值要大于其他类型的痴呆。

三、睡眠监测

睡眠监测的直接作用是痴呆伴有的睡眠质量或进行痴呆发病的风险评估。多导睡眠图证实快速眼动（rapid eye movement，REM）期睡眠不伴张力丧失与多巴胺转运体摄取减少及MIBG心肌闪烁扫描低摄取一起被认为是DLB的指示性生物标志物[16]。

睡眠问题在AD早期即已经出现。有研究选择无症状但经脑脊液检测证实$A\beta_{42}$异常者，与正常人相比，总的睡眠效率（有效睡眠时间除以卧床时间）下降[17]。另一项研究选择了MCI患者，与正常人相比，MCI患者报告更多的入睡困难、夜间易醒及醒后再入睡困难[18]。

随着病情进展，痴呆阶段睡眠问题更加突出，其中AD和DLB相比于其他痴呆类型，伴有的睡眠问题更加突出。AD患者常出现呼吸暂停和日落征（傍晚或上半夜不睡，异常走动，或伴意识模糊、激动、攻击行为等）。DLB比较常见的症状是REM睡眠行为异常或恶梦[19]。上述睡眠症状对痴呆的鉴别诊断提供了一些有益线索。

REM睡眠问题、睡眠呼吸紊乱可能增加痴呆的发病风险。REM睡眠时间减少增加AD发病风险。一项睡眠健康研究对321名1995—1998年招募的60岁以上的弗雷明汉心脏研究后代参与者进行了随访，平均随访时间12年，结果发现REM睡眠时间减少使AD风险增加9%[20]。没有发现其他睡眠相时间的变化与AD发病风险增高具有相关性。通常情况下REM睡眠时间占睡眠周期的20%左右。Rush记忆和衰老研究（MAP）对737名社区居住的老年人进行了睡眠碎片化监测，碎片化参数每增加一个标准差AD发病风险增加1.2倍[21]。

REM睡眠行为异常是DLB的预测风险因子。研究者对113名单纯表现为经多导睡眠图确诊的REM睡眠行为异常的病进行跟踪随访，最长随访时间为12年，结果发现14人被确诊为PD，7人被诊断为DLB，4人发生了AD，1人被诊为多系统萎缩（MSA），12年累积发生上述任一疾病的风险是52.4%[22]。

睡眠呼吸紊乱是在睡眠期间出现的异常呼吸，包括呼吸暂停与通气不足，是另一个与痴呆相关的睡眠问题。一项对社区老年女性进行的研究显示，平均4.7年随访，睡眠呼吸紊乱与发生轻度认知损害或痴呆风险增加相关[23]。

参 考 文 献

1. Mitsuyama Y，Kogoh H.Serum and cerebrospinal fluid vitamin B12 levels in demented patients with CH3-B12 treatment - preliminary study.Jpn J Psychiatry Neurol,1988,42(1):65-71.

2. Almoallim H，Mehdawi FS，Cheikh MM，et al.Reversible Vitamin B12 Deficiency Presenting with

Acute Dementia, Paraparesis, and Normal Hemoglobin. Case Rep Neurol Med, 2016, 2016:4301769.

3. Blundo C, Marin D, Ricci M. Vitamin B12 deficiency associated with symptoms of frontotemporal dementia. Neurol Sci, 2011, 32(1):101-105.

4. Osimani A, Berger A, Friedman J, et al. Neuropsychology of vitamin B12 deficiency in elderly dementia patients and control subjects. J Geriatr Psychiatry Neurol, 2005, 18(1):33-38.

5. Tsolaki M, Kartali N. Folic acid and Alzheimer's disease. Int J Geriatr Psychiatry, 2003, 18(2): 187-188.

6. Ramos MI, Allen LH, Mungas DM, et al. Low folate status is associated with impaired cognitive function and dementia in the Sacramento Area Latino Study on Aging. Am J Clin Nutr, 2005, 82 (6):1346-1352.

7. Shen L, Ji HF. Associations between Homocysteine, Folic Acid, Vitamin B12 and Alzheimer's Disease: Insights from Meta-Analyses. J Alzheimers Dis, 2015, 46(3):777-790.

8. Schiess N, Pardo CA. Hashimoto's encephalopathy. Ann N Y Acad Sci, 2008, 1142(1):254-265.

9. Aubert CE, Bauer DC, da Costa BR, et al. The association between subclinical thyroid dysfunction and dementia: The Health, Aging and Body Composition (Health ABC) Study. Clin Endocrinol (Oxf), 2017, 87(5):617-626.

10. Chaker L, Wolters FJ, Bos D, et al. Thyroid function and the risk of dementia: The Rotterdam Study. Neurology, 2016, 87(16):1688-1695.

11. Liedorp M, van der Flier WM, Hoogervorst EL, et al. Associations between patterns of EEG abnormalities and diagnosis in a large memory clinic cohort. Dement Geriatr Cogn Disord, 2009, 27 (1):18-23.

12. Briel RC, McKeith IG, Barker WA, et al. EEG findings in dementia with Lewy bodies and Alzheimer's disease. J Neurol Neurosurg Psychiatry, 1999, 66(3):401-403.

13. Bonanni L, Franciotti R, Nobili F, et al. EEG Markers of Dementia with Lewy Bodies: A Multicenter Cohort Study. J Alzheimers Dis, 2016, 54(4):1649-1657.

14. Wieser HG, Schindler K, Zumsteg D. EEG in Creutzfeldt-Jakob disease. Clin Neurophysiol, 2006, 117(5):935-951.

15. Zerr I, Schulz-Schaeffer WJ, Giese A, et al. Current clinical diagnosis in Creutzfeldt-Jakob disease: identification of uncommon variants. Ann Neurol, 2000, 48(3):323-329.

16. McKeith IG, Boeve BF, Dickson DW, et al. Diagnosis and management of dementia with Lewy bodies: Fourth consensus report of the DLB Consortium. Neurology, 2017, 89(1):88-100.

17. Ju YE, Lucey BP, Holtzman DM. Sleep and Alzheimer disease pathology—a bidirectional relationship. Nat Rev Neurol, 2014, 10(2):115-119.

18. Hita-Yañez E, Atienza M, Cantero JL. Polysomnographic and subjective sleep markers of mild cognitive impairment. Sleep, 2013, 36(9):1327-1334.

19. Grace JB, Walker MP, McKeith IG. A comparison of sleep profiles in patients with dementia with lewy bodies and Alzheimer's disease. Int J Geriatr Psychiatry, 2000, 15(11):1028-1033.

20. Pase MP, Himali JJ, Grima NA, et al. Sleep architecture and the risk of incident dementia in the

community.Neurology,2017,89(12):1244-1250.

21. Lim AS,Kowgier M,Yu L,et al.Sleep Fragmentation and the Risk of Incident Alzheimer's Disease and Cognitive Decline in Older Persons.Sleep,2013,36(7):1027-1032.

22. Postuma RB,Gagnon JF,Vendette M,et al.Quantifying the risk of neurodegenerative disease in idiopathic REM sleep behavior disorder.Neurology,2009,72(15):1296-1300.

23. Yaffe K,Laffan AM,Harrison SL,et al.Sleep-disordered breathing,hypoxia,and risk of mild cognitive impairment and dementia in older women.JAMA,2011,306(6):613-619.

第三章 治疗与管理 >>>>

第一节　阿尔茨海默病的药物治疗

主要推荐：

1. 胆碱酯酶抑制剂(多奈哌齐、卡巴拉汀、加兰他敏)用于治疗轻中度 AD(Ⅰ类证据,A级推荐),且用于治疗重度 AD 仍可获益(Ⅰ类证据,A级推荐),其中多奈哌齐的耐受性更好(Ⅱ类证据,B级推荐)。

2. 胆碱酯酶抑制剂的不良反应发生率与治疗剂量有关,应视耐受情况采用剂量滴定法加量(Ⅰ类证据,A级推荐)。

3. 当一种胆碱酯酶抑制剂不能耐受或缺乏疗效时,换用另一种胆碱酯酶抑制剂仍可获益(Ⅲ类证据,C级推荐)。

4. 谷氨酸受体拮抗剂用于治疗中度、中重度和重度 AD,应采用剂量滴定法加量(Ⅰ类证据,A级推荐)。

5. 对于中重度和重度 AD 采用一种胆碱酯酶抑制剂联合盐酸美金刚治疗,可获得较单一治疗更好的益处(Ⅰ类证据,B级推荐)。

6. 高剂量银杏叶提取物 EGb761 对轻中度 AD 精神行为症状有益(Ⅱ类证据,B级推荐)。

7. 一旦确诊 AD,在与患者和家属充分讨论治疗的获益和风险后,应启动 3~6 个月的胆碱酯酶抑制剂治疗,治疗前 2 周应重点监测可能的不良反应,而后每 3~6 个月进行一次疗效评估,接受稳定剂量治疗的患者,可 6~12 个月随访一次(D级推荐)。

阿尔茨海默病(Alzheimer's disease, AD)是一个全球性的健康和经济挑战,每年在中国影响大约 6.25/1000 人[1]。至今为止,现有药物只能短期改善症状,不能延缓疾病发展。例如,胆碱酯酶抑制剂治疗轻度及中度 AD 可能在 3 个月内达到认知改善的最大效益,但在 9 个月后降至基线水平以下[2,3]。接受稳定剂量多奈哌齐的中重度 AD 患者联合盐酸美金刚治疗可获得更好的结果,但仍不能延缓疾病发展[4]。

尽管还没有治愈的方法,但现有药物及非药物疗法在改善 AD 患者症状和减轻家庭照料负担方面仍然可以起到积极作用。由于 AD 的持续进展特征,临床医生和照料者应该充分理解治疗是一个系统过程。对于新诊断的 AD 患者及其家庭,这一认识将有助于更好地规划未来的生活,并处理好伴随疾病生活这一重要命题。

制订个体化的药物治疗方案是一项十分复杂的工作,医生需要知道什么时候启动药物治疗、如何选择不同的药物、如何进行疗效评估。当然,如何在治疗过程中根据病情进行药物剂量调整、如何联合用药及联合用药的相关风险评估也同样重要。医生应在治疗过程中重视药物不良反应和联合用药风险评估。终末期患者药物治疗获益的希望非常渺茫,在本节的最后部分,讨论了停药的问题。

本节着重讨论胆碱酯酶抑制剂及谷氨酸受体拮抗剂用于 AD 的治疗证据及其推荐意见。尽管近年来新的药物临床试验不断,但还没有出现根本性改变传统药物治疗策略的方法。治疗相关的主要临床终点为认知功能、日常生活活动和临床总体印象。本指南第一版出版以来,又有一些新的证据陆续发表,此次修订重点是补充新的研究证据并根据证据结论修改推荐意见。

201

一、胆碱酯酶抑制剂

胆碱酯酶抑制剂(cholinesterase inhibitors,ChEIs)是一种通过抑制胆碱酯酶的活性,减少乙酰胆碱的降解,从而改善 AD 痴呆症状的药物。一系列质量控制良好的大规模随机对照试验(RCTs)证实了胆碱酯酶抑制剂(多奈哌齐、卡巴拉汀、加兰他敏)治疗 AD 的有效性和安全性[5,6,7]。

(一)多奈哌齐

盐酸多奈哌齐(donepezil hydrochloride)选择性抑制乙酰胆碱酯酶对乙酰胆碱的水解,从而提高乙酰胆碱浓度而发挥治疗作用。临床试验证明,多奈哌齐可显著改善 AD 患者的认知功能、日常生活能力、总体印象,是目前轻中度 AD 的基础治疗。

早期研究发现,轻中度 AD 患者(MMSE:10~26 分)接受多奈哌齐治疗 12 周时即显示出优于安慰剂的疗效,24 周时认知功能(ADAS-cog)改善更加明显(5mg/d 组减少了 0.67 分,10mg/d 组减少了 1.06),而安慰剂组认知功能明显恶化(增加了 1.82 分,组间差异 2.88 分)。与此相似,总体印象(CIBIC-plus)在接受治疗 12 周时与安慰剂组比较即显示出统计学上显著的疗效,24 周试验结束时疗效仍然存在,但停药 6 周后症状恶化,最终与安慰剂组没有差别[8]。多奈哌齐改善 AD 患者日常生活能力的作用强度与认知功能的变化相似,也表现为上述的时间关系。一项纳入24项随机对照试验系统综述(n=7556)评价了多奈哌齐(10mg)与安慰剂对照的疗效,荟萃分析显示多奈哌齐显著改善AD患者认知功能和总体印象,组间ADAS-cog平均组间差异-2.83(95% CI:-3.29~-2.37),MMSE平均组间差异1.14(95% CI:0.76~1.53),CIBIC-plus平均组间差异-0.45(95% CI:-0.54~-0.36),CDR-SB平均组间差异-0.44(95% CI:-0.65~-0.23)[9]。

轻中度AD的推荐用量为5~10mg/d。不同剂量之间是否存在显著的疗效差异?少量的研究比较了5mg/d和10mg/d对轻中度AD患者认知结局的影响,与安慰剂组相比,按照5mg/d和10mg/d剂量治疗12周时,ADAS-cog改变差异分别为2.5分(P<0.001)和3.1分(P<0.001),10mg/d效果似乎更好,但两组之间并未达到显著性差异水平(P=0.28)[8]。一项荟萃分析对不同剂量治疗轻度或中度AD患者(n=2376)的疗效进行了详细的比较,结果提示10mg/d在不同时间的治疗效应均大于5mg/d组,在持续治疗18周和24周时达到显著性差异水平(P=0.015和P=0.005)。因此,轻度AD患者仅接受5mg/d的剂量应该是合理的,随着病情进展,可以选择可耐受的更高剂量(10mg/d)[10]。

与其他胆碱酯酶抑制剂一样,多奈哌齐只是一种对症疗法,不具有神经保护作用,也不能改变疾病的衰退趋势。即使接受规律治疗,与基线相比的症状改善也仅能维持大约9个月,症状仍然会持续恶化[11-14]。多数研究仅观察24周,有少数研究观察了长期多奈哌齐治疗的效果。与不治疗组相比,长期多奈哌齐治疗仍具有明显的症状改善作用。一项对完成24周随机双盲安慰剂对照试验的轻中度AD患者(n=300)(MMSE:10~26分)进行的为期3年的多奈哌齐开放性试验(n=579),结果显示,ADAS-cog平均每年增加5分,而不接受治疗的AD患者ADAS-cog通常每年增加约7~11分,因此认为多奈哌齐持续治疗3年仍可获益[15]。长达4.9年的随访观察也显示长期治疗可能获益,多奈哌齐治疗组的ADAS-cog平均每年增加6.07分[11]。

2项高质量随机对照试验评价了多奈哌齐对中度及重度AD的疗效[16,17]。治疗中度或重度AD患者(MMSE:5~17分)的临床试验表明,多奈哌齐开始剂量为5mg/d,28天之后增加到10mg/d,持续观察24周。无论是CIBIC-plus、MMSE、SIB、DAD或是NPI均显示优于安慰剂组[16]。采取同样的方案,治疗重度AD患者(MMSE:1~10分),治疗组SIB改善4分,而安慰剂组恶化1.8分,平均组间差异为5.7分(95% CI:1.5~9.8,P=0.008),其他疗效指标如日常生活能力(ADCS-ADL-severe)和总体印象评估(CGI-I)也明显优于安慰剂组[17]。

有临床试验探讨了使用更大剂量多奈哌齐的可能性。对已经接受了12周的10mg/d多奈哌齐治疗的中度及重度AD患者(MMSE:0~20分)继续接受24周的23mg/d多奈哌齐治疗,认知测量和总体印象可以进一步获益,与10mg/d

组比较,23mg/d 组 SIB 评分相差 0.88($P<0.001$),CIBIC-plus 评分相差 1.10($P=0.028$)[18]。随着疾病的进展,症状会渐进加重,同时胆碱能缺乏也会更严重,因此选择性使用更大剂量的胆碱酯酶抑制剂是合适的,但更大剂量的药物与增加的不良反应的发生率明显相关。可能与治疗剂量有关的最常见的不良反应是恶心(23mg/d 组 6.1%,10mg/d 组 1.9%)、呕吐(分别为 5.0% 和 0.8%)和腹泻(分别为 3.2% 和 1.5%)等消化道症状,少见的不良反应有兴奋、意识混乱、抑郁、心动过缓、血压增高、血压降低或直立性低血压等,反应多为轻中度,严重不良反应很少见[18]。

荟萃分析结果显示:使用多奈哌齐治疗 AD 患者 24 周,ADAS-cog 仅轻度获益,并未达到一般认为的减少≤4 分临床意义的差别(图 3-1-1 和 3-1-2),总体印象和功能活动的改善也有限(图 3-1-3 和图 3-1-4)[19]。因此,推荐多奈哌齐用于重度 AD 仍然存在争议。英国 NICE 目前对胆碱酯酶抑制剂(多奈哌齐、卡巴拉汀和加兰他敏)的推荐只限于轻度或中度 AD[20]。不同的是,美国 FDA 批准多奈哌齐用于轻至重度 AD,轻度或中度推荐剂量为 5~10mg/d,中度或重度 AD 的推荐剂量为 10~23mg/d[21]。综上所述,规范的多奈哌齐治疗可以改善轻、中、重度 AD 患者的认知、功能和总体印象,考虑到治疗效应的临床意义,对于重度痴呆(尤其是 MMSE<5)应有选择的使用。

203

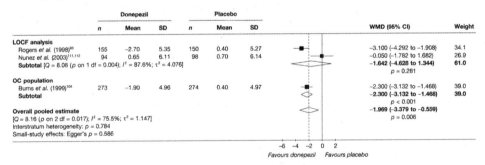

图 3-1-1　多奈哌齐(10mg/d)治疗 12 周的认知功能(ADAS-cog)
相对于基线的改变(与安慰剂比较)

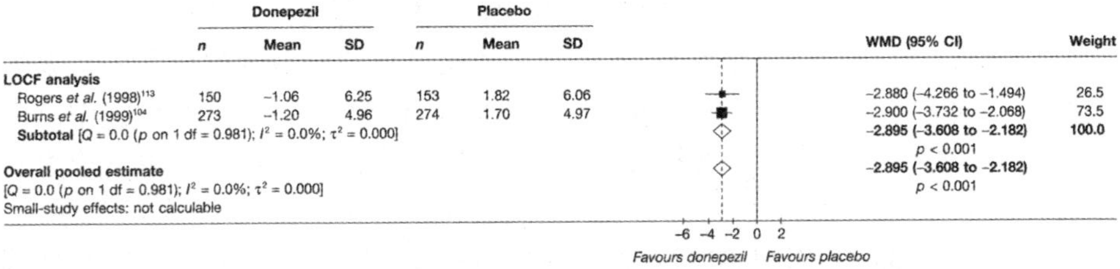

图 3-1-2　多奈哌齐(10mg/d)治疗 24 周的认知功能(ADAS-cog)
相对于基线的改变(与安慰剂比较)

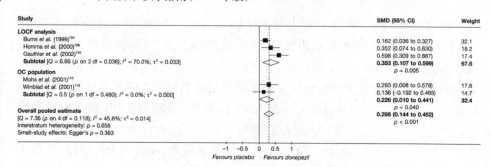

图 3-1-3　多奈哌齐治疗 24 周的功能活动(ADL)
　　　　　的比较(与安慰剂比较)

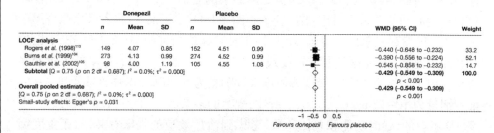

图 3-1-4　多奈哌齐治疗 24 周总体印象(CIBIC+)
　　　　　相对于基线的改变(与安慰剂比较)

🕐 具体推荐:

1. 多奈哌齐 5~10mg/d 对轻度和中度 AD 患者认知、功能和总体有益(Ⅰ类证据,A 级推荐),用于中重度和重度 AD 仍可获益(Ⅰ类证据,A 级推荐);

2. 使用更大剂量(23mg/d)多奈哌齐治疗中度及重度 AD,认知测量和总体印象可进一步获益(Ⅰ类证据,B 级推荐);

3. 多奈哌齐长期治疗 AD 仍可获益(Ⅱ类证据,B 级推荐)。

(二)卡巴拉汀

重酒石酸卡巴拉汀(rivastigmine tartrate)是一种氨基甲酸类选择性作用于脑内的乙酰和丁酰胆碱脂酶抑制剂,通过延缓功能完整的胆碱能神经元所释放的乙酰胆碱的降解而促进胆碱能神经传导。欧洲及北美多个国家参与的多中心随机安慰剂对照试验证明了卡巴拉汀改善轻中度 AD 认知功能、日常生活能力和总体印象的作用。

最新的 Cochrane 系统综述评价了 13 项卡巴拉汀治疗 AD(n = 3450,平均年龄 75 岁)的临床试验报道,纳入研究的疗程最短 12 周、最长 52 周[23]。其中,早期文献主要评价了胶囊剂的有效性和安全性,最高剂量为 12mg/d。2007 年以来的很多研究评价了透皮贴剂的有效性和安全性,包括 4.6mg/d、9.5mg/d 和 17.7mg/d 等不同剂量。由于<4mg/d 的卡巴拉汀胶囊疗效与安慰剂无明显差异[22],因此重点分析了 6~12mg/d 胶囊剂与安慰剂的差异。结果显示,卡巴拉汀连续治疗轻中度 AD 患者 26 周,在认知、功能及总体印象三个指标方面均优于安慰剂。ADAS-cog 平均差异−1.79(95% CI:−2.21~−1.37,n=3232,6 项研究),MMSE 平均差异 0.74(95% CI:0.52~0.97,n=3205,6 项研究),日常生活能力的标化平均差异 0.20(95% CI:0.13~0.27,n=3230,6 项研究),卡巴拉汀治疗组的临床总体印象无变化或恶化的比率更低(OR=0.68,95% CI:0.58~0.80,n=3338,7 项研究)[23],卡巴拉汀胶囊治疗轻中度 AD 的荟萃分析报告分别见图 3-1-5 至图 3-1-7[19]。

卡巴拉汀胶囊治疗重度 AD 的研究非常少,有 3 项试验报告对中重度 AD 患者(MMSE:10~12 分)认知和功能改善结果[24-26],但这些研究样本量很小,或是随机对照试验的亚组分析,存在较大的偏倚风险。至今尚无研究对 MMSE 为 0~10 分的重度 AD 进行卡巴拉汀胶囊有效性及安全性进行评价。因此,卡巴拉汀用于重度 AD 的合适剂量、有效性和安全性仍不明确。

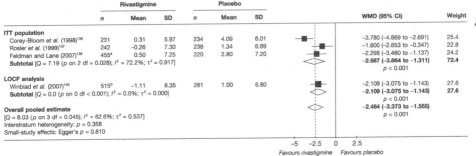

图 3-1-5　卡巴拉汀治疗 24~26 周认知功能(ADAS-cog)
相对于基线的改变(与安慰剂比较)

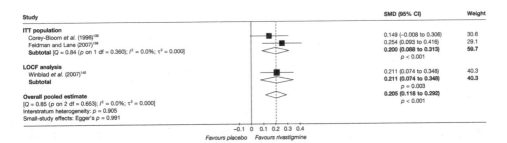

图 3-1-6　卡巴拉汀治疗 24~26 周功能活动(ADL)
的比较(与安慰剂比较)

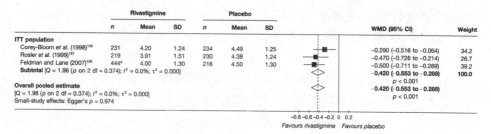

图 3-1-7　卡巴拉汀治疗 26 周总体印象(CIBIC+)
相对于基线的改变(与安慰剂比较)

一项我国的研究报道了卡巴拉汀胶囊治疗轻中度(MMSE:10~26 分)AD 患者(n=124)16 周的疗效,认知功能(MMSE)的改善与多奈哌齐组无明显差异,主要不良反应有恶心、呕吐、头晕、食欲不振、腹泻等(发生率 12.9% ~ 28.8%)[27]。另一项研究纳入了重度 AD 患者(n=211),卡巴拉汀组(3~ 4.5mg/次,2 次/天)治疗 16 周,同样显示出认知功能(ADAS-cog/MMSE)的改善[28]。然而,与国外研究相比,上述研究的观察疗程相对较短,剂量也相对较低,与国外推荐的有效剂量 6~12mg/d 不同[22,23],其在中国患者中的有效性和安全性尚需进一步研究。

一项 21 个国家参加的卡巴拉汀治疗 24 周随机双盲对照临床研究,将轻中度 AD 患者(n=1195)随机分为卡巴拉汀贴剂 10cm^2(9.5mg/d)、卡巴拉汀贴剂 20cm^2(17.4mg/d)及卡巴拉汀胶囊 12mg/d 组,结果显示:9.5mg/d 贴剂的功效与 12mg/d 胶囊相似,认知终点(ADAS-cog)改善分别为 1.6 分、2.6 分和 1.6 分,总体终点(ADCS-CGIC)改善分别为 0.3 分、0.2 分和 0.3 分,但不良反应比胶囊减少大约三分之二,如恶心(7.2%、23.1%)和呕吐(6.2%、17.0%),且 17.4mg/d 贴剂显示较早的改善和在数字上优于 9.5mg/d 贴剂的认知得分,耐受性则与胶囊相似[29]。可见卡巴拉汀透皮贴剂中剂量(9.5mg/d)具有与胶囊高剂量(12mg/d)类似的功效和更好的耐受性。因此,卡巴拉汀透皮贴剂的目标剂量应为 10cm^2(9.5mg/d)[30]。尽管另一项研究也证实卡巴拉汀贴剂高剂量(13.3mg/d)改善轻度 AD 患者认知功能优于中剂量(9.5mg/d),但临床意义有限(P=0.027)[31]。

一项纳入 13 项研究的系统分析进一步证明,卡巴拉汀贴剂中剂量(9.5mg/d)与卡巴拉汀胶囊高剂量(6~12mg/d)具有相当的疗效,而卡巴拉汀贴剂小剂量(4.6 mg/d)没有明确的疗效。与常规的胶囊剂相比,贴剂不良反应明显减少。因此,对于轻中度 AD 患者而言,中剂量(9.5mg/d)贴剂为国外推荐的目标剂量,等同于高剂量胶囊(6~12 mg/d)口服剂量[23]。

ACTION 研究重点对卡巴拉汀贴剂治疗重度 AD 的有效性和安全性进行了评价,结果显示 13.3mg/d 卡巴拉汀贴剂治疗 24 周重度 AD 患者(MMSE:3~12

分)是安全有效的[32]。与多奈哌齐相似,重度 AD 人群使用更大剂量获益更多。因此,对于重度 AD 患者而言,建议卡巴拉汀贴剂应从中剂量(9.5mg/d)滴定到高剂量(13.3mg/d)。

💧 具体推荐:

1. 卡巴拉汀胶囊高剂量(6~12mg/d)用于治疗轻中度 AD,可使认知功能和总体印象获益(Ⅰ类证据,A 级推荐)。

2. 卡巴拉汀贴剂中剂量(9.5mg/d)治疗轻中度 AD 的疗效与胶囊剂高剂量相似,但耐受性更好(Ⅰ类证据,A 级推荐),高剂量(13.3mg/d)对重度 AD 患者也安全有效(Ⅰ类证据,B级推荐)。

(三)加兰他敏

加兰他敏(galantamine)属于可逆性竞争性胆碱酯酶抑制剂,同时能够增强 N 受体对乙酰胆碱的敏感性,从而改善 AD 患者的临床症状。与多奈哌齐、卡巴拉汀一样,加兰他敏改善 AD 认知状态、功能活动及总体印象的作用比较肯定(图 3-1-8、图 3-1-9、图 3-1-10)[19]。

早前的研究发现,轻中度(MMSE:11~24 分)AD 患者(n=653)随机接受加兰他敏 24mg/d、32mg/d 及安慰剂治疗 6 个月,结果显示两个剂量组患者的认知功能(ADAS-cog/11)($P<0.001$)、总体印象(CIBIC+)($P<0.05$)及痴呆残疾评估(DAD)($P<0.05$)均优于安慰剂,且高剂量组的认知改善(ADAS-cog/11)优于低剂量组($P<0.001$)[33]。最新一项系统综述和网络荟萃分析对 2016 年以前的全部治疗性随机对照试验进行了回顾,共纳入 142 项临床试验,结果显示,加兰他敏与安慰剂比较可以显著改善 AD 患者的认知功能(MD=−2.13,95% CI:−3.91~−0.27)和总体印象(MD=−3.79,95% CI:−6.98~−0.59),降低死亡率(OR=0.56,95% CI:0.36~0.87)[34]。

然而,上述结果多是 21~26 周的短期试验,通常症状改善的时间 6~9 个月,因此需要对加兰他敏的长期疗效进行观察。一项研究采用随机安慰剂对照试验评价了加兰他敏治疗长达 2 年的疗效,轻中度 AD 患者(n=2045)平均年龄 73岁,基线 MMSE 为 19(±4.08)分,按照 1:1 比例随机分别接受加兰他敏缓释胶囊治疗和安慰剂,结果显示治疗组认知功能(MMSE 评分)优于安慰剂组,组间差异相对较小(0.73)($P<0.001$),痴呆残疾评估(DAD)同样优于安慰剂组(2.65)($P=0.002$)[35]。

SERAD 研究进行了加兰他敏 24mg/d 治疗中重度(MMSE:5~12 分)AD 患者(n=407)的随机对照试验,平均年龄 84 岁,分别接受加兰他敏治疗和安慰剂,连续 6 个月,结果显示加兰他敏组的认知功能(SIB)改善了 1.9 分,而对照组恶化了3分,组间差异为4.36(1.3~7.5)($P=0.006$),但是另一个主要终点-日常生活活动(MDS-ADL)却没有显示组间差异[36]。

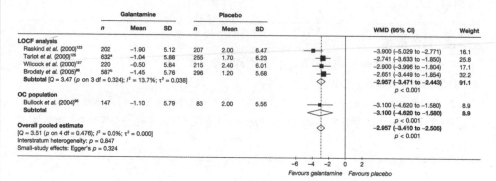

图 3-1-8　加兰他敏治疗 21~26 周认知功能(ADAS-cog)
相对于基线的改变(与安慰剂比较)

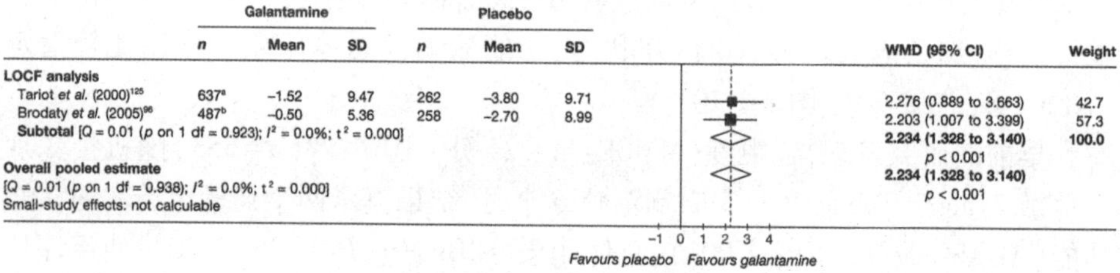

图 3-1-9　加兰他敏治疗 21~26 周功能活动(ADCS-ADL)
相对于基线的改变(与安慰剂比较)

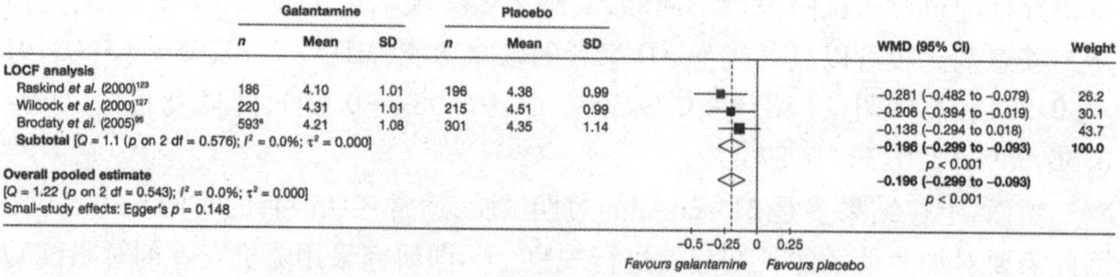

图 3-1-10　加兰他敏治疗 26 周总体印象(CIBIC+)
相对于基线的改变(与安慰剂比较)

具体推荐:

1. 加兰他敏(24mg/d)用于治疗轻中度 AD 对认知功能、功能活动和总体印象有益(Ⅰ类证据,A级推荐),用于中重度 AD 仍可获益(Ⅰ类证据,B级推荐);

2. 加兰他敏高剂量(32mg/d)用于治疗轻中度 AD 的认知效益大于低剂量(24mg/d)(Ⅰ类证据,B级推荐),长期使用仍可获益(Ⅰ类证据,B级推荐)。

（四）不同胆碱酯酶抑制剂的比较

有不少直接比较不同胆碱酯酶抑制剂治疗轻中度 AD 的临床试验,一般认为三者的疗效相当,尽管报道的认知改善不尽相同,但不同的治疗方法之间没有明显统计学差异,此外直接头对头比较的试验很少且质量有待提高[37]。

一项英国的 52 周多奈哌齐(10mg/d)与加兰他敏(24mg/d)随机盲法平行对照试验显示,认知和功能两个主要疗效指标(ADAS-cog/MMSE 和 BADL)均没有显著性差异,尽管亚组人群(MMSE:12~18 分)分析倾向于加兰他敏($P<$ 或 $=0.05$)[38]。一项纳入 142 项随机对照试验的系统综述和网络荟萃分析,为三种胆碱酯酶抑制剂的疗效比较提供了迄今为止最为全面的信息。与单项随机对照试验相比,结论呈现多样化,多奈哌齐对 ADAS-cog 的改善优于加兰他敏、卡巴拉汀[34],与之前的荟萃分析结果一致[39]。虽然一项研究结果倾向于卡巴拉汀改善认知的作用较多奈哌齐或加兰他敏更好,但并非随机盲法对照试验,结果并没有得到认可[40]。加兰他敏对 CIBIC+的改善最明显[34],与之前的荟萃分析结果相反[39]。多奈哌齐对 NPI 的缓解最好[39](图 3-1-11)。两项荟萃分析结果均提示多奈哌齐的不良反应发生率最低,而卡巴拉汀最高[34,39]。尽管不同的研究报道了不同药物之间的疗效差异,就现有证据而言,还不能形成一致性结论支持哪种胆碱酯酶抑制剂对 AD 治疗效果最优,三种药物疗效的一致性主要体现在与安慰剂的比较,相对而言,多奈哌齐的耐受性更好。

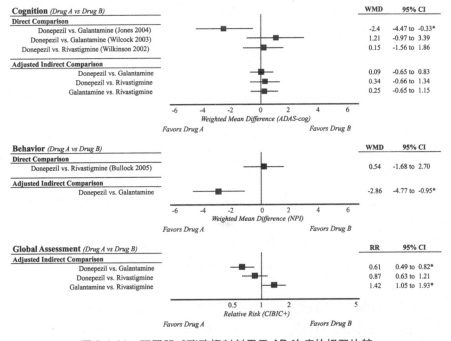

图 3-1-11 不同胆碱酯酶抑制剂用于 AD 治疗的相互比较

(五)不同胆碱酯酶抑制剂的换用

三种胆碱酯酶抑制剂可以换用的原理在于它们不同的药理特性,换药的理由通常包括不能耐受或缺乏疗效。这方面的研究很少,一项系统综述纳入 8 项开放或回顾性研究,在长达 29 个月的治疗后,这些研究中的大部分研究都是因为"缺乏疗效"或"缺乏反应"而换药,或是从多奈哌齐换为加兰他敏、卡巴拉汀,或加兰他敏换成卡巴拉汀。尽管如此,大多数研究并没有包括那些经过几年治疗后缺乏反应而换药的个体。对初始药物缺乏满意的反应或耐受性并能预测第二种药物的类似结果[41]。一项研究多奈哌齐治疗失败的 AD 患者(382 例中 80%是因为缺少疗效,11%是因为不能耐受,9%以上两种原因都有),经 6 个月卡巴拉汀治疗,56.2%的患者总体印象也得到改善(经 CGIC 量表评估),48.9%的患者认知功能得到改善,57%的患者工具性日常生活能力得到了改善[42]。因试验设计的不足,不能深入讨论药物反应性的预测指标。

根据这些研究结果,我们提出了以下方法来换用胆碱酯酶抑制剂:①在不能耐受的情况下,只有在完全解决初始药物中断的副作用后,才能换到第二种药物;②在缺乏疗效的情况下,可以在一夜之间进行转换,其后采取一个较快的滴定方案;③对于初始治疗几年后出现疗效降低的患者,不推荐更换胆碱酯酶抑制剂。

210

👋 具体推荐:

1. 多奈哌齐、卡巴拉汀和加兰他敏用于轻中度 AD 患者的疗效相当(Ⅰ类证据,A 级推荐),但多奈哌齐的耐受性更好(Ⅱ类证据,B 级推荐)。

2. 一种胆碱酯酶抑制剂初始治疗缺乏满意的反应或耐受时,换用另一种胆碱酯酶抑制剂仍可获益(Ⅲ类证据,C 级推荐)。

二、谷氨酸受体拮抗剂

盐酸美金刚(memantine hydrochloride)是第一个获 FDA 批准用于治疗 AD 的谷氨酸受体拮抗剂,主要通过抑制 N-甲基-D-天冬氨酸(NMDA)受体调节谷氨酸能的神经传递。现有证据表明,盐酸美金刚治疗 AD 的疗效与疾病严重程度有关,综合认知损害较轻的 AD 不能从盐酸美金刚治疗获益,中度和重度患者可以肯定的获益。

系统评价回顾了盐酸美金刚治疗轻中度 AD 的试验[43],其中符合纳入标准的试验有 3 项,包括 431 例轻度 AD(MMSE:20～23 分)和 697 例中度 AD(MMSE:10～19 分),治疗 6 个月,与安慰剂相比,盐酸美金刚治疗不能改善轻度

AD 的任何结局指标（包括 ADAS-cog，CIBIC+，ADCS-ADL 和 NPI），它们的平均差异分别为-0.17（95% CI：-1.60~1.26），-0.09（95% CI：-0.30~0.12），0.62（95% CI：-1.64~2.71）和 0.09（95% CI：-2.11~2.29）（图 3-1-12）。与此同时，中度 AD 患者的荟萃分析结果显示了轻度的改善作用，与安慰剂相比具有统计学差异，其中 ADAS-cog 相差-1.33（95% CI：-2.28~-0.38），CIBIC-plus 相差-0.16（95% CI：-0.32~0.00），但是不能改善日常生活活动（ADCS-ADL：-0.57，95% CI：-1.75~0.60）及精神行为症状（NPI：0.25，95% CI：-1.48~1.99）（图 3-1-13）。

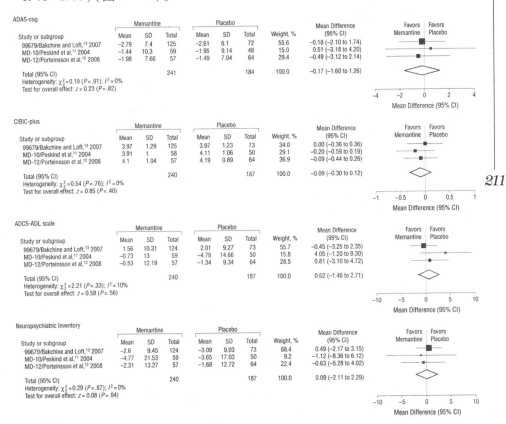

图 3-1-12　盐酸美金刚治疗轻度 AD（MMSE：20~23 分）主要结局的荟萃分析

一个由 32 个美国研究中心组成的盐酸美金刚研究小组，完成了盐酸美金刚（20mg/d）治疗中重度至重度（MMSE：3~14 分）AD 患者（n=252）28 周的临床试验。结果显示服用盐酸美金刚的患者比服用安慰剂的患者治疗效果好，表现在 CIBIC-plus、ADCS-ADL 和 SIB 评分显著改善，且没有观察到盐酸美金刚显著增加不良反应发生率[44]。最近，一项纳入 11 项研究的荟萃分析结果显示盐酸美金刚对 AD 患者(n = 4261)的多数阳性 BPSD 症状均有显著疗效,包括激越/攻击(SMD = -0.11,95% CI:-0.20 ~ -0.03,P = 0.01)、妄想(SMD = -0.12,95% CI:-0.18 ~ -0.06,P = 0.0002)、脱抑制(SMD = -0.08,95% CI:-0.15 ~ -0.00,P = 0.04)、昼夜节律紊乱(SMD = -0.01,95% CI:-0.18 ~ -0.02,P = 0.02),且不会影响阴性 BPSD 症状。其中,盐酸美金刚联合胆碱酯酶抑制剂疗效显著优于盐酸美金刚单用,盐酸美金刚对中重度 AD BPSD 症状的疗效显著优于轻中度 AD[45]。

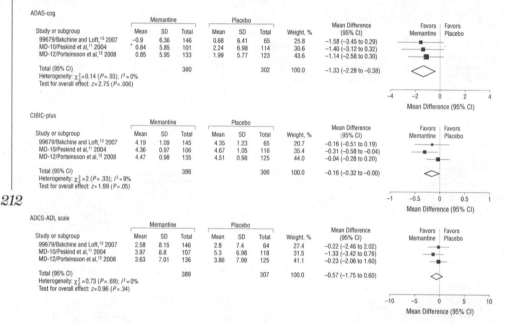

图 3-1-13　盐酸美金刚治疗中度 AD(MMSE:10~19 分)主要结局的荟萃分析

综合目前的证据,盐酸美金刚用于治疗中度、中重度和重度 AD 患者,可以改善认知、生活能力、总体印象及精神行为异常,而在轻度 AD 患者中盐酸美金刚的益处仍然缺乏证据支持。此外,盐酸美金刚不良反应生发生率相对于胆碱酯酶抑制较少,但对于肾功能不全患者,需减半量,不推荐用于严重肾功能损害患者。[46,73]

具体推荐:

盐酸美金刚(20mg/d)用于治疗中度、中重度和重度 AD,可以改善认知功能、生活能力、总体印象及阳性精神行为症状(Ⅰ类证据,A 级推荐),对肾功能不全者宜慎用(Ⅱ类证据,B 级推荐)。

三、胆碱酯酶抑制剂与盐酸美金刚联合使用

DOMINO-AD 研究选择社区居住人群,平均年龄 77.1(±8.4)岁,之前均接受稳定的多奈哌齐治疗(10mg/天),随机分为 4 组(继续服用多奈哌齐、停用多奈哌齐、停用多奈哌齐换用盐酸美金刚、继续服用多奈哌齐同时加用盐酸美金刚),疗程 52 周。这一设计不是普通意义上的两药比较,而是 2×2 析因设计,分析接受多奈哌齐稳定治疗的中度 AD 患者进入重度后,是继续使用多奈哌齐?还是换成盐酸美金刚?还是联合使用?该研究提供了多奈哌齐与盐酸美金刚治疗中重度(MMSE:5~13 分)的比较数据,多奈哌齐与盐酸美金刚单用均优于安慰剂,但两者之间在改善认知和功能活动方面的作用没有达统计学显著性,多奈哌齐增加盐酸美金刚治疗未见进一步临床获益[47]。

胆碱酯酶抑制剂是轻中度 AD 的基础性治疗,随着病情发展,症状会逐渐加重,联合使用盐酸美金刚变得非常普遍,联合使用是否会存在额外获益?既往研究已经证实盐酸美金刚对中度及重度 AD 的疗效,因此中度及重度联合胆碱酯酶抑制剂及盐酸美金刚的情况非常普遍,需要对联合治疗与单一治疗的疗效进行比较。

一项 EFNS-ENS/EAN 主持的纳入 4 项有关胆碱酯酶抑制剂联合盐酸美金刚治疗中度及重度 AD(n=1549)的临床研究系统评价和荟萃分析显示,联合治疗与单一胆碱酯酶抑制剂治疗在认知功能(SMD=-0.27,95% CI:-0.37~-0.17,P=0.00001)、临床总体印象(GCI)(SMD=-0.20,95% CI:-0.31~-0.09,P=0.004)、精神行为症状(SMD=-0.19,95% CI:-0.31~-0.07,P=0.002)方面均显示优于胆碱酯酶抑制剂单一治疗,但 ADL 评分除外(SMD=-0.08,95% CI:-0.18~0.02,P=0.12)(图 3-1-14 至图 3-1-17),不良反应发生率与单一胆碱酯酶抑制剂治疗无显著差异。但从证据质量评级来看,只有行为症状为结局的研究证据属高质量,即多奈哌齐联合盐酸美金刚对精神行为症状的缓解最好。认知功能及临床总体印象的证据属中等级别,而 ADL 属低级别证据[48]。这一结果与更新的荟萃分析报告几乎完全一致[34]。因此,建议在中度和重度 AD 接受联合治疗,但是推荐强度为弱推荐。

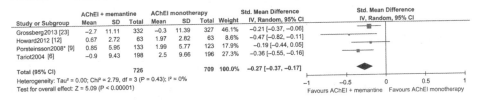

图 3-1-14　联合治疗与胆碱酯酶抑制剂单独使用对认知功能
(ADAS-cog 及 SIB)的疗效比较

213

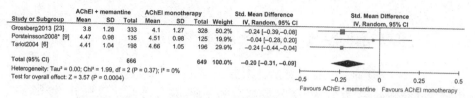

图 3-1-15 联合治疗与胆碱酯酶抑制剂单独使用对总体印象
（CIBIC+）的疗效比较

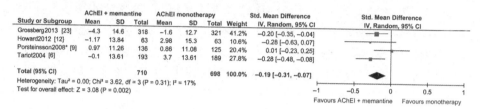

图 3-1-16 联合治疗与胆碱酯酶抑制剂单独使用对行为症状（NPI）的疗效比较

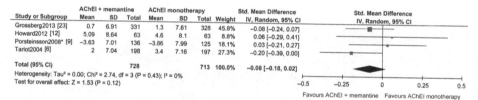

图 3-1-17 联合治疗与胆碱酯酶抑制剂单独使用对功能活动
（ADCS-ADL 及 BrADL）的疗效比较

联合治疗的疗效因痴呆程度而结果不一。一个由美国 38 个中心 42 名专家组成的盐酸美金刚研究小组（MEM-MD-12）完成的随机双盲安慰剂对照多中心临床试验，将 433 例轻中度很可能 AD 患者（MMSE：10~22 分，16.7±3.67）随机分为盐酸美金刚组和安慰剂组，这些患者均接受稳定剂量的胆碱酯酶抑制剂（多奈哌齐 63.4%、卡巴拉汀 20.4%、加兰他敏 16.2%），盐酸美金刚的维持用量为 20mg/d，24 周后发现主要疗效指标认知功能（ADAS-cog）、总体印象（CIBIC-plus）和次要疗效指标日常活动（ADCS-ADL-23）、精神行为症状（NPI）和认知功能（MMSE）都没有显示出显著性差异[49]。

综合目前的证据，胆碱酯酶抑制剂联合盐酸美金刚治疗中度和重度 AD 患者比单一胆碱酯酶抑制剂治疗的认知、总体印象及精神行为症状获得更大的益处，已接受常规胆碱酯酶抑制剂治疗的中度或重度 AD 患者，加用盐酸美金刚仍可获益。但是，联合治疗应严格筛选合适程度的患者。对 MMSE<5 分的 AD 患者研究非常有限，目前并没有证据支持 MMSE<5 分的重度 AD 长期接受联合治疗。

💡 **具体推荐:**

　　一种胆碱酯酶抑制剂加盐酸美金刚治疗中度和中重度 AD,可获得较单一治疗更好的认知、总体、精神行为症状益处(Ⅰ类证据,B 级推荐)。

四、银杏叶提取物

　　银杏叶提取物(EGb761)是从银杏(ginkgo biloba L.)的叶子中分离纯化的物质,主要活性成分为黄酮类(≥24%)和内酯类(≥6%),对神经系统具有独特而广泛的药理作用,被广泛用于痴呆的治疗。

　　一项纳入 8 项研究的荟萃分析评价了银杏叶提取物 EGb761 治疗痴呆的疗效,纳入轻中度痴呆患者 1789 例,AD 占 55%、VaD 占 18.8%、混合性痴呆(MD)占 25.3%,痴呆程度为轻中度(MMSE:14~25 分),试验组平均年龄为 63.0~82.6 岁,男性占 14%~49%,对照组平均年龄为 63.0~82.5 岁,男性占 18%~44%。仅一项研究以单纯 AD 为研究对象(n=513),其他研究均同时纳入 AD、VaD 或 MD。疗程为 22~26 周(1 项研究疗程为 52 周)。4 项研究治疗剂量为 240mg/d,2 项研究设两个治疗组(240mg/d 高剂量组、160mg/d 高剂量组或 120mg/d 低剂量组),2 项研究治疗组为 120 mg/d,均以安慰剂为对照。除外一项治疗轻中度(MMSE:10~26 分)AD 患者 26 周的研究未显示认知测量(ADAS-cog)和总体印象(ADCS-CGIC)与安慰剂组无显著差异[50],其他 5 项研究[51-55]的合并数据分析显示 240mg/d 治疗 AD 或 VaD 患者认知终点(SKT)的改善显著优于安慰剂组(MD = -1.74,95% CI:-2.04~-1.44,$P<0.00001$),报道总体印象(ADCS-CGIC)的 3 项研究合并数据分析显示,24mg/d 对 AD 或 VaD 患者 ADCS-CGIC 评分与安慰剂组比有显著改善(MD = -0.70,95% CI:-0.85 ~ -0.55,$P=0.00001$),但 120mg/d 无显著差异($P=1.00$)(图 3-1-18、图 3-1-19)。

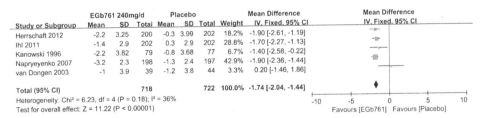

Study or Subgroup	EGb761 240mg/d			Placebo			Weight	Mean Difference IV, Fixed, 95% CI
	Mean	SD	Total	Mean	SD	Total		
Herrschaft 2012	-2.2	3.25	200	-0.3	3.99	202	18.2%	-1.90 [-2.61, -1.19]
Ihl 2011	-1.4	2.9	202	0.3	2.9	202	28.8%	-1.70 [-2.27, -1.13]
Kanowski 1996	-2.2	3.82	79	-0.8	3.68	77	6.7%	-1.40 [-2.58, -0.22]
Napryeyenko 2007	-3.2	2.3	198	-1.3	2.4	197	42.9%	-1.90 [-2.36, -1.44]
van Dongen 2003	-1	3.9	39	-1.2	3.8	44	3.3%	0.20 [-1.46, 1.86]
Total (95% CI)			718			722	100.0%	-1.74 [-2.04, -1.44]

Heterogeneity: Chi² = 6.23, df = 4 (P = 0.18); I² = 36%
Test for overall effect: Z = 11.22 (P < 0.00001)

图 3-1-18　EGb761 对 AD 及 VaD 患者认知功能(SKT)的影响(与安慰剂比较)

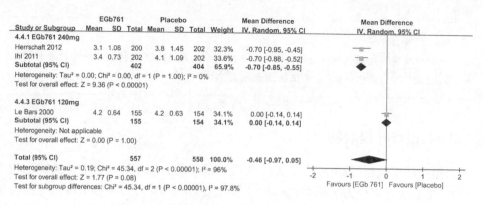

图 3-1-19　EGb761 对 AD 及 VaD 患者总体印象
（ADCS-CGIC）的影响（与安慰剂比较）

　　从上可见，EGb761 高剂量组（240mg/d）对轻中度 AD 及 VaD 患者认知和总体印象有改善作用，但由于受研究设计的限制，这些结果不能区分治疗获益是基于 AD 还是 VaD。在对 6 项研究中 AD 病例进行亚组合并数据分析后，发现 EGb761 治疗组 ADAS-cog 或 SKT 的标准化平均差异分数明显大于安慰剂，但差异幅度微小（SMD=−0.63,95% CI:−1.16~−0.10,P=0.02）[56]。一项纳入 6 项试验的荟萃分析显示[51,52,54-57]，EGb761 与安慰剂组之间的不良事件发生率无显著差异（P=0.82）。因此，现有的证据支持 EGb761 高剂量（240mg/d）可以改善 AD 的认知功能及总体印象，且耐受性良好[58,59]。

　　此外，一项基于 24 周的随机安慰剂对照试验评价了 EGb761（240mg/d）治疗（一次给药）轻中度痴呆（MMSE:14~25 分）伴精神行为症状（神经精神问卷（NPI）≥5 分）患者（n=404）的疗效，其中 AD 占 82%（n=333）、VaD 占 17%（n=71）。结果显示，治疗组标化平均差异值（SMD）与安慰剂比较具有显著性意义：SKT 总分（AD 为 1.7,P<0.001；VaD 为 1.4,P<0.05）和 NPI 总分（AD 为 3.1,P<0.001；VaD 为 3.2,P<0.05）以及照料者人员痛苦 CDS 总分（AD 为−1.84,P<0.001；VaD 为 3.36,P<0.001），且 AD 和 VaD 亚组之间无显著性差异，治疗组和安慰剂组的不良事件发生率基本相似[60]。我们纳入 5 项 EGb761 治疗轻中度 AD 及 VaD 的临床试验的荟萃分析显示，与安慰剂比较，240mg/d 治疗痴呆伴 BPSD 的 NPI 平均差异值（MD=−3.46,95% CI:−5.94~−0.98,P=0.006）（图 3-1-20）。这个结论与最近发表的 4 篇系统综述和荟萃分析几乎一致，EGb761（240mg/d）治疗 AD、VaD 或混合性痴呆伴精神行为障碍（BPSD）患者 20 至 24 周，对 NPI 和 CDS 显著有效[61-64]。这些研究为推荐 EGb761 以 240mg 的日剂量用于治疗 AD 伴 BPSD 提供了有力的证据。

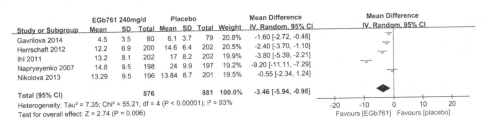

Study or Subgroup	EGb761 240mg/d			Placebo			Weight	Mean Difference IV, Random, 95% CI	Mean Difference IV, Random, 95% CI
	Mean	SD	Total	Mean	SD	Total			
Gavrilova 2014	4.5	3.5	80	6.1	3.7	79	20.8%	-1.60 [-2.72, -0.48]	
Herrschaft 2012	12.2	6.9	200	14.6	6.4	202	20.5%	-2.40 [-3.70, -1.10]	
Ihl 2011	13.2	8.1	202	17	8.2	202	19.9%	-3.80 [-5.39, -2.21]	
Napryeyenko 2007	14.8	9.5	198	24	9.9	197	19.2%	-9.20 [-11.11, -7.29]	
Nikolova 2013	13.29	9.5	196	13.84	8.7	201	19.5%	-0.55 [-2.34, 1.24]	
Total (95% CI)			876			881	100.0%	-3.46 [-5.94, -0.98]	

Heterogeneity: Tau² = 7.35; Chi² = 55.21, df = 4 (P < 0.00001); I² = 93%
Test for overall effect: Z = 2.74 (P = 0.006)

Favours [EGb761]　Favours [placebo]

图 3-1-20　EGb761 对 AD 及 VaD 患者 NPI 的影响(与安慰剂比较)

具体推荐:

银杏叶提取物(EGb761)240mg/d 用于治疗轻中度 AD,可使认知和总体轻微获益(Ⅱ类证据,B 级推荐),对痴呆伴精神行为症状有中等疗效(Ⅱ类证据,B 级推荐)。

五、最小的临床重要差异

目前已经建立了对症性 AD 治疗的临床试验的持续时间在 6~12 个月,用于评价预期会改善症状的药物。修饰性 AD 治疗的临床试验为 18~24 个月,用于评价预期会缓解临床过程的药物。认知功能、日常生活活动、总体变化和严重程度评分仍然是主要的临床相关结局[59]。从临床试验结果来看,这些结局最小的临床重要差异值(minimum clinically important difference,MCID)因评价终点不同而各有差异。

1. 与基线分比较　以 ADAS-cog 变化 4 分作为最小的临床重要差异值即 MCID 值。在多奈哌齐治疗 AD 患者 6 个月的开放性临床研究中,56% 的患者可以维持认知稳定(±3 分),20% 明显好转(+4 分),24% 明显恶化(-4 分)。ADAS-cog 变化分数与其他测量之间的相关性很小:从患者-目标达到标准(PGAS)的 -0.09 到临床医生总体印象(CIBIC-Plus)的 0.27。在 ADAS-Cog 改善患者中仅 26% 的患者有其他临床测量下降,在 ADAS-Cog 下降患者中有 43% 的患者至少在 2 项其他临床测量上有改善[65]。最近,根据 DOMINO 试验产生的 sMMSE,BADLs 和 NPI 的基线评分变化的标准差(SD)0.4 分推算,MCID 值分别为 sMMSE 获得 1.4 分,BADLs 减少 3.5 分,NPI 减少 8.0 分[66]。

2. 与安慰剂组比较　以 ADAS-cog 平均 2.37 分或 MMSE 平均 1.37 分作为最小认知获益即 MCID 值[59]。在 22 项多奈哌齐治疗 AD 患者 6~12 个月随机盲法对照临床研究中,14 项采用 ADAS-cog/70 分作为认知终点,有 12 项显示有效的分数变化差异值为 1.5~3.9 分,同时使用 CIBIC-plus 也报告了获益[67]。可见,最初美国食品和药物管理局(US Food and Drug Adminis-

tration)专家小组提出减少 4 分为最小的临床重要效应值[68]，只是专家观点而非基于证据。现有证据提示，目前还没有达到 ADAS-Cog 变化 4 分的更有效的药物。此外，CIBIC-plus 测量结果也是中等，所报告的 0.26~0.54 分差异小于只能得到满分的一个患者所允许的差异，且该量表的重测信度为 0.4~0.6 分[67]。

六、随访及方案管理

散发型 AD 会随时间延长而缓慢进展，短期症状波动也非常常见。早发型 AD 则进展相对较快。AD 平均生存期大约 12 年，临床上大致经历发生、发展、恶化不同阶段。AD 早期平均持续时间大约 5 年，中期平均持续时间为 4 年，晚期平均持续时间大约 3 年[69]。在疾病的各个阶段，对治疗的反应和照料的需求是不同的。这就要求对启动治疗的患者进行随访及方案管理。

随访及方案管理是一个系统过程。启动药物治疗后，仍然需要对患者的反应性或药物响应情况做出评估。一般建议接受启动药物治疗的 AD 患者前2周，应重点监测可能的不良反应。如无不可耐受的不良反应，则建议继续药物治疗，并每 3~6 个月进行一次复诊，以评估药物的耐受性及反应性。对于长期接受稳定剂量的 AD 患者，建议每 6~12 个月进行一次复诊。

临床上常用 MMSE 进行反应性或疗效监测工作，但是 MMSE 并不是非常理想的工具，可能对细微的症状改善缺乏敏感性。因此，可以同时采用其他测试以帮助进行反应性判断，如结合照料者的观察评估，日常生活能力的变化等。对初始治疗(6~9 个月)有反应的 AD 患者，通常需要长期接受稳定剂量的药物治疗，但治疗多久并没有形成共识，更多的建议是在能耐受的情况下持续治疗方案。这一建议得了 DOMINO-AD 研究的支持，持续治疗比停药的患者具有更好的认知功能(MMSE)，并能减少 12 个月的护理院入住比率，但对更长时间(4 年)的护理院入住率没有显著影响[70]。

无论是胆碱酯酶抑制剂或是盐酸美金刚，都只是症状性治疗，因此一些家属在经一段时间(6 个月)治疗无持续性改善时会选择停药。但在决定停药前，应与患者和家属讨论是否存在剂量不足或换药的可能性，尤其对于初始治疗的患者。已经接受稳定剂量治疗的患者不建议突然停药，通常采用缓慢减量的方式，比如采用先减少 50% 药量的方式。

七、安全性及不良反应

随机对照试验的数据显示：胆碱酯酶抑制剂治疗组因不良反应的退出率约 29%，安慰剂约 18%(14 项研究，$P<0.001$)。这些不良反应多数发生在启动治疗阶段。不同药物、剂量及剂型均可能影响不良反应发生率。

　　胆碱酯酶抑制剂总体耐受性良好,常见的不良反应发生频率依次为恶心(31%)、呕吐(21%)、腹泻(14%)、厌食(12%)、腹痛(11%)、头痛(14%)、头晕(14%)、眩晕(7.7%)、失眠(8.5%)、晕厥(3.4%)、外周水肿(24%)、体重下降(11%)、乏力(9.6%)、肌肉痉挛(7.6%)、震颤(6%)等。不同胆碱酯酶抑制剂的不良反应比较研究较少,现有资料显示:与卡巴拉汀相比,多奈哌齐不良反应发生率稍低[5,34,39]。多奈哌齐的代谢不受肝功能损害的影响[71],用于中重度肾功能不全患者与正常人的药动学相似,无需调整剂量[72]。

　　与胆碱酯酶抑制比较,盐酸美金刚不良反应发生率相对较少。中度及重度AD患者接受胆碱酯酶抑制剂联合盐酸美金刚治疗,不增加胃肠道不良反应发生率,不增加严重不良事件发生率。与盐酸美金刚相关的不良反应主要是意识模糊(6.2%)、头晕(6.8%)、头痛(5.7%)和便秘(5.3%)[73],不良反应程度多为轻中度,但明显的意识模糊需要减量或停药。此外,对于肾功能不全患者,需减半量。不推荐用于严重肾功能损害患者[46]。

参 考 文 献

1. Chan KY,Wang W,Wu JJ,et al.Epidemiology of Alzheimer's disease and other forms of dementia in China,1990-2010:a systematic review and analysis.Lancet,2013,381(9882):2016-2023.

2. Farlow M,Anand R,Messina J Jr,et al.A 52-week study of the efficacy of rivastigmine in patients with mild to moderately severe Alzheimer's disease.Eur Neurol,2000,44(4):236-241.

3. Winblad B,Wimo A,Engedal K,et al.3-year study of donepezil therapy in Alzheimer's disease: effects of early and continuous therapy.Dement Geriatr Cogn Disord,2006,21(5-6):353-363.

4. Tariot PN,Farlow MR,Grossberg GT,et al.Memantine treatment in patients with moderate to severe Alzheimer disease already receiving donepezil:a randomized controlled trial.JAMA,2004, 291(3):317-324.

5. Coyle J T,Price D L,Delong M R.Alzheimer's disease:a disorder of cortical cholinergic innervation.Science,1983,219(4589):1184-1190.

6. Birks J.Cholinesterase inhibitors for Alzheimer's disease.Cochrane Database Syst Rev,2006, (1):CD005593.

7. Ohta Y,Darwish M,Hishikawa N,et al.Therapeutic effects of drug switching between acetylcholinesterase inhibitors in patients with Alzheimer's disease.Geriatr Gerontol Int,2017,17(11): 1843-1848.

8. Rogers SL,Farlow MR,Doody RS,et al.A 24-week,double-blind,placebo-controlled trial of donepezil in patients with Alzheimer's disease.Donepezil Study Group.Neurology,1998,50(1): 136-145.

9. Raina P,Santaguida P,Ismaila A,et al.Effectiveness of cholinesterase inhibitors and memantine for treating dementia:evidence review for a clinical practice guideline.Ann Intern Med,2008,148 (5):379-397.

10. Whitehead A, Perdomo C, Pratt RD, et al. Donepezil for the symptomatic treatment of patients with mild to moderate Alzheimer's disease: a meta-analysis of individual patient data from randomised controlled trials. Int J Geriatr Psychiatry, 2004, 19(7): 624-633.

11. Rogers SL, Doody RS, Pratt RD, et al. Long-term efficacy and safety of donepezil in the treatment of Alzheimer's disease: final analysis of a US multicentre open-label study. Eur Neuropsychopharmacol, 2000, 10(3): 195-203.

12. Farlow M, Anand R, Messina J Jr, et al. A 52-week study of the efficacy of rivastigmine in patients with mild to moderately severe Alzheimer's disease. Eur Neurol, 2000, 44(4): 236-241.

13. Winblad B, Wimo A, Engedal K, et al. 3-year study of donepezil therapy in Alzheimer's disease: effects of early and continuous therapy. Dement Geriatr Cogn Disord, 2006, 21(5-6): 353-363.

14. Shi J, Ni J, Lu T, et al., Adding Chinese herbal medicine to conventional therapy brings cognitive benefits to patients with Alzheimer's disease: a retrospective analysis. BMC Complement Altern Med, 2017, 17(1): 533-539.

15. Burns A, Gauthier S, Perdomo C. Efficacy and safety of donepezil over 3 years: an open-label, multicentre study in patients with Alzheimer's disease. Int J Geriatr Psychiatry, 2007, 22(8): 806-812.

16. Feldman H, Gauthier S, Hecker J, et al. A 24-week, randomized, double-blind study of donepezil in moderate to severe Alzheimer's disease. Neurology, 2001, 57(4): 613-620.

17. Winblad B, Kilander L, Eriksson S, et al., Severe Alzheimer's Disease Study Group. Donepezil in patients with severe Alzheimer's disease: double-blind, parallel-group, placebo-controlled study. Lancet, 2006, 367(9516): 1057-1065.

18. Farlow MR, Salloway S, Tariot PN, et al. Effectiveness and tolerability of high-dose (23 mg/d) versus standard-dose (10 mg/d) donepezil in moderate to severe Alzheimer's disease: A 24-week, randomized, double-blind study. Clin Ther, 2010, 32(7): 1234-1251.

19. Bond M, Rogers G, Peters, J et al. The effectiveness and cost-effectiveness of donepezil, galantamine, rivastigmine and memantine for the treatment of Alzheimer's disease (review of Technology Appraisal No.111): a systematic review and economic model. Health Technol Assess, 2012, 16(21): 1-470.

20. National Institute for Health and Care Excellence. Donepezil, galantamine, rivastigmine, and memantine for the treatment of Alzheimer's Disease. 2011. http://www.rcpsych.ac.uk/pdf/Appendix%20B%20-%20GE%20proposal%20paper%20-%20April%202014.pdf

21. Food and Drug Administration. Donepezil Hydrochloride Tablets. https://www.fda.gov/downloads/Drugs/Guidance Compliance RegulatoryInformation/Surveillance/Drug Marketing Advertising and Communications/UCM368444.pdf

22. Rösler M, Anand R, Cicin-Sain A, et al. Efficacy and safety of rivastigmine in patients with Alzheimer's disease: international randomised controlled trial. BMJ, 1999, 318(7184): 633-638.

23. Birks JS, Chong LY, Grimley Evans J. Rivastigmine for Alzheimer's disease. Cochrane Database Syst Rev, 2015, 4(4): CD001191.

24. Doraiswamy PM, Krishnan KR, Anand R, et al. Long-term effects of rivastigmine in moderately se-

vere Alzheimer's disease：does early initiation of therapy offer sustained benefits? Prog Neuropsychopharmacol Biol Psychiatry，2002，26(4)：705-712.

25. Karaman Y，Erdoğan F，Köseoğlu E，et al.A 12-month study of the efficacy of rivastigmine in patients with advanced moderate Alzheimer's disease.Dement Geriatr Cogn Disord，2005，19(1)：51-56.

26. López-Pousa S，Turon-Estrada A，Garre-Olmo J，et al.Differential efficacy of treatment with acetylcholinesterase inhibitors in patients with mild and moderate Alzheimer's disease over a 6-month period.Dement Geriatr Cogn Disord，2005，19(4)：189-195.

27. 王荫华，陈清棠，张振馨，等.卡巴拉汀治疗阿尔茨海默病患者的临床研究.中华神经科杂志，2001，34(4)：210-213.

28. 王清华，张振馨，许贤豪等.卡巴拉汀治疗轻中重度及不同缺血指数阿尔茨海默病的疗效比较.中华神经科杂志，2003，36(1)：44-47.

29. Winblad B，Cummings J，Andreasen N，et al.A six-month double-blind，randomized，placebo-controlled study of a transdermal patch in Alzheimer's disease-rivastigmine patch versus capsule.Int J Geriatr Psychiatry，2007，22(5)：456-467.

30. Winblad B，Grossberg G，Frölich L，et al.IDEAL：a 6-month，double-blind，placebo-controlled study of the first skin patch for Alzheimer disease.Neurology，2007，69(4 Suppl 1)：S14-22.

31. Alva G，Isaacson R，Sadowsky C，et al.Efficacy of higher-dose 13. 3mg/24 h (15cm^2) rivastigmine patch on the Alzheimer's Disease Assessment Scale-cognitive subscale：domain and individual item analysis.Int J Geriatr Psychiatry，2014，29(9)：920-927.

32. Farlow MR，Grossberg GT，Sadowsky CH，et al.A 24-week，randomized，controlled trial of rivastigmine patch 13.3 mg/24 h versus 4.6 mg/24 h in severe Alzheimer's dementia.CNS Neurosci Ther，2013，19(10)：745-752.

33. Wilcock GK，Lilienfeld S，Gaens E.Efficacy and safety of galantamine in patients with mild to moderate Alzheimer's disease：multicentre randomised controlled trial.BMJ，2000，321(7274)：1445-1449.

34. Tricco AC，Ashoor HM，Soobiah C，et al.Comparative effectiveness and safety of cognitive enhancers for treating Alzheimer's disease：Systematic review and network meta-analysis.J Am Geriatr Soc，2018，66(1)：170-178.

35. Hager K，Baseman AS，Nye JS，et al.Effects of galantamine in a 2-year，randomized，placebo-controlled study in Alzheimer's disease.Neuropsychiatr Dis Treat，2014，10：391-401.

36. Burns A，Bernabei R，Bullock R，et al.Safety and efficacy of galantamine(Reminyl)in severe Alzheimer's disease(the SERAD study)：a randomised，placebo-controlled，double-blind trial.Lancet Neurol，2009，8(1)：39-47.

37. Hogan DB，Goldlist B，Naglie G，Patterson C.Comparison studies of cholinesterase inhibitors for Alzheimer's disease.Lancet Neurol，2004，3(10)：622-626.

38. Wilcock G，Howe I，Coles H，et al.A long-term comparison of galantamine and donepezil in the treatment of Alzheimer's disease.Drugs Aging，2003，20(10)：777-789.

39. Hansen RA，Gartlehner G，Webb AP，et al.Efficacy and safety of donepezil，galantamine，and riv-

221

astigmine for the treatment of Alzheimer's disease:a systematic review and meta-analysis.Clin Interv Aging,2008,3(2):211-225.

40. Aguglia E,Onor ML,Saina M,Maso E. An open-label,comparative study of rivastigmine,donepezil and galantamine in a real-world setting.Curr Med Res Opin,2004,20(11):1747-1752.

41. Massoud F,Desmarais JE,Gauthier S.Switching cholinesterase inhibitors in older adults with dementia.Int Psychogeriatr,2011,23(3):372-378.

42. Auriacombe S,Pere JJ,Loria-Kanza Y,et al.Efficacy and safety of rivastigmine in patients with Alzheimer's disease who failed to benefit from treatment with donepezil.Curr Med Res Opin,2002,18(3):129-138.

43. Schneider LS,Dagerman KS,Higgins JP,et al.Lack of evidence for the efficacy of memantine in mild Alzheimer disease.Arch Neurol,2011,68(8):991-998.

44. Reisberg B,Doody R,Stöffler A,et al.Memantine in moderate-to-severe Alzheimer's disease.N Engl J Med,2003,348(14):1333-1341.

45. Taro K,Shinji M,Nakao I.The effect of memantine on behavioral disturbances in patients with Alzheimer's disease:a meta-analysis.Neuropsych Dis Treat,2017,13:1909-1928.

46. Moritoyo T,Hasunuma T,Harada K,et al.Effect of renal impairment on the pharmacokinetics of memantine.J Pharmacol Sci,2012,119(4):324-329.

47. Howard R,McShane R,Lindesay J,et al. Donepezil and memantine for moderate-to-severe Alzheimer's disease.N Engl J Med,2012,366(10):893-903.

48. Schmidt R,Hofer E,Bouwman FH,et al.EFNS-ENS/EAN Guideline on concomitant use of cholinesterase inhibitors and memantine in moderate to severe Alzheimer's disease.Eur J Neurol,2015,22(6):889-898.

49. Porsteinsson AP,Grossberg GT,Mintzer J,et al.Memantine treatment in patients with mild to moderate Alzheimer's disease already receiving a cholinesterase inhibitor:a randomized,double-blind,placebo-controlled trial.Curr Alzheimer Res,2008,5(1):83-89.

50. Schneider LS,DeKosky ST,Farlow MR,et al.A randomized,double-blind,placebo-controlled trial of two doses of Ginkgo biloba extract in dementia of the Alzheimer's type.Curr Alzheimer Res,2005,2(5):541-551.

51. Kanowski S,Herrmann WM,Stephan K,et al.Proof of efficacy of the ginkgo biloba special extract EGb 761 in outpatients suffering from mild to moderate primary degenerative dementia of the Alzheimer type or multi-infarct dementia.Pharmacopsychiatry,1996,29(2):47-56.

52. van Dongen M,van Rossum E,Kessels A,et al.Ginkgo for elderly people with dementia and age-associated memory impairment:a randomized clinical trial.J Clin Epidemiol,2003,56(4):367-376.

53. Napryeyenko O,Sonnik G,Tartakovsky I.Efficacy and tolerability of Ginkgo biloba extract EGb 761 by type of dementia:analyses of a randomised controlled trial.J Neurol Sci,2009,283(1-2):224-229.

54. Ihl R,Bachinskaya N,Korczyn AD,et al.Efficacy and safety of a once-daily formulation of Ginkgo biloba extract EGb 761 in dementia with neuropsychiatric features:a randomized controlled trial.

Int J Geriatr Psychiatry,2011,26(11):1186-1194.

55. Herrschaft H,Nacu A,Likhachev S,et al.Ginkgo biloba extract EGb 761® in dementia with neuropsychiatric features:a randomised,placebo-controlled trial to confirm the efficacy and safety of a daily dose of 240 mg.J Psychiatr Res,2012,46(6):716-723.

56. Le Bars PL,Kieser M,Itilb KZ.A 26-week analysis of a double-blind,placebo-controlled trial of the Ginkgo biloba extract EGb 761® in Dementia.Dement Geriatr Cogn Disord,2000,11(4):230-237.

57. Napryeyenko O,Borzenko I,the GINDEM-NP Study Group.Ginkgo biloba special extract in dementia with neuropsychiatric features.Arzneimittel for schung,2007,57(1):4-11.

58. Weinmann S,Roll S,Schwarzbach C,et al.Effects of Ginkgo biloba in dementia:systematic review and meta-analysis.BMC Geriatr,2010,10:14.

59. Schneider LS,Mangialasche F,Andreasen N,et al.Clinical trials and late-stage drug development for Alzheimer's disease:an appraisal from 1984 to 2014.J Intern Med,2014,275(3):251-283.

60. Ihl R,Tribanek M,Bachinskaya N,et al.Efficacy and tolerability of a once daily formulation of Ginkgo biloba Extract EGb 761® in Alzheimer's disease and vascular dementia:Results from a randomised controlled trial.Pharmacopsychiatry,2012,45(2):41-46.

61. Bachinskaya N,Hoerr R,Ihl R.Alleviating neuropsychiatric symptoms in dementia:the effects of Ginkgo biloba extract EGb 761.Findings from a randomized controlled trial.Neuropsychiatr Dis Treat,2011,7:209-15.

62. Gauthier S,Schlaefke S.Efficacy and tolerability of Ginkgo biloba extract EGb 761® in dementia:a systematic review and meta-analysis of randomized placebo-controlled trials. Clin Interv Aging,2014,9:2065-2077.

63. von Gunten A,Schlaefke S,Überla K.Efficacy of Ginkgo biloba extract EGb 761® in dementia with behavioural and psychological symptoms:A systematic review. World J Biol Psychiatry, 2016,17(8):622-633.

64. Savaskan E,Mueller H,Hoerr R,et al.Treatment effects of Ginkgo biloba extract EGb 761® on the spectrum of behavioral and psychological symptoms of dementia:meta-analysis of randomized controlled trials.Int Psychogeriatr,2017:1-9.

65. Rockwood K,Fay S,Gorman M,et al.The clinical meaningfulness of ADAS-Cog changes in Alzheimer's disease patients treated with donepezil in an open-label trial.BMC Neurol,2007, 7:26.

66. Howard R,Phillips P,Johnson T,et al.Determining the minimum clinically important differences for outcomes in the DOMINO trial.Int J Geriatr Psychiatry,2011,26(8):812-817.

67. Kaduszkiewicz H,Zimmermann T,Beck-Bornholdt HP,et al.Cholinesterase inhibitors for patients with Alzheimer's disease:systematic review of randomised clinical trials.BMJ,2005,331(7512):321-327.

68. FDA.Peripheral and Central Nervous System Drugs Advisory Committee Meeting,July 7,1989. Rockville,MD:Department of Health and Human Services,Public Health Service,Food and Drug Administration,1989:227.

69. Kua EH, Ho E, Tan HH, et al. The natural history of dementia. Psychogeriatrics 2014,14(3):196-201.

70. Howard R, McShane R, Lindesay J, et al. Nursing home placement in the Donepezil and Memantine in Moderate to Severe Alzheimer's Disease (DOMINO-AD) trial: secondary and post-hoc analyses. Lancet Neurol,2015,14(12):1171-1181.

71. Tiseo PJ, Vargas R, Perdomo CA, et al. An evaluation of the pharmacokinetics of donepezil HCl in patients with impaired hepatic function. Br J Clin Pharmacol,1998,46(Suppl 1):51-555.

72. Nagy CF, Kumar D, Cullen EI, et al. Steady-state pharmacokinetics and safety of donepezil HCl in subjects with moderately impaired renal function. Br J Clin Pharmacol,2004,58(S1):18-24.

73. Forest Laboratories, Inc. MEMANTINE HCl (NDA 21-487). https://www.fda.gov/ohrms/dockets/ ac/03/ briefing/3979B1_01_ForestLabs-Memantine.PDF

第二节　血管性痴呆的药物治疗

主要推荐:

1. 多奈哌齐或加兰他敏可用于治疗轻中度 VaD(Ⅰ类证据,A 级推荐),卡巴拉汀对轻中度 VaD 患者认知功能有微弱效益(Ⅰ类证据,B 级推荐)。

2. 盐酸美金刚对轻中度 VaD 患者认知功能有益(Ⅰ类证据,B 级推荐)。

3. 尼麦角林可作为轻中度 VaD 的促智药使用(Ⅱ类证据,B 级推荐)。

4. 高剂量银杏叶提取物 EGb761 对轻中度 VaD 患者认知和精神行为症状有益(Ⅱ类证据,B 级推荐)。

血管性痴呆(vascular dementia, VaD)是一个由多种血管原因引起的具有不同临床表现和病理基础的异质性疾病[1-3],是继阿尔茨海默病(Alzheimer's disease, AD)之后第二常见的痴呆原因。我国 65 岁以上老年人 VaD 患病率为 1.50%(95% CI:1.26~1.74)[4]。VaD 总体可分为两个大类,一类是急性或亚急性发病,通常有明确的卒中病史,卒中后 1 年内大约7%患者会发生痴呆[5];另一类渐进隐袭起病,通常经历轻度认知损害阶段逐渐发展为痴呆,多没有明显卒中病史,而由脑小血管病变导致皮质下缺血性血管性痴呆(subcortical ischemic vascular dementia,SIVaD),占 VaD 的 36%~67%[6],如伴皮质下梗死和白质病变的常染色体显性遗传性脑动脉病(CADASIL)[7]。

至今为止,美国药品监督管理局(FDA)没有批准以 VaD 为适应证的任何药物,用于治疗 AD 的药物如胆碱酯酶抑制剂(cholinesterase inhibitors,ChEIs)和谷氨酸受体(N-methyl-D-aspartic acid receptor,NMDA)拮抗剂临床上也被用于治疗 VaD,但目前的证据水平仍然有待提高。本文尝试对已发表的治疗 VaD 的高质量临床研究进行荟萃分析,以了解这些药物治疗 VaD 的有效性、安全性及存在的不足,为 VaD 的治疗提供更多的依据。根据拟订的临床研究纳入标准及排除标准,最终纳入随机安慰剂对照试验 25 篇报道,涉及药物包括胆碱酯酶抑制剂(多奈哌齐、加兰他敏、卡巴拉汀或利斯的明)、盐酸美金刚、尼麦角林、银杏叶提取物,以及尼莫地平、脑蛋白水解物等。

一、胆碱酯酶抑制剂

9 项随机安慰剂对照试验[7-15]评价了胆碱酯酶抑制剂对 VaD 患者结局指标的影响,认知功能终点通常使用 ADAS-cog、VADAS-cog 或 MMSE,总体印象终点使用 CIBIC-plus 或 CDR-SB,精神行为终点使用 NPI,疗程通常是 24~26 周。结果显示 ChEIs 改善 VaD 患者 ADAS-cog 的效果显著优于安慰剂(MD = -1.18,95% CI:-1.55~-0.80,P<0.001)(图 3-2-1)。3 项研究[7,14,15]报道了治疗前后VADAS-cog 评分变化,结果显示 ChEIs 改善 VaD 患者 VADAS-cog 的效果显著优于安慰剂(MD = -1.01,95% CI:-1.65~-0.36,P = 0.002)(图 3-2-2)。纳入的 3项研究干预措施均不相同,未进行亚组分析。

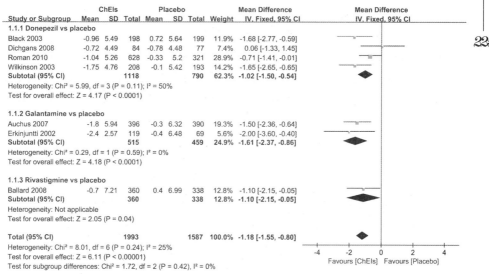

图 3-2-1　ChEIs(多奈哌齐 5mg/d、加兰他敏 16~24mg/d、卡巴拉汀 3~12mg/d)
对轻中度 VaD 患者 ADAS-cog 的影响(与安慰剂比较)

(一)多奈哌齐

5 项多奈哌齐(donepezil)研究[7,8,10,11,15]纳入 3254 例 VaD 患者,试验组的平均年龄为 55.8 ~75.7 岁,男性占 52%~63%,对照组的平均年龄为 53.8 ~74.4岁,男性占 47%~66%。4 项研究对象为可能的或很可能 VaD,均以 NINDS-

Study or Subgroup	ChEls Mean	SD	Total	Placebo Mean	SD	Total	Weight	Mean Difference IV, Fixed, 95% CI
Ballard 2008	-0.7	8.86	355	0.6	8.68	327	24.3%	-1.30 [-2.62, 0.02]
Dichgans 2008	-1.03	6.26	628	0.12	6.27	321	59.4%	-1.15 [-1.99, -0.31]
Roman 2010	-0.85	5.22	84	-0.81	5.18	77	16.3%	-0.04 [-1.65, 1.57]
Total (95% CI)			1067			725	100.0%	-1.01 [-1.65, -0.36]

Heterogeneity: Chi² = 1.69, df = 2 (P = 0.43); I² = 0%
Test for overall effect: Z = 3.03 (P = 0.002)

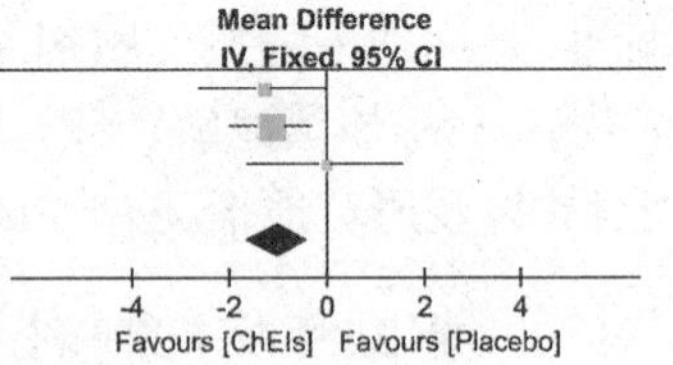

图 3-2-2　ChEls 对轻中度 VaD 患者 VADAS-cog
的影响(与安慰剂比较)

AIREN 标准为诊断标准[8,10,11,15],1 项研究对象为 CADASIL[7],属于 VaD 的一种亚型,也纳入本研究。3 项研究采用了多奈哌齐 5mg/d 和 10mg/d 两个剂量组治疗 24 周,1 项研究使用多奈哌齐 5mg/d 治疗 24 周,1 项研究前 6 周使用多奈哌齐 5mg/d,后 12 周 10mg/d,共治疗 18 周,分析中作为 10mg/d 剂量组处理。

多奈哌齐 5mg/d 与安慰剂比较,试验结束时 ADAS-cog 的组间平均差异(MD)为 -1.02(95% CI:-1.50 ~ -0.54,$P<0.001$)(图 3-2-1)。同时对多奈哌齐 10mg/d 的治疗效应进行单独分析,共纳入 3 项研究,结果显示多奈哌齐 10mg/d 组的 ADAS-cog 分数改善显著优于安慰剂组(MD = -1.48,95% CI:-2.83 ~ -0.13,$P=0.03$)(图 3-2-3)。进一步亚组分析显示,多奈哌齐 10mg/d 组在改善 ADAS-cog 分数上略优于 5mg/d,但没有统计学显著性($P=0.20$)(图 3-2-4),多奈哌齐 5mg/d 在改善 MMSE 分数上也优于安慰剂(MD = 0.49,95% CI:0.18 ~ 0.80,$P=0.002$)(图 3-2-5)。

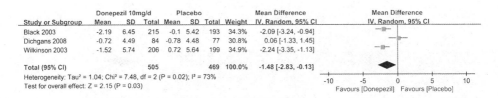

Study or Subgroup	Donepezil 10mg/d Mean	SD	Total	Placebo Mean	SD	Total	Weight	Mean Difference IV, Random, 95% CI
Black 2003	-2.19	6.45	215	-0.1	5.42	193	34.3%	-2.09 [-3.24, -0.94]
Dichgans 2008	-0.72	4.49	84	-0.78	4.48	77	30.8%	0.06 [-1.33, 1.45]
Wilkinson 2003	-1.52	5.74	206	0.72	5.64	199	34.9%	-2.24 [-3.35, -1.13]
Total (95% CI)			505			469	100.0%	-1.48 [-2.83, -0.13]

Heterogeneity: Tau² = 1.04; Chi² = 7.48, df = 2 (P = 0.02); I² = 73%
Test for overall effect: Z = 2.15 (P = 0.03)

图 3-2-3　多奈哌齐 10mg/d 对轻中度 VaD 患者
ADAS-cog 的影响(与安慰剂比较)

多奈哌齐同样可以改善 VaD 患者的临床总体印象。3 项研究[8,10,11]结果的荟萃分析显示多奈哌齐 5mg/d 可以改善 VaD 的 CIBIC-plus,改善率显著优于安慰剂(RR = 1.38,95% CI:1.15 ~ 1.67,$P<0001$)(图 3-2-6)。然而,10mg/d 组与安慰剂相比,CIBIC-plus 改善率没有显著性差异(RR = 1.08,95% CI:0.89 ~ 1.32,$P=0.43$);10mg/d 组 CIBIC-plus 改善率显著低于 5mg/d 组(RR = 1.28,95% CI:1.07 ~ 1.52,$P=0.007$)(图 3-2-7),提示小剂量多奈哌齐具有改善临床

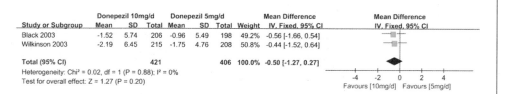

图 3-2-4　不同剂量多奈哌齐对轻中度 VaD
患者 ADAS-cog 影响的森林图

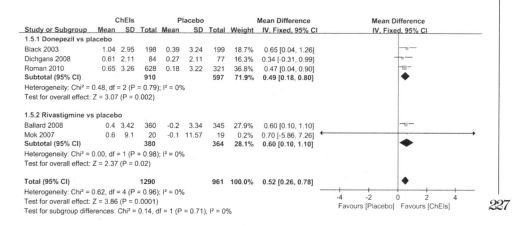

图 3-2-5　ChEls 对轻中度 VaD 患者
MMSE 的影响（与安慰剂比较）

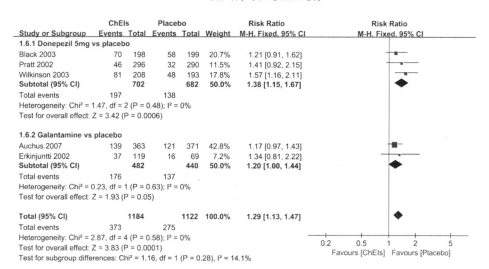

图 3-2-6　ChEls 对轻中度 VaD 患者 CIBIC-plus
的影响（与安慰剂比较）

227

总体印象的作用。不过,当以 CDR-SB 为疗效指标时,多奈哌齐 5mg/d 与 10mg/d两个剂量组之间直接比较对 CDR-SB 的影响,结果没有发现显著性差异($P=0.08$)(图 3-2-8)。有研究认为多奈哌齐可以改善功能状态(ADFACS),但该结果只在有效病例(OC)数据中具有统计学差异,而末次观察向前结转(LOCF)的数据中没有统计学差异[10]。

Study or Subgroup	Donepezil 10mg/d Events	Donepezil 10mg/d Total	Donepezil 5mg/d Events	Donepezil 5mg/d Total	Weight	Risk Ratio M-H, Fixed, 95% CI
Black 2003	55	206	70	198	35.6%	0.76 [0.56, 1.01]
Pratt 2002	36	307	46	296	23.4%	0.75 [0.50, 1.13]
Wilkinson 2003	69	215	81	208	41.1%	0.82 [0.64, 1.07]
Total (95% CI)		**728**		**702**	**100.0%**	**0.78 [0.66, 0.93]**
Total events	160		197			

Heterogeneity: Chi² = 0.24, df = 2 (P = 0.89); I² = 0%
Test for overall effect: Z = 2.71 (P = 0.007)

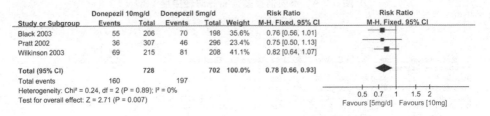

图 3-2-7 多奈哌齐不同剂量(5mg/d 与 10mg/d)对 VaD 患者 CIBIC-plus 影响的森林图

Study or Subgroup	Donepezil 10mg/d Mean	Donepezil 10mg/d SD	Donepezil 10mg/d Total	Donepezil 5mg/d Mean	Donepezil 5mg/d SD	Donepezil 5mg/d Total	Weight	Mean Difference IV, Fixed, 95% CI
Black 2003	-0.25	0.13	106	-0.01	1.69	198	49.8%	-0.24 [-0.48, -0.00]
Wilkinson 2003	-0.21	0.12	215	-0.15	1.73	208	50.2%	-0.06 [-0.30, 0.18]
Total (95% CI)			**321**			**406**	**100.0%**	**-0.15 [-0.32, 0.02]**

Heterogeneity: Chi² = 1.12, df = 1 (P = 0.29); I² = 10%
Test for overall effect: Z = 1.76 (P = 0.08)

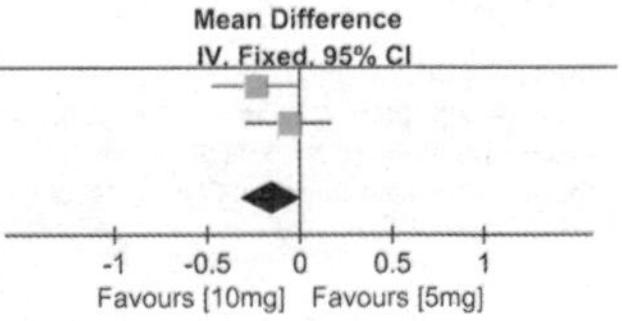

图 3-2-8 多奈哌齐不同剂量组(10mg/d 与 5mg/d)对轻中度 VaD 患者 CDR-SB 影响的森林图

由此可见,多奈哌齐 5mg/d 或 10mg/d 均可以改善轻中度 VaD 患者的认知功能,不存在明显的剂量反应关系,仅 5mg/d 显示对临床总体印象的改善作用,但缺乏对功能活动明显改善的证据支持。

具体推荐:

多奈哌齐 5mg~10mg/d 对轻中度 VaD 患者认知功能和总体印象有益(Ⅰ类证据,A 级推荐)。

(二)加兰他敏

2 项加兰他敏(galantamine)研究[9,13]纳入了 974 例 VaD 患者,试验组平均年龄为 72.3~75.0 岁,男性占 52%~62%,对照组的平均年龄为 72.2~75.2 岁,男性占 54%~66%。2 项研究均使用了 NINDS-AIREN 很可能 VaD 诊断标准。1 项研究使用加兰他敏 8~24 mg/d干预 26 周,另 1 项研究使用加兰他敏4~24mg/d

干预 24 周,两者均采用了剂量滴定的给药方式。

与安慰剂相比,加兰他敏对 VaD 患者具有显著的认知改善作用(ADAS-cog,MD=−1.61,95% CI:−2.37~−0.86,P<0.001)。加兰他敏治疗与安慰剂相比,未显示对临床总体印象(CIBIC-plus)及日常生活活动能力(ADCS-ADL)的改善效益[13]。只有当纳入病例包括了 AD 伴脑血管病时,才显示出 CIBIC-plus 稳定和更高的好转率(74%,安慰剂组 59%,P=0.001)以及功能改善(DAD)(P=0.002)[9],推测 VaD 患者功能和总体印象的改善很可能与 AD 合并有关。

3 项研究报道了 ChEIs 对 NPI 的影响[12,13,14](图 3-2-9),安慰剂组在 NPI 改善上稍微优于 ChEIs 组(MD=1.18,95% CI:0.03~2.32,P=0.04)。基于干预措施的亚组分析结果显示,安慰剂组在 NPI 分数上反而优于加兰他敏组(MD=1.80,95% CI:0.29~3.31,P=0.02)[13]。这些提示加兰他敏对 VaD 患者精神行为症状没有缓解作用。

因此,现有循证医学证据仅支持加兰他敏用于改善 VaD 患者的认知功能,但缺乏对总体印象、日常生活能力和精神行为异常明显有效的证据支持。

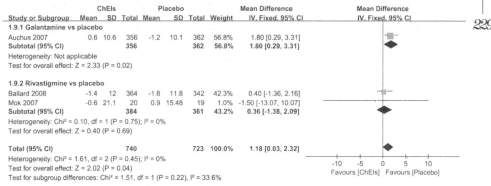

图 3-2-9 ChEIs 对 VaD 患者精神行为症状
(NPI)的影响(与安慰剂对照)

具体推荐:

加兰他敏 4mg/d 或 8~24mg/d 对轻中度 VaD 患者认知功能有益(I 类证据,A 级推荐)。

(三)卡巴拉汀

1 项卡巴拉汀(rivastigmine)研究共纳入 710 例 VaD(MMSE:10~24 分)患者,试验组平均年龄为 72.9(±8.3)岁,男性占 61.1%,对照组的平均年龄为 72.7(±7.6)岁,男性占 63.5%,使用 NINDS-AIREN 很可能 VaD 诊断标准,以卡巴拉汀 3~12mg/d 治疗 24 周。

卡巴拉汀胶囊治疗改善了认知功能（ADAS-cog）（MD=-1.10,95% CI：-2.15~-0.05,$P=0.04$），对临床总体印象（ADCS-CGIC）及日常生活活动（ADCS-ADL）无改善作用。内侧颞叶萎缩的人群显示出更好的改善趋势（尽管无统计学差异），作者认为这种效应并非 VaD 对卡巴拉汀治疗的单一反应，而是因为 VaD 同时伴有 AD[14]（图 3-2-1）。进一步亚组分析显示，卡巴拉汀在改善 MMSE 分数上稍微优于安慰剂（MD=0.60,95% CI:0.10~1.10,$P=0.02$）（图3-2-5），但对 VaD 患者精神行为症状没有缓解作用（图 3-2-9）。我国香港报道的一项小样本研究报道[12]也证实卡巴拉汀对 VaD 患者（n=39）认知疗效与安慰剂无差异（$P=0.563$），仅在 NPI 分项的易激惹（$P=0.066$）和异常运动行为（$P=0.068$）中观察到轻微的缓解趋势。合并数据分析显示，卡巴拉汀治疗在 NPI 分数上与安慰剂组无统计学差异（$P=0.69$）[12,14]（图 3-2-9）。

这些提示卡巴拉汀（胶囊）对轻中度 VaD 患者的认知功能仅有微弱的效益，但缺乏对临床总体印象、日常生活活动及精神行为症状有效的证据支持，所以美国心脏学会/美国卒中学会（AHA/ASA）血管性认知损害和痴呆指南明确指出瞄准 VaD 的特异性药物治疗试验已经一致地显示了多奈哌齐、加兰他敏和盐酸美金刚适度的认知改善作用，但并未包括卡巴拉汀[15]。

🤲 具体推荐：

卡巴拉汀（胶囊）3~12mg/d 对轻中度 VaD 患者的认知功能有微弱效益（Ⅰ类证据,B 级推荐）。

（四）胆碱酯酶抑制剂的安全性

6 项研究[7,10-13,16]报道了 ChEIs 治疗 VaD 患者的不良事件发生率,ChEIs 组不良事件发生率较安慰剂组显著增高（OR=1.24,95% CI:1.02~1.52,$P=0.03$）。ChEIs 发生最多的不良事件为消化系统症状,恶心发生率为 8.6%~26.4%,腹泻发生率为 8.1%~17.7%,呕吐发生率为 4.7%~22%;肌肉痉挛及神经精神系统症状也很常见,肌肉痉挛发生率为 7%~14.4%,常见的神经精神系统症状有头痛（7.3%~10.1%）、眩晕（5.4%~7.9%）及失眠（3.5%~7.9%）等。

然而,进一步亚组分析显示,多奈哌齐 5mg/d 组、加兰他敏组及卡巴拉汀组的不良事件发生率均与安慰剂组无统计学差异（多奈哌齐,$P=0.14$;加兰他敏,$P=0.13$;卡巴拉汀,$P=0.64$）[12,13,16]（图 3-2-10）。多奈哌齐 10mg/d 组的不良事件发生率显著高于安慰剂组（RR=1.08,95%CI:1.03~1.13,$P=0.002$）,也较

5mg/d 组更高,但两组之间没有统计学差异(P=0.08)(图 3-2-11)[10,11]。卡巴拉汀组和安慰剂组的退出率分别为 30% 和 15%[12]。

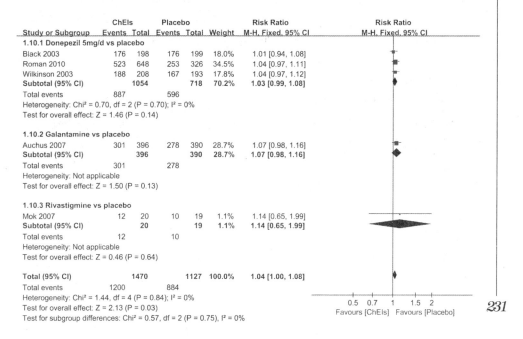

图 3-2-10　ChEls 与安慰剂的不良事件发生率森林图

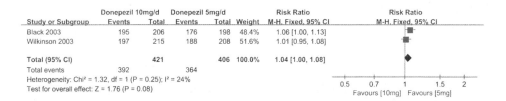

图 3-2-11　多奈哌齐不同剂量的不良事件发生率森林图

🖐 **具体推荐:**

　　胆碱酯酶抑制剂用于治疗 VaD 的不良反应发生率均与治疗剂量有关,且三种胆碱酯酶抑制剂之间无显著差异(Ⅰ类证据,B 级推荐)。

二、盐酸美金刚

　　2 项(MMM300,MMM500)研究[17,18]分别报道了盐酸美金刚(memantine)治

疗对轻中度 VaD(MMSE:10~22 分)患者认知(ADAS-cog)及总体印象(CIBIC+或 CGI-C)的作用。2 项研究共纳入 836 例患者,试验组平均年龄为 76.6 岁~77.2 岁,男性占 49%~52%,对照组的平均年龄为 76.1 岁~77.6 岁,男性占51%~57%。2 项研究的干预措施相同,为盐酸美金刚 5mg/d 开始,逐渐加量到20mg/d,干预时间为 28 周。2 项研究均采用 NINDS-AIREN 及 DSM-Ⅲ诊断标准纳入很可能 VaD 患者。

结果显示,盐酸美金刚组 ADAS-cog 分数改善显著优于安慰剂组(MD=−2.18,95%CI:−3.16~−1.21,P<0.001)(图 3-2-12),且对小血管病组的认知获益较大血管病组更显著[18,19],但是行为症状(NOSGER)(P=0.36)和总体印象(GBS)(P=0.13)没有统计学差异(图 3-2-13、图 3-2-14)[17]。与安慰剂相比,盐酸美金刚组不良事件发生率没有统计学差异(P=0.21)(图 3-2-15)[18-20]。

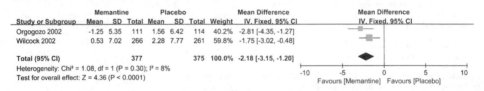

图 3-2-12 盐酸美金刚对轻中度 VaD 认知功能
(ADAS-cog)的影响(与安慰剂相比)

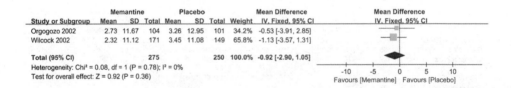

图 3-2-13 盐酸美金刚对轻中度 VaD 患者行为症状(NOSGER)影响的森林图

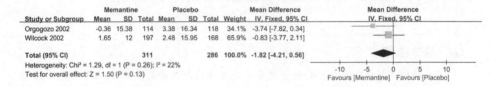

图 3-2-14 盐酸美金刚对轻中度 VaD 患者总体印象(GBS)影响的森林图

由此得出结论,盐酸美金刚在改善轻中度 VaD 患者的认知功能方面优于安慰剂,目前还无证据显示其对整体印象及行为症状有改善作用,但安全性相对较好。由于 VaD 本身呈波动性或阶梯样进展,有必要进行更长疗程的观察。

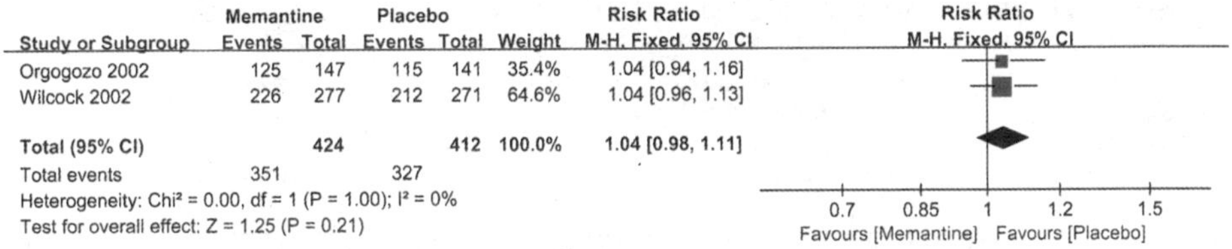

| Study or Subgroup | Memantine | | Placebo | | | Risk Ratio | Risk Ratio |
	Events	Total	Events	Total	Weight	M-H, Fixed, 95% CI	M-H, Fixed, 95% CI
Orgogozo 2002	125	147	115	141	35.4%	1.04 [0.94, 1.16]	
Wilcock 2002	226	277	212	271	64.6%	1.04 [0.96, 1.13]	
Total (95% CI)		424		412	100.0%	1.04 [0.98, 1.11]	
Total events	351		327				

Heterogeneity: Chi² = 0.00, df = 1 (P = 1.00); I² = 0%
Test for overall effect: Z = 1.25 (P = 0.21)

0.7　0.85　1　1.2　1.5
Favours [Memantine]　Favours [Placebo]

图 3-2-15　盐酸美金刚与安慰剂的不良事件(AE)发生率森林图

具体推荐:

盐酸美金刚对轻中度 VaD 患者的认知功能有益(Ⅰ类证据,B 级推荐),且安全性相对较好(Ⅰ类证据,B 级推荐)。

三、尼麦角林

5 项随机安慰剂对照试验评价了尼麦角林 60mg/d 可显著改善 VaD 患者的认知功能和总体印象[21-25]。2 项研究[21,22]报道了尼麦角林 60mg/d 治疗对 VaD 患者整体印象的影响,结果显示,尼麦角林组整体终点(CGI-item2)的改善显著优于安慰剂组(MD=-0.74,95% CI:-1.18~-0.29,P=0.001)(图 3-2-16),但其中 1 项研究[21]疗程为 8 周,纳入轻中度痴呆(MMSE:13~25 分)患者(AD 患者 76 例,MID 患者 56 例),在设计上存在明显缺陷(即短疗程),不足以支持用于 VaD 的长期治疗。另一项研究[22]疗程为 6 个月,采用随机安慰剂对照设计,纳入轻中度 MID 患者(MMSE:15~25 分)(n=136),主要疗效指标为老年量表(SCAG)和 MMSE,次要指标为整体印象(CGI-C),均显示优于安慰剂(P<0.01)[22],且尼麦角林组不良事件较安慰剂组少(RR=0.56,95% CI:0.39~0.80),P=0.002)(图 3-2-17)。

但由于这些研究的样本量都很小,可能存在较大的偏倚,加上尼麦角林治疗 VaD 缺少近期研究,尤其使用目前通用疗效评价工具的数据,因此有效性仍需进一步验证。

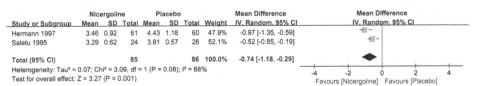

| Study or Subgroup | Nicergoline | | | Placebo | | | | Mean Difference | Mean Difference |
	Mean	SD	Total	Mean	SD	Total	Weight	IV, Random, 95% CI	IV, Random, 95% CI
Hermann 1997	3.46	0.92	61	4.43	1.18	60	47.9%	-0.97 [-1.35, -0.59]	
Saletu 1995	3.29	0.62	24	3.81	0.57	26	52.1%	-0.52 [-0.85, -0.19]	
Total (95% CI)			85			86	100.0%	-0.74 [-1.18, -0.29]	

Heterogeneity: Tau² = 0.07; Chi² = 3.09, df = 1 (P = 0.08); I² = 68%
Test for overall effect: Z = 3.27 (P = 0.001)

-4　-2　0　2　4
Favours [Nicergoline]　Favours [Placebo]

图 3-2-16　尼麦角林对轻中度 VaD 患者总体印象
(CGI-item2)影响的森林图

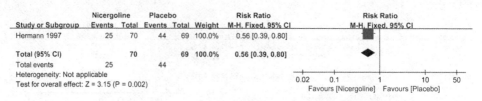

图3-2-17　尼麦角林和安慰剂的不良事件发生率森林图

👆 **具体推荐:**

　　尼麦角林可作为轻中度VaD的促智药使用,对认知功能和总体印象有益(Ⅱ类证据,B级推荐)。

四、银杏叶提取物

　　8篇有关银杏叶提取物EGb761治疗痴呆的文献[26-33],除1项研究以单纯AD为研究对象,其他研究均同时纳入AD、VaD或是混合性痴呆,没有单纯以VaD为研究对象的文献报道,但3项研究[26,30,33]对AD和VaD两组分别进行了亚组分析。

　　5项研究[26,28,30-33]报道了EGb761(240mg/d)治疗24~26周对AD和VaD患者认知测试(SKT)的影响,结果显示EGb761组SKT的改善显著优于安慰剂组(MD = -1.74,95% CI: -2.04 ~ -1.44,$P < 0.00001$)(图3-2-18)。3项研究[29,32,33]报道了EGb761(240mg/d)对AD和VaD患者NPI的影响,结果显示EGb761组NPI的改善显著优于安慰剂组(MD = -4.88,95%CI: -9.09 ~ -0.67,$P = 0.02$)(图3-2-19)。3项研究[27,32,33]报道了EGb761对AD和VaD患者ADCS-CGIC的影响,结果显示EGb761组ADCS-CGIC的改善与安慰剂组无显著差异($P = 0.08$)。由于研究间异质性较大,进一步根据EGb761不同剂量进行亚组分析,结果显示240mg/d组ADCS-CGIC改善显著优于安慰剂组(MD = -0.70,95% CI: -0.85 ~ -0.55,$P<0.00001$),120mg/d组和安慰剂组间没有统计学差异($P = 1.00$)(图3-2-20)。

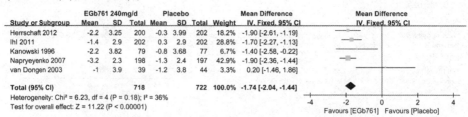

图3-2-18　EGb761(240mg/d)对AD和VaD患者认知
功能(SKT)影响的森林图

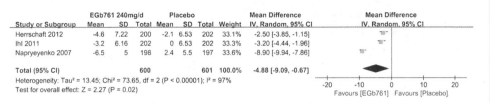

图 3-2-19　EGb761(240mg/d)对 AD 和 VaD
患者精神行为(NPI)影响的森林图

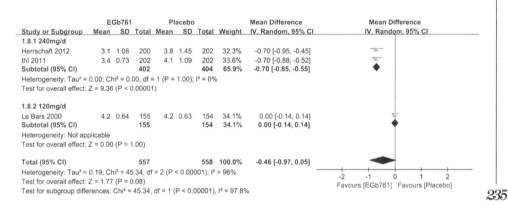

235

图 3-2-20　EGb761(240mg/d)对 AD 和 VaD 患者总体
印象(ADCS-CGIC)影响的森林图

　　3 项研究的亚组荟萃分析[26,30,33]结果显示,EGb761(240mg/d)治疗 VaD 患者 22～24 周,认知测试(SKT)分数变化与安慰剂组没有统计学差异(MD = -2.43,95% CI:-5.43～0.47,$P = 0.10$)(图 3-2-21),然而,EGb761(240mg/d)对 SKT 分数改变在 AD 与 VaD 之间并未显示显著性差异(MD = -0.20,95% CI:-0.72～0.33,$P = 0.46$)(图 3-2-22),对 NPI 分数的改变也没有显示出统计学差异(MD = -1.01,95% CI:-2.22～0.19,$P = 0.10$)(图 3-2-23),说明 EGb761 改善痴呆患者的认知,不能排除 VaD 的贡献。一项基于 24 周的随机安慰剂对照试验,纳入 404 例轻中度痴呆(MMSE1:14～25 分)伴精神行为症状(NPI≥5 分)患者,其中 71 例为 VaD。亚组分析显示,VaD 患者治疗组接受 EGb761(240mg/d)治疗(一次给药),结果显示,治疗组 SKT 分数差值为-1.4(95% CI:-1.8～-1.0),安慰剂 SKT 分数差值为 0.3(-0.1～0.7),两组比较 $P<0.05$;治疗组 NPI 变化差值为-3.2(95% CI:-4.0～-2.3),安慰剂 NPI 没有变化(95% CI:-0.9～0.9),两组比较 $P<0.05$。此外,两组间不良事件发生率基本相似[33]。由此提示,EGb761(240mg/d)治疗 VaD 患者的认知和精神行为症状有效,且耐受性良好。

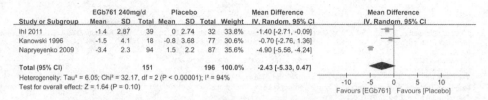

图 3-2-21　EGb761(240mg/d)对轻中度 VaD 患者认知功能
(SKT)的影响(与安慰剂组比较)

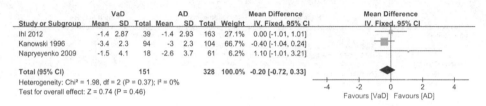

图 3-2-22　EGb761(240mg/d)对 SKT 影响在 AD 和
VaD 患者之间的差异森林图

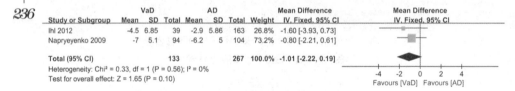

图 3-2-23　EGb761(240mg/d)对 NPI 影响
在 AD 和 VaD 患者之间的森林图

　　最近,多篇系统综述和荟萃分析报告[34-37]证实了 240mg/d 的 EGb761 治疗痴呆伴精神行为症状(BPSD)患者 20~24 周具有显著效益[34,35,37]。一篇纳入 4 项试验的荟萃分析显示,与安慰剂比较,EGb761(240mg/d)治疗痴呆伴 BPSD 患者的标化平均差异值(SMD)分别有认知(SKT)(MD = -0.52,95% CI:-0.98~ -0.05,P = 0.03)、日常生活活动(ADL)(MD = -0.44,95%CI:-0.68~ -0.19,P< 0.001)和总体印象(ADCS-CGIC)(MD = -0.52,95% CI:-0.92~ -0.12,P = 0.01),以及神经精神症状(NPI)总分(MD = -3.85,95% CI:-4.50~ -3.21,P< 0.001)(图 3-2-24)和照料者痛苦评分(CDS)(MD = -2.30,95% CI:-2.68~ -1.91,P< 0.001)[36](图 3-2-25)。基于 6 项试验[26-29,32,33]的荟萃分析显示,EGb761 与安慰剂组之间的不良事件发生率无显著差异(P = 0.82)(图 3-2-26)。这些为推荐 EGb761 以 240mg 的日剂量用于治疗痴呆伴 BPSD 提供了有效的证据。

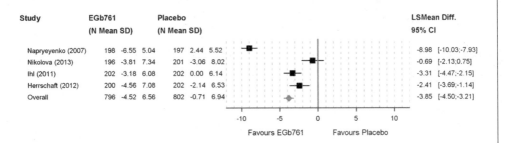

图 3-2-24　EGb761(240mg/d)对痴呆伴 BPSD
患者 NPI 总分影响的森林图[36]

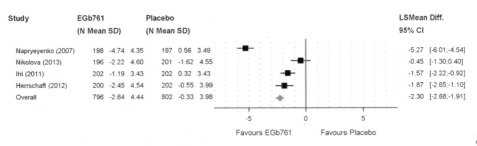

图 3-2-25　EGb761(240mg/d)对痴呆伴 BPSD
患者 CDS 总分影响的森林图[36]

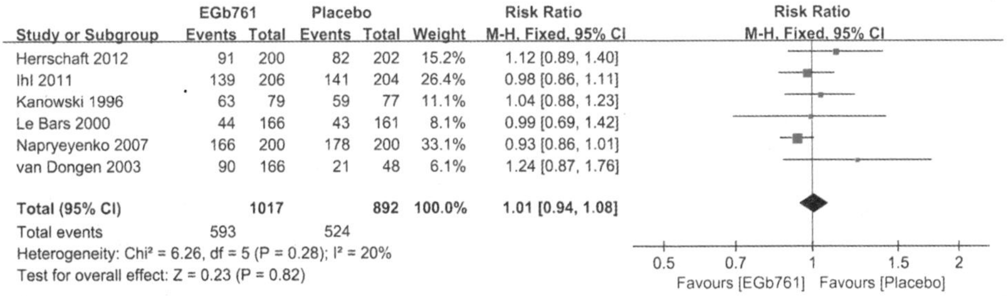

237

	EGb761		Placebo			Risk Ratio	Risk Ratio
Study or Subgroup	Events	Total	Events	Total	Weight	M-H, Fixed, 95% CI	M-H, Fixed, 95% CI
Herrschaft 2012	91	200	82	202	15.2%	1.12 [0.89, 1.40]	
Ihl 2011	139	206	141	204	26.4%	0.98 [0.86, 1.11]	
Kanowski 1996	63	79	59	77	11.1%	1.04 [0.88, 1.23]	
Le Bars 2000	44	166	43	161	8.1%	0.99 [0.69, 1.42]	
Napryeyenko 2007	166	200	178	200	33.1%	0.93 [0.86, 1.01]	
van Dongen 2003	90	166	21	48	6.1%	1.24 [0.87, 1.76]	
Total (95% CI)		1017		892	100.0%	1.01 [0.94, 1.08]	
Total events	593		524				
Heterogeneity: Chi² = 6.26, df = 5 (P = 0.28); I² = 20%							
Test for overall effect: Z = 0.23 (P = 0.82)							

图 3-2-26　EGb761 和安慰剂不良事件发生率的森林图

具体推荐:

　　高剂量银杏叶提取物 EGb761(240mg/d)对轻中度 VaD 患者的认知功能和总体印象有益,与 AD 之间并无显著性差异(Ⅱ类证据,B 级推荐),且对 VaD 神经精神症状有效(Ⅱ类证据,B 级推荐)。

参 考 文 献

1. O' Brien JT, Erkinjuntti T, Reisberg B, et al. Vascular cognitive impairment. Lancet Neurol, 2003, 2(2):89-98.

2. Kalaria RN, Kenny RA, Ballard CG, et al. Towards defining the neuropathological substrates of vascular dementia. J Neurol Sci, 2004, 226(1-2):75-80.

3. Hachinski V, Iadecola C, Petersen RC, et al. National Institute of Neurological Disorders and Stroke-Canadian Stroke Network (NINDS-CSN) vascular cognitive impairment harmonization standards. Stroke, 2006, 37(9):2220-2241.

4. Jia J, Wang F, Wei C, et al. The prevalence of dementia in urban and rural areas of China. The prevalence of dementia in urban and rural areas of China. Alzheimers Dement, 2014, 10(1):1-9.

5. Leys D, Hénon H, Mackowiak-Cordoliani MA, et al. Poststroke dementia. Lancet Neurol, 2005, 4(11):752-759.

6. Chui H. Vascular dementia, a new beginning: shifting focus from clinical phenotype to ischemic brain injury. Neurol Clin, 2000, 18(4):951-978.

7. Dichgans M, Markus HS, Salloway S, et al. Donepezil in patients with subcortical vascular cognitive impairment: a randomised double-blind trial in CADASIL. Lancet Neurol, 2008, 7(4):310-318.

8. Pratt RD, Perdomo CA. Donepezil-treated patients with probable vascular dementia demonstrate cognitive benefits. Ann N Y Acad Sci, 2002, 977(1):513-522.

9. Erkinjuntti T, Kurz A, Gauthier S, et al. Efficacy of galantamine in probable vascular dementia and Alzheimer's disease combined with cerebrovascular disease: a randomized trial. Lancet, 2002, 59(9314):1283-1290.

10. Black S, Román GC, Geldmacher DS, et al. Efficacy and tolerability of donepezil in vascular dementia positive results of a 24 weeks, multicenter, international, randomized, placebo controlled clinical trial. Stroke, 2003, 34(10):2323-2330.

11. Wilkinson D, Doody R, Helme R, et al. Donepezil in vascular dementia: A randomized, placebo-controlled study. Neurology, 2003, 61(4):479-486.

12. Mok V, Wong A, Ho S, et al. Rivastigmine in Chinese patients with subcortical vascular dementia. Neuropsychiatr Dis Treat, 2007, 3(6):943-948.

13. Auchus AP, Brashear HR, Salloway S, et al. Galantamine treatment of vascular dementia: a randomized trial. Neurology, 2007, 69(5):448-458.

14. Ballard C, Sauter M, Scheltens P, et al. Efficacy, safety and tolerability of rivastigmine capsules in patients with probable vascular dementia: the VantagE study. Cur Med Res Opin, 2008, 24(9): 2561-2574.

15. Gorelick PB, Scuteri A, Black SE, et al. Vascular contributions to cognitive impairment and dementia: a statement for healthcare professionals from the american heart association/american stroke association. Stroke, 2011, 42(9):2672-2713.

16. Román GC, Salloway S, Black SE, et al. Randomized, placebo-controlled, clinical trial of donepezil in vascular dementia: differential effects by hippocampal size. Stroke, 2010, 41(6):

1213-1221.

17. Orgogozo J, Rigaud A, Stöffler A, et al. Efficacy and safety of memantine in patients with mild to moderate vascular dementia: A randomized, placebo-controlled trial (MMM 300). Stroke, 2002, 3(7): 1834-1839.

18. Wilcock G, Mobius H, Stoffler A, et al. A double-blind, placebo-controlled multicenter study of memantine in mild to moderate vascular dementia (MMM500). Int Clin Psychopharmacol, 2002, 7(6): 297-305.

19. Möbius HJ, Stöffler A. New approaches to clinical trials in vascular dementia: memantine in small vessel disease. Cerebrovasc Dis, 2002, 13(Suppl 2): 61-66.

20. Kavirajan H, Schneider LS. Efficacy and adverse effects of cholinesterase inhibitors and memantine in vascular dementia: a meta-analysis of randomised controlled trials. Lancet Neurol, 2007, 6(9): 782-792.

21. Saletu B, Paulus E, Linzmayer L, et al. Nicergoline in senile dementia of Alzheimer type and multi-infarct dementia: a double-blind, placebo controlled, clinical and EEG/ERP mapping study. Psychopharmacology, 1995, 117(4): 385-395.

22. Herrmann W, Stephan K, Gaede K, et al. A multicenter randomized double-blind study on the efficacy and safety of nicergoline in patients with multi-infarct dementia. Dement Geriatr Cogn Disord, 1997, 8(1): 9-17.

23. 翟金霞, 李作汉. 尼麦角林治疗血管性认知功能障碍的前瞻性、多中心临床研究. 中华老年医学杂志, 2003, 22(11): 666-668.

24. 卢家红, 吕传真, 洪震. 尼麦角林治疗血管性痴呆的前瞻性、双盲、多中心研究. 中华神经科杂志, 2001, 34(2): 88-91.

25. Fioravanti M, Flicker L. Efficacy of nicergoline in dementia and other age associated forms of cognitive impairment. Cochrane Database Syst Rev, 2004, (4): CD003159.

26. Kanowski S, Herrmann WM, Stephan K, et al. Proof of efficacy of the ginkgo biloba special extract EGb 761 in outpatients suffering from mild to moderate primary degenerative dementia of the Alzheimer type or multi-infarct dementia. Pharmacopsychiatry, 1996, 29(2): 47-56.

27. Le Bars PL, Kieser M, Itilb KZ. A 26-week analysis of a double-blind, placebo-controlled trial of the Ginkgo biloba extract EGb 761® in dementia. Dement Geriatr Cogn Disord, 2000, 11(4): 230-237.

28. van Dongen M, van Rossum E, Kessels A, et al. Ginkgo for elderly people with dementia and age-associated memory impairment: a randomized clinical trial. J Clin Epidemiol, 2003, 56(4): 367-376.

29. Napryeyenko O, Borzenko I, the GINDEM-NP Study Group. Ginkgo biloba special extract in dementia with neuropsychiatric features. Arzneimittel for schung, 2007, 57(1): 4-11.

30. Napryeyenko O, Sonnik G, Tartakovsky I. Efficacy and tolerability of Ginkgo biloba extract EGb 761® by type of dementia: Analyses of a randomised controlled trial. J Neurol Sci, 2009, 283(1-2): 224-229.

31. Ihl R, Bachinskaya N, Korczyn A, et al. Efficacy and safety of a once-daily formulation of Ginkgo

biloba extract EGb 761 ® in dementia with neuropsychiatric features. A randomized controlled trial. Int J Geriatr Psychiatry,2011,6(11):1186-1194.

32. Herrschaft H,Nacu A,Likhachev S,et al. Ginkgo biloba extract EGb 761 ® in dementia with neuropsychiatric features:A randomised,placebo-controlled trial to confirm the efficacy and safety of a daily dose of 240 mg. J Psychiatr Res,2012,46(6):716-723.

33. Ihl R,Tribanek M,Bachinskaya N,et al. Efficacy and Tolerability of a Once Daily Formulation of Ginkgo biloba Extract EGb 761 ® in Alzheimer's Disease and Vascular Dementia:Results from a Randomised Controlled Trial. Pharmacopsychiatry,2012,45(2):41-46.

34. Bachinskaya N,Hoerr R,Ihl R. Alleviating neuropsychiatric symptoms in dementia:the effects of Ginkgo biloba extract EGb 761. Findings from a randomized controlled trial. Neuropsychiatr Dis Treat,2011,7:209-215.

35. Gauthier S,Schlaefke S. Efficacy and tolerability of Ginkgo biloba extract EGb 761 ® in dementia:a systematic review and meta-analysis of randomized placebo-controlled trials. Clin Interv Aging,2014,9:2065-2077.

36. von Gunten A,Schlaefke S,Überla K. Efficacy of Ginkgo biloba extract EGb 761 ® in dementia with behavioural and psychological symptoms:A systematic review. World J Biol Psychiatry,2016,17(8):622-633.

37. Savaskan E,Mueller H,Hoerr R,et al. Treatment effects of Ginkgo biloba extract EGb 761 ® on the spectrum of behavioral and psychological symptoms of dementia:meta-analysis of randomized controlled trials. Int Psychogeriatr,2017,21:1-9.

240

第三节　路易体病的药物治疗

主要推荐:

1. 多奈哌齐或卡巴拉汀可用于治疗 LBD(Ⅰ类证据,A级推荐),加兰他敏可考虑用于治疗 PDD(Ⅲ类证据,C级推荐)。

2. 盐酸美金刚用于治疗 LBD(Ⅱ类证据,B级推荐)。

3. LBD 患者应慎用神经安定类药物(Ⅱ类证据,B级推荐),避免使用典型抗精神病药物(Ⅱ类证据,A级推荐)。

4. 氯氮平或匹莫范色林可考虑用于治疗 LBD 妄想和幻觉等精神症状目前尚缺乏研究证据支持(D级推荐)。

5. 喹硫平可考虑用于短期治疗 DLB 精神症状(Ⅱ类证据,C级推荐)。

6. 左旋多巴可用于治疗 LBD 的运动症状(Ⅱ类证据,B级推荐)。

7. 抗抑郁药物用于治疗 LBD 情绪症状尚需高质量证据支持(Ⅲ类证据,C级推荐)。

8. 莫达非尼可考虑用于治疗 PDD 患者白天嗜睡(D级推荐)。

9. 阿莫达非尼用于治疗 DLB 嗜睡尚需高质量证据支持(Ⅲ类证据,C级推荐)。

路易体痴呆（dementia with Lewy bodies，DLB）是除阿尔茨海默病（Alzheimer's disease，AD）以外最常见的神经变性病痴呆，约占痴呆的 10% ~ 15%[1]。帕金森病痴呆（Parkinson's disease dementia，PDD）是帕金森病的非运动并发症之一。DLB 与 PDD 有相似的临床表现，都以视空间和执行功能损害为主要特征，同时伴运动症状和其他非运动症状，如睡眠障碍（RBD）、抑郁、幻觉和自主神经功能紊乱等，且从病理角度也很难将它们完全区分，临床治疗方案也很相似，通常采用多种药物治疗模式，即多个药理学治疗靶点，一般包括帕金森病运动症状、认知功能损害、精神症状和自主神经功能障碍。因此，本指南将 DLB 和 PDD 归入路易体病（Lewy body disease，LBD）范畴一并讨论，以探讨两者在治疗中的共同点和不同之处。

虽然，Meynert 基底核深部脑刺激（DBS）已被提议作为 PDD 的治疗选择，且低频 Meynert 基底核 DBS 在 PDD 患者中是安全的，但并未观察到主要认知结局的改善[2]。因此，至今为止药物治疗仍然是 PDD 治疗的首选。遗憾的是用于此类疾病的治疗药物非常有限，均为对症治疗。虽然近年来开展了关于 LBD 临床疾病修饰治疗的药物临床试验，但是基于证据的推荐治疗目前还非常不足[3]。此外，一些改善帕金森病症状的药物，是否同样适用于 PDD 还不是十分肯定，如批准用于治疗 PD 精神症状的新药匹莫范色林（pimavanserin）是否对 DLB 的幻觉有效[4]，改善白天睡眠增多的莫达非尼是否会改善 DLB 的认知波动等[5]。此类疾病对某些药物（如神经安定类药物）治疗可能存在过度敏感反应，所以在多种药物联合治疗时应该警惕这种情况发生。临床需要撤换或添加新药时一定从小剂量开始，缓慢增加剂量，权衡利弊，不要突然停药或换药。

新近两项研究对 DLB 或 PDD 相关的药物进行了系统评价。其中一项研究专门评价了用于 DLB 的临床研究，包括随机安慰剂对照试验及观察性研究，包括了 44 个研究，涉及 22 项治疗药物，荟萃分析显示多奈哌齐和卡巴拉汀对认知和精神症状有益，卡巴拉汀明显增加轻中度不良事件的发生，而多奈哌齐耐受良好。缺少加兰他敏治疗 DLB/PDD 的随机安慰剂对照试验。描述性研究提示加兰他敏、莫达非尼、左旋多巴、罗替戈汀、氯氮平、度洛西汀、氯硝西泮、雷莫替尼、加巴喷丁、唑尼沙胺和抑肝散对某些症状可能有些益处；吡拉西坦、金刚烷胺、司来吉兰、奥氮平、喹硫平、利培酮和西酞普兰似乎没有效果[6]。

一、痴呆症状的药物治疗

一项纳入 6 项试验的系统综述显示，已有的证据支持 PDD 患者使用胆碱酯酶抑制剂，对总体评估、认知功能、行为障碍和日常生活能力具有积极影响，但对 DLB 的影响不清楚[7]。随后，4 项系统综述和荟萃分析一致认为，胆碱酯酶抑制剂（多奈哌齐、卡巴拉汀）对 DLB/PDD 的认知障碍、精神行为症状和日常生活能力均有中等疗效,且不加重运动症状[6,8,9,10]。

卡巴拉汀 3~12mg/d 治疗 PDD 患者(n=541)显著改善认知功能(ADAS-cog)(WMD=-2.80,95% CI:-4.26~-1.34,与安慰剂比 P=0.0002)和日常生活能力(ADCS-ADL)(WMD=2.50,95% CI:0.43~4.57,与安慰剂比 P=0.02),较常见的副反应多为胆碱能样反应,如恶心、呕吐、震颤和腹泻(发生率:29.0%、16.6%、10.2% 和 7.2%),而安慰剂组上述不良反应症状发生率分别是 11.2%、1.7%、3.9% 和 4.5%,但会短时期加重 PDD 患者的震颤症状,且与卡巴拉汀剂量呈正相关,但不加重其他 PD 运动症状[11]。卡巴拉汀6~12 mg/d 在 DLB 患者中产生统计学和临床上显著的行为效应,如果单独滴定,似乎耐受良好[12]。

多奈哌齐 5 或 10mg/d 治疗显著改善 DLB 患者(n=140)认知功能(MMSE)(5 mg:3.8;95% CI:2.3~5.3;与安慰剂比 P<0.001,下同;10 mg:2.4;95% CI:0.9~3.9;P=0.001)和总体印象(CIBIC+)(各自 P<0.001)以及行为测量(NPI)(P<0.001)和护理负担(Zarit caregiver burden interview, ZCBI)(P=0.004)[13]。MMSE 评分改善与血浆多奈哌齐浓度显著相关(P=0.040),而剂量(贡献率 0.39,P<0.0001)和年龄(贡献率 0.12,P=0.0003)又与血浆多奈哌齐浓度显著相关[14]。多奈哌齐治疗 PDD(n=550)也显示了明显的认知功能(MMSE,与安慰剂比 P≤0.007)改善效益,这种效益具有显著的剂量依赖性,(与安慰剂的差异:5mg 组 ADAS-cog -2.08,P=0.002;10mg 组-3.31,P<0.001;5mg 组 CIBIC-plus 3.7,P=0.113;10mg 组 3.6,P=0.040)[15]。多奈哌齐治疗 DLB/PDD 不增加运动症状[8,13-16],但如果突然停药会出现神经精神症状的"反跳"现象,虽然重复既往的治疗方案可能会逆转疾病的恶化,但维持治疗方案一段较长的时间,避免换药太勤是有必要的[17,18]。

加兰他敏 8mg/d 治疗 4 周后改为 18mg/d,可以显著改善所有 PD 患者的认知障碍严重程度测量(MMSE,P<0.005;ADAS-cog,P<0.005),30%(7 例)出现副作用,包括流涎增加(5 例)、体位性低血压(2 例)增加,震颤增加(2 例),恶心(2 例)和尿频(1 例)。此为开放式研究,质量评分仅 50%[19]。截止 2017 年,盐酸美金刚治疗 LBD 的高质量临床研究很有限。一项研究显示,盐酸美金刚治疗 DLB(n=75)/PDD(n=120)患者,盐酸美金刚除轻微改善总体印象(ADCS-CGI)外(P=0.023),对认知功能、日常生活质量和用药后副作用发生率、脱落率与安慰剂没有明显差异[20]。最近的研究显示,盐酸美金刚治疗 DLB(n=21)/PDD(n=30)患者可以改善认知测试方面的注意力和情景再认记忆。盐酸美金刚联合胆碱酯酶抑制剂治疗 PDD 或是 DLB 的证据不足[21]。

早在 2006 年,美国神经病学会(AAN)帕金森病抑郁症、精神障碍和痴呆治疗指南推荐:多奈哌齐或卡巴拉汀用于 PDD 治疗(B 级),卡巴拉汀用于 DLB 治疗(B级)[22]。2011年,国际运动障碍学会循证医学综述更新PD非运动症状治疗推荐,认为卡巴拉汀治疗PDD有效,多奈哌齐和加兰他敏治疗PDD的证据不足。盐酸美金刚治疗PDD的证据不足[28]。然而,从新的研究证据来看,多奈哌齐对PDD有认知和总体的剂量依赖性益处,对DLB的认知和总体也有效。卡巴拉汀对PDD/DLB的认知功能和日常生活能力有效,加兰他敏对PDD的认知有效,但盐酸美金刚对PDD/DLB总体印象的证据不足。

具体推荐:

1. 多奈哌齐5mg/d或10mg/d治疗DLB,对认知功能和总体印象有效(Ⅰ类证据,A级推荐),对PDD的认知和总体有剂量依赖性益处(Ⅰ类证据,B级推荐)。

2. 卡巴拉汀3~12mg/d治疗PDD/DLB,对认知功能和日常生活能力有效(Ⅰ类证据,A级推荐),需滴定剂量,以减少副反应(Ⅰ类证据,A级推荐)。

3. 加兰他敏8mg/d治疗4周后改为18mg/d治疗PDD,对认知障碍有效(Ⅲ类证据,C级推荐)。

4. 盐酸美金刚可以轻微改善LBD患者总体印象(Ⅱ类证据,B级推荐),盐酸美金刚联合胆碱酯酶抑制剂治疗PDD或是DLB的证据不足(Ⅱ类证据,B级推荐)。

二、精神症状的药物治疗

在LBD患者的精神行为症状中,最常见的是视幻觉,还有谵妄、焦虑、行为异常等症状。临床首推非药物治疗的DICE方法,即描述症状、调查原因、创建并实施治疗计划、评估推荐的治疗策略是否被尝试和有效的策略[23]。当非药物治疗无效或作用强度不够时,一般多选用胆碱酯酶抑制剂。如果胆碱酯酶抑制剂无效或更多急性行为症状需要控制,则可能难以避免对非典型抗精神病药的谨慎试用。

开放式药物研究提示,三种胆碱酯酶抑制剂对LBD精神症状均有效。但随机安慰剂对照临床试验证实,明显有效的仅有卡巴拉汀和多奈哌齐[11,13]。非典型抗精神病药能有效减少LBD的精神病症状,但不良反应风险也高。80%DLB患者接受神经安定药物中,81%有敏感反应,其中54%为严重敏感反应[24]。应避免使用典型的抗精神病药物[25,26]。

卡巴拉汀[12]和多奈哌齐[13,27]对DLB幻觉为代表的精神症状有效。采用以前卡巴拉汀研究报道的DLB主要症状集群(妄想、幻觉、冷漠和抑郁)的4项神经精神指数(NPI-4)计算总分[12],发现多奈哌齐5mg/d和10mg/d治疗DLB患者12周,显著改善NPI-4分数,分别与安慰剂比较有显著差异($P=0.008$和$P=0.006$),其中NPI-2(最常见的视幻觉和认知波动)分数的效果更好(与安慰剂比较,分别$P<0.001$)[13]。多奈哌齐5mg/d长期给药在DLB患者中耐受性良

好,并预期显示出持久的效果,改善认知功能受损和精神症状长达 52 周[27]。虽然多奈哌齐对 PDD 尚缺乏结果一致的高质量证据[7,8,16,28],但合并与行为障碍评分量表有关的连续数据显示,多奈哌齐治疗 DLB/PDD 和 PD 认知损害(CIND-PD)患者的精神行为症状显著改善(SMD=−0.20,95% CI:−0.36~−0.04,与安慰剂比较,$P=0.01$)[7]。

最近的荟萃分析显示,在合并改善行为障碍数据中,卡巴拉汀对 DLB 患者 NPI 分数变化明显好于安慰剂(SMD=−0.21,95% CI:−0.37~−0.04,$P=0.01$,$I^2=0\%$,2 项比较,n=620)[8]。加兰他敏[1,28]对 PDD 尚缺乏结果一致的高质量证据,开放性研究显示,与安慰剂相比,加兰他敏治疗 PD 患者在改善认知障碍(MMSE,$P<0.005$;ADAS-cog,$P<0.005$;CDT,$P<0.005$)同时,也改善神经精神指数(NPI,$P<0.01$)和亲属痛苦评估(ADR,$P<0.01$)[28]。盐酸美金刚对 DLB 患者的 NPI 评分仅有微弱的改善效果(均差-5.9,95%CI:−11.6~−0.2,$P=0.041$),而对 PDD 患者无益(均差-1.4,95%CI:−5.9~3.0,$P=0.522$),所有患者分析结果同样没有显著性差异(均差-2.9,95%CI:−6.3~0.5,$P=0.092$)[20],对 PDD/DLB 总体印象(CGIC)有轻度改善(均差-0.65,95% CI:−1.28~−0.01)[29]。

新型非典型抗精神病药物,如喹硫平(quetiapine)、氯氮平(clozapine)、奥氮平(olanzapine),可能与传统药物比在 LBD 中具有理论上的优势[25]。虽然喹硫平在两项随机对照试验中尚未确定有效[30,31],没有足够的证据来断定喹硫平治疗 PD 精神病的疗效[28]。然而,因为其耐受性、易用性和在众多开放性报告中显示的效用,所以它是 PD 精神症状的常用一线治疗药物[30-33]。80%帕金森病患者和 90%DLB 患者使用喹硫平后会部分缓解精神症状,但有 32%帕金森病患者和 27%DLB 患者使用喹硫平期间会出现运动功能恶化[34]。

奥氮平与喹硫平一样同属我国最常用的非典型抗精神病药物[35],但所有 3 项安慰剂对照试验均未显示奥氮平治疗 PD 精神症状有明显改善,反而还会加重患者的运动症状和部分精神症状达 33%~80%[36],提示奥氮平治疗 PD 精神病效果不佳,甚至在低剂量时也会导致不能耐受的运动功能恶化[37-39]。因此,国际运动障碍学会循证医学综述更新的 PD 非运动症状治疗章节,奥氮平仍然未被推荐用于 PD 精神症状的治疗[28]。

氯氮平随机对照试验的一致证据以为其治疗 PD 精神症状有效[28,40-42]。与安慰剂相比,氯氮平随机对照试验 4 周后再继续 12 周的开放延长,患者在精神病结局测量方面具有显著改善,有效率达 62.5%,没有运动恶化[28,41,42]。但由于存在粒细胞减少的风险,需要早期进行监测,虽然罕见(0.38%),但可能危及生命[40,43]。因此,氯氮平被美国神经病学会(AAN)帕金森病抑郁症、精神障碍和痴呆治疗指南推荐为 PD 精神症状的唯一临床用药,并建议采用剂量滴定法加量(常用剂量 6.25~25mg/d 或 50mg/d),治疗的前 1~3 个月应多次查血常规,警惕粒细胞减少症发生。常见副作用:发作性糊涂、镇静、震颤、便秘和谵妄[22]。

其他非典型抗精神病药物如利培酮(risperidone)在 PD 精神病方面尚未进行双盲安慰剂对照研究,数据仍不一致。尽管一些报道显示药物耐受性良好,而且运动症状没有恶化[44,45],但是大多数研究显示,帕金森综合征发生严重恶化[46,47]。2 个小样本开放式研究显示,阿立哌唑(aripiprazole)使 PD 患者运动症状恶化,而精神症状仅有轻度改善[48,49]。在一项开放标签试验中,只有 2/8 的 PD 患者显示精神病几乎完全消失,另外 6 例患者在 40 天内停用阿立哌唑,2 例患者帕金森综合征加重[49]。病例报告显示常见运动症状恶化[50],故暂不推荐这两种药物用于治疗 LBD 精神症状。

由于临床安慰剂对照研究资料欠缺,典型抗精神病药物不建议应用,因其药物副作用较非典型抗精神病药更多[25]。另外抗精神病药物有潜在的严重副作用,尤其是增加心梗和卒中风险、增加死亡率、加重帕金森病症状和认知损害,出现严重或致命的神经抑制反应的比率高达 50%,即使非典型抗精神病药也是如此[24]。因此,临床上要慎用,在谨慎评估利弊后,可以应用小到中等剂量,但要在严密的监护下维持最短的疗程,并需要与照料者协商,有可能的话和患者本人商量用药。

新一代 5-HT$_{2A}$ 受体反向激动剂匹莫范色林(pimavanserin)已被美国 FDA 批准应用于治疗 PD 精神症状,特别是妄想和幻觉。Ⅲ期临床研究证实,采用该药 40mg/d 治疗 PD 精神病患者(n=199),修订的 PD 阳性症状量表(SAPS-PD)减少 5.70 分(与安慰剂相差 -3.06,95% CI:-4.91~-1.20;P=0.001),精神症状改善率达 37%,不加重运动症状(它不影响 DA 受体),每天一次 34~40mg,不需滴定,药物副作用发生率约占 5%,常见有下肢水肿、泌尿系感染、跌倒、意识模糊和幻觉等,有 QT 延长的患者应慎用[3,4]。

总之,胆碱酯酶抑制剂可以改善 LBD 患者的精神症状,卡巴拉汀对精神行为症状的益处更适应于 DLB,卡巴拉汀不良事件的风险发生略高,而多奈哌齐既对 DLB 也对 PDD 有益,加兰他敏改善 PD 精神行为症状的高质量证据欠缺。盐酸美金刚改善 LBD 患者总体印象和精神症状与安慰剂比有微弱的优势。氯氮平应该考虑用于 PD 精神症状,但需监测血液中粒细胞。喹硫平可以考虑用于 DLB 治疗,但需关注运动症状。不推荐奥氮平用于治疗 PD 精神症状,存在较大的加重运动症状和部分精神症状风险。美国神经病学会(AAN)和国际运动障碍学会(MDS)都推荐:对于 PD 精神障碍,应考虑使用氯氮平(B 级),可考虑喹硫平(C 级),但不应考虑奥氮平(B 级)。对于 PDD 应考虑多奈哌齐或卡巴拉汀治疗(B 级),DLB 应考虑卡巴拉汀(B 级)[22,40]。此外,匹莫范色林显示了治疗 PD 妄想和幻觉的肯定疗效,且副作用小。尽管该指南之后发表了不少的新的研究证据,但缺乏用于 DLB/PDD 的研究证据支持。

245

🦠 **具体推荐：**

1. 多奈哌齐或卡巴拉汀应考虑用于治疗 LBD 精神行为症状(Ⅰ 类证据,A 级推荐)。

2. 加兰他敏用于治疗 PD 精神行为症状尚需高质量证据支持(Ⅱ 类证据,B 级推荐)。

3. 盐酸美金刚可以轻微改善 DLB 精神行为症状(Ⅱ 类证据,C 级推荐)。

4. 氯氮平治疗 PD 精神症状有效,但需采用滴定法加量并监测血液粒细胞(Ⅱ 类证据,B 级推荐),目前缺乏用于 PDD 或 DLB 的研究证据(D 级推荐)。

5. 喹硫平可以考虑用于短期治疗 DLB 精神症状,但需关注运动症状(Ⅱ类证据,C 级推荐)。

6. 奥氮平不应考虑用于治疗 LBD 精神症状,以免加重患者的运动症状和部分精神症状(Ⅱ 类证据,B 级推荐)。

7. 匹莫范色林治疗 PD 妄想和幻觉等精神症状有效(Ⅱ 类证据,B 级推荐),但用于 LBD 目前尚缺乏研究证据支持(D 级推荐)。

8. 绝大多数 LBD 患者对神经安定类药物有敏感反应和严重敏感,应谨慎使用(Ⅱ 类证据,A 级推荐);典型抗精神病药物有增加心梗和卒中风险,增加死亡率、加重运动症状和认知损害,出现严重或致命的神经抑制反应,应避免使用(Ⅱ 类证据,A 级推荐)。

三、运动症状的药物治疗

抗帕金森病运动症状治疗的各种药物中,左旋多巴(l-dopa)被推荐首选单独用于治疗 DLB 和 PDD 及 PD 非痴呆患者,32% ~ 50% 的患者会有运动症状(UPDRS Ⅲ)改善[51,52]。然而,一项小样本的急性左旋多巴试验显示,55%DLB 患者和 90%PD 患者有阳性反应。在 6 个月的随访中,与急性 DLB 无应答者相比,急性 DLB 应答者表现出更大的运动益处。这种改善与在 PD 患者中观察到的改善类似。然而,在一年的随访中,与急性 PD 应答者相比,急性 DLB 应答者表现出 UPDRS Ⅲ评分较快恶化,这意味着左旋多巴功效的降低[53]。

在 DLB 运动症状治疗中,左旋多巴应从小剂量开始,缓慢加量达到缓解 50% 以上症状所需的剂量后尽量长时间维持治疗,大约有三分之一的患者因增加左旋多巴剂量会出现精神症状[54]。因担心引起意识紊乱和精神症状,其他的抗帕金森病药物如司来吉兰、金刚烷胺、儿茶酚氧位甲基转移酶(COMT)抑制剂,抗胆碱能药和多巴胺受体激动剂使用受到一定限制,目前关于它们治疗 DLB 的临床研究不多[6]。

关于 PDD 运动症状的临床治疗方案基本与抗 PD 的药物相同,当 PDD 临床确诊后,主要以左旋多巴治疗运动症状,有效率达 65% ~ 70%[51],罗替高汀(rotigotine)可以减轻 PDD 患者的残疾程度和焦虑症状[55],其他抗帕金森病药物如司来吉兰和金刚烷胺缓解 PDD 症状不理想[6]。

具体推荐：

小剂量的左旋多巴单一疗法可用于治疗 LBD 的运动症状（Ⅱ类证据，B级推荐）。

四、自主神经症状的药物治疗

LBD 自主神经功能障碍治疗涉及体位性低血压、性功能障碍、肠胃动力低下问题、流口水、睡眠和觉醒障碍，以及抑郁和焦虑。首先应该考虑的是抗抑郁问题，但关于该症状的临床合理治疗方案比较缺乏，药物治疗研究证据非常有限。

一般 5-羟色胺再摄取抑制剂（SSRI）和 5-羟色胺-去甲肾上腺素再摄取抑制剂（SNRI）被推荐用于抑郁症的药物治疗[1,6]，虽然开放式研究显示艾司西酞普兰治疗 PD 抑郁症耐受性良好，并与抑郁症状评分显著下降相关，但应答率和缓解率分别仅为 21% 和 14%[56]。安慰剂随机对照研究显示，西酞普兰治疗 PD 抑郁症 14 天和 30 天后抑郁评定量表得分改善[57]。PD 试验证实舍曲林具有改善 PD 患者抑郁症的作用，且不加重运动症状[58]，但对 PD 患者痴呆阶段是否有效尚缺乏证据。

基于现有的证据，三环类药物（TCA）去甲丙咪嗪（desipramine）和去甲替林（nortriptyline）治疗 PD 抑郁可能有效，但对痴呆阶段是否有效尚缺乏证据，且所有 2 项研究都没有超过 3 个月[59,60]，意味着即使使用，也要谨慎考虑长期疗程带来的风险。阿米替林（amitriptyline）治疗正在研究中，尚无足够的证据支持用于治疗 PD 抑郁。不过，TCA 在没有专门监测的情况下具有可接受的风险[28]。

PD 患者出现快速眼动期睡眠行为障碍（RBD）者可以睡前服用褪黑激素（melatonin）3mg[61] 或氯硝西泮 0.25mg[62]，或喹硫平 12.5mg，或拉米替隆（ramelteon）等治疗[28,40]。这些药物都应逐渐加量，并观察疗效和相关不良反应的发生率[23]。

随机盲法对照研究显示，莫达非尼（modafinil）（100～200mg/d）改善 PD 患者白天嗜睡[63]，也可能改善 DLB 注意和精神状态[64]。阿莫达非尼（armodafinil）（125～250 mg/d）改善 DLB 嗜睡、觉醒维持和总体印象，且无不良事件发生。但该研究为非随机对照，有效性和耐受性还有待于进一步研究[65]。路易体痴呆和帕金森病痴呆治疗证据汇总见表 3-3-1。

具体推荐：

1. 抗抑郁药物用于治疗 LBD 情绪症状尚需高质量证据支持（Ⅲ类证据，C级推荐）。

2. 莫达非尼用于治疗 PD 患者白天嗜睡（Ⅱ类证据，C级推荐），但用于 LBD 目前尚缺乏研究证据支持（D级推荐）。

3. 阿莫达非尼用于治疗 DLB 患者嗜睡尚需高质量证据支持（Ⅲ类证据，C级推荐）。

表 3-3-1　路易体痴呆和帕金森病痴呆的治疗证据汇总

	路易体痴呆 (DLB)	帕金森病痴呆 (PDD)	说明
认知功能			
乙酰胆碱酯 酶抑制剂	有效	有效	Ⅰ类证据支持卡巴拉汀[11]和多奈哌 齐[15]对 PDD 的疗效,Ⅱ类证据支持卡巴 拉汀[12]和多奈哌齐[13]对 DLB 的疗效
盐酸美金刚	证据不充分	证据不充分	总体印象具有小的显著差异[20]。
帕金森病症状			
左旋多巴	证据不充分	有效	对 DLB 的作用不如帕金森病[54],或增加 DLB 的精神症状[55]
幻觉			
乙酰胆碱酯 酶抑制剂	有效	证据不充分	卡巴拉汀[12]和多奈哌齐[13,27]对 DLB 有 效,但多奈哌齐[1,16,7]和加兰他敏[1,28]对 PDD 缺乏结果一致的高质量证据[27]
抗精神病药	证据不足, 可能加重 病情	存在争议	PD 试验证实氯氮平[41]和匹莫范色林[5] 有效,利培酮[46,47]、奥氮平[36-39]可能无 效,还会导致不能耐受的运动功能恶化, 喹硫平对 PDD 结果不一致[30-33,51],且会 加重 DLB 运动症状[34]
抑郁、焦虑			
抗抑郁药	证据不充分	证据不充分	PD 试验证实舍曲林等 SSRI 类具有改善 抑郁的作用,且不加重运动症状,但对痴 呆阶段是否有效尚缺乏证据[59]
快速眼动睡眠 行为异常			
褪黑素	证据不充分	证据不充分	PD 患者非随机对照试验证据[61]。
氯硝西泮	证据不充分	证据不充分	非随机对照试验证据[62]
白天睡眠增多			
莫达非尼 阿莫达非尼	证据不充分 证据不充分	证据不充分 证据不充分	PD 患者的随机对照试验[63],DLB 的非随 机对照试验[64],DLB 的非随机对照 试验[65]

参 考 文 献

1. Walker Z, Possin KL, Boeve BF, et al. Lewy body dementias. Lancet, 2015, 386（10004）: 1683-1697.

2. Gratwicke J, Zrinzo L, Kahan J, et al. Bilateral Deep Brain Stimulation of the Nucleus Basalis of Meynert for Parkinson Disease Dementia: A Randomized Clinical Trial. JAMA Neurol, 2018, 75（2）:169-178.

3. Velayudhan L, Ffytche D, Ballard C, et al. New therapeutic strategies for Lewy body dementias. Current neurology and neuroscience reports, 2017, 17（9）:68.

4. Cummings J, Isaacson S, Mills R, et al. Pimavanserin for patients with Parkinson's disease psychosis: a randomised, placebo-controlled phase 3 trial. The Lancet, 2014, 383（9916）:533-540.

5. Turner D C, Robbins T W, Clark L, et al. Cognitive enhancing effects of modafinil in healthy volunteers. Psychopharmacology, 2003, 165（3）:260-269.

6. Stinton C, McKeith I, Taylor J P, et al. Pharmacological management of Lewy body dementia: a systematic review and meta-analysis. American Journal of Psychiatry, 2015, 172（8）:731-742.

7. Rolinski M, Fox C, Maidment I, McShane R. Cholinesterase inhibitors for dementia with Lewy bodies, Parkinson's disease dementia and cognitive impairment in Parkinson's disease. Cochrane Database Syst Rev, 2012,（3）:CD006504.

8. Matsunaga S, Kishi T, Yasue I, et al. Cholinesterase inhibitors for Lewy body disorders: a meta-analysis. Int J Neuropsychopharmacol, 2016, 19（2）:pii:pyv086

9. Maidment I, Fox C, Boustani M. Cholinesterase inhibitors for Parkinson's disease dementia. Cochrane Database Syst Rev, 2006,（1）:CD004747.

10. Poewe W, Gauthier S, Aarsland D, et al. Diagnosis and management of Parkinson's disease dementia, Int J Clin Pract, 2008, 62（10）:1581-1587.

11. Emre M, Aarsland D, Albanese A, et al. Rivastigmine for dementia associated with Parkinson's disease. New England Journal of Medicine, 2004, 351（24）:2509-2518.

12. McKeith I, Del Ser T, Spano P F, et al. Efficacy of rivastigmine in dementia with Lewy bodies: a randomised, double-blind, placebo-controlled international study. The Lancet, 2000, 356（9247）: 2031-2036.

13. Mori E, Ikeda M, Kosaka K. Donepezil for dementia with Lewy bodies: A randomized, placebo-controlled trial. Ann Neurol, 2012, 72（1）:41-52.

14. Mori E, Ikeda M, Nakai K, et al. Increased plasma donepezil concentration improves cognitive function in patients with dementia with Lewy bodies: An exploratory pharmacokinetic/pharmacodynamic analysis in a phase 3 randomized controlled trial. J Neurol Sci, 2016, 366:184-190.

15. Dubois B, Tolosa E, Katzenschlager R, et al. Donepezil in Parkinson's disease dementia: A randomized, double-blind efficacy and safety study. Movement disorders, 2012, 27（10）:1230-1238.

16. Ravina B, Putt M, Siderowf A, et al. Donepezil for dementia in Parkinson's disease: a randomised, double blind, placebo controlled, crossover study. Journal of Neurology, Neurosurgery &

Psychiatry,2005,76(7):934-939.

17. Minett TS,Thomas A,Wilkinson LM,et al.What happen when donepezil is suddenly withdrawn? An open label trial in dementia with Lewy bodies and Parkinson's disease with dementia.Int J Geriatr Psychiatry,2003,18(11):988-993.

18. Bhanji NH,Gauthier S.Emergent complications following donepezil switchover to galatamine in three cases of dementia with Lewy bodies.J Neuropsychiatry Clin Neurosci,2003,17(4): 552-555.

19. Litvinenko I,Odinak M,Mogil'naya V,et al.Efficacy and safety of galantamine (reminyl) for dementia in patients with Parkinson's disease (an open controlled trial).Neurosci Behav Physiol, 2008,38:937-945.

20. Emre M,Tsolaki M,Bonuccelli U,et al.Memantine for patients with Parkinson's disease dementia or dementia with Lewy bodies:a randomised, double-blind, placebo-controlled trial.Lancet Neurol,2010,9(10):969-977.

21. Wesnes K,Aarsland D,Ballard C,et al.Memantine improves attention and episodic memory in Parkinson's disease dementia and dementia with Lewy bodies.Int J Geriatr Psychiatry,2015,30 (1):46-54.

22. Miyasaki JM,Shannon K,Voon V,et al.Practice parameter:evaluation and treatment of depression,psychosis,and dementia in Parkinson disease (an evidence-based review):report of the quality standards subcommittee of the American Academy of Neurology.Neurology,2006,66(7): 996-1002.

23. Kales HC,Gitlin LN,Lyketsos CG.Management of neuropsychiatric symptoms of dementia in clinical settings:Recommendations from a multidisciplinary expert panel.J Am Geriatr Soc,2014,62 (4):762-769.

24. Aarsland D,Ballard C,Larsen JP,McKeith I,O' Brien J,Perry R.Marked neuroleptic sensitivity in dementia with Lewy bodies and Parkinson's disease.J Clin Psychiatry,2005,66:633-637.

25. McKeith IG, Dickson DW, Lowe J, et al. Diagnosis and management of dementia with Lewy bodies:third report of the DLB Consortium.Neurology,2005,65(12):1863-1872.

26. McKeith I,Fairbairn A,Perry R,Thompson P,Perry E.Neuroleptic sensitivity in patients with senile dementia of Lewy body type.BMJ 1992,305:673-678.

27. Ikeda M,Mori E,Kosaka K,et al.Long-term safety and efficacy of donepezil in patients with dementia with Lewy bodies:results from a 52-week,open-label,multicenter extension study.Dement Geriatr Cogn Disord,2013,36(3-4):229-241.

28. Seppi K,Weintraub D,Coelho M,et al.Movement Disorder Society Evidence-Based Medicine Review Update:Treatments for the Non Motor Symptoms of Parkinson's Disease.Mov Disord,2011, 26(3):S42-S80.

29. Wang HF,Yu JT,Tang SW,et al.Efficacy and safety of cholinesterase inhibitors and memantine in cognitive impairment in Parkinson's disease,Parkinson's disease dementia,and dementia with Lewy bodies: systematic review with meta-analysis and trial sequential analysis. J Neurol Neurosurg Psychiatry,2015,86(2):135-143.

30. Ondo WG, Tintner R, Voung KD, et al. Double-blind, placebo-controlled, unforced titration parallel trial of quetiapine for dopaminergic-induced hallucinations in Parkinson's disease. Mov Disord, 2005, 20(8): 958-963.

31. Rabey J M, Prokhorov T, Miniovitz A, et al. Effect of quetiapine in psychotic Parkinson's disease patients: A double-blind labeled study of 3 months' duration. Movement disorders, 2007, 22(3): 313-318.

32. Reddy S, Factor SA, Molho ES, et al. The effect of quetiapine on psychosis and motor function in parkinsonian patients with and without dementia. Mov Disord, 2002, 17(4): 676-681.

33. Fernandez HH, Trieschmann ME, Burke MA, et al. Quetiapine for psychosis in Parkinson's disease versus dementia with Lewy bodies. J Clin Psychiatry, 2002, 63(6): 513-505.

34. Fernandez HH, Trieschmann ME, Burke MA, et al. Long-term outcome of quetiapine use for psychosis among Parkinsonian patients. Mov Disord, 2003, 18(5): 510-514.

35. 邢秋泓, 赵坤英, 解恒革. 综合性医院老年住院患者抗精神病药物使用状况的临床分析. 中华老年心脑血管病杂志, 2011, 13(10): 905-908.

36. Moretti R, Torre P, Antonello RM, et al. Olanzapine as a treatment of neuropsychiatric disorders of Alzheimer's disease and other dementias: a 24-month follow-up of 68 patients. Am J Alzheimers Dis Other Demen, 2003, 18(4): 205-214.

37. Goetz CG, Blasucci LM, Leurgans S, et al. Olanzapine and clozapine: comparative effects on motor function in hallucinating PD patients. Neurology, 2000, 55(6): 789-794.

38. Breier A, Sutton VK, Feldman PD, et al. Olanzapine in the treatment of dopamimetic-induced psychosis in patients with Parkinson's disease. Biol Psychiatry, 2002, 52(5): 438-445.

39. Ondo WG, Levy JK, Vuong KD, et al. Olanzapine treatment for dopaminergic-induced hallucinations. Mov Disord, 2002, 17(5): 1031-1035.

40. Goldmana JG, Vaughana C, Goetza CG. An update expert opinion on management and research strategies in Parkinson's disease psychosis. Expert Opin Pharmacother, 2011, 12(13): 2009-2024.

41. Group TPS. Low-dose clozapine for the treatment of drug-induced psychosis in Parkinson's disease. N Engl J Med, 1999, 340(10): 757-763.

42. Group TFCPS. Clozapine in drug-induced psychosis in Parkinson's disease. The Lancet, 1999, 353(9169): 2041-2042.

43. Goetz CG, Koller WC, Poewe W, et al. Management of Parkinson's disease: an Evidence-Based review. Mov Disord, 2002, 17(Suppl 4): S1-S166.

44. Meco G, Alessandria A, Bonifati V, et al. Risperidone for hallucinations in levodopa-treated Parkinson's disease patients. Lancet, 1994, 343(8909): 1370-1371.

45. Mohr E, Mendis T, Hildebrand K, et al. Risperidone in the treatment of dopamine-induced psychosis in Parkinson's disease: an open pilot trial. Mov Disord, 2000, 15(6): 1230-1237.

46. Rich SS, Friedman JH, Ott BR. Risperidone versus clozapine in the treatment of psychosis in six patients with Parkinson's disease and other akinetic-rigid syndromes. J Clin Psychiatry, 1995 56(12): 556-559.

47. Ellis T, Cudkowicz ME, Sexton PM, et al. Clozapine and risperidone treatment of psychosis in

251

Parkinson's disease.J Neuropsychiatry Clin Neurosci,2000,12(3):364-369.

48. Fernandez HH, Trieschmann ME, Friedman JH. Aripiprazole for drug-induced psychosis in Parkinson disease:preliminary experience.Clin Neuropharmacol,2004,27(1):4-5.

49. Friedman JH, Berman RM, Goetz CG, et al.Open-label flexible-dose pilot study to evaluate the safety and tolerability of aripiprazole in patients with psychosis associated with Parkinson's disease.Mov Disord,2006,21(12):2078-2081.

50. Wickremaratchi M, Morris HR, Ali IM. Aripiprazole associated with severe exacerbation of Parkinson's disease.Mov Disord,2006,21(9):1538-1539.

51. Bonelli SB, Ransmayr G, Steffelbauer M, et al.L-dopa responsiveness in dementia with Lewy bodies,Parkinson disease with and without dementia.Neurology,2004,63(2):376-378.

52. Molloy S,McKeith I,O' Brien J,et al.The role of levodopa in the management of dementia with Lewy bodies.J Neurol Neurosurg Psychiatry,2005,76(9):1200-1203.

53. Lucetti C,Logi C,Del Dotto P,et al.Levodopa response in dementia with lewy bodies:a 1-year follow-up study.Parkinsonism Relat Disord,2010,16(8):522-526.

54. Goldman JG,Goetz CG,Brandabur M,et al.Effects of dopaminergic medications on psychosis and motor function in dementia with Lewy bodies.Mov Disord,2008,23(15):2248-2250.

55. Fanciulli A, Assogna F, Caltagirone C, et al. Rotigotine for anxiety during wearing-off in Parkinson's disease with dementia.Aging Clin Exp Res,2013,25(5):601-603.

56. Weintraub D, Taraborelli D, Morales KH. Escitalopram for major depression in Parkinson's disease:an open-label, flexible-dosage study.J Neuropsychiatry Clin Neurosci, 2006, 18 (3): 377-383.

57. Devos D,Dujardin K,Poirot I,et al.Comparison of desipramine and citalopram treatments for depression in Parkinson's disease: a double-blind, randomized, placebo-controlled study. Mov Disord,2008 30,23(6):850-857.

58. Marino S,Sessa E,Di Lorenzo G,et al.Sertraline in the treatment of depressive disorders in patients with Parkinson's disease.Neurological Sciences,2008,29(6):391-395.59.

59. Rektorova I,Rektor I,Bares M,et al.Pramipexole and pergolide in the treatment of depression in Parkinson's disease:a national multicentre prospective randomized study.Eur J Neurol,2003,10 (4):399-406.

60. Sproesser E,Viana M,Quagliato E,et al The effect of psychotherapy in patients with PD:a controlled study.Parkinsonism Relat Disord,2010,16(4):298-300.

61. Boeve BF,Silber MH,Ferman TJ.Melatonin for treatment of REM sleep behavior disorder in neurologic disorders:results in 14 patients.Sleep medicine,2003,4(4):281-284.

62. Olson EJ,Boeve BF,Silber MH.Rapid eye movement sleep behaviour disorder:demographic,clinical and laboratory findings in 93 cases.Brain,2000,123(2):331-339.

63. Högl B,Saletu M,Brandauer E, et al. Modafinil for the Treatment of Daytime Sleepiness in Parkinson' s Disease: A Double-blind, Randomized, Crossover, Placebo-controlled Polygraphic Trial.Sleep,2002,25(8):62-66.

64. Varanese S,Perfetti B,Gilbert-Wolf R,et al.Modafinil and armodafinil improve attention and

global mental status in Lewy bodies disorders:preliminary evidence.International Journal of Geriatric Psychiatry,2013,28(10):1095-1097.

65. Lapid MI,Kuntz KM,Mason SS,et al.Efficacy,safety,and tolerability of armodafinil therapy for hypersomnia associated with dementia with Lewy bodies:a pilot study.Dement Geriatr Cogn Disord,2017,43(5-6):269-280.

第四节　额颞叶变性和其他痴呆的治疗

主要推荐:

1. 不建议常规使用胆碱酯抑制剂治疗 FTLD(Ⅰ类证据,A 级推荐)。

2. 盐酸美金刚可用于治疗中重度 bvFTD 患者神经精神症状(Ⅲ类证据,B 级推荐)。

3. 曲唑酮和选择性 5-羟色胺再摄取抑制剂可用于治疗 FTD 行为症状(Ⅱ类证据,B 级推荐)。

4. 没有治疗 PSP、CBD 有效的药物(Ⅲ类证据,B 级推荐)。

5. 丁苯那嗪可能有助于控制 HD 舞蹈症(Ⅱ类证据,B 级推荐)。

6. 没有治疗 CJD 有效的药物(Ⅱ类证据,B 级推荐)。

7. 手术治疗可考虑用于治疗 iNPH,但选择手术时应评估获益与风险(Ⅱ类证据,B 级推荐)。

8. 免疫治疗可用于治疗 AE,副肿瘤性 AE 应重点考虑针对肿瘤的治疗(Ⅱ类证据,B 级推荐)。

一、额颞叶变性的药物治疗

额颞叶变性(frontotemporal lobar degeneration,FTLD)是一组与额叶前部及颞叶前部局限性变性相关的临床综合征,在临床表现及神经病理方面存在异质性。至今为止,尚无药物被批准用于额颞叶痴呆(frontotemporal dementia,FTD)和其他 FTLD 亚型的治疗。已经报道的胆碱酯酶抑制剂(多奈哌齐、加兰他敏、卡巴拉汀)及盐酸美金刚治疗 FTD 的开放性试验,并没有一致性结论,支持胆碱酯酶抑制剂和盐酸美金刚治疗额颞叶痴呆的有效证据不足[1]。

最新的英国精神药理学会《抗痴呆药物临床实践指南》认为胆碱酯酶抑制剂对 FTD 不仅无效,而且还可能引起意识混沌、激越或不安(A 级推荐)[2-4],尽管一个小样本的开放性试验认为加兰他敏治疗(12 个月)可能对行为症状有些帮助,但对认知功能无明显影响[5]。这些研究均存在明显的方法学不足,如样本量很小,非随机盲法试验设计,缺乏同类研究的一致性结果。因此,目前不建议常规使用胆碱酯抑制剂治疗 FTLD。

253

2 项来自欧美的盐酸美金刚研究分别治疗 52 周和 26 周，都未显示任何益处，其认知不良事件比安慰剂组更频繁[6,7]，合并数据显示盐酸美金刚对 FTD 患者总体印象（CGI）改善趋势（$P = 0.07$）[8]。最近，我国一项 6 个月开放式小样本自身前后对照研究显示，盐酸美金刚治疗对中重度 bvFTD 患者神经精神问卷（NPI-Q）总分（$P = 0.013$）和激越（$P = 0.040$）、抑郁（$P = 0.012$）、淡漠（$P = 0.010$）和去抑制（$P = 0.041$）评分有改善，而轻度患者并无任何益处，且认知和功能评分有所降低[9]。因此，盐酸美金刚可能轻微缓解中重度 bvFTD 患者神经精神症状，但仍需要进一步高质量证据支持。

事实上，FTLD 患者胆碱能系统相对正常，而 5-羟色胺、多巴胺能系统神经递质缺乏。现有数据分析表明，曲唑酮和选择性 5-羟色胺再摄取抑制剂（SSRI）可能有效减少 FTD 患者一些行为症状[10]，获英国精神药理学会推荐（B 级推荐）[2]。随机对照试验结果表明曲唑酮可能改善 FTD 患者的精神行为症状（NPI），其中改善最明显的是不安、激越、抑郁和饮食症状，但对认知功能（MMSE）无改善[11]。由于类似的研究较少，很难做出最终的定论。此外，尚有舍曲林治疗肌萎缩侧索硬化-额颞叶谱系疾病（ALS-FTD）患者的性行为异常的病例报道[12]，西酞普兰和帕罗西汀治疗 FTD 的病例系列[13]或小样本安慰剂对照试验[14]。这些研究并没有形成一致性结论。多巴胺能替代治疗可能缓解部分运动症状，对认知功能没有明显的影响，溴隐亭治疗原发进行性失语未发现明显的获益[15]。

1 项开放试验和 1 项随机对照试验评价了多奈哌齐治疗进行性核上麻痹（PSP）的疗效，均未发现治疗获益[16,17]，没有关于皮质基底节变性（CBD）的治疗证据。

具体推荐：

1. 多奈哌齐、加兰他敏、卡巴拉汀对 FTLD 不仅无效，反而会引起意识混沌、激越或不安风险（Ⅰ类证据，A 级推荐）。

2. 盐酸美金刚可以轻微缓解中重度 bvFTD 患者神经精神指数和激越、抑郁、淡漠和去抑制评分，但对认知和功能无益（Ⅲ类证据，B 级推荐）。

3. 曲唑酮可能有效减少 FTD 患者精神行为症状（Ⅱ类证据，B 级推荐）。

4. 西酞普兰和帕罗西汀可能缓解 FTD 情绪症状（Ⅳ类证据，D 级推荐）。

5. 舍曲林可能缓解 ALS-FTD 患者性行为异常，（Ⅳ类证据，D 级推荐）。

二、其他痴呆的治疗

（一）亨廷顿病

1 项 Cochrane 系统综述纳入 22 项有关亨廷顿病症状治疗的随机、双盲、安慰剂对照临床试验(n=1254),没有发现抗多巴胺能药物(n=5),谷氨酸受体拮抗剂(n=5)和能量代谢药物(n=5)改善认知功能的有效性证据,仅有一种非典型抗精神病药丁苯那嗪(tetrabenazine)显示出控制舞蹈症的明确功效。该研究同时评估了可能具有疾病修饰作用的 8 个药物临床研究(维生素 E、艾地苯醌、巴氯芬、拉莫三嗪、肌酸、辅酶 Q10+立马醋胺、乙基二十碳五烯酸)治疗亨廷顿病患者(n=1366)临床研究,也未发现治疗对结局的改善作用[18]。

(二)朊蛋白病

一项系统综述回顾了 14 个可能的治疗药物,纳入 33 项已发文献,29 项为病例报告或病例系列,4 项有对照试验(1 项为随机对照试验)。1 项包括 28 例朊蛋白病(CJD)患者的对照试验发现氟吡汀(flupirtine)减少痴呆恶化,但生存率没有差别[19]。2 项病例报告未发现阿昔洛韦(acyclovir)的作用,2 项比较试验(n=17)及 6 项病例报告(n=7)显示金刚烷胺(amantadine)疗效结果不一致,阿糖腺苷、两性霉素、干扰素等药物的病例数更少,疗效同样不确定[20]。1 项纳入107 例对照试验以及 1 项随机安慰剂对照试验结果一致性显示奎纳克林(300mg/d)不能提高朊蛋病患者的生存率[21,22]。早前的 1 项强力霉素(Doxy-cycline)100 mg/d 随机安慰剂对照试验没有发现对 CJD 患者任何益处[23],最近1 项随机安慰剂对照试验观察到强力霉素轻微延长了散发型克雅病(sCJD)患者的生存期($HR = 0.63, 95\%\ CI: 0.402 \sim 0.999, P = 0.049$)[24]。因此,强力霉素用于治疗朊蛋白病还需要进一步证据支持。

(三)正常压力脑积水

正常压力脑积水(NPH)被认为是一种可治疗的痴呆类型,但是判断患者能否因分流手术而改善非常困难[25]。一项前瞻性对照试验(非随机)显示,手术治疗后 3~4 个月随访中,与没有接受手术的对照组患者相比,接受分流手术的特发性正常压力脑积水(iNPH)患者的总体印象(CIBIC-plus)评分显著改善($P <0.001$),认知功能(MMSE)评分增加了 5 分($P<0.001$),定时"起立和蹲下"测试快了 6.3 秒($P = 0.008$)[26],接近 80%的患者在治疗后获益,并发症发生率较低[27]。然而,至今仍缺少高质量证据对手术治疗与非外科治疗进行直接比较。因此,手术治疗还不能视为标准治疗选择,选择手术治疗时要考虑外科治疗的短期和长期风险。

(四)自身免疫性脑炎

自身免疫性脑炎(AE)的治疗包括免疫抑制治疗、对癫痫发作和精神症状的治疗。如果是副肿瘤性自身免疫性脑炎,应重点考虑针对肿瘤的治疗。

中华医学会指南推荐的免疫治疗方案[28]主要包括一线免疫治疗、二线免疫治疗和长程免疫治疗。一线免疫治疗包括糖皮质激素如甲泼尼龙/醋酸泼尼松、静脉注射免疫球蛋白(ⅣIg)和血浆交换。二线免疫药物包括利妥昔单抗与静脉用环磷酰胺,主要用于一线免疫治疗效果不佳的患者。长程免疫治疗药物包括吗替麦考酚酯与硫唑嘌呤等,主要用于复发病例,也可以用于一线免疫治疗效果不佳的患者和肿瘤阴性的抗 NMDAR 脑炎患者。通常免疫治疗和肿瘤切除可以改善和控制症状。对可能的 AE,也可酌情试用一线免疫治疗药物。

免疫治疗反应主要受抗体类型的影响,部分细胞内抗原相关抗体脑炎的预后不理想(如 anti-Hu,anti-Ma2)[29,30]。前瞻性观察性研究显示,免疫治疗(利妥昔单抗)减少了继发癫痫发作[31]。免疫治疗可改善多数自身免疫性脑炎的预后。

具体推荐:

1. 丁苯那嗪可能有助于控制 HD 舞蹈症(Ⅱ类证据,B 级推荐)。

2. 强力霉素轻微延长 sCJD 患者的生存期,但需要更多的高质量证据支持(Ⅱ类证据,B级推荐)。

3. 脑脊液分流手术可改善 iNPH 患者的总体印象、认知功能和"起立和蹲下"测试,但选择手术时应评估其长期获益与风险(Ⅱ类证据,B 级推荐)。

4. 免疫治疗可以改善和控制 AE 患者症状,但治疗反应主要受抗体类型的影响,且未包括副肿瘤 AE 患者(Ⅱ类证据,B 级推荐)。

参 考 文 献

1. Larner AJ.Cholinesterase inhibitors:beyond Alzheimer's disease.Expert Rev Neurother,2010,10(11):1699-1705.

2. O' Brien JT,Holmes C,Jones M.Clinical practice with anti-dementia drugs:A revised (third) consensus statement from the British Association for Psychopharmacology.J Psychopharmacol,2017,31(2):147-168.

3. Arciniegas DB,Anderson CA.Donepezil-induced confusional state in a patient with autopsy-proven behavioral-variant frontotemporal dementia. J Neuropsychiatry Clin Neurosci,2013,25 (3):E25-26.

4. Kertesz A,Morlog D,Light M,et al.Galantamine in frontotemporal dementia and primary progressive aphasia.Dement Geriatr Cogn Disord,2008,25(2):178-185.

5. Moretti R,Torre P,Antonello RM,et al.Rivastigmine in frontotemporal dementia:an open-label study.Drugs Aging,2004,21(14):931-937.

6. Vercelletto M,Boutoleau-Bretonniere C,Volteau C,et al.Memantine in behavioral variant frontotemporal dementia:negative results.J Alzheimers Dis,2011,23(4):749-759.

7. Boxer AL,Knopman DS,Kaufer DI,et al.Memantine in patients with frontotemporal lobar degeneration:a multicentre, randomised, double-blind, placebo-controlled trial. Lancet Neurol, 2013, 12

（2）:149-156.

8. Kishi T,Matsunaga S,Iwata N.Memantine for the treatment of frontotemporal dementia:a meta-a-nalysis.Neuropsychiatr Dis Treat,2015,11:2883-2885.

9. Li P,Quan W,Zhou YY,et al.Efficacy of memantine on neuropsychiatric symptoms associated with the severity of behavioral variant frontotemporal dementia:A six-month,open-label,self-controlled clinical trial.Exp Ther Med,2016,12（1）:492-498.

10. Nardell M,Tampi RR.Pharmacological treatments for frontotemporal dementias:a systematic review of randomized controlled trials.Am J Alzheimers Dis Other Demen,2014,29（2）:123-132.

11. Lebert F,Stekke W,Hasenbroekx C,et al.Frontotemporal dementia:a randomised,controlled trial with trazodone.Dement Geriatr Cogn Disord,2004,17（4）:355-359.

12. Anneser JM,Jox RJ,Borasio GD.Inappropriate sexual behaviour in a case of ALS and FTD:suc-cessful treatment with sertraline.Amyotroph Lateral Scler,2007,8（3）:189-190.

13. Herrmann N,Black SE,Chow T,et al.Serotonergic function and treatment of behavioral and psy-chological symptoms of frontotemporal dementia.Am J Geriatr Psychiatry,2012,20（9）:789-797.

14. Deakin JB,Rahman S,Nestor PJ,et al.Paroxetine does not improve symptoms and impairs cogni-tion in frontotemporal dementia:a double-blind randomized controlled trial.Psychopharmacology （Berl）,2004,172（4）:400-408.

15. Reed DA,Johnson NA,Thompson C,et al.A clinical trial of bromocriptine for treatment of primary progressive aphasia.Ann Neurol,2004,56（5）:750.

16. Fabbrini G,Barbanti P,Bonifati V,et al.Donepezil in the treatment of progressive supranuclear palsy.Acta Neurol Scand,2001,103（2）:123-125.

17. Litvan I,Phipps M,Pharr VL,et al.Randomized placebo-controlled trial of donepezil in patients with progressive supranuclear palsy.Neurology,2001,57（3）:467-473.

18. Mestre T,Ferreira J,Coelho MM,et al.Therapeutic interventions for symptomatic treatment in Huntington's disease.Cochrane Database Syst Rev,2009,（3）:CD006456.

19. Otto M,Cepek L,Ratzka P,et al.Efficacy of flupirtine on cognitive function in patients with CJD: A double-blind study.Neurology,2004,62（5）:714-718.

20. Stewart LA,Rydzewska LH,Keogh GF,et al.Systematic review of therapeutic interventions in hu-man prion disease.Neurology,2008,70（15）:1272-1281.

21. Collinge J,Gorham M,Hudson F,et al.Safety and efficacy of quinacrine in human prion disease （PRION-1 study）:a patient-preference trial.Lancet Neurol,2009,8（4）:334-344.

22. Geschwind MD,Kuo AL,Wong KS,et al.Quinacrine treatment trial for sporadic Creutzfeldt-Jakob disease.Neurology,2013,81（23）:2015-2023.

23. Haïk S,Marcon G,Mallet A,et al.Doxycycline in Creutzfeldt-Jakob disease:a phase 2,random-ised,double-blind,placebo-controlled trial.Lancet Neurol,2014,13（2）:150-158.

24. Varges D,Manthey H,Heinemann U,et al.Doxycycline in early CJD:a double-blinded randomised phase Ⅱ and observational study.J Neurol Neurosurg Psychiatry,2017,88（2）:119-125.

25. Esmonde T,Cooke S.Shunting for normal pressure hydrocephalus（NPH）.Cochrane Database

Syst Rev, 2002, (3): CD003157.

26. Razay G, Vreugdenhil A, Liddell J. A prospective study of ventriculo-peritoneal shunting for idiopathic normal pressure hydrocephalus. J Clin Neurosci, 2009, 16(9): 1180-1183.

27. Eide PK, Sorteberg W. Diagnostic intracranial pressure monitoring and surgical management in idiopathicnormal pressure hydrocephalus: a 6-year review of 214 patients. Neurosurgery, 2010, 66 (1): 80-91.

28. 中华医学会神经病学分会. 中国自身免疫性脑炎诊治专家共识. 中华神经科杂志, 2017, 50 (2): 91-98.

29. Gultekin SH, Rosenfeld MR, Voltz R, et al. Paraneoplastic limbic encephalitis: neurological symptoms, immunological findings and tumour association in 50 patients. Brain, 2000, 123 (Pt 7): 1481-1494.

30. Heine J, Ly LT, Lieker I, et al. Immunoadsorption or plasma exchange in the treatment of autoimmune encephalitis: a pilot study. J Neurol, 2016, 263(12): 2395-2402.

31. Byun JI, Lee ST, Jung KH, et al. Effect of Immunotherapy on Seizure Outcome in Patients with Autoimmune Encephalitis: A Prospective Observational Registry Study. PLoS One, 2016, 11 (1): e0146455.

第五节　精神行为症状的治疗

主要推荐:

1. 处理痴呆患者的精神行为症状应首先考虑非药物疗法, 实施非药物疗法宜遵循 DICE 路径 (Ⅰ类证据, A 级推荐)。

2. 音乐疗法、行为管理技巧、沟通技巧训练等非药物疗法有助于缓解激越、焦虑等症状 (Ⅱ类证据, A 级推荐)。

3. 对于首次诊断的 AD 或 PDD/DLB 患者的精神行为症状, 应启动胆碱酯酶抑制剂治疗 (Ⅱ类证据, A 级推荐)。

4. 对于中重度 AD 患者的阳性精神症状应采取胆碱酯酶抑制剂联合盐酸美金刚治疗 (Ⅰ 类证据, B 级推荐)。

5. 不推荐心境稳定剂用于治疗痴呆患者的精神行为症状 (Ⅱ类证据, B 级推荐)。

6. 对于中重度 AD 的阳性精神症状经胆碱酯酶抑制剂联合盐酸美金刚治疗不能缓解者, 可以选择非典型抗精神病药治疗 (Ⅱ类证据, B 级推荐)。

7. 非典型抗精神病药用于治疗精神行为症状应制定个体化方案, 在小剂量、短疗程和知情同意下使用, 以免加重认知损害和增加绝对风险 (Ⅱ类证据, A 级推荐)。

8. 对于 DLB/PDD 精神病性症状应慎用神经安定类药物并避免使用典型抗精神病药物治疗 (Ⅱ类证据, A 级推荐)。

9. 氯氮平用于治疗 PD 的幻觉, 但缺少用于 DLB/PDD 的研究证据支持 (Ⅰ类证据, B 级推荐)。

10. 匹莫范色林可用于治疗 PD 的幻觉和幻想及 AD 有关的精神病性症状（Ⅰ类证据，B级推荐），但缺少用于 DLB/PDD 的研究证据支持（D级推荐）。

11. 广泛使用的选择性 5-羟色胺再摄取抑制剂（SSRIs）用于治疗痴呆患者的抑郁和焦虑，尚缺乏充分的高质量有效性证据支持（Ⅲ类证据，C级推荐）。

12. 高剂量 EGb761 可能对缓解痴呆患者（AD 或 VaD）的精神行为症状有益（Ⅱ类证据，B级推荐）。

攻击、激越、脱抑制、情绪不稳定或冷漠等精神行为症状（behavioral and psychological symptoms of dementia，BPSD）是痴呆的一个组成部分，在痴呆病程中高达 76%～96%[1]。这些症状又被称为"神经精神症状（neuropsychiatric symptoms，NPS）"和"非认知症状"，是护理人员和照顾患者的家庭成员日常生活中的主要挑战和最大压力因素[2]，也是增加照料者抑郁发生率和患者机构入住的主要预测因素[3]。我国痴呆患者中 49.33% 在近一个月内出现过至少一种神经精神症状，其中 35.66% 为临床显著症状，80.4% 为 2 种以上神经精神症状[4]。因此，BPSD 通常是痴呆患者就诊的另一个重要原因。法国报道的老年痴呆患者使用抗精神病药的比率在 10%～15% 之间[5]，我国综合医院住院痴呆患者使用抗精神病药的比率高达 39.5%，奥氮平和喹硫平是使用较多的非典型抗精神病药[6]。本部分将对常用的 BPSD 治疗药物进行系统评价，进行安全性和有效性评估，帮助制定合适的 BPSD 管理方案。

一、治疗原则

最新版本的德国《S3 痴呆行为障碍诊断和治疗指南》认为 BPSD 是可以治疗的，应该在药物和非药物两种方法综合治疗的基础上进行治疗[2]。首先，应该是所有参与者的心理教育，以便他们能够以有效的、资源化的方式接近患者。其次，应该确定和避免出现促成加重行为障碍的因素和情形。再次，如果非药物方法尝试没有成功，应该使用抗精神病药物，但只有在全面而详细评估之后使用。

已有研究证明，记忆疗法、自我维持疗法（帮助恢复自尊）、积极的音乐疗法和体育锻炼等非药物疗法对 BPSD 是有效的，而实施非药物疗法的路径被称为 DICE（Describe、Investigate、Create and Evaluate），包括描述症状、调查原因、创建并实施治疗计划、评估推荐的治疗策略是否被尝试和有效。DICE 可以为临床医生提供一个结构化的循证方法，因其具有最强的有效证据而得到美国多学科专家的一致推荐[7]。

至于 BPSD 治疗药物的选择，应"以症状为导向"，不能简单地将目前改善认知的药物用于治疗。胆碱酯酶抑制剂、盐酸美金刚等常用的抗痴呆药物均是以 AD 为主要适应证，临床试验的结局均以认知症状为主要评价指标，并不是以精

259

神行为症状为主要疗效指标。上述药物也常被用于 VaD 或 DLB 等其他类型痴呆的治疗,对其他类型痴呆伴随的精神行为症状是否存在疗效差异? 此外,抗精神病药物(尤其是非典型抗精神病药)也常被用于 BPSD 的治疗,是否有效且安全?

在制定治疗原则时应注意区分紧急治疗和非紧急治疗。紧急治疗的目的是,在尽可能短的时间内保证最大程度安全性前提下控制精神行为症状的发作,避免攻击行为、暴力、躁狂等行为的自伤或伤人[8]。非紧急治疗的目的是减少反复出现的阳性或阴性精神症状,减少严重的症状发作,避免自伤或伤害他人。非药物治疗同样是紧急治疗的首选,非强制性手段、非药物和药物综合干预的处置策略得到广泛推荐和接受,专科处置可能还涉及强制性药物治疗或隔离[9]。紧急治疗的药物选择应重点考虑可能的病因和药物药效学特点,如给药途径和起效时间。通常选择口服或肌注吸收良好的药物,如劳拉西泮、氟哌啶醇或齐拉西酮,尽量避免静脉给药。本节重点是讨论非紧急治疗情况下的药物选择。

二、精神病性症状、激越和攻击的治疗

精神病性症状主要包括幻觉和妄想,与激越和攻击行为同属阳性精神症状,常常是患者就诊的主要原因,也是照料者负担的主要预测因素。人群研究显示,30%的痴呆患者过去 1 个月发生过攻击或激越行为[10]。AD 患者出现精神病性症状的风险为41%,其中妄想发生率为36%,幻觉发生率为18%[11]。精神性病状在 DLB 和 PDD 患者中更常见,89%的 PDD 至少存在神经精神问卷(NPI)所列症状之一,幻觉发生率约44%,而 DLB 视幻觉发生率约 54.32%[12,13]。

(一)非药物治疗

SENATOR-ONTOP 研究对痴呆精神行为症状的非药疗法进行了系统梳理和评估,回顾了 38 个系统评价文献和 142 个原始研究报告,包括以下类别的非药物干预措施:①感觉刺激(12 个系统评价,27 个原始研究),如点压、香熏、触摸、光疗和感官花园;②认知/情绪干预(33 个系统评价,70 原始研究),如认知刺激、音乐/舞蹈疗法、舞蹈疗法、多感觉环境疗法(snoezelen)、经皮神经电刺激、回忆疗法、确认疗法、情境模拟疗法;③行为管理技术(6 个系统评价,32 个原始研究);④其他治疗(5 个系统评价,12 个原始研究),如运动疗法、动物辅助、特殊护理单元和餐厅环境干预。音乐疗法有助于减少激越(SMD=-0.49,95%CI:-0.82~-0.17,P=0.003)和患者的焦虑(SMD=-0.64,95%CI:-1.05~-0.24,P=0.002)。行为管理技巧、沟通技巧训练等也会对激越行为有所帮助[14]。

(二)胆碱酯酶抑制剂

胆碱酯酶抑制剂治疗 AD 认知障碍及功能状态的作用已经获得广泛认可，研究同样显示，这些药物也具有缓解 AD 精神行为症状的作用。一项系统研究评价了常用胆碱酯酶抑制剂对 AD 精神行为症状的疗效。共纳入 14 项随机安慰剂对照研究，9 项为多奈哌齐，3 项为加兰他敏，2 项为卡巴拉汀。多数研究采用了神经精神问卷(NPI-10 或 NPI-12)，部分研究重点评价了对激越的疗效(CMAI)。结果显示，胆碱酯酶抑制剂具有轻度改善精神行为症状的作用，但是对激越症状没有作用[15]。

一项 Cochrane 系统评价对胆碱酯酶抑制剂治疗 PDD 或 DLB 的随机安慰剂对照试验进行了回顾[16]，纳入 4 篇以 NPI 评价精神行为症状的研究，其中 1 篇为卡巴拉汀治疗 PDD[17]，1 篇为卡巴拉汀治疗 DLB[18]，2 篇为多奈哌齐治疗 PDD[19,20]。其中，2 篇卡巴拉汀治疗 DLB 以及 PDD 的研究显示出卡巴拉汀对 NPI-10 的改善作用(SMD＝−0.21，95% CI：−0.37～−0.04，P＝0.014)，多奈哌齐未显示对 PDD 的 NPI-10 总分的改善作用[21]，但对 NPI-4(妄想、幻觉、淡漠和抑郁)(P＝0.012)以及 NPI-2(妄想和幻觉)(5mg，P＝0.014；10mg，P＝0.002，＜0.001)有改善效益[22]。只有小样本非盲法对照试验认为加兰他敏可以改善 DLB/PDD 幻觉等精神症状[23,24]。

目前的证据支持胆碱酯酶抑制剂对 AD 或 PDD/DLB 伴发的精神病性症状的改善作用，但对激越症状没有明确的疗效[25]。有报道称多奈哌齐可能增加 FTD 的脱抑制或冲动行为[26]。尽管胆碱酯酶抑制剂对痴呆患者的精神行为症状的总体疗效有限，基于症状的病理生理学背景以及部分阳性研究结果报道，在良好安全性保障基础上，首次诊断后选用胆碱酯酶抑制剂启动治疗应是合适的。经一段时间治疗，在稳定认知症状的同时可能减轻伴随的精神症状。但是，已经服用稳定剂量的胆碱酯酶抑制剂的患者出于治疗 BPSD 的目的，增加剂量或换用药物未必会带来获益。不同病因的 BPSD 对治疗的反应存在差异，不同胆碱酯酶抑制剂原理相似，但不能完全等同。

(三)盐酸美金刚

盐酸美金刚常用于治疗中度和重度 AD 患者，但随机安慰剂对照试验结果并不支持盐酸美金刚单独使用对 AD 精神行为症状的改善作用，以 NPI 为次要疗效指标的荟萃分析结果未显示出与安慰剂的统计学差异[27,28]。同时，开放性对照试验结果也显示胆碱酯酶抑制剂联合盐酸美金刚治疗轻中度 AD(MMSE：10～22 分)(n＝433)而在主要结局(ADAS-cog、CIBIC-plus)和次要结局(ADCS-ADL-23、NPI、MMSE)上获益，耐受性和安全性与安慰剂相比也没有统计学差异[29]。然而，中重度 AD 研究事后分析结果显示盐酸美金刚具有减轻阳性精神症状(激越/攻击行为)的作用[30-32]。一篇纳入 4 项胆碱酯酶抑制剂联合盐酸美金刚治疗 AD 的荟萃分析报告显示,除 1 项为轻中度 AD 患者外,其余 3 项均为中重度 AD 患者(n=1549),合并数据分析显示,这些 AD 患者的精神行为症状(NPI)可以从胆碱酯酶抑制剂加用盐酸美金刚治疗中获益,与单一胆碱酯酶抑制剂治疗比具有统计学差异(SMD=−0.19,95%CI:−0.31~−0.07,P=0.002),提示胆碱酯酶抑制剂治疗加用盐酸美金刚对精神行为症状有增效作用[33]。

近年发表了多个盐酸美金刚治疗 DLB/PDD 精神行为症状的随机安慰剂对照试验,3 项试验结果的荟萃分析未显示盐酸美金刚 20mg/d 具有改善 NPI 评分的作用[34,35]。此外,盐酸美金刚治疗 VaD 的试验均以认知及总体印象为结局指标,没有专门对精神行为症状进行评价,盐酸美金刚治疗 VaD 的精神行为症状作用还缺少证据支持[36,37]。

(四)心境稳定剂

有些抗惊厥药被用于治疗 BPSD(通常是激越或精神病性症状),如卡马西平、丙戊酸盐、拉莫三嗪等,但是有效性证据通常源于观察性研究,随机对照试验结果没有发现治疗获益。我们检索到 1 项系统评价纳入 7 项随机对照研究,其中 2 项是卡马西平,5 项为丙戊酸钠,仅 1 项研究显示了与安慰剂组相比的统计学差异,其他研究结果不支持药物治疗的作用,却发现明显增加不良反应发生率[38]。

长期服用此类心境稳定药物还可能存在慢性脑损害。1 项随机盲法安慰剂对照试验对无激越和精神病症状的中度 AD 患者(n=122)进行了长达 24 个月的观察,治疗组使用丙戊酸钠 10~12mg/kg,结果两组间激越或精神病性症状的发生没有差异(P=0.88)。治疗组常见嗜睡、步态障碍、震颤、腹泻和虚弱等不良反应。值得注意的是,88 名参与者在基线和 12 个月时进行磁共振成像扫描,丙戊酸钠组的海马和全脑体积更小,侧脑室更大(P<0.001)。提示长期服用丙戊酸钠具有潜在神经毒性[39]。

(五)抗精神病药

对于难以控制的阳性精神症状,如激越、攻击、幻觉和妄想等,抗精神病药往往是最后的选择。由于第一代抗精神病药不良反应较多,非典型抗精神病药(奥氮平、喹硫平、利培酮等)已经成为 BPSD 需要使用抗精神病药时的主要选择。此类药物使用的主要目的是控制严重的激越、攻击、幻觉等症状。用于治疗 BPSD 的用药剂量明显小于原发性精神障碍的用药量,并应从小剂量开始,逐渐滴定到最小有效剂量。

一项 Cochrane 系统综述对利培酮(0.5~1mg/d)、奥氮平(5~10mg/d)、阿立哌唑(2~15mg/d)及喹硫平(50~100mg/d)治疗 AD 伴激越或精神病性症状的作用,纳入研究均为安慰剂对照试验。利培酮治疗 12~13 周,可以显著改善精神行为症状(BEHAVE-AD、NPI),其中对激越症状(CMAI)的控制最为理想,2mg/d 的剂量明显增加不良事件发生率。因此,<2mg/d 的利培酮治疗更为合适。奥氮平无论是对 BEHAVE-AD 或是对 NPI 总分均没有明显的改善作用,但 5~10mg/d 可以改善激越症状(MD=-0.77,95% CI:-1.44~-0.10,P=0.025),更小的日剂量效果不理想。阿立哌唑同样具有改善激越等阳性症状的作用。喹硫平治疗 AD 激越症状(CMAI)无论是 6 周或是 26 周均没有阳性发现[40]。

最近一项系统综述共纳入 29 项研究,评价了长期照料机构精神行为症状的药物治疗,最常见的药物是非典型抗精神病药(n=15)、典型抗精神病药(n=7)、抗惊厥药(n=4)和胆碱酯酶抑制剂(n=3)。多个研究支持利培酮、奥氮平有益,个别研究显示阿立哌唑、卡马西平、雌激素、环丙孕酮、普萘洛尔或哌唑嗪有益[41]。非随机对照研究结果显示非典型抗精神病药物可以缓解 AD 患者的精神行为症状,在用药 6 个月时,奥氮平组的平均 NPI 总分下降了 45.6%,利培酮组下降了 43.5%,喹硫平组下降了 33.3%,明显改善了幻觉、妄想等精神病性症状,三组间无显著统计学差异[42]。有关二代抗精神病药治疗 BPSD 的疗效及证据信息摘要如下(表 3-5-1)[43,44]。

表 3-5-1　来自安慰剂对照试验的二代抗精神病药有效性证据[43,44]

药物	症状	可信度	效应大小	SMD(95% CI)
阿立哌唑	BPSD	中	小	0.20(0.04,0.35)
阿立哌唑	激越	低	小	–
阿立哌唑	精神病性症状	低	不显著	0.14(-0.02,0.29)
奥氮平	BPSD	低	非常小	0.12(0.00,0.25)
奥氮平	激越	中	非常小	0.10(0.07,0.31)
奥氮平	精神病性症状	证据不足	不显著	0.05(-0.07,0.17)
喹硫平	BPSD	低	不显著	0.13(-0.03,0.28)
喹硫平	激越	证据不足	不显著	0.06(-0.14,0.25)
喹硫平	精神病性症状	证据不足	不显著	0.04(-0.11,0.19)
利培酮	BPSD	中	非常小	0.19(0.00,0.38)
利培酮	激越	中	小	0.22(0.09,0.35)
利培酮	精神病性症状	中	小	0.20(0.05,0.36)
二代抗精神病药	BPSD	高	非常小	–
二代抗精神病药	激越	中	小	–
二代抗精神病药	精神病性症状	低	非常小	

然而，非典型抗精神病药物可能存在加重认知恶化的风险。一项荟萃分析比较了奥氮平、喹硫平、利培酮、氟哌啶醇和阿立哌唑与安慰剂相比治疗 AD 和其他痴呆患者 6 周到 26 周的认知情况，其中 863 例为奥氮平、喹硫平或利培酮治疗，314 例为安慰剂。药物组 MMSE 分值比安慰剂组减少 0.73 分（$P <$ 0.001）[45]。最近，CATIE-AD 项目评价了 AD（MMSE 5-26 分）伴精神症状患者（n=421）接受非典型抗精神病药治疗对认知的影响。使用上述任何一种非典型抗精神病药物，从 12 周开始至 36 周，患者大多数认知领域表现出持续而显著的下降，包括简易精神状态检查（36 周 MMSE -2.46 分，与安慰剂比较 $P = 0.004$）和阿尔茨海默病评估量表认知量表（ADAS-cog -4.4 分，与安慰剂比较 $P = 0.05$），其严重程度与一年自然恶化率相一致[46]。

DLB/PDD 患者幻觉非常突出，因使用经典或非典型抗精神病药可能诱发严重的神经抑制现象，因此应非常慎重[12]。应首先考虑减少多巴胺能药物的使用，包括多巴丝肼片和多巴胺受体激动剂（溴隐亭、培高利特、普拉克索等），这些药物可能诱发精神症状，尤其是幻觉。来自 PD 精神病症状的治疗经验，抗精神病药一般选用氯氮平或喹硫平，它们不加重运动症状[47]。随机对照试验证实氯氮平具有改善 PD 精神病症状的作用[48,49]，因可能诱发严重的粒细胞缺乏，使用时应进行血细胞监测。喹硫平阻断 5-HT$_{2A}$ 受体，对 D$_2$ 受体亲和力低，观察性研究显示其具有改善 PD 精神病性症状的作用，但随机对照试验结果未证实其对精神病性症状的作用[50]。

值得关注的是新型抗精神症状药物匹莫范色林（pimavanserin），属于选择性 5-HT$_{2A}$ 受体反向激动剂，是 FDA 批准的第一个 PD 精神病性症状治疗药物，对 PD 患者的幻觉和妄想具有肯定的作用，不加重运动症状。Ⅲ期临床试验以帕金森病阳性症状量表（SAPS-PD）作为主要疗效指标，6 周治疗可以使症状改善 37%，安慰剂组改善率为 14%[51]。一项Ⅱ期临床试验显示，匹莫范色林减少与 AD 有关的精神病表现，具有可接受的耐受性特征并且对认知没有负面影响[52]。因缺少匹莫范色林针对 PDD/DLB 的临床研究，其是否同样可以改善痴呆阶段的幻觉和妄想，尚需进一步研究。

抗精神病药物常见的不良反应包括锥体外系症状、嗜睡、体重增加、低血压、白细胞减少等。上市后药物监测显示，此类药物会增加老年人心血管事件发生率和死亡风险。研究包括 90786 例痴呆患者（年龄>65 岁），与不治疗者相比，绝对风险的增加分别为 3.8%（氟哌啶醇）、3.7%（利培酮）、2.5%（奥氮平）以及 2.0%（喹硫平），并且绝对风险的增加与剂量增加明显相关[53]。因此，多个国家对老年人使用抗精神病药（无论是典型或非典型）都有安全性警告。因此，老年人使用此类药物要非常慎重，需制订个体化方案，小剂量短疗程原则非常重要，在缓解严重精神行为症状的同时最大程度规避风险。即使如此,启动此类药物需要征得患者家属知情,如果有可能,应与患者本人协商用药。使用此类药物的详细建议可参考欧洲抗精神病药物在痴呆护理中的使用共识指南(表 3-5-2)[54]。

表 3-5-2 长期照护机构痴呆患者抗精神病药使用声明

1. 一般原则
   - 抗精神病药不应作为一线用药,应该首先试用非药物疗法。治疗应平衡获益及风险;
   - 仅在以下情况时使用抗精神病药:
     (a)精神病症状足以给患者或他人造成严重困扰或危险;
     (b)平时无精神病症状,但患者面临危险情境或突发状况需镇静处理,如突发攻击行为、身体虚弱、因进食水障碍出现严重营养不良或虚脱
   - 行为不是因其他躯体疾病所致(如疼痛、感染、饥饿、便秘)或精神障碍(焦虑/抑郁);
   - 仅使用具有证据支持的抗精神病药;
   - 低剂量开始,缓慢增加剂量

2. 用药前评价
   - 检查潜在病因,神经疾病,精神障碍或环境因素;
   - 评价用的疾病风险(心血管病,痴呆亚型和症状风险,如运动症状、心律失常、体位性低血压);
   - 心血管病、心律失常或已经使用延长 QT 间期的药物时应进行 ECG 检查

3. 照护及治疗计划
   - 应用抗精神病药通常合用非药物或预防建议以增加照料者的处理能力;
   - 照护和治疗计划应源自多学科团队及持续咨询;
   - 治疗及停药均应获取家属的知情同意;
   - 应进行评估明显改善或缺乏反应,从而调整照护及治疗计划

4. 撤药
   - 药物减量及停用应该规范化;
   - 如果用药是为了镇静,症状缓解后即应停用;
   - 停药应该逐渐减量,除非出现恶性神经综合征、心血管并发症、感染或低剂量下的严重不良反应

5. 长期治疗 (12 周以上)
   - 仅以下情况考虑长期治疗:
     (a)慢性病史,严重的精神病症状或共病精神分裂症;
     (b)至少两次不成功的撤药,社会心理学干预无效,同时无可选的替代药物/已知替代药无效/替代药物可能产生严重不良反应
   - 出现以下极端情况,可在专业人员指导下考虑重新启动治疗:
     (a)撤药后出现严重的症状反复,这些症状在药物治疗时控制良好;
     (b)撤药后出现严重的症状反复,并且持续疗程不足 12 周;
     (c)非常明确的新病情

(六)银杏叶提取物 EGb761

一项基于 24 周的随机安慰剂对照试验,纳入 404 例轻中度痴呆(MMSE 14~25 分)伴精神行为症状[神经精神问卷(NPI)5 分]患者,其中 333 例为 AD (82%),71 例为 VaD(17%),治疗组接受 EGb761(240mg/d)治疗。结果显示治疗组标化平均差异与安慰剂具有显著差异(NPI 总分 AD 为 3.1 分,$P<0.001$; VaD 为 3.2 分,$P<0.05$),AD 和 VaD 亚组之间无显著性差异,治疗组和安慰剂组的不良事件发生率基本相似[55;69]。

最近,多篇系统综述和荟萃分析报告认为每天 240mg/d 的 EGb761 治疗 20 至 24 周,可以改善痴呆患者的神经精神症状[56-58;70-72]。纳入 5 项试验的荟萃分析显示,与安慰剂比较,EGb761(240mg/d)治疗痴呆伴 BPSD 的 NPI 平均差异值具显著性(MD=−3.46,95% CI:−5.94~−0.98,$P=0.006$)(图 3-5-1)。这些为推荐 EGb761 以 240mg 的日剂量用于治疗痴呆伴 BPSD 患者提供了佐证。明显改善的症状有激越淡漠/抑郁、睡眠或夜间异常行为、情绪不稳/易激动、烦躁等[59;73]。

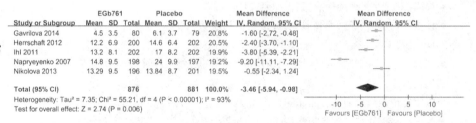

图 3-5-1　EGb761 240mg/d 对痴呆(AD 和 VaD)患者 NPI 的影响

具体推荐:

1. 音乐疗法可缓解激越和焦虑(Ⅱ类证据,B 级推荐),行为管理技巧、沟通技巧训练也对激越行为有益(Ⅱ类证据,B 级推荐)。

2. 多奈哌齐、加兰他敏、卡巴拉汀分别对 AD 精神行为症状(激越除外)有轻微缓解效益(Ⅱ类证据,B 级推荐)。

3. 卡巴拉汀对 PDD/DLB 精神行为症状有效(Ⅱ类证据,B 级推荐)。

4. 多奈哌齐对 PDD 的幻觉有效(Ⅱ类证据,B 级推荐),但可能增加 FTD 的脱抑制或冲动行为(Ⅱ类证据,C 级推荐)。

5. 加兰他敏对 DLB/PDD 的幻觉有效(Ⅲ类证据,C 级推荐)。

6. 盐酸美金刚可以减轻中重度 AD 患者的阳性精神行为症状(激越/攻击行为)(Ⅱ类证据,B 级推荐),对于 DLB/PDD、VaD 及 FTD 精神行为症状缺少证据支持(Ⅱ类证据,B 级推荐)。

7. 中重度 AD 患者的精神行为症状可以从胆碱酯酶抑制剂联合盐酸美金刚治疗中获益(Ⅰ类证据,A 级推荐)。

8. 心境稳定药物治疗精神行为症状无效,且有增加不良反应发生率和慢性脑损害风险(Ⅱ类证据,A级推荐)。

9. 非典型抗精神病药物利培酮、奥氮平、阿立哌唑可以缓解AD的激越症状(Ⅱ类证据,C级推荐),利培酮(Ⅱ类证据,B级推荐)、奥氮平、喹硫平(Ⅱ类证据,C级推荐)可以缓解AD的幻觉、妄想等精神病性症状(Ⅱ类证据,A级推荐)。

10. 长期使用(>12周)非典型抗精神病药物与持续而显著的认知功能下降有关,其剂量增加与绝对风险的增加明显相关(Ⅱ类证据,A级推荐)。

11. 氯氮平可以缓解PD的幻觉症状而不加重运动症状,但需监测血液粒细胞(Ⅰ类证据,B级推荐)。

12. 喹硫平缓解DLB/PDD的精神病性症状的证据不足(Ⅱ类证据,C级推荐)。

13. 匹莫范色林对PD的幻觉和妄想有效(Ⅰ类证据,B级推荐),减少与AD有关的精神病性症状(Ⅰ类证据,B级推荐),但对PDD/DLB的幻觉和妄想缺乏研究证据(D级推荐)。

14. 银杏叶提取物EGb761高剂量可以缓解痴呆患者的激越淡漠/抑郁、睡眠或夜间异常行为、情绪不稳/易激动等精神情绪症状(Ⅱ类证据,B级推荐)。

三、抑郁、焦虑和淡漠的治疗

(一)心理治疗

心理治疗有助于缓解轻中度抑郁,对痴呆或轻度认知损害患者伴抑郁也有肯定的疗效。一项系统评价纳入6项认知行为治疗、咨询或多模式干预治疗痴呆患者(n=439)的随机对照试验,中等质量的证据支持心理治疗对抑郁的作用,低质量的证据支持心理治疗对焦虑的作用。改善抑郁的研究包括6项,并且具有小的异质性($I^2=21\%$),心理治疗与无心理治疗比较的标化均值差具显著性(SMD=-0.22,95% CI:-0.41~-0.03,$P=0.002$)。心理治疗减少了医生评估的焦虑评分(2项研究,65例患者,MD=-4.57,95% CI:-7.81~-1.32,$P=0.006$),但对患者的自评焦虑评分没有显著改善(SMD=0.05,95% CI:-0.44~0.54,$P=0.83$)[55;60]。

(二)抗抑郁药

AD、DLB/PDD均有较高的抑郁共病率,DLB合并抑郁症(major depression)不仅比率(19.7%)明显高于AD(8.7%,$P=0.017$),而且程度也更重[56,61]。临床上,通常会处方抗抑郁药治疗痴呆患者的抑郁,如舍曲林、西酞普兰、米氮平等。但使用抗抑郁药应重视原发性抑郁与痴呆伴抑郁(如AD合并抑郁)的不同,两者对治疗的反应可能存在差异。早年的小样本研究显示抗抑郁药对AD情绪症状的作用,但近年来的研究认为这一作用值得商榷。

三环类抗抑郁药物(TCA)如阿米替林、米帕明、氯米帕明、马普替林,由于其不良反应较常见(诱发谵妄、加重认知损害、体位性低血压、心脏传导阻滞等),

不建议用于痴呆伴发抑郁的治疗,目前临床普遍使用选择性 5-羟色胺再摄取抑制剂(SSRIs)治疗 AD 伴抑郁以及 DLB/PDD 伴抑郁。

尽管 SSRIs 已被广泛用于痴呆患者伴抑郁,但是高质量的随机双盲安慰剂对照试验结果未发现舍曲林(150mg/d)治疗 11 周对 AD 患者(n=218)抑郁评分(持续≥4 周;康奈尔抑郁量表(CSDD)≥8 分)有改善作用(P=0.10)。同时评价的另一个抗抑郁药是米氮平(45mg/d)也同样为阴性结果(P=0.99)[57;62]。这一结果与同时发表的另一系统综述结论相似,该综述纳入 7 项试验的 330 例患者,统计了反应率和缓解率(反应率 OR=2.12,95%CI:0.95~4.70, P=0.07;缓解率 OR=1.97,95% CI:0.85~4.55,P=0.11),认为尽管抗抑郁药经常被使用,但缺乏可靠的有效性证据,多数研究的样本量少,检验效能有限[58;63]。此外,不同抗抑郁治疗 PD 合并抑郁的反应性存在差异,比较研究显示 SSRIs 治疗 PD 合并抑郁的疗效不如三环类抗抑郁剂和多巴胺受体激动剂[59, 60, 64, 65]。

(三)抗焦虑药

由于认知损害的影响,痴呆患者的焦虑病情可能被忽视或低估,并可能影响痴呆患者的激越或攻击行为[66,61]。焦虑症状常用 SSRIs 药物或具有单纯抗焦虑作用的药物(丁螺环酮、坦度螺酮)。SSRIs 可能诱发锥体外系症状或具有抗胆碱能作用而影响认知,治疗时应选用影响小的药物。CitAD 研究显示,西酞普兰(30mg/d)治疗 9 周可以改善 AD 患者的焦虑和激越,但是可能损害认知功能(MMSE:-1.05,95% CI:-1.97~-0.13,P=0.03),并延长心脏搏动间期(QT:18.1 ms,95%CI:6.1~30.1,P=0.01)[62,63,67,68]。观察性研究显示丁螺环酮和坦度螺酮对痴呆患者的激越、焦虑、不安等症状有益,但是这些研究缺少随机对照试验证据支持[64,65,69,70]。

(四)胆碱酯酶抑制剂

胆碱酯酶抑制剂作为常用的痴呆治疗药物,早期研究显示其对淡漠等痴呆非认知症状具有改善作用[66,71]。随着对痴呆非认知症状的深入理解,淡漠在近年来得到广泛关注,已发表了多个有关痴呆患者淡漠症状的系统评价,但是这些研究不是以淡漠作为主要症状,而是对精神行为症状量表的淡漠评分进行分析,样本量相对较小。基于 2013—2016 年以来的新证据荟萃分析结果认为缺乏肯定的证据支持胆碱酯酶抑制剂具有对痴呆患者淡漠的改善作用,无论是 AD、DLB、PDD 或是 FTD 均是如此[67,68,72,73]。

BPSD 是由多种原因造成,包括脑器质性病变、认知功能损害程度、社会心理因素等,不同类型的痴呆 BPSD 表现形式不尽相同。BPSD 贯穿于痴呆全过程,并不只是在疾病中期或晚期才出现,疾病早期的精神行为异常往往被忽视,应当尽早识别、预防和控制。BPSD 临床管理是个复杂、棘手的问题,国际共识均建议首选非药物治疗(照料者的教育和训练,光照治疗、音乐治疗、环境调整、芳香疗法等)。轻中度精神行为症状应以痴呆的基础治疗为主,如胆碱酯酶抑制剂或盐酸美金刚治疗。当非药物治疗仍然不能控制严重的精神行为症状时,应考虑短期小剂量使用非典型抗精神病药。

🥄 具体推荐:

1. 心理治疗有助于缓解痴呆患者的抑郁(Ⅱ类证据,B级推荐)和焦虑(Ⅲ类证据,C级推荐)。

2. 舍曲林、米氮平治疗AD伴抑郁和PD合并抑郁,但缺少高质量证据的支持(Ⅲ类证据,C级推荐),西酞普兰可以改善AD患者的焦虑和激越,但可能加重认知损害或诱发锥体外系症状(Ⅱ类证据,C级推荐)。

3. 三环类抗抑郁药物(TCA)因不良反应较常见,不推荐用于痴呆伴抑郁的治疗(Ⅳ类证据,A级推荐)。

4. 抗焦虑药物丁螺环酮和坦度螺酮对痴呆患者的激越、焦虑、不安等症状有益(Ⅲ类证据,C级推荐)。

5. 胆碱酯酶抑制剂用于治疗痴呆患者的淡漠尚缺乏肯定的证据支持(Ⅱ类证据,C级推荐)。

269

参 考 文 献

1. Hessler JB, Schäufele M, Hendlmeier I, et al.Behavioural and psychological symptoms in general hospital patients with dementia, distress for nursing staff and complications in care: results of the General Hospital Study.Epidemiol Psychiatr Sci, 2017, 9: 1-10.

2. Kratz Torsten.The diagnosis and treatment of behavioral disorders in dementia.Dtsch Arztebl Int, 2017, 114(26): 447-454.

3. 解恒革,王鲁宁,于欣,等.北京部分城乡社区老年人和痴呆患者神经精神症状的调查.中华流行病学杂志,2004,(10):6-9.

4. Black W, Almeida OP.A systematic review of the association between the Behavioral and Psychological Symptoms of Dementia and burden of care.Int Psychogeriatr, 2004, 16(3): 295-315.

5. Gallini A, Andrieu S, Donoue JM, et al.Trends in use of antipsychotics in elderly patients with dementia: Impact of national safety warnings.Eur Neuropsychopharmacol, 2014, 24(1): 95-104.

6. 邢秋泓,赵坤英,解恒革.综合性医院老年住院患者抗精神病药物使用状况的临床分析.中华老年心脑血管病杂志,2011,13(10):905-908.

7. Kales HC, Gitlin LN, Lyketsos CG, et al.Symptoms of Dementia.Management of neuropsychiatric symptoms of dementia in clinical settings: recommendations from a multidisciplinary expert panel. J Am Geriatr Soc, 2014, 62(4): 762-769.

8. Rocca P, Villari V, Bogetto F.Managing the aggressive and violent patient in the psychiatric emergency.Prog Neuropsychopharmacol Biol Psychiatry, 2006, 30(4): 586-598.

9. 中华医学会精神医学分会精神分裂症协作组.激越患者精神科处置专家共识.中华精神科杂

志,2017,50(6):401-410.

10. Lyketsos CG, Lopez O, Jones B, et al.Prevalence of neuropsychiatric symptoms in dementia and mild cognitive impairment: results from the cardiovascular health study.JAMA, 2002, 288(12): 1475-1483.

11. Ropacki S A, Jeste D V.Epidemiology of and risk factors for psychosis of Alzheimer's disease: a review of 55 studies published from 1990 to 2003. Am J Psychiatry, 2005, 162 (11): 2022-2030.

12. Aarsland D, Perry R, Larsen JP, et al.Neuroleptic sensitivity in Parkinson's disease and parkinsonian dementias.J Clin Psychiatry, 2005, 66(5): 633-637.

13. Simard M, van Reekum R, Cohen T.A review of the cognitive and behavioral symptoms in dementia with Lewy bodies.J Neuropsychiatry Clin Neurosci, 2000, 12(4): 425-450.

14. Abraha I, Rimland JM, Trotta FM, et al.Systematic review of systematic reviews of non-pharmacological interventions to treat behaveoural disturbances in older patients with dementia. The SENATOR-OnTop series.BMJ Open, 2017, 7(3): e012759.

15. Rodda J, Morgan S, Walker Z.Are cholinesterase inhibitors effective in the management of the behavioral and psychological symptoms of dementia in Alzheimer's disease? A systematic review of randomized, placebo-controlled trials of donepezil, rivastigmine and galantamine.Int Psychogeriatr, 2009, 21(5): 813-824.

16. Rolinski M, Fox C, Maidment I, et al.Cholinesterase inhibitors for dementia with Lewy bodies, Parkinson's disease dementia and cognitive impairment in Parkinson's disease.Cochrane Database Syst Rev, 2012, (3): CD006504.

17. Emre M, Aarsland D, Albanese A, et al.Rivastigmine for dementia associated with Parkinson's disease.N Engl J Med, 2004, 351(24): 2509-2518.

18. McKeith IG, Grace JB, Walker Z, et al.Rivastigmine in the treatment of dementia with Lewy bodies: preliminary findings from an open trial.Int J Geriatr Psychiatry, 2000, 15(5): 387-392.

19. Ravina B, Putt M, Siderowf A, et al.Donepezil for dementia in Parkinson's disease: a randomised, double blind, placebo controlled, crossover study.J Neurol Neurosurg Psychiatry, 2005, 76(7): 934-939.

20. Leroi I, Brandt J, Reich SG, et al.Randomized placebo-controlled trial of donepezil in cognitive impairment in Parkinson's .Int J Geriatr Psychiatry, 2004, 19(1): 1-8.

21. Dubois B, Tolosa E, Katzenschlager R, et al.Donepezil in Parkinson's disease dementia: a randomized, double-blind efficacy and safety study.Mov Disord, 2012, 27(10): 1230-1238.

22. Mori E, Ikeda M, Kosaka K, et al.Donepezil for dementia with Lewy bodies: a randomized, placebo-controlled trial.Ann Neurol, 2012, 72(1): 41-52.

23. Litvinenko IV, Odinak MM, Mogil'naya VI, et al.Efficacy and safety of galantamine (reminyl) for dementia in patients with Parkinson's disease (an open controlled trial).Neurosci Behav Physiol, 2008, 38(9): 937-945.

24. Edwards K, Royall D, Hershey L, et al.Efficacy and safety of galantamine in patients with dementia with Lewy bodies: a 24-week open-label study.Dement Geriatr Cogn Disord, 2007, 23

(6)：25.

25. Howard RJ, Juszczak E, Ballard CG, et al.Donepezil for the treatment of agitation in Alzheimer's disease.N Engl J Med, 2007, 357(14)：1382-1392.

26. Mendez MF, Shapira JS, McMurtray A, et al.Preliminary findings：behavioral worsening on donepezil in patients with frontotemporal dementia. Am J Geriatr Psychiatry, 2007, 15 (1)：84-87.

27. van Dyck CH, Tariot PN, Meyers B, et al.A 24-week randomized, controlled trial of memantine in patients with moderate-to-severe Alzheimer disease.Alzheimer Dis Assoc Disord, 2007, 21 (2)：136-143.

28. Reisberg B, Doody R, Stöffler A, et al.Memantine in moderate-to-severe Alzheimer's disease.N Engl J Med, 2003, 348(14)：1333-1341.

29. Porsteinsson AP, Grossberg GT, Mintzer J, et al.Memantine treatment in patients with mild to moderate Alzheimer's disease already receiving a cholinesterase inhibitor：a randomized, double-blind, placebo-controlled trial.Curr Alzheimer Res, 2008, 5(1)：83-89.

30. Gauthier S, Wirth Y, Möbius HJ.Effects of memantine on behavioural symptoms in Alzheimer's disease patients：an analysis of the Neuropsychiatric Inventory (NPI) data of two randomised, controlled studies.Int J Geriatr Psychiatry, 2005, 20(5)：459-464.

31. Cummings JL, Schneider E, Tariot PN, et al.Behavioral effects of memantine in Alzheimer disease patients receiving donepezil treatment.Neurology, 2006, 67(1)：57-63.

32. Wilcock GK, Ballard CG, Cooper JA, et al.Memantine for agitation/aggression and psychosis in moderately severe to severe Alzheimer's disease：a pooled analysis of 3 studies.J Clin Psychiatry, 2008, 69(3)：341-348.

33. Deardorff WJ, Grossberg GT. Pharmacotherapeutic strategies in the treatment of severe Alzheimer's disease.Expert Opin Pharmacother, 2016, 17(13)：1789-1800.

34. Wang HF, Yu JT, Tang SW, et al.Efficacy and safety of cholinesterase inhibitors and memantine in cognitive impairment in Parkinson's disease, Parkinson's disease dementia, and dementia with Lewy bodies：systematic review with meta-analysis and trial sequential analysis.J Neurol Neurosurg Psychiatry, 2015, 86(2)：135-143.

35. Stinton C, McKeith I, Taylor JP, et al.Pharmacological Management of Lewy Body Dementia：A Systematic Review and Meta-Analysis.Am J Psychiatry, 2015, 172(8)：731-742.

36. Orgogozo JM, Rigaud AS, Stöffler A, et al.Efficacy and safety of memantine in patients with mild to moderate vascular dementia：a randomized, placebo-controlled trial (MMM 300). Stroke, 2002, 33(7)：1834-1839.

37. Wilcock G, Mobius H, Stoffler A, et al.A double-blind, placebo-controlled multicenter study of memantine in mild to moderate vascular dementia (MMM500).Int Clin Psychopharmacol, 2002, 7(6)：97-305.

38. Konovalov S, Muralee S, Tampi RR.Anticonvulsants for the treatment of behavioral and psychological symptoms of dementia：a literature review.Int Psychogeriatr, 2008, 20(2)：293-308.

39. Tariot PN, Schneider LS, Cummings J, et al.Chronic divalproex sodium to attenuate agitation

and clinical progression of Alzheimer disease.Arch Gen Psychiatry, 2011, 68(8): 853-861.

40. Ballard C, Waite J.The effectiveness of atypical antipsychotics for the treatment of aggression and psychosis in Alzheimer's disease.Cochrane Database Syst Rev, 2006, (1): CD003476.

41. Seitz DP, Gill SS, Herrmann N, et al.Pharmacological treatments for neuropsychiatric symptoms of dementia in long-term care: a systematic review.Int Psychogeriatr, 2013, 25(2): 185-203.

42. Rocca P, Marino F, Montemagni C, et al.Risperidone, olanzapine and quetiapine in the treatment of behavioral and psychological symptoms in patients with Alzheimer's disease: preliminary findings from a naturalistic, retrospective study. Psychiatry Clin Neurosci, 2007, 61 (6): 622-629.

43. The American Psychiatric Association.Practice Guideline on the Use of Antipsychotics to Treat Agitation or Psychosis in Patients With Dementia. http://psychiatryonline. org/doi/ book/ 10. 1176/appi.books.9780890426807.

44. Maglione M, Maher AR, Hu J, et al.Off-Label Use of Atypical Antipsychotics: An Update [Internet].Rockville (MD): Agency for Healthcare Research and Quality (US), 2011.(Comparative Effectiveness Reviews, No.43.) https://www.ncbi.nlm.nih.gov/books/NBK66081/

45. Schneider LS, Dagerman K, Insel PS.Efficacy and adverse effects of atypical antipsychotics for dementia: meta-analysis of randomized, placebo-controlled trials. Am J Geriatr Psychiatry, 2006, 14(3): 191-210.

46. Vigen CL, Mack WJ, Keefe RS, et al.Cognitive effects of atypical antipsychotic medications in patients with Alzheimer's disease: outcomes from CATIE-AD.Am J Psychiatry, 2011, 168(8): 831-839.

47. Schneider RB, Iourinets J, Richard IH.Parkinson's disease psychosis: presentation, diagnosis and management.Neurodegener Dis Manag, 2017, 7(6): 365-376.

48. The Parkinson Study Group.Low-dose clozapine for the treatment of drug-induced psychosis in Parkinson's disease.N Engl J Med, 1999, 340(10): 757-763.

49. The French Clozapine Study Group.Clozapine in drug-induced psychosis in Parkinson's disease. Lancet, 1999, 353(9169): 2041-2042.

50. Desmarais P, Massoud F, Filion J, et al.Quetiapine for Psychosis in Parkinson Disease and Neurodegenerative Parkinsonian Disorders: A Systematic Review.J Geriatr Psychiatry Neurol, 2016, 29(4): 227-236.

51. Cummings J, Isaacson S, Mills R, et al.Pimavanserin for patients with Parkinson's disease psychosis: a randomised, placebo-controlled phase 3 trial.Lancet, 2014, 383(9916): 533-540.

52. Ballard C, Banister C, Khan Z, et al.Evaluation of the safety, tolerability and efficacy of pimavanserin versus placebo in patients with Alzheimer's disease psychosis: a phase 2, randomised, placebo-controlled, double-blind study.Lancet Neurol, 2018, 17(3): 213-222.

53. Maust DT, Kim HM, Seyfried LS, et al.Antipsychotics, other psychotropics and the risk of death in patients with dementia: number needed to harm.JAMA Psychiatry, 2015, 72(5): 438-445.

54. Zuidema SU, Johansson A, Selbaek G, et al.A consensus guideline for antipsychotic drug use for dementia in care homes. Bridging the gap between scientific evidence and clinical practice.Int

Psychogeriatr, 2015, 27(11): 1849-1859.

55. Ihl R, Tribanek M, Bachinskaya N, et al.Efficacy and Tolerability of a Once Daily Formulation of Ginkgo biloba Extract EGb 761 ® in Alzheimer's Disease and Vascular Dementia: Results from a Randomised Controlled Trial.Pharmacopsychiatry, 2012, 45(2): 41-46.

56. Gauthier S, Schlaefke S.Efficacy and tolerability of Ginkgo biloba extract EGb 761 ® in dementia: a systematic review and meta-analysis of randomized placebo-controlled trials.Clin Interv Aging, 2014, 9: 2065-2077.

57. von Gunten A, Schlaefke S, überla K.Efficacy of Ginkgo biloba extract EGb 761 ® in dementia with behavioural and psychological symptoms: A systematic review.World J Biol Psychiatry, 2016, 17(8): 622-633.

58. Savaskan E, Mueller H, Hoerr R, et al.Treatment effects of Ginkgo biloba extract EGb 761 ® on the spectrum of behavioral and psychological symptoms of dementia: meta-analysis of randomized controlled trials.Int Psychogeriatr, 2017: 1-9.

59. Bachinskaya N, Hoerr R, Ihl R.Alleviating neuropsychiatric symptoms in dementia: the effects of Ginkgo biloba extract EGb 761.Findings from a randomized controlled trial.Neuropsychiatr Dis Treat, 2011, 7: 209-215.

60. Orgeta V, Qazi A, Spector A, et al.Psychological treatments for depression and anxiety in dementia and mild cognitive impairment: systematic review and meta-analysis. Br J Psychiatry, 2015, 207(4): 293-298.

61. Chiu PY, Wang CW, Tsai CT, et al.Depression in dementia with Lewy bodies: A comparison with Alzheimer's disease.PLoS One, 2017, 12(6): e0179399.

62. Banerjee S, Hellier J, Dewey M, et al.Sertraline or mirtazapine for depression in dementia (HTA-SADD): a randomised, multicentre, double-blind, placebo-controlled trial. Lancet, 2011, 378(9789): 403-411.

63. Nelson JC, Devanand DP.A systematic review and meta-analysis of placebo-controlled antidepressant studies in people with depression and dementia.J Am Geriatr Soc, 2011, 59(4): 577-585.

64. Weintraub D, Morales KH, Moberg PJ, et al.Antidepressant studies in Parkinson's disease: a review and meta-analysis.Mov Disord, 2005, 20(9): 1161-1169.

65. Liu J, Dong J, Wang L, et al.Comparative efficacy and acceptability of antidepressants in Parkinson's disease: a network meta-analysis.PLoS One, 2013, 8(10): e76651.

66. Badrakalimuthu VR, Tarbuck A.Anxiety: a hidden element in dementia.Adv Psychiatr Treat, 2012, 18(2): 119-128.

67. Porsteinsson AP, Drye LT, Pollock BG, et al.Effect of citalopram on agitation in Alzheimer disease: the CitAD randomized clinical trial.JAMA, 2014, 311(7): 682-691.

68. Leonpacher AK, Peters ME, Drye LT, et al.Effects of Citalopram on Neuropsychiatric Symptoms in Alzheimer's Dementia: Evidence From the CitAD Study.Am J Psychiatry, 2016, 173(5): 473-480.

69. Sato S, Mizukami K, Asada T.A preliminary open-label study of 5-HT1A partial agonist tan-

dospirone for behavioural and psychological symptoms associated with dementia. Int J Neuropsychopharmacol, 2007, 10(2): 281-283.

70. Santa Cruz MR, Hidalgo PC, Lee MS, et al. Buspirone for the treatment of dementia with behavioral disturbance. Int Psychogeriatr, 2017, 29(5): 859-862.

71. Berman K, Brodaty H, Withall A, Seeher K. Pharmacologic treatment of apathy in dementia. Am J Geriatr Psychiatry, 2012, 20(2): 104-122.

72. Harrison F, Aerts L, Brodaty H. Apathy in Dementia: Systematic Review of Recent Evidence on Pharmacological Treatments. Curr Psychiatry Rep, 2016, 18(11): 103.

73. Sepehry AA, Sarai M, Hsiung GR. Pharmacological Therapy for Apathy in Alzheimer's Disease: A Systematic Review and Meta-Analysis. Can J Neurol Sci, 2017, 44(3): 267-275.

第六节　痴呆的中医治疗

一、阿尔茨海默病的中医诊疗共识

🤲 主要推荐:

1. AD 临床诊断应符合 AD 痴呆的临床核心标准(NIA-AA, 2011)(Ⅰ类证据, A 级推荐)。

2. 典型 AD 诊断应符合以海马型遗忘综合征为核心特征的 AD 操作性诊断标准(ADC, 2017)(Ⅱ类证据, B 级推荐)。

3. AD 临床分期可参考以临床症状为核心特征的 AD 临床分期标准(JCG, 2017)(Ⅲ类证据, C 级推荐)。

4. AD 治疗可采用以证候演变为引导的 AD 分期辨证施治序贯方案(JCG, 2017)(Ⅲ类证据, C 级推荐)。

5. 补肾应是 AD 全程治疗的最基本的原则, 同时应早期、联合、长期规范治疗(Ⅲ类证据, D 级推荐)。

6. 长期坚持体育锻炼(包括太极拳)、地中海饮食、社交活动等生活行为干预是 AD 药物治疗的必要补充(Ⅱ类证据, B 级推荐)。

阿尔茨海默病(Alzheimer's disease, AD)是一种以隐匿起病和进行性认知损害为特征的神经变性病, 是最常见的痴呆原因, 占所有痴呆原因的 60%~80%。在 65 岁以上老年人群中, AD 患病率为 4%~7%, 且随年龄而增长, 是老年人的第 5 位致死原因[1,2]。

AD 有三个临床表型, 即典型 AD(typical AD)、非典型 AD(atypical AD)和混合型 AD(mixed AD)。典型 AD 是 AD 的主要表型, 占 86~94%[3,4]。AD 是一个从无症状(preclinical)、轻度认知损害(mild cognitive impairment, MCI)到痴呆(dementia)的连续谱, 临床上大致经历早期、中期、晚期不同阶段。早期平均持

续时间大约 6 年,中期平均持续时间大约 4 年,晚期平均持续时间大约 3 年,不同阶段对医疗服务的需求和经济成本有所不同[5]。常规治疗只有 9 个月认知改善效益,不能延缓疾病进展[6,7]。

AD 属于中医学“呆病”范畴。我国明代《景岳全书·杂病谟》和清代陈士铎《辨证录·呆病门》分别有“速扶正气为主”和“治痰即治呆”等治法及其方剂,但未形成完整的诊疗体系[8]。直至 20 世纪 90 年代初,始有《老年期痴呆的诊断和疗效评定标准》[9]及《老年性痴呆辨治方案》[10]发表,提出了包括 AD 在内的痴呆的诊疗体系。21 世纪初,提出 AD“启动于肾虚,进展于痰瘀火,恶化于虚极毒盛”的病机假说和分期辨证施治方案[11-13],使 AD 中医诊疗进一步规范[14],并获得了初步临床验证[15-20]和学术机构及主管部门的认可[21,22]。

然而,AD 中医诊疗的中西医专家共识缺乏,诊疗规范和临床效益仍有待提高。为此,中华中医药学会脑病分会、中国中药协会脑病药物研究专业委员会和 Alzheimer's Disease International 的正式代表 Alzheimer's Disease Chinese 即中国老年保健协会老年痴呆及相关疾病专业委员会组成 AD 中医诊疗共识联合小组(The Joint Consensus Group,JCG),针对 AD 中医诊疗所涉及的几个临床问题,在系统评价基础上,起草了 AD 中医诊疗共识,于 2017 年 12 月 22 日在京召开专家共识会议,对主要推荐意见进行逐条评论,并通过投票方式达成共识。本共识主要针对典型 AD 痴呆的诊断、分型、分期和辨证施治,不包括非典型 AD。

（一）诊断

根据美国国家衰老研究所和阿尔茨海默病学会制订的 AD 痴呆核心临床标准(简称 NIA-AA,2011)[3],AD 临床诊断首先应符合痴呆的诊断标准,并具备隐袭起病、明确的认知恶化病史和检查证实的早期的显著的认知损害[24-29](表 3-6-1)。在诊断参数上应参考 Alzheimer's Disease Chinese 修订的 AD 操作性诊断标准(简称 ADC,2014)(表 3-6-2),以减少因语言、文化和种族不同而产生的偏差[23,26]。

表 3-6-1　阿尔茨海默病痴呆的核心临床标准(NIA-AA,2011)[3]

1.　很可能 AD 痴呆核心临床标准:符合痴呆的诊断标准,并且具备以下特征[1]:

　　A　隐袭起病。症状逐渐发生几个月或几年,而不是突然发生几小时或几天;并且

　　B　报告或观察明确有认知恶化病史;并且

　　C　病史和检查证实的早期的和最显著的认知损害具以下分类之一:

　　　　a. 遗忘症状:这是 AD 痴呆最常见的表现,包括学习和回忆最近所获信息的损害,还应具备至少一个其他认知领域的认知功能损害的证据。

  b. 非遗忘症状：

    ● 语言障碍：最突出的损害是找词困难，也应该有其他认知领域损害。

    ● 视空间障碍：最突出的损害是空间认知损害，包括物体失认、面孔失认、视觉图像组合失认和失读，也应该有其他认知领域损害。

    ● 执行功能障碍：最突出的损害是推理、判断和解决问题的损害，也应该有其他认知领域损害。

  D 排除标准(不应诊断为很可能 AD 痴呆的情形)*：①伴随实质性脑血管病，由与认知障碍的发生或恶化时间上相关的中风史确定；或存在多发性或广泛的梗死或严重白质高信号；或②除痴呆本身外的 DLB 核心特征；或③bvFTD 的突出特征；或④ svPPA或 nfvPPA/avPPA 的突出特征；或⑤另一种并发的、活动性神经系统疾病或另一种并发的非神经系统合并症或使用可能对认知有重要影响的药物。

2. 增加很可能 AD 痴呆临床诊断的确定性水平

  1 有认知衰退的病历记录[2]——在符合很可能 AD 痴呆核心临床标准的人中，存在认知衰退的病历记录，增加了具有进行性加重病理过程的确定性，但并不特指增加 AD 病理生理学的确定性。

  2 携带一种致病性 AD 基因突变——在符合很可能 AD 痴呆的核心临床标准的人中，一种致病性 AD 基因突变(APP、PSEN1 或 PSEN2)的证据增加 AD 病理引起该病症的确定性。携带 ApoEε4 等位基因不具有足够的特异性。

3. 可能的 AD 痴呆核心临床标准：以下任何一种情况下，都可以诊断可能的 AD 痴呆[3]

  1 非典型病程

   符合 AD 痴呆认知损害性质的核心临床标准，但突然发病，或缺乏详细病史或客观认知测试证实的渐进性认知减退，或

  2 存在其他病因

   符合 AD 痴呆的所有核心临床标准，但有①伴随的脑血管病证据，通过时间上与认知障碍发生或加重有关的卒中史或存在多发或广泛梗死或严重白质高信号来定义；或②AD 痴呆以外的 DLB 特征；或③另一种神经系统疾病或非神经系统合并症或可能对认知有实质性影响的药物使用证据

  注释：1. 符合 NINCDS-ADRDA(1984)"很可能 AD"标准的所有患者将符合本文提到的很可能 AD 痴呆的现行标准；2. 认知衰退的病历记录定义为：病历记录有知情者提供的信息和正式神经心理学评估或标准化精神状态检查背景下的认知测试的连续评估，证明存在进行性认知衰退；3. 符合 NINCDS-ADRDA(1984)"可能的 AD"标准的诊断不一定符合本标准中可能的 AD 痴呆的诊断，需要重新评估。

  缩写：* 本文作者修饰语，括号内为原文翻译语；APP：淀粉样前体蛋白；ApoE：载脂蛋白；DLB：路易体痴呆；PSEN1：早老素蛋白 1；PSEN2：早老素蛋白 2；DLB：路易体痴呆；bvFTD：行为变异型额颞叶痴呆；svPPA：语义变异型原发性进行性失语症；nfvPPA/avPPA：非流利型/语法缺失变异型原发性进行性失语症；NIA-AA：美国国家衰老研究所和阿尔茨海默病学会；NINCDS-ADRDA：美国国立神经病、语言交流障碍和卒中研究所——阿尔茨海默病及相关疾病学会

(二)分型

典型 AD 临床诊断应符合海马型遗忘综合征(amnestic syndrome of the hipp-ocampal type)的临床特征[3,4],即记忆功能逐渐的进行性减退超过 6 个月和对 AD 具有特异性的情景记忆测试的海马遗忘综合征的客观证据,诸如编码测试控制的线索回忆[23-26]。与 AD 诊断相同,典型 AD 临床诊断应在诊断参数上参考本土化的 AD 操作性诊断标准(ADC,2014)(表 3-6-2),以减少因语言、文化和种族不同而产生的偏差[23,26]。

非典型 AD 不具备海马型遗忘综合征的临床特征。这些非典型 AD 包括找词困难变异型(logopenic variant of AD)、后皮层变异型(posterior variant of AD)、额叶变异型(frontal variant of AD)等,混合型 AD 是在具备 AD 的临床和生物标志物证据同时,存在脑血管病(cerebral vascular disease)或路易体病(Lewy body disease)临床和生物标志物混合病理学证据[3,4]。

需要说明的是:AD 痴呆核心临床标准(NIA-AA,2011)对于 AD 的临床诊断已有很好的诊断准确性[3],结合本土化认知参数和 MRI 显示内侧颞叶萎缩视觉评分标准(表 3-6-2)[23,26],可以满足我国典型 AD 临床诊断的现实需求。虽然脑脊液 Aβ1-42 浓度降低和 tau 浓度升高结合对 AD 诊断具有 90%~95% 的敏感性和 90% 的特异性[30,31],但目前尚无统一的单一指标含量或两个指标比值的常模或异常分界值,检测方法差异会影响诊断分界值,即使是相同检测方法,也会存在不同实验室检测结果的较大差异。因此,AD 生物标志物不能用作独立检测,应该在更大的临床背景下加以考虑,并考虑到混杂因素[4]。FDG-PET 和 PIB-PET 分别对预测 MCI 进展为 AD 具有潜在价值[32],在预测 AD 转化方面具有理想的敏感性,但存在特异性低的问题(<50%)[33-37],限制了其在 MCI 阶段的使用。加上检测成本高,我国绝大多数医院技术条件有限,本共识不推荐在 AD 临床诊断中常规检测这些生物标志物。

277

表 3-6-2 阿尔茨海默病操作性诊断标准(ADC, 2014)[23,26]

	标准	评估和检查	参数
1	早期显著的记忆减退,且逐渐进展超过 6 个月	● 病史:经询问、报告或观察证实	
2	早期显著的情景记忆损害和至少 1 个其他领域损害的客观证据	● 记忆:HVLT≤15.5/36 分; ● 视空间:TMT-A≥98.5/150 秒; ● 执行:TMT-B≥188.5/300 秒; ● 语言:BNT-30≤22/30 分。	

续表

标准	评估和检查	参数
3 总体认知功能受损	• 认知:MMSE≤26/30 分(教育调整值)	文盲≤22/30 分 小学≤23/30 分 中学≤24/30 分 大学≤26/30 分
4 干扰了工作或日常活动的能力	• 功能:ADL≥16/56 分	轻度≥16/56 分 中度≥25/56 分 重度≥30/56 分
5 具备 AD 病理或其他生物标志之一	• MRI 示海马体积缩小（HVR≤1.98cm³,左右测定值)或内侧颞叶萎缩(MTA≥1.5 分,年龄调整值),或 • PET 示包括后扣带回和楔前叶皮层在内的颞顶叶联合区域 FDG 代谢下降和(或)Aβ 示踪剂滞留增加,或 • CSF 中 Aβ42 降低或 t-tau/p-tau 增加或 tau/Aβ42 比值≥1.15,或 • AD 常染色体显性突变(如 PSEN1、PSEN2 或 APP)	左侧 HV≤2.28cm³ 右侧 HV≤2.63cm³ 年龄 50-64≥1.0 分 年龄 65-74≥1.5 分 年龄 75-84≥2.0 分 年龄 85 以上>2.0 分
6 排除标准	• 可逆原因:代谢、激素、感染、中毒及药物滥用,自身免疫,或 • 其他病因:VaD 或 DLB 或 FTD/PPA,其他精神障碍或重度情感障碍	维生素 B₁₂/叶酸;高同型半胱氨酸;甲功;艾滋/梅毒;酒精依赖;脑脊液检查;APP/PSEN1/PSEN2 基因突变;APOE4 基因型

注释:AD:阿尔茨海默病;ADC:中国阿尔茨海默病协会;ADL:日常生活活动量表;ApoE:载脂蛋白 E;APP:淀粉样前体蛋白;BNT:波士顿命名测试;CDR:临床痴呆评定量表;DLB:路易体痴呆;DSR:延迟故事回忆;FDG-PET:使用[18F]-氟脱氧葡萄糖检测脑内葡萄糖代谢和血流量的变化;FTD:额颞叶痴呆;HVR:海马体积缩小;HVLT:霍普金斯词语学习测试;MMSE:简易精神状态检查;MRI:磁共振成像,结构 MRI 检测灰质、白质和脑脊液中的组织变化;MTA:内侧颞叶萎缩;PiB-PET:使用 Aβ 示踪剂检测脑内 Aβ 沉积水平;TMT:连线测试;PPA:原发性进行性失语;PSEN:早老素基因;VaD:血管性痴呆

(三)分期

根据 AD 发生、发展、恶化不同阶段的临床特征,采用以临床症状为核心特征,参考临床痴呆评定(clinical dementia rating, CDR)、认知水平(mini-mental state examination, MMSE)和疾病持续时间(年)等信息,制订 AD 临床分期标准

（简称为 JCG，2017）[12,14]，以判断 AD 早期（或初始期）、中期（或进展期）和晚期（或恶化期），指导辨证施治（表 3-6-3）。

表 3-6-3　阿尔茨海默病临床分期标准（JCG，2017）

病期		在任何阶段,1+2 或 3 或 4
早期 （初始期）	1	具备记忆减退和（或）其他认知领域症状之一：忘失前后/混淆时空；不识熟人/难辨常物；欲言无词/指物难名；迟疑退缩/性格改变；和
	2	临床痴呆评定为轻度（CDR 0.5~1.0），或
	3	认知功能轻度损害（MMSE 21~26），或
	4	病程大约 6 年
中期 （进展期）	1	具备情绪和精神症状之一：急躁易怒/抑郁淡漠；妄闻妄见/妄思离奇；多梦早醒/无欲无语；迷路走失/言辞不清；和
	2	临床痴呆评定为中度（CDR 2.0），或
	3	认知功能中度损害（MMSE11~20），或
	4	病程大约 4 年
晚期 （恶化期）	1	具备较重的精神、行为和生理机能衰退症状之一：神愦如寐（迷蒙昏睡/寤寐颠倒）；形神失控（激越—攻击或躁扰不宁）；知动失司（便溺失禁/肢体失用）；虚极风动（躯体蜷缩/肢颤痀痉）；和
	2	临床痴呆评定为重度（CDR 3.0），或
	3	认知功能重度损害（MMSE≤10），或
	4	病程大约 3 年

（四）治疗

1. 方案

根据 AD 证候演变的阶段性特征，在以往方案基础上[14,16]，制订以证候演变为引导的 AD 分期辨证施治序贯方案（简称 JCG 方案）（表 3-6-4）。在证候演变上，AD 早期病情初始，常见髓海渐空、脾肾两虚证、气血亏虚证；中期病情进展，以痰浊蒙窍、瘀阻脑络、心肝火旺并现和交叉为主；晚期病情恶化，呈现虚极和毒盛[11,12,14]。在证候辨别上，采用基于症状特征的定性标准（表 3-6-4）或基于症状权重的定量标准如痴呆证候要素量表（PES-D）[12,13]。在治疗原则上，AD 初始以肾虚为主，应以补肾为原则；AD 进展呈现痰瘀火并现和交叉，应化痰、祛瘀、泻火交替或并行；AD 恶化因痰、瘀、火日久而化生毒浊所致，虚极毒盛，形神衰败，须大力补肾固元，解毒化浊[17-20]。

表 3-6-4　阿尔茨海默病的序贯治疗方案(JCG, 2017)

病期	证候	辨证规范(具备以下症状组合之一)	治法	方剂*
早期 (启动期)	髓海渐空	脑转耳鸣,胫酸眩冒;动作缓慢,懈怠安卧;两目昏花,发脱齿摇;舌瘦淡红,脉沉细	滋补肝肾,生精养髓	七福饮加龟鹿二仙膏[1,2]
	脾肾两虚	食少纳呆,腹胀便溏,腰膝酸软,夜尿频多;畏寒肢冷,多虑易惊;舌胖齿痕,脉缓尺弱	温补脾肾,养元安神	还少丹[3]
	气血不足	神疲倦怠,少气懒言;淡漠退缩,多梦易惊;善愁健忘,心悸汗出;舌淡苔白,脉细无力	补益健脾,养血安神	归脾汤加减[4]
中期 (进展期)	痰浊蒙窍	痰多体胖,无欲无语;抑郁淡漠,多梦早醒;亲疏不辨,洁秽不分;苔粘腻浊,脉弦而滑	化痰开窍,通阳扶正	洗心汤[5]
	瘀阻脑络	反应迟钝,行走缓慢;妄思离奇,梦幻游离;偏瘫麻木,言謇足软;舌紫瘀斑,脉细而涩	活血化瘀,通窍醒神	通窍活血汤加味[6]
	心肝火旺	急躁易怒,头痛耳鸣;妄闻妄见,谵语妄言;噩梦难寐,喊叫异动;舌红或绛,脉弦而数	清肝泻火,安神定志	天麻钩藤饮加味[7]
晚期 (恶化期)	毒盛虚极	迷蒙昏睡,寤寐颠倒;激越攻击,谵语妄言;便溺失禁,肢体失用;躯体蜷缩,肢颤瘛疭	解毒通络,补肾固元	黄连解毒汤加遗忘双疹丹[8,9]

注释:*此表提供的方剂只是代表方剂,药物组成需要根据病情或上述原则进行调整;1.明·张介宾《景岳全书·卷五十一》;2.明·洪基《摄生秘剖·卷四》;3.宋·洪遵《洪氏集验方·卷一》;4.明·薛己《正体类要·卷下方》;5.清·陈士铎《辨证录·卷四》;6.清·王清任《医林改错·卷上》;7.胡光慈《中医内科杂病证治新义·神精系统证治类》;8.唐·王焘《外台秘要方·卷一》;9.清·陈士铎《石室秘录·卷一》。

2. 管理

(1)补肾是最基本的治疗原则:分期辨证施治是治疗 AD 的一般原则,补肾则是最基本的治疗原则,应贯穿于整个病程中[14],因为"脑为髓海",又为"元神之府"(《本草纲目·辛夷篇》)。"元神"指人的精神意识思维活动,脑主元神(记忆古今,应对万物)(《金匮玉函经》)、司知动(知觉、运动)(《医易一理·脑》)、御众神(心藏神、肝藏魂、肺藏魄、脾藏意、肾藏志)(《灵枢·本神》)、统情志(心在志为喜、肝在志为怒、肺在志为忧、脾在志为思、肾在志为恐)(《素问·阴阳应象大论》)。元神为脑髓所养,脑髓赖肾之精气不断补充。肾精不足,脑髓渐空,则元神失养。中药补肾可以生精化髓养神,不仅对 AD

患者记忆等核心症状有益,还可以治疗不寐、少气多汗、食少便溏、夜尿频多等躯体症状。

(2)早期、联合、长期规范治疗:AD 是一种慢性进行性疾病,应早发现、早诊断、早治疗。早期病情较轻,单一疗法通常可以改善症状[20-22]。中期病情进展,常需多法联用,如补肾法基础上加化痰、祛瘀、泻火等治法。晚期生理机能衰竭,更要多法联用,消补兼施,既解毒化浊,又补肾固元。此外,AD 又是一种进行性复杂性疾病,需要长期治疗。以前的观察发现,中药治疗效益通常在 12 个月或更长时间之后出现[20,38]。对于中晚期 AD 患者,单一中药疗效不佳时,可以考虑联合胆碱酯酶抑制剂和(或)谷氨酸受体拮抗剂治疗[17-20]。与任何疾病治疗一样,长期治疗需监测药物的不良反应。

(3)精神行为症状的处理原则:AD 患者出现精神行为症状应首先考虑非药物疗法,如不能缓解,可增加清肝泻火解毒药物及其剂量[39,40]。如仍不能缓解,可考虑联合相关中成药治疗,如以淡漠、抑郁、早醒等症状为主者,加逍遥散或加味逍遥丸或乌灵胶囊[41];以急躁、易怒、入睡困难等症状为主者,加高剂量银杏叶提取物 EGb761 或天智颗粒[42-45];出现激越、攻击、躁扰不宁等行为症状时,加礞石滚痰丸等[46]。如仍不能缓解,再考虑联合非典型抗精神病药物治疗[47,48],但不宜长期(>12 周)使用,否则会加重认知损害和增加死亡风险[49]。如须使用安眠药和选择性 5-羟色胺再摄取抑制剂(SSRI),也不宜过长,以免增加骨折和死亡的风险[50-55]。

(4)日常生活行为的干预策略:长期坚持体育锻炼(包括太极拳)、地中海饮食、社交活动等对前驱期 AD 患者的认知功能有益[56-60],这些策略概括起来,称之为"五个一",即每天至少一次阳光下快步行走(不少于 3000 米或 5000 步)或其他适宜运动如太极拳或八段锦(时间不少于 30 分钟);每天至少一顿地中海饮食(以蔬菜、水果、豆类、全谷类、坚果、红酒、鱼类和不饱和脂肪酸以及橄榄油为主的饮食结构);每天至少一次亲友互动(家庭活动)和每周至少一次社交活动(如旅游、参加聚会、参观、访友、承担工作或担任志愿者等);每天至少一次智力活动(如打麻将或打牌、下棋、弹琴、书法、绘画、吟诗、诵文、记事或写日记等);每天至少一杯新鲜绿茶(多次频饮,1000 毫升左右,胃寒不适者慎用)。

综上所述,典型 AD 是 AD 的主要表型,临床诊断步骤通常先定病、后分型、再断期。AD 治疗可采用分期辨证施治序贯方案,将补肾法贯穿于 AD 全程治疗。本共识仅代表联合共识小组的观点,是基于目前可获得证据指导实践的一般原则,对规范中医/中西医结合诊治 AD 有一定的参考价值。本共识所涉及的 AD 诊疗技术和知识理论具有可及性,适用于配置神经心理学检测和 MRI 冠状位扫描以及中医/中西医结合医疗服务的医院使用。由于本共识的支持证据质

281

量较低,偏倚风险较大,本共识需要更多的高质量证据的研究,以不断修改和完善。

阿尔茨海默病中医诊疗共识联合小组:

执笔人:田金洲,时晶。

通讯作者:田金洲。

全文审阅专家:解恒革,秦斌,樊东升,王鲁宁。

参加讨论的共识小组专家:田金洲(北京中医药大学东直门医院脑病科),黄燕(广东省中医院脑病科),解恒革(中国人民解放军总医院南楼神经科),王新平(天津市环湖医院神经内科),樊东升(北京大学第三医院神经内科),赵建军(长春中医药大学附属医院脑病科),秦斌(卫生部北京医院神经内科),闫咏梅(陕西中医药大学附属医院脑病科),李小刚(北京大学第三医院神经内科),林亚明(云南省中医院脑病科),张玉莲(天津中医药大学第二附属医院脑病科),张云云(上海中医药大学附属岳阳中西医结合医院神经内科),杨东东(成都中医药大学附属医院脑病科),时晶(北京中医药大学东直门医院脑病科),王鲁宁(中国人民解放军总医院南楼神经科)。

利益相关说明:本共识编写过程得到国家中医药管理局医政司《中医药治疗优势病种诊疗方案和临床路径》项目的支持。

282

参 考 文 献

1. Alzheimer's Disease International. World Alzheimer Report 2015. [EB/OL] 2015-9-1. http://www.worldalzreport2015.org/

2. Alzheimer's Association. 2015 Alzheimer's disease facts and figures. Alzheimers Dement, 2015, 11 (3):332-384.

3. McKhann GM, Knopman DS, Chertkow H, et al. The diagnosis of dementia due to Alzheimer's disease: Recommendations from the National Institute on Aging-Alzheimer's Association workgroups on diagnostic guidelines for Alzheimer's disease. Alzheimer's & Dementia, 2011, 7(3): 263-269.

4. Dubois B, Feldman HH, Jacova C, et al. Advancing research diagnostic criteria for Alzheimer's disease: the IWG-2 criteria. Lancet Neurol, 2014, 13(6):614-629.

5. Kua EH, Ho E, Tan HH, et al. The natural history of dementia. Psychogeriatrics, 2014, 14(3): 196-201.

6. Winblad B, Engedal K, Soininen H, et al. A 1-year, randomized, placebo-controlled study of donepezil in patients with mild to moderate AD. Neurology, 2001, 57(3):489-495.

7. Tariot PN, Farlow MR, Grossberg GT, et al. Memantine treatment in patients with moderate to severe Alzheimer disease already receiving donepezil: a randomized controlled trial. JAMA, 2004, 291(3):317-324.

8. Liu J,Wang LN,Tian J.Recognition of dementia in ancient China.Neurobiol Aging,2012,33(12): e11-13.

9. 付仁杰,王永炎.老年期痴呆证治座谈.中医杂志,1991,(1):40-42.

10. 王永炎.老年性痴呆辨治.中国医药学报,1994,9(2):49-51.

11. 龙子弋,田金洲,时晶,等.痴呆的证候分型研究.中国医学前沿杂志(电子版),2012,4(10): 28-35.

12. 倪敬年,时晶,魏明清,等.中药临床试验中的痴呆分期及辨证标准.中华中医药杂志,2017, 32(2):452-454.

13. Shi J,Tian J,Long Z,et al.The pattern element scale:a brief tool of traditional medical subtyping for dementia.Evid Based Complement Alternat Med,2013,2013:460562.

14. 张伯礼.中医内科学.北京:人民卫生出版社,2012.

15. Tian J,Shi J,Zhang XK,et al.Herbal therapy:a new pathway of the treatment for Alzheimer's disease.Alzheimers Res Ther,2010,2:30-33.

16. Tian J,Shi J,Li T,et al.Efficacy and safety of an herbal therapy in patients with amnestic mild cognitive impairment:a 24-week randomized phase Ⅲ trial.Evid Based Complement Alternat Med,2017,2017:4251747.

17. Zhang XK,Shi J,Li T,et al.A combination therapy:Promising rationale for Alzheimer's disease. Journal of Case Reports,2016,6(3),455-458.

18. Shi J,Ni JN,Wei MQ,et al.Adding Chinese herbal medicine to conventional therapy brings cognitive benefits to patients with Alzheimer's disease:a retrospective analysis.BMC Complement Alternat Med,2017,17(1):533-540.

19. Shi J,Zhang XK,Wei MQ,et al.A combinatory therapy continuously improves memory in a case of probable Alzheimer's disease with head trauma for nearly two years.Int J Neurol Neurother, 2016,3:62-65.

20. Wei MQ,Shi J,Zhang XK,et al.A case of alzheimer's disease was kept relative stable with sequential therapy for eight years.World J Neuroscience,2017,7:209-221.

21. 田金洲.中国痴呆诊疗指南.北京:人民卫生出版社,2015.

22. 国家中医药管理局医政司.24个专业104个病种中医诊疗方案,2012:540-543.

23. 田金洲,时晶,魏明清,等.阿尔茨海默病临床诊断标准的中国化.中国医学前沿杂志(电子版),2012,4(10):1-6.

24. 张立苹,田金洲,时晶,等.轻度认知损害海马结构MR定量与波谱的研究.实用放射学杂志,2011,27(6):823-829.

25. Tian J,Shi J,Wei M,et al.Diagnostic accuracy of the operational criteria for the diagnosis of Alzheimer's disease(Beijing version).Alzheimers Dement,2014,10(4):S724-725.

26. Shi J,Wei M,Tian J,et al.The Chinese version of story recall:a useful screening tool for mild cognitive impairment and Alzheimer's disease in the elderly.BMC Psychiatry,2014,14:71-81.

27. Shi J,Tian J,Wei M,et al.The utility of the Hopkins Verbal Learning Test(Chinese version)for screening dementia and mild cognitive impairment in a Chinese population.BMC Neurology, 2012,7(12):136-141.

28. 时晶,田金洲,解恒革,等.《中国血管性轻度认知损害诊断指南》中的几个关键问题.中华医学杂志,2016,96(47):3779-3781.

29. 田金洲,解恒革,秦斌,等.中国简短认知测试在痴呆诊断中的应用指南.中华医学杂志,2016,96(37):292-243.

30. de Souza LC,Lamari F,Belliard S,et al.Cerebrospinal fluid biomarkers in the differential diagnosis of Alzheimer's disease from other cortical dementias.J Neurol Neurosurg Psychiatry,2011;82(3):240-246.

31. Snider BJ,Fagan AM,Roe C,et al.Cerebrospinal fluid biomarkers and rate of cognitive decline in very mild dementia of the Alzheimer type.Arch Neurol,2009;66(5):638-645.

32. Zhang S,Han D,Tan X,et al.Diagnostic accuracy of 18 F-FDG and 11 C-PIB-PET for prediction of short-term conversion to Alzheimer's disease in subjects with mild cognitive impairment.Int J Clin Pract,2012,66(2):185-198.

33. Hatashita S,Yamasaki H.Diagnosed mild cognitive impairment due to Alzheimer's disease with PET biomarkers of beta amyloid and neuronal dysfunction.PLoS One,2013,8(6):e66877.

34. Villemagne VL,Ong K,Mulligan RS,et al.Amyloid imaging with (18)F-florbetaben in Alzheimer disease and other dementias.J Nucl Med,2011,52(8):1210-1217.

35. Johnson KA,Gregas M,Becker JA,et al.Imaging of amyloid burden and distribution in cerebral amyloid angiopathy.Ann Neurol,2007,62(3):229-234.

36. Winer JR,Maass A,Pressman P,et al.Associations Between Tau,β-Amyloid,and Cognition in Parkinson Disease.JAMA Neurol,2018,75(2):227-235.

37. Canevelli M,Adali N,Kelaiditi E,et al.Effects of Gingko biloba supplementation in Alzheimer's disease patients receiving cholinesterase inhibitors:data from the ICTUS study.Phytomedicine,2014,21(6):888-892.

38. 田金洲,时晶,倪敬年,等.王永炎院士查房实录.北京:人民卫生出版社,2015.

39. 马洪明,高兴慧,田金洲.平肝清心安神法治疗阿尔茨海默病伴精神症状的临床经验.世界中医药,2016,11(8):45-48.

40. 李红艳,侯玉立,何艳茹.乌灵胶囊治疗失眠疗效和安全性的Meta分析.中国药物与临床,2015,15(9):1367-1372.

41. Herrschaft H,Nacu A,Likhachev S,et al.Ginkgo biloba extract EGb 761 in dementia with neuropsychiatric features:A randomised,placebo-controlled trial to confirm the efficacy and safety of a daily dose of 240 mg.J Psychiatr Res,2012,46(6):716-723.

42. Gavrilova SI,Preuss UW,Wong JW,et al.Efficacy and safety of Ginkgo biloba extract EGb 761 in mild cognitive impairment with neuropsychiatric symptoms:a randomized,placebo-controlled,double-blind,multi-center trial.Int J Geriatr Psychiatry,2014,29(10):1087-1095.

43. Hyde AJ,May BH,Dong L,et al.Herbal medicine for management of the behavioural and psychological symptoms of dementia:A systematic review and meta-analysis.J Psychopharmacol,2017,31(2):169-183.

44. 王保和,车彦忠,丁怀莹.天智颗粒治疗血管性痴呆的Meta分析.中国药物评价,2015,32(6):366-369.

45. 潘振山,杜景霞.礞石滚痰丸联合利培酮片治疗精神分裂症 40 例临床研究.河北中医, 2015,37(7):1068-1069.

46. Rocca P,Marino F,Montemagni C,et al.Risperidone,olanzapine and quetiapine in the treatment of behavioral and psychological symptoms in patients with Alzheimer's disease:preliminary findings from a naturalistic,retrospective study.Psychiatry Clin Neurosci,2007,61(6):622-629.

47. Sultzer DL,Davis SM,Tariot PN,et al.Clinical symptom responses to atypical antipsychotic medications in Alzheimer's disease:phase 1 outcomes from the CATIE-AD effectiveness trial.Am J Psychiatry,2008,165(7):844-854.

48. Vigen CL,Mack WJ,Keefe RS,et al.Cognitive effects of atypical antipsychotic medications in patients with Alzheimer's disease:outcomes from CATIE-AD. Am J Psychiatry, 2011, 168(8): 831-839.

49. Chen PL,Lee WJ,Sun WZ,et al.Risk of dementia in patients with insomnia and longterm use of hypnotics:A population-based retrospective cohort study.PLoS ONE,2012,7(11):e49113.

50. Saarelainen L, Tolppanen AM, Koponen M, et al. Risk of death associated with new benzodiazepine use among persons with Alzheimer disease:A matched cohort study.Int J Geriatr Psychiatry,2018,33(4):583-590.

51. O' Brien JT, Holmes C, Jones M, et al. Clinical practice with anti-dementia drugs:A revised (third) consensus statement from the British Association for Psychopharmacology.J Psychopharmacol,2017,31(2):147-168.

52. Puranen A,Taipale H,Koponen M,et al.Incidence of antidepressant use in community-dwelling persons with and without Alzheimer's disease:13-year follow-up.Int J Geriatr Psychiatry,2017,32 (1):94-101.

53. Torvinen-Kiiskinen S,Tolppanen AM,Koponen M,et al.Antidepressant use and risk of hip fractures among community-dwelling persons with and without Alzheimer's disease.Int J Geriatr Psychiatry,2017,32(12):e107-e115.

54. Taipale H,Koponen M,Tanskanen A,et al.Risk of head and traumatic brain injiuries associated with antidepressantuse among community-dwelling persons with Alzheimer's disease:a nationawide matched cohort study.Alzheimers Res Ther,2017,9:59-63.

55. Nagamatsu LS,Handy TC,Hsu CL,et al.Resistance training promotes cognitive and functional brain plasticity in seniors with probable mild cognitive impairment.Arch Intern Med,2012,172 (8):666-668.

56. Suzuki T,Shimada H,Makizako H,et al.A randomized controlled trial of multicomponent exercise in older adults with mild cognitive impairment.PLoS ONE,2013,8(4):e61483.

57. Anastasiou CA,Yannakoulia M,Kosmidis MH,et al.Mediterranean diet and cognitive health:Initial results from the Hellenic Longitudinal Investigation of Ageing and Diet.PLoS One,2017,12 (8):e0182048.

58. Hughes TF,Flatt JD,Fu B,et al.Engagement in social activities and progression from mild to severe cognitive impairment:the MYHAT study.Inter Psy,2013,25(4):587-595.

59. Wang C, Yu JT, Wang HF, et al. Non-pharmacological interventions for patients with mild

285

cognitive impairment: a meta-analysis of randomized controlled trials of cognition-based and exercise interventions. J Alzheimers Dis, 2014, 42(2): 663-678.

60. Wayne PM, Walsh JN, Taylor-Piliae RE, et al. The impact of tai chi on cognitive performance in older adults: A systematic review and meta-Analysis. J Alter Com Med, 2014, 20(5): 10-11.

二、中成药治疗血管性痴呆的临床应用指南

主要推荐:

1. 高剂量银杏叶制剂 EGb761 可用于治疗轻中度 VaD 患者认知损害和精神行为症状（Ⅱ类证据，B 级推荐）。

2. 国产银杏叶片对轻中度 VaD 患者认知功能可能有益（Ⅲ类证据，C 级推荐）。

3. 天智颗粒可用于治疗轻中度 VaD 肝阳上亢证或 VaD 伴精神行为症状（Ⅰ类证据，B 级推荐）。

4. 复方苁蓉益智胶囊对轻中度 VaD 肾虚痰瘀证患者认知功能可能有益（Ⅲ类证据，C 级推荐）。

5. 复方丹参片对轻中度 VaD 瘀阻脑络证患者认知功能可能有益（Ⅱ类证据，C 级推荐）。

6. 通心络胶囊对 VaD 患者认知功能可能有益（Ⅲ类证据，C 级推荐）。

血管性认知损害（vascular cognitive impairment，VCI）包括较轻阶段（mild VCI）和较重阶段（major VCI），前者称为血管性轻度认知损害（VaMCI），后者称为血管性痴呆（vascular dementia，VaD）。VaD 是仅次于阿尔茨海默病（Alzheimer's disease，AD）的第二类痴呆原因，且在发展中国家的增长速度要远远高于发达国家。我国作为发展中国家之一，防治 VaD 的形势十分严峻[1]，但目前仍没有任何药物得到美国 FDA 许可用于 VaD 治疗。中医药防治痴呆有着悠久的历史，然而目前仍缺乏较高质量的临床研究证实中成药治疗 VaD 的有效性和安全性。同时，AD 中医诊疗的中西医专家共识缺乏，诊疗规范和临床效益仍有待提高。为此，中国中药协会脑病药物研究专业委员会、中华中医药学会脑病分会和 Alzheimer's Disease International 的正式代表 Alzheimer's Disease Chinese（依托中国老年保健协会老年痴呆及相关疾病专业委员会）组成中成药治疗 VaD 临床应用指南共识联合小组（The Joint Consensus Group，JCG），针对 VaD 中医诊疗所涉及的几个临床问题，在系统评价和荟萃分析基础上，起草了中成药治疗 VaD 临床应用指南，于 2017 年 12 月 22 日在京召开专家共识会议，对主要推荐意见进行逐条评论，并通过无记名投票方式达成共识。本指南主要为患有或有风险发展为 VaD 患者提供一个中成药治疗的临床应用一般原则，对促进中成药的合理使用和提高 VaD 临床疗效具有重要意义。

286

（一）资料与方法

1. 检索策略　检索数据库包括中国期刊全文数据库（CNKI）、中文科技期刊数据库（VIP）、万方医学数据库（WANFANG MED）、中国生物医学文献数据库（CBM）、美国国立医学图书馆（MEDLINE），荷兰医学文摘数据库（EMBASE）。检索截止时间为 2017 年 6 月 20 日。中文检索词包括中医药、中药、中成药、血管性痴呆/血管性认知损害/血管性认知障碍）等，英文检索词包括 vascular dementia、vascular cognitive impairment、vascular cognitive disorder、Chinese medicine、Chinese herbal medicine、Chinese patent drug、Chinese patent medicine 等，根据返回文献的引文补充必要的文献。使用 Endnote 进行文献管理和初步筛选。

2. 文献评价与筛选　参照《Cochrane 干预措施系统评价手册》方法进行文献筛选[2]，入选以 VaD 或 VaMCI 为治疗对象且治疗措施为中成药或植物药制剂，均为口服制剂，不包括注射剂、汤剂剂型。研究目的是评价中成药的治疗作用。实验设计是对照试验。使用《Cochrane 干预措施系统评价手册》的偏倚风险评估工具，对最终纳入的研究进行偏倚评估。

3. 资料提取和分析　阅读全文后提取最终纳入文献的相关资料，内容包括：研究作者、发表时间、研究设计、研究对象、样本量、采用的诊断标准及纳入排除标准、随机化方法、盲法、治疗和对照措施、试验周期、用药剂量、结局评价指标、安全性评价指标等。使用 Revman 5.3.5 软件进行 Meta 分析，计量资料采用均差（mean difference，MD）或标准均差（standardised mean difference，SMD），选择随机效应模型。参照 EFNS 指南的分级和推荐强度标准，拟订证据质量水平（Ⅰ、Ⅱ、Ⅲ、Ⅳ），并将相对高质量证据纳入荟萃分。在荟萃分析基础上，采取小组逐条评论和投票方式达成推荐共识（A、B、C、D）。

（二）结果

1. 检索结果及纳入文献特征　初步检索到中英文文献共 8830 篇，随机对照临床试验 628 篇，进一步阅读原文，最终纳入文献 64 篇（图 3-6-1）。21 项研究[3-23]为银杏叶制剂，12 篇国产银杏叶片，9 篇为 EGb761。EGb761 实验的疗程为 22~26 周，除 2 项研究以 VaD 为对象外[20,22]，其他 7 篇文献纳入对象包括 AD、VaD 和混合性痴呆。19 项研究[24-42]为天智颗粒（1 项为未发表数据[35]），7 项研究[43-49]为复方苁蓉益智胶囊（聪圣胶囊），3 项研究[50-52]为复方丹参片，7 项研究[53-59]为通心络胶囊。在疗程上，EGb761 的试验疗程为 22~26 周，其他药物疗程差异较大，从 3 周到 12 个月不等。纳入文献的偏倚风险见图 3-6-2。

287

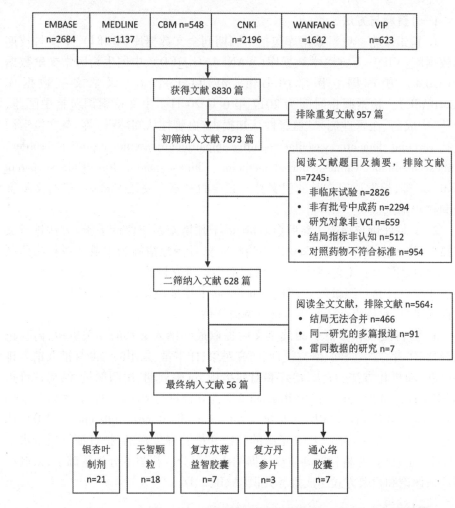

图 3-6-1　文献检索及筛选流程图

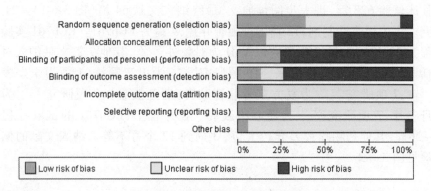

图 3-6-2　偏倚风险评估图

2. 银杏叶提取物(EGb761)　6项研究[15-19,23]报道了EGb761对痴呆(未对AD或VaD进行单独分析)患者认知功能(Syndrome-Kurz Test,SKT)的影响。按EGb761剂量进行亚组分析,结果显示,EGb761 240mg/d可以改善痴呆(AD+VaD)SKT评分(MD=−1.30,95% CI:−1.92~−0.68,$P < 0.001$)(图3-6-3)。4项研究[15,17,19,21]报道了EGb761对痴呆(AD和VaD)患者整体印象(Alzheimer's disease cooperative study-clinician's global impression of change,ADCS-CGIC)的影响。根据EGb761剂量进行亚组分析,结果显示240mg/d对总体印象改善优于安慰剂(MD=−0.51,95% CI:−0.86~−0.17,$P < 0.001$)(图3-6-4)。对6项EGb761(240mg/d)[15-19,23]治疗痴呆(AD和VaD)的研究进行了功能结局评价,采用了不同的日常生活能力评估工具,荟萃分析结果提示EGb761治疗具有改善功能活动的作用(MD=−0.67,95% CI:−1.01~−0.33,$P < 0.001$)(图3-6-5)。4项研究[15,17,18,23]报道了EGb761 240mg/d对痴呆(AD和VaD)患者精神行为症状(NPI)的作用,结果显示EGb761组NPI的改善显著优于安慰剂组(MD=−3.96,95% CI:−7.19~−0.73,$P = 0.02$)(图3-6-6)。

上述结果未区分AD与VaD,3项研究[16,20,22]对VaD进行了亚组分析,以SKT作为认知功能结局指标,神经精神问卷(neuropsychiatric inventory,NPI)作为精神行为症状指标,干预措施为EGb761(240mg/d)治疗24周(或22周)。结果显示EGb761治疗可以改善VaD患者的精神行为症状(MD=−6.63,95% CI:−13.09~−0.17,$P = 0.04$)(图3-6-7),但未显示出认知的改善(图3-6-8)。以SKT和NPI作为疗效指标,结果显示对AD和VaD的疗效无统计学差异(SKT:$P = 0.46$,图3-6-9;NPI:$P = 0.10$,图3-6-10)。

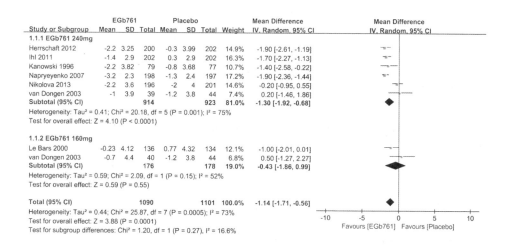

图3-6-3　EGb761对痴呆(AD和VaD)患者SKT影响的森林图

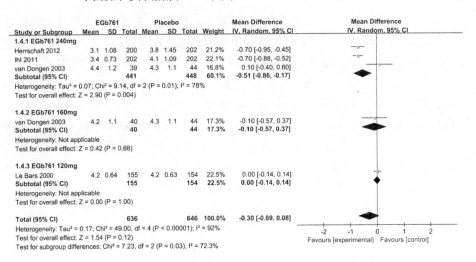

图 3-6-4　EGb761 对痴呆(AD 和 VaD)患者 ADCS-CGIC 的影响

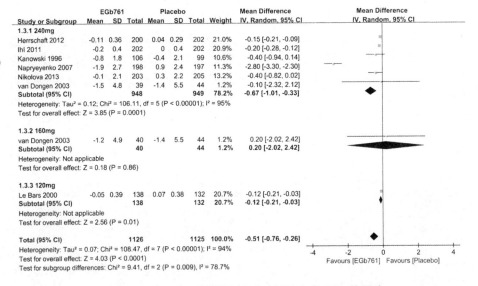

图 3-6-5　EGb761 对痴呆(AD 和 VaD)患者 ADL 的影响

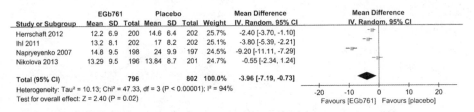

图 3-6-6　EGb761(240mg/d)对痴呆(AD 和 VaD)患者 NPI 的影响

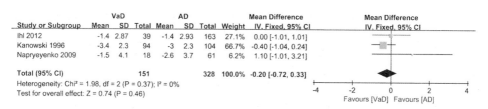

图 3-6-7　EGb761（240mg/d）对 VaD 患者 NPI 影响的森林图

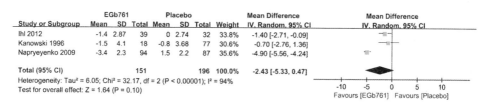

图 3-6-8　EGb761（240mg/d）对 VaD 患者 SKT 影响的森林图

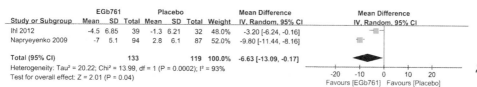

图 3-6-9　EGb761（240mg/d）对 AD 和 VaD 患者 SKT 影响的比较

291

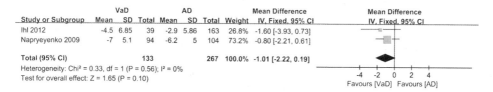

图 3-6-10　EGb761（240mg/d）对 AD 和 VaD 患者 NPI 影响的比较

具体推荐:

1. 高剂量 EGb761（240mg/d）对痴呆患者（包括 AD 和 VaD）的认知功能、日常生活和总体印象有效（Ⅱ类证据，B 级推荐）。

2. 高剂量 EGb761（240mg/d）对 VaD 患者精神行为症状有益，且与 AD 之间无显著性差异（Ⅱ类证据，B 级推荐）。

3. 低剂量和中剂量 EGb761（120～160mg/d）对痴呆或 VaD 患者的疗效与安慰剂无显著差异，VaD 和 AD 组间也无显著疗效差异（Ⅱ类证据，B 级推荐）。

3. 国产银杏叶片　共 10 篇银杏叶治疗 VaD 的研究[3,4,5-9,11,13,14]，2 项研究[3,4]为空白对照研究，其他 7 项均为基础治疗增加银杏叶片的非安慰剂对照研究。我们与安慰剂对照的研究是否有效和对增加银杏叶片治疗是否带来额外获益进行了分析。

2 项研究[3,4]报道了银杏叶片（19.2mg）57.6mg/d 与空白对照组的疗效差异，研究对象分别为血管性认知损害非痴呆（VCIND）[3] 和 VaD[4]，共纳入 182例，剂量 57.6mg/d，疗程 3 个月。结果显示，银杏叶片对 VCIND/VaD 患者MoCA 的改善显著优于空白对照组（MD = 6.29，95% CI：4.89~7.68，P < 0.001，图 3-6-11）。

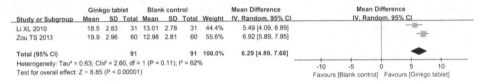

图 3-6-11　银杏叶制剂治疗 VCIND/VaD 的认知功能（MoCA）森林图

7 项研究[5,6,7,8,9,11,14]比较了银杏叶制剂联用其他促智药物与单用其他促智药物对 VaD 患者认知功能（MMSE）的疗效，结果如图 3-6-12 所示。纳入研究的银杏叶剂量及所联用的促智药物差异较大：1 项研究[5]为银杏叶片 3 片/天（未说明单片剂量）联用多奈哌齐 5mg/d 治疗 12 周，与单用银杏叶片和单用多奈哌齐比较的三臂试验；3 项研究[7,8,14]比较了银杏叶片 57.6~240mg/d 联用尼麦角林 15~180mg/d 治疗 12~24 周/6 个月与单用尼麦角林的疗效；2 项研究[6,9]比较了银杏叶片 240mg/d 联用尼莫地平 90mg/d 治疗 3 个月与单用尼莫地平的疗效，1 项研究[11]比较了银杏叶片 6 片/天（未说明单片剂量）联用石杉碱甲 0.3mg/d 治疗 6 个月与单用石杉碱甲的疗效。以上研究结果均显示联合用药有显著优势（多奈哌齐：MD = 1.90，95% CI：0.84~2.96，P = 0.0004；尼麦角林：MD = 2.62，95% CI：1.33~3.90，P < 0.0001；尼莫地平：MD = 4.59，95% CI：3.47~5.70，P < 0.00001；石杉碱甲：MD = 2.36，95% CI：0.57~4.15，P = 0.01），但研究质量较低，且异质性较大（P = 0.04~0.01）。

5 项研究[5,7,8,9,14]报道了银杏叶片与其他促智药物对照治疗 12~24 周/3~6月对 VaD 患者日常生活能力的影响。对照的促智药物包括：多奈哌齐、尼麦角林、尼莫地平和石杉碱甲。银杏叶片的剂量相差较大，2 项研究[8,14]为 57.6mg/d，2 项研究[7,9]为 240mg/d，2 项研究未说明单片剂量，分别描述为 3 片/天[5] 和 6 片/天[14]。5 项研究均仅将使用的量表描述为日常生活能力量表（ADL）。结果如图 3-6-13 所示，银杏叶片联用多奈哌齐/尼莫地平对 VaD 患者 ADL 的疗效与单用盐酸多奈哌齐/尼莫地平无显著差异（联用多奈哌齐：MD = -3.30，95% CI：

$-7.21 \sim 0.61, P = 0.10$;联用尼莫地平:$MD = 1.60, 95\%$ CI:$-3.30 \sim 6.50, P = 0.52$),但与尼麦角林联用对 ADL 的疗效优于单用尼麦角林($MD = -2.77, 95\%$ CI:$-5.14 \sim -0.39, P = 0.02$),但研究质量较低。

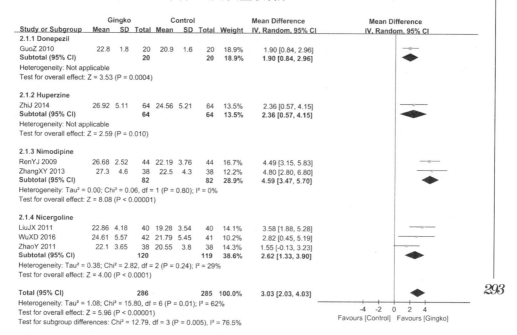

图 3-6-12 银杏叶制剂联用其他促智药物对 VaD 患者 MMSE 影响的森林图

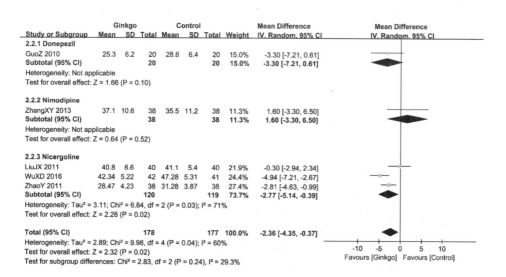

图 3-6-13 银杏叶制剂联用其他促智药物对 VaD 患者 ADL 影响的森林图

293

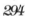 **具体推荐:**

1. 国产银杏叶片(57.6mg/d)对 VCI(VaD 和 VaMCI)患者认知功能可能有益,但需高质量证据支持(Ⅲ类证据,C 级推荐)。

2. 国产银杏叶片(57.6mg/d 或 240mg/d)联合多奈哌齐、尼麦角林、尼莫地平、石杉碱甲可能对 VaD 患者认知功能有增益作用,联合尼麦角林可能对 VaD 患者日常生活能力有增益作用,但需高质量证据支持(Ⅲ类证据,C 级推荐)。

4. 天智颗粒 纳入分析 7 项研究(1 项为未发表数据)[27-31,34,35],比较了天智颗粒与常规治疗(空白或安慰剂)的比较。

以 MMSE 为结局的荟萃分析共纳入 580 例患者,疗程从 30 天到 6 月不等,天智颗粒剂量均为 5g/次、3 次/天。其中 5 项[27-29,31,35]研究对象为 VaD,2 项[30,34]为 VaMCI。根据研究对象进行亚组分析,结果显示天智颗粒对 VaD 和 VaMCI 认知(MMSE)均具有改善作用(图 3-6-14)。2 项研究[28,31]报道了天智颗粒与常规治疗比较对 VaD 患者 ADL 的影响,共纳入 404 例患者,疗程分别为 1 个月和 6 个月。结果显示天智颗粒对 ADL 无明显改善作用(SMD = -0.52,95% CI:-1.09~0.04,P = 0.07)。

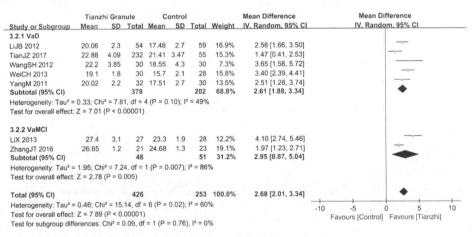

图 3-6-14 天智颗粒与常规治疗相比对 MMSE 的影响

一项未发表数据的 24 周随机盲法对照多中心临床试验,天智颗粒、多奈哌齐和安慰组三组的 VaD 肝阳上亢证患者分别为 232 例、233 例和 55 例。治疗前后天智颗粒、多奈哌齐及安慰剂组的血管性痴呆认知评估量表(vascular dementia assessment scale cognitive subscale, VADAS-cog)变化最小二乘均数分别为 6.20(95% CI:5.31~7.09)、6.53(95%CI:5.63~7.4)、3.47(95%CI:1.76~5.19),天智颗粒组非劣于阳性组,天智颗粒组与阳性组均优于安慰剂组。天智颗粒组变化<-2.37 分的比率为 70.69%,与阳性组无差异(68.10%,$P=0.54$),但优于安慰剂(49.09%,$P<0.001$)。天智颗粒组与安慰剂组 MMSE 变化无统计学差异($P=0.07$),但 NPI 改善显著优于安慰剂(-3.03 ± 4.84 vs -0.36 ± 5.70,$P=0.005$)。与此同时,肝阳上亢证(GYSK 量表)改善也显著优于安慰剂组(-3.93 ± 3.62 vs -2.49 ± 2.94,$P=0.03$)[35]。

3 项研究[32,35,38]对天智颗粒与多奈哌齐治疗的效益进行了比较。共纳入 407 例患者,结果显示两组间 MMSE 的改善无显著差异($P=0.62$)(图 3-6-15)。3 项研究[37-39]报道了多奈哌齐治疗基础上加用天智颗粒,联合应用对 VaD 患者 MMSE 的疗效,共纳入 221 例患者,结果显示联合用药优于单用多奈哌齐(MD = 2.63,95% CI:1.24~4.01,$P<0.001$)(图 3-6-16),但是联合治疗[39,40]对 VaD 患者的 ADL 没有额外获益($P=0.09$),且证据质量较低(图 3-6-17)。

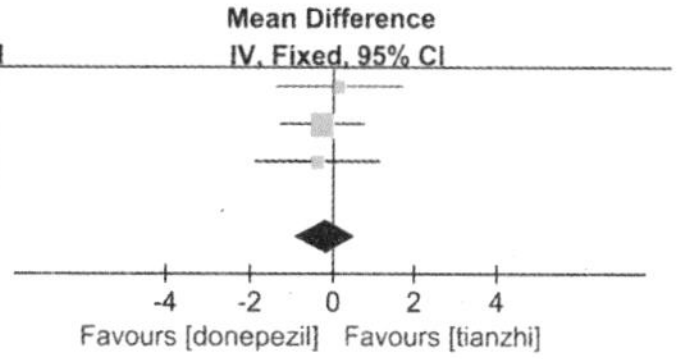

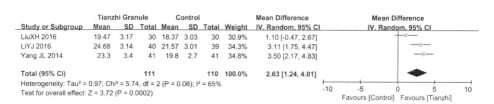

图 3-6-15　天智颗粒与多奈哌齐比较对 VaD 患者 MMSE 的影响

图 3-6-16　天智颗粒联合多奈哌齐治疗对 VaD 患者 MMSE 的影响

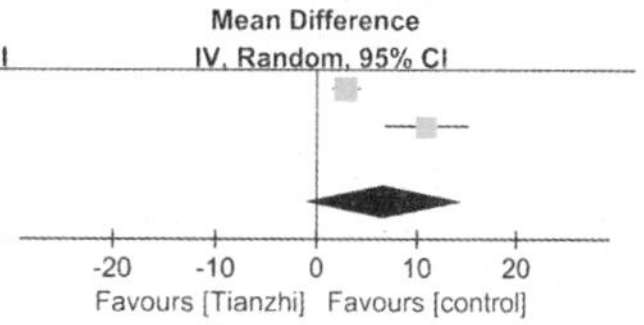

图 3-6-17　天智颗粒联合多奈哌齐对 VaD 患者 ADL 的影响

8 项研究[24-26,30,33,36,41,42]对天智颗粒与西坦类药物治疗 VaD 的疗效(MMSE)进行了比较,共纳入 579 例患者,结果显示天智颗粒对优于吡拉西坦(MD = 1.99,95% CI:0.90~3.08,$P<0.001$),但与奥拉西坦和茴拉西坦比较无显著差异(图 3-6-18)。

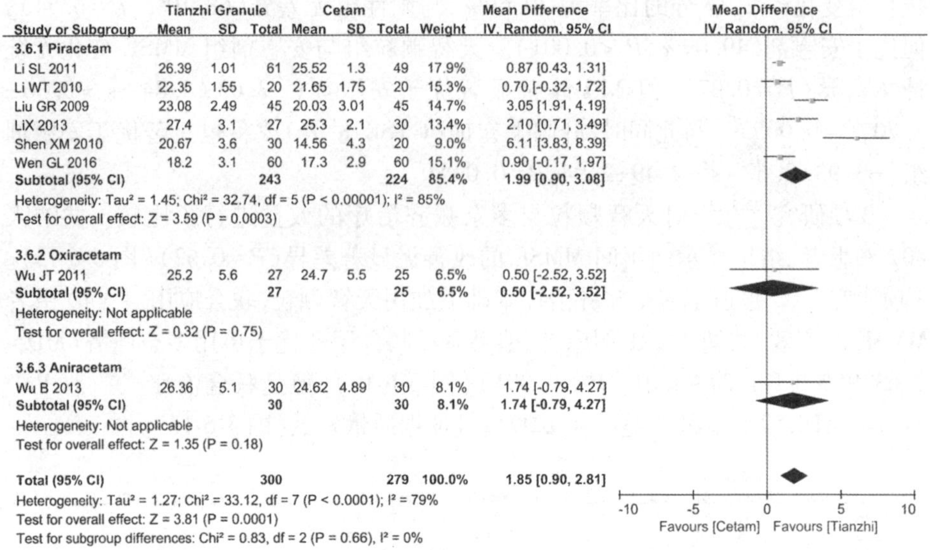

| Study or Subgroup | Tianzhi Granule | | | Cetam | | | Weight | Mean Difference IV, Random, 95% CI | Mean Difference IV, Random, 95% CI |
	Mean	SD	Total	Mean	SD	Total			
3.6.1 Piracetam									
Li SL 2011	26.39	1.01	61	25.52	1.3	49	17.9%	0.87 [0.43, 1.31]	
Li WT 2010	22.35	1.55	20	21.65	1.75	20	15.3%	0.70 [-0.32, 1.72]	
Liu GR 2009	23.08	2.49	45	20.03	3.01	45	14.7%	3.05 [1.91, 4.19]	
Li X 2013	27.4	3.5	27	25.3	2.1	30	13.4%	2.10 [0.71, 3.49]	
Shen XM 2010	20.67	3.6	30	14.56	4.3	20	9.0%	6.11 [3.83, 8.39]	
Wen GL 2016	18.2	3.1	60	17.3	2.9	60	15.1%	0.90 [-0.17, 1.97]	
Subtotal (95% CI)			243			224	85.4%	1.99 [0.90, 3.08]	
Heterogeneity: Tau² = 1.45; Chi² = 32.74, df = 5 (P < 0.00001); I² = 85%									
Test for overall effect: Z = 3.59 (P = 0.0003)									
3.6.2 Oxiracetam									
Wu JT 2011	25.2	5.6	27	24.7	5.5	25	6.5%	0.50 [-2.52, 3.52]	
Subtotal (95% CI)			27			25	6.5%	0.50 [-2.52, 3.52]	
Heterogeneity: Not applicable									
Test for overall effect: Z = 0.32 (P = 0.75)									
3.6.3 Aniracetam									
Wu B 2013	26.36	5.1	30	24.62	4.89	30	8.1%	1.74 [-0.79, 4.27]	
Subtotal (95% CI)			30			30	8.1%	1.74 [-0.79, 4.27]	
Heterogeneity: Not applicable									
Test for overall effect: Z = 1.35 (P = 0.18)									
Total (95% CI)			300			279	100.0%	1.85 [0.90, 2.81]	
Heterogeneity: Tau² = 1.27; Chi² = 33.12, df = 7 (P < 0.0001); I² = 79%									
Test for overall effect: Z = 3.81 (P = 0.0001)									
Test for subgroup differences: Chi² = 0.83, df = 2 (P = 0.66), I² = 0%									

-10 -5 0 5 10
Favours [Cetam] Favours [Tianzhi]

图 3-6-18　天智颗粒与西坦类药物比较对 VaD 患者 MMSE 的影响

具体推荐:

天智颗粒对轻中度 VaD 肝阳上亢证或 VaD 伴精神行为症状患者的认知功能和神经精神症状有效(Ⅰ类证据,B 级推荐),联合多奈哌齐可能对治疗 VaD 患者的认知有增益作用,但需高质量证据支持(Ⅲ类证据,C 级推荐)。

5. 复方苁蓉益智胶囊　复方苁蓉益智胶囊(原名聪圣胶囊),有 2 项随机双盲安慰剂对照研究[43,44]纳入 183 例 VaD 患者,结果显示复方苁蓉益智胶囊治疗 60 天对 VaD 肾虚痰瘀证患者 MMSE 分数的改善优于安慰剂(MD = 2.43,95% CI:0.90~3.95,P = 0.002),同样可以改善 Blessed 行为量表(MD = -1.53,95% CI:-2.14~-0.91, P<0.001)(图 3-6-19、图 3-6-20)。因 Blessed 行为量表包括生活能力、日常习惯和个性改变三部分,个性改变评分仅 10 分,不能完全代表精神行为症状情况,也非欧美通用的生活能力量表。

1 项研究[45]比较了复方苁蓉益智胶囊与安慰剂对比对 MMSE 的影响,共纳入 10 例中风后 MCI 患者,疗程 6 个月,结果显示与安慰剂比较无统计学差异(图 3-6-19)。2 项随机对照研究[45,46]纳入 60 例中风后 MCI 患者,结果显示中药组 MoCA 的改善与单纯健康指导组无统计学差异(图 3-6-21)。对 VaMCI 日常生活活动的评价同样未显示复方苁蓉益智胶囊的治疗获益(图 3-6-22)。3 项头对头的小样本研究分别比较了复方苁蓉益智胶囊与多奈哌齐、吡拉西坦和尼莫地平,因对照治疗及疗程不同未进一步分析[47-49]。

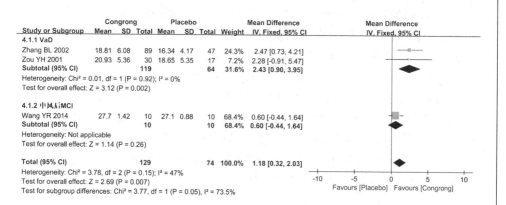

图 3-6-19　复方苁蓉益智胶囊治疗对 VaD/VaMCI 患者 MMSE 的影响

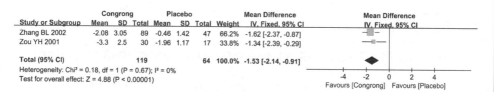

图 3-6-20　复方苁蓉益智胶囊治疗对 Blessed 行为量表的影响

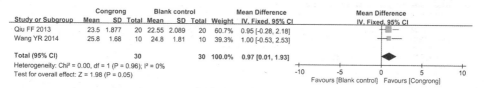

图 3-6-21　复方苁蓉益智胶囊治疗对 VaMCI 患者 MoCA 的影响

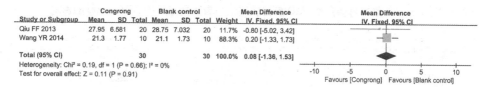

图 3-6-22　复方苁蓉益智胶囊治疗对 VaMCI 患者 ADL 的影响

具体推荐：

　　复方苁蓉益智胶囊对 VaD 肾虚痰瘀证患者的认知功能可能有益,但需高质量证据支持(Ⅲ类证据,C级推荐)。

6. 复方丹参片　3 项研究[50-52]以 ADAS-cog 及 MMSE 为结局指标评价了复方丹参片与安慰剂比较治疗轻中度很可能 VaD 的疗效,疗程为 12 周至 24 周。复方丹参片对 VaD 瘀阻脑络证患者 ADAS-cog 的改善优于安慰剂组(MD = -3.43,95% CI: -5.0 ~ -1.77,$P<0.001$)(图 3-6-23)。复方丹参片治疗 12 周即显示出组间差异(MD = -2.27,95% CI: -4.46 ~ -0.08,$P = 0.04$),24 周时 ADAS-cog 改变组间差异更明显(MD = -4.50, 95% CI: -6.72 ~ -2.27,$P <0.001$)(图 3-6-24),但 MMSE 得分两组间无显著性差异(MD = 2.25,95% CI: -0.85 ~ 5.35, $P=0.16$)。复方丹参片治疗对 VaD 患者的 ADL 未显示出改善作用(MD = -4.53,95% CI: -9.44 ~ 0.38,$P=0.07$)(图 3-6-25)。

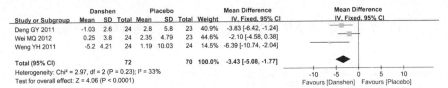

图 3-6-23　复方丹参片与安慰剂比较对 VaD 瘀阻脑络证患者 ADAS-cog 的影响

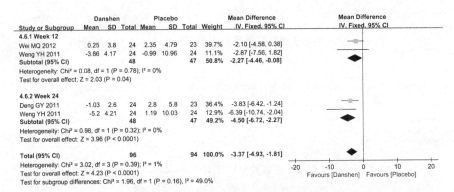

图 3-6-24　复方丹参片对 VaD 瘀阻脑络证患者不同疗程的 ADAS-cog 的影响

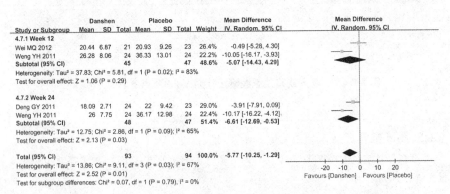

图 3-6-25　复方丹参片和安慰剂对 VaD 瘀阻脑络证患者 ADL 的影响

具体推荐:

复方丹参片对 VaD 瘀阻脑络证患者的认知功能可能有益,对生活能力无显著效益(Ⅱ类证据,C 级推荐)。

7. 通心络胶囊　4 项研究[53-56]报道了通心络胶囊治疗对 VaD 患者 MMSE 的疗效,疗程 2~3 月,共纳入 414 例患者,结果显示通心络胶囊对 MMSE 的改善显著优于基础治疗组(MD = 2.84,95% CI:2.43~3.52,$P <0.001$)(图 3-6-26)。3 项研究[54-56]报道了通心络胶囊治疗 2~3 月对 VaD 患者 ADL 的影响,纳入 322 例患者,未见组间差异(MD = 2.53,95% CI: -3.61~8.67,$P = 0.42$)。3 项单个小样本头对头比较未进一步分析[57-59]。

Study or Subgroup	Tongxinluo Granule			Blank control				Mean Difference	
	Mean	SD	Total	Mean	SD	Total	Weight	IV, Fixed, 95% CI	
Han L 2016	20.69	3.29	78	18.95	4.66	80	10.5%	1.74 [0.48, 3.00]	
Yang P 2016	20.5	1.3	40	17.4	1.2	40	55.2%	3.10 [2.55, 3.65]	
Zhang KF 2010	20.63	5.79	57	17.34	5.05	35	3.3%	3.29 [1.04, 5.54]	
Zhao Y 2017	20.3	1.9	42	17.6	1.5	42	31.0%	2.70 [1.97, 3.43]	
Total (95% CI)			217			197	100.0%	2.84 [2.43, 3.25]	

Heterogeneity: Chi² = 4.11, df = 3 (P = 0.25); I² = 27%
Test for overall effect: Z = 13.66 (P < 0.00001)

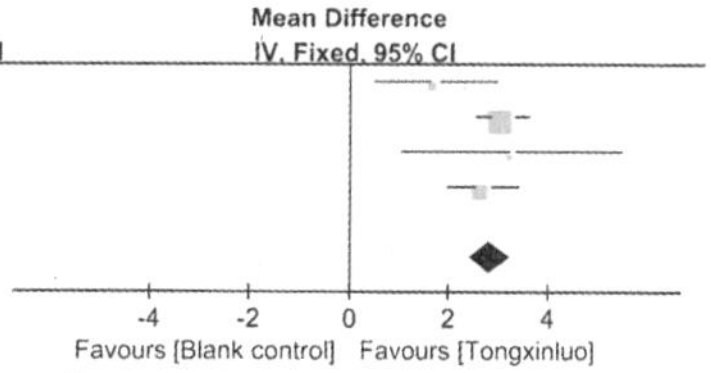

图 3-6-26　通心络胶囊治疗对 VaD 患者 MMSE 的影响

具体推荐:

通心络胶囊对 VaD 患者认知功能可能有益,对生活能力无显著效益(Ⅲ类证据,C 级推荐)。

(三)讨论

本文报道了中成药用于治疗 VaD 的系统评价结果。其中,国外率先批准用于痴呆或认知障碍治疗的药物是银杏叶提取物 EGb761,我国批准以 VaD 为适应症的中成药只有天智颗粒和复方苁蓉益智胶囊。从研究质量而论,以 VaD 为对象的研究质量都不高,个别中成药研究证据为中等质量,多数研究为低等质量。从疗效判断方法来看,除外临床研究设计等要求,有两种方法有助于对研究药物进行有效性判断。

美国 FDA 最新的阿尔茨海默病药物开发指南认为:将认知和功能(或总体)指标联合评价的方法,不但可以确保通过功能(或总体)指标评价的获益来建立具有临床意义的作用,还可以确保观察到认知指标测试出的 AD 核心症状在功能(或总体)指标方面的获益。这种将评价指标一分为二的方法在 AD 临床有效性评价中被普遍使用,但同时也暗示着药物只有认知改善被认为是毫无意义的,除非还伴随有采用独立终点评价的功能（或总体）指标的获益[60]。据此分析,26周或 22 周的高剂量银杏叶提取物 EGb761 治疗痴呆（含 AD 及 VaD）,具有改善认知、功能、总体和精神行为症状的作用,且 AD 与 VaD 之间无显著性差异,但治疗 VaD 的数据均来自亚组分析,证据质量中等,结果发现可以改善精神行为症状,但对认知功能没有影响,提示认知获益可能源自混合了 AD 病例,而对缓解 VaD 患者精神行为症状相对较为突出。24 周的天智颗粒治疗 VaD,具有改善认知功能（ADAS-cog 和 MMSE 量表）和精神行为症状（NPI 量表和 GYSK 量表）的双重作用,达到了天智颗粒方剂平肝通络化痰功能相一致的预期临床效益。

美国 FDA 阿尔茨海默病药物开发专家小组提出了最小的临床重要差值:接受药物治疗 6 个月后,与安慰剂组比较,ADAS-cog 平均改变相差 2.37 分或 MMSE 平均改变相差 1.37 分作为最小认知获益;CIBIC-plus 分数变化差异值为 1.5~3.9 分作为最小总体获益[61];或者,与基线比较,NPI 减少 8.0 分作为具有临床意义的最小行为获益[62]。由此分析,高剂量银杏叶提取物 EGb761 治疗 VaD 患者 24 周,与安慰剂比较认知（SKT）平均改变 -1.30 分（95%CI:-1.92 ~ -0.68,$P<0.001$）,未达到最小认知获益的水平;与安慰剂比较 NPI 评分平均改变 -6.63（95%CI:-13.09 ~ -0.17,$P=0.04$）,显示了有限的疗效。所以,推荐高剂量银杏叶提取物 EGb761 治疗 VaD 患者的精神行为症状是合理的。但因治疗 VaD 的数据均来自亚组分析,推荐强度有限（B 级）。天智颗粒治疗 VaD 患者 24 周,与安慰剂比较 VADAS-cog 平均改变 -6.20（95% CI:5.31 ~ 7.09）,且>2.37分的比率为 70.69%,显著优于安慰剂（49.09%,$P<0.001$）。NPI 改善平均改变-3.03±4.84,也显著优于安慰剂（-0.36±5.70,$P=0.005$）。天智颗粒治疗 VaD 患者的有效性强度也达到了最小认知获益水平。遗憾的是,仅一项高质量试验分析结果支持,所以推荐强度有限（B 级）。

其他中成药在疗效判断和研究设计上存在一定的问题。例如,尽管国外研发的银杏叶制剂对 VaD 患者有益,国产银杏叶制剂也应该具有同样的效益。遗憾的是:国产银杏叶制剂研究虽然均以 VaD 为对象,但几乎都非安慰剂对照,结果显示银杏叶片治疗可改善认知功能测量（MMSE）成绩,但对日常生活活动的影响结果不一致。加上不同研究之间的异质性和不同品种制剂工艺的差异性,也难以获得此类品种一致性疗效结论。这些提示进一步开展国产银杏叶制剂单一品种的有效性临床研究是必要的。支持复方苁蓉益智胶囊治疗 VaD 有效的随机安慰剂对照试验疗程均为 60 天,且终点指标为 MMSE 和 Blessed 行为量表,缺乏更长疗程和更为敏感的疗效评估指标的研究证据支持。支持复方丹参片 24 周治疗对 VaD 患者认知功能（ADAS-cog 而非 MMSE）有效,但对日常生活能力无效,未能满足上述有效性判断标准。通心络胶囊治疗对 VaD 患者认知功能（MMSE）可能有效,但只有 12 周疗程且结局指标均非公认。

综上所述,中医药防治痴呆有着悠久的历史,然而目前仍缺乏较高质量的临床研究证实。本项研究将相对高质量研究文献纳入荟萃分析,但由于多数研究存在设计不规范和质量偏低的问题,如随机化描述不清、非盲法安慰剂对照设计、样本量小及疗程短、结局设计不合理和终点指标不规范等,加上研究的异质性,导致偏倚风险较大,直接影响了荟萃分析结果的可靠性。换句话说,中成药治疗 VaD 临床应用指南仍需要更高级别的证据支持。也许有鉴于此,一些已经上市和正在研发的中药品种如天麻素胶囊和注射剂、银杏叶片(19.2mg 规格)、天麻苷醇酯苷片等正在进行治疗 VaD 的有效性临床研究,也许不久的将来,这些经过良好设计的临床研究会为中成药治疗 VaD 带来新的希望。

中成药治疗 VaD 临床应用指南联合小组:

执笔人:田金洲,时晶。

通讯作者:田金洲。

全文审阅专家:解恒革,秦斌,樊东升,王鲁宁。

参加讨论的共识小组专家:田金洲(北京中医药大学东直门医院脑病科),黄燕(广东省中医院脑病科),解恒革(中国人民解放军总医院南楼神经科),王新平(天津市环湖医院神经内科),樊东升(北京大学第三医院神经内科),赵建军(长春中医药大学附属医院脑病科),秦斌(卫生部北京医院神经内科),闫咏梅(陕西中医药大学附属医院脑病科),李小刚(北京大学第三医院神经内科),林亚明(云南省中医院脑病科),张玉莲(天津中医药大学第二附属医院脑病科),张云云(上海中医药大学附属岳阳中西医结合医院神经内科),杨东东(成都中医药大学附属医院脑病科),时晶(北京中医药大学东直门医院脑病科),王鲁宁(中国人民解放军总医院南楼神经科)。

协编:刘霞蔚(北京中医药大学东直门医院脑病科)。

利益相关说明:本指南研制得到国家中医药管理局《中成药治疗优势病种临床应用标准化研究项目》(SATCM-2015-BZ[402])支持。

参 考 文 献

1. Chan KY,Wang W,Wu JJ,et al.Epidemiology of Alzheimer's disease and other forms of dementia in China,1990-2010:a systematic review and analysis.Lancet,2013,381(9882):2016-2023.

2. Cochrane 干预措施系统评价手册.[EB/OL] 2014-12-1.http://training.cochrane.org/uploads/resources/Handbook5_1/.CochraneHandbookChineseDec2014.pdf.

3. 李小黎,郑琴,李侠.银杏叶片治疗非痴呆型血管性认知功能障碍的临床研究.世界中联中医、中西医结合老年医学学术大会论文集,2010.

4. 邹田生,吴景忠,韩珊珊.中西医结合治疗非痴呆型血管性认知功能障碍.吉林中医药,2013,33(5):487-489.

5. 郭峥,马宝山.盐酸多奈哌齐联合银杏叶片治疗血管性痴呆 20 例临床观察.中国社区医师(医学专业半月刊),2009,11(12):56.

6. 任雁京.银杏叶提取物联合尼莫地平改善血管性痴呆患者的认知功能.护士进修杂志,2009,24(8):688-689.

7. 刘俊贤,杨惠萍.银杏叶并尼麦角林治疗血管性痴呆疗效观察.中西医结合心脑血管病杂志,2011,9(8):1018-1019.

8. 赵颖,王增军,田作蓉,等.银杏叶提取物联合尼麦角林治疗血管性痴呆疗效观察.现代中西医结合杂志,2011,20(34):4351-4352.

9. 张秀艳,王莉.银杏叶提取物联合尼莫地平改善血管性痴呆的疗效.大家健康(学术版),2013,7(12):95.

10. 冯春艳.银杏叶片联合尼莫地平治疗非痴呆型血管性认知功能障碍 60 例.河南中医,2014,34(2):243-244.

11. 职瑾,段斌,裴纪文,等.银杏叶片联合石杉碱甲片治疗血管性痴呆疗效观察.陕西中医,2014,35(11):1468-1469.

12. 邵义泽,李钊.多奈哌齐联合银杏叶片治疗脑梗死后认知障碍的临床观察.中西医结合心脑血管病杂志,2015,13(14):1688-1689.

13. 何保军.多奈哌齐联合银杏叶片治疗脑梗死后认知功能障碍的疗效及安全性分析.中国现代药物应用,2016,10(13):215-216.

14. 吴晓丹.银杏联合尼麦角林片对血管性痴呆患者认知功能的改善.中国民康医学,2016,28(4):78-79,83.

15. Herrschaft H,Nacu A,Likhachev S,et al.Ginkgo biloba extract EGb 761 in dementia with neuro-psychiatric features:A randomised,placebo-controlled trial to confirm the efficacy and safety of a daily dose of 240 mg.Journal of Psychiatric Research,2012,46(6):716-723.

16. Kanowski S,Herrmann WM,Stephon K,et al.Proof of efficacy of the Ginkgo Biloba special extract EGb761 in outpatients suffering from mild to moderate primary degenerative dementia of the Alzheimer type or multi-infarct dementia.Pharmacopsychiatry,1996,29(2):47-56.

17. Ihl R,Bachinskaya N,Korczyn AD,et al.Efficacy and safety of a once-daily formulation of Ginkgo biloba extract EGb 761 in dementia with neuropsychiatric features:a randomized controlled trial. Int J Geriatr Psychiatry,2011,26(11):1186-1194.

18. Napryeyenko O,Borzenko I,GINDEM-NP Study Group. Ginkgo biloba Special Extract in Dementia with Neuropsychiatric Features. Arzneimittel-Forschung (Drug Research),2007,57(1):4-11.

19. van Dongena M,van Rossum E,Kessels A,et al.Ginkgo for elderly people with dementia and age-associated memory impairment:a randomized clinical trial. J Clin Epidemiol,2003,56(4):367-376.

20. Napryeyenko O SG,Taetakovsky I.Efficacy and tolerability of Ginkgo biloba extract EGb 761 ® by type of dementia:Analyses of a randomised controlled trial.J Neurol Sci,2009,283(1-2):224-229.

21. Le Bar PL,Kieser M,Itil KZ.A 26-week analysis of a double-blind,placebo-controlled trial of the

302

ginkgo biloba extract EGb 761 in dementia.Dement Geriatr Cogn Disord,2000,11(4):230-237.

22. Ihl R,Tribanek M,Bachinskaga N.Efficacy and tolerability of a once daily formulation of Ginkgo biloba Extract EGb 761® in Alzheimer's disease and vascular Dementia:Results from a random-ised controlled trial.Pharmacopsychiatry,2012,45(2):41-46.

23. Nikolova G,Yancheva S,Raychev I,et al;for the PLAGIN Study Group.Ginkgo biloba extract in dementia:a 22-week randomised,placebo-controlled,double-blind trial.Bulgarian Neurology,2013,14(3):139-143.

24. 刘桂荣.天智颗粒治疗轻度及中度血管性痴呆疗效观察.中国社区医师(医学专业半月刊),2009,11(19):119.

25. 李文涛,冯玉景.天智颗粒对基底节梗死急性期患者智能障碍的作用.中国实用神经疾病杂志,2010,13(10):72-73.

26. 武继涛.天智颗粒治疗轻、中度血管性痴呆27例.中国实验方剂学杂志,2011,17(17):272-273.

27. 杨旻.天智颗粒治疗血管性痴呆临床分析.中国实用神经疾病杂志,2011,14(04):83-84.

28. 王少华.天智颗粒对血管性痴呆认知功能及事件相关电位P300的影响.中国实用神经疾病杂志,2012,15(3):83-84.

29. 李建波,张殿印,侯玉琴.天智颗粒治疗血管性痴呆59例疗效观察.中国实用神经疾病杂志,2012,15(3):84-85.

30. 李香,方圆,陈文武,等.天智颗粒对非痴呆性血管认知障碍患者的影响.中国实用神经疾病杂志,2013,16(3):63-65.

31. 魏春华.天智颗粒治疗血管性痴呆的临床观察.中国实用神经疾病杂志,2013,16(16):83-84.

32. 张春源.天智颗粒治疗血管性痴呆肝阳上亢证的临床研究.长春中医药大学,2014.

33. 闻公灵.天智颗粒治疗肝阳上亢型血管性痴呆的临床分析.中国实用神经疾病杂志,2016,19(9):117-118.

34. 张江涛.天智颗粒治疗血管性轻度认知功能障碍21例观察.浙江中医杂志,2016,51(6):426.

35. 时晶,田金洲,尹平,等.天智颗粒治疗轻中度血管性痴呆(肝阳上亢证)的有效性和安全性的随机、双盲、平行对照、多中心临床试验统计报告.北京:北京中药大学,2017.

36. 李世林.中西医结合预防血管性痴呆的探讨.中国实用神经疾病杂志,2011,14(9):39-40.

37. 杨金兰.天智颗粒联合多奈哌齐治疗血管性痴呆临床观察.中国实用神经疾病杂志,2014,17(24):115-116.

38. 李亚军,张书宁,黄为,等.天智颗粒联合多奈哌齐治疗血管性痴呆肝阳上亢证的疗效观察.神经损伤与功能重建,2016,11(1):78-79,88.

39. 刘雪辉,曹平,钟文,等.天智颗粒联合盐酸多奈哌齐片对轻中度肝阳上亢证血管性痴呆的临床分析.中国实验方剂学杂志,2016,22(7):177-181.

40. 钱志平.天智颗粒联合多奈哌齐治疗血管性痴呆肝阳上亢证31例.亚太传统医药,2017,(10):151-152.

41. 沈晓明,马云枝,宋建英,等.天智颗粒治疗肝阳上亢型血管性痴呆的临床研究.世界中联中医、中西医结合老年医学学术大会,2010.

42. 吴斌,徐清,顾君,等.天智颗粒治疗轻、中度血管性痴呆疗效观察.中国健康心理学杂志, 2013,21(12):1774-1776.

43. 张伯礼,王永炎,陈汝兴,等.健脑益智颗粒治疗血管性痴呆的随机双盲临床研究.中国中西 医结合杂志,2002,22(8):577-580.

44. 邹忆怀,高颖,张华.聪圣胶囊治疗血管性痴呆 30 例临床研究.北京中医药大学学报,2001, 24(6):54-57.

45. 王雅荣.益肾化痰活血法治疗中风后轻度认知障碍的临床研究.河北医科大学,2014.

46. 邱芬芬.中医综合方案治疗中风后轻度认知功能障碍临床研究.长春中医药大学,2013.

47. 倪凤元.复方苁蓉益智胶囊治疗老年期血管性痴呆的临床观察.山东中医药大学,2015.

48. 孟超.益肾活血化痰法治疗中风后轻度认知功能损害的临床研究.长春中医药大学,2012.

49. 李根祥,费玉娥,林勇.复方苁蓉益智胶囊治疗血管性痴呆 60 例.医药导报,2013,32(8): 1035-1037.

50. Wei MQ,Tian JZ,Shi J,et al.Effects of Chinese medicine for promoting blood circulation and re-moving blood stasis in treating patients with mild to moderate vascular dementia:a randomized, double-blind and parallel-controlled trial. Zhong Xi Yi Jie He Xue Bao, 2012, 10(11): 1240-1246.

51. 翁映虹.复方丹参片治疗瘀血阻络型血管性痴呆的临床研究.广州中医药大学,2011.

52. 邓桂英.复方丹参片治疗血管性痴呆后的随访研究.北京中医药大学,2011.

53. 张开凤,贾春霞.通心络胶囊对血管性痴呆患者脑循环动力学及认知功能的影响.中国乡村 医药,2010,17(10):34-35.

54. 韩丽,李鹏超,张志敏.通心络胶囊对血管性痴呆认知功能及血液流变学的影响.陕西中医, 2016,37(9):1132-1133.

55. 杨萍,李然,郑程程,等.通心络胶囊佐治腔隙性脑梗死伴血管性认知功能障碍患者的疗效 及对细胞因子、血液流变学的影响.疑难病杂志,2016,15(7):742-746.

56. 赵沄.通心络胶囊对腔隙性脑梗死合并血管性痴呆患者认知功能及血液流变学的影响.当 代医药论丛,2017,15(7):47-48.

57. 王玲琳,王孝妹.通心络胶囊治疗血管性痴呆患者的临床疗效观察.疑难病杂志,2005,4 (5):260-262.

58. 郝伟平,叶锋华,李丽珠.通心络胶囊治疗血管性痴呆患者临床观察.临床心身疾病杂志, 2006,12(6):424-425.

59. 陈春雷,邱智辉,苏世鑫,等.通心络治疗血管性痴呆的疗效观察.疑难病杂志,2009,8(5): 272-274.

60. FDA Guidance for Industry-Early Alzheimer's Disease:Developing Drugs for Treatment.2018. 2.15.

61. Schneider LS,Mangialasche F,Andreasen N,et al.Clinical trials and late-stage drug development for Alzheimer's disease:an appraisal from 1984 to 2014.J Intern Med,2014,275(3):251-283.

62. Howard R,Phillips P,Johnson T,et al.Determining the minimum clinically important differences for outcomes in the DOMINO trial.Int J Geriatr Psychiatry,2011,26(8):812-817.

第四章 预 防 >>>>

第一节 记忆体检专家共识

🤲 **主要推荐：**

1. 记忆体检应纳入老年人年度例行体检的常规项目（A 级推荐）。

2. 记忆体检机构应配备相应的神经心理学检测工具、检测场地及专业人员（B 级推荐）。

3. 记忆体检专业人员除受过专门的业务培训外，应定期接受与记忆体检相关的继续教育等知识和技能更新（B 级推荐）。

4. 有记忆或认知主诉的老年人，应每半年进行一次记忆体检（B 级推荐）。

5. 记忆体检不能仅依赖主观担忧的病史报告，而应进行客观的测评，测评项目包括简短的认知、情绪、精神和日常生活活动（A 级推荐）。

6. 体检机构应出具正式的记忆体检报告，对于发现的高风险人员应及时告知本人或家属，并提出转诊建议（B 级推荐）。

由于我国公众对痴呆的认知率与就诊率普遍较低，因此临床常规诊疗不能有效解决痴呆及其危险人群的早期发现、早期诊断、早期干预等问题。为了向社区卫生服务中心、健康体检机构等初级医疗卫生机构提供适宜的认知障碍检测技术，建立有效的随访与转诊机制，中国老年保健协会老年痴呆及相关疾病专业委员会（ADC）召集全国有关专家经过深入研讨形成本共识文件。本共识包括记忆体检相关机构和人员条件、受检者及其权益、认知评估技术规范与质量控制、结果判定与报告、健康教育对策、随访与转诊机制等内容。在本共识中推荐的项目，不同于其他各种疾病的诊疗指南，也不同于其他以生化或物理检查指标异常作为疾病早期标志的实验室结果报告或临床诊断。所有涉及记忆健康检查的机构均应以此为基准进行检查、报告。广泛而合理地使用这些检测技术是实

现痴呆早期诊断的首要步骤。通过规范的记忆体检,发现早期潜在的记忆与认知问题及危险因素,评估痴呆风险,可以有效帮助部分患者采取更积极的措施从而降低向更严重的认知损害发展的概率,获得更好的预后。因此,本文旨在为特殊人群(如老年人、存在认知相关危险因素者)提供了一套不同于躯体检查的记忆检测专家共识。本共识是在系统评价基础上,采取小组逐条评论和投票方式达成。希望通过本共识的不断实践与修订,确保记忆体检的质量,保护受检者的隐私,并逐步形成统一的国家标准与规范。

一、概述

痴呆是一种以记忆和认知功能损害为特征的临床综合征,阿尔茨海默病(AD)是最常见原因,占痴呆患者的60%~80%,其他类型包括血管性痴呆、路易体痴呆、额颞叶痴呆等[1]。国际阿尔茨海默病协会(Alzheimer's Disease International,ADI)的报告指出,2010年全球痴呆患者总人数约3560万,每4秒就出现1位新的痴呆患者[2]。随着我国人口老龄化进程的加速,痴呆患者逐年增长。2013年底我国65岁以上人口已达1.32亿,按7.8%的痴呆患病率和4.8%的AD患病率估算[3],我国痴呆患者约为1000万,其中AD患者约600万[4]。不但如此,2010年全球痴呆成本负担约为6040亿美元,相当于全球各国国内生产总值(GDP)的1%。在高收入国家,非正式照料和正式社会照料占据主要成本(分别为45%和40%),而在中国等中低收入国家,非正式照料(如家庭提供的无偿照护)成本占主要份额[2]。但是随着我国人口结构的变化,有可能将导致未来几十年内家庭成员可提供的照料大幅减少。因此,痴呆是我国老龄化社会面临的重大公共卫生问题。

痴呆尤其AD是一种不可逆的进行性加重疾病,只有早发现、早诊断、早治疗,才有可能预防和延缓痴呆的发生和发展,改善患者与家庭的生活质量。目前,仅靠临床常规诊疗并不能满足对痴呆危险人群的"三早"需要。因此,记忆体检不仅是早期发现痴呆的重要途径,降低痴呆患者漏诊或延迟诊治率,更是早诊断和早治疗痴呆的不可或缺的前提。

记忆体检或记忆检查是针对特殊人群(如老年人、存在认知相关危险因素者)所进行的一种不同于躯体检查的认知功能测查,具有独特形式与专业性。早在20世纪后期美国等发达国家政府就已将记忆检查列入公民年度例行体检项目[5],我国尚未纳入体检范围。是否所有老年人均需进行认知损害的常规筛查,目前国际国内意见并不统一,也没有公认的认知功能普查方案。选择进行记忆体检的老年人虽然担心存在记忆障碍或更严重的痴呆表现,但更多的是为了寻求自身大脑及记忆的健康,记忆体检或痴呆筛查已经逐渐成为我国老年人健康的基本需求。尽管常规筛查会增加就诊时间成本,并且阳性筛查结果对部分老年人所引起的焦虑以及可能的药物副作用被认为是筛查的潜在危害[6]，但是通过筛查确实可以发现早期潜在的记忆与认知问题及危险因素，评估痴呆风险，提出早期的预警与健康管理计划，可以有效帮助部分患者采取更积极的措施以降低向更严重的认知损害发展的概率，延缓痴呆的发生与进展。

二、记忆体检机构的条件与要求

（一）记忆体检机构的条件

1. 鼓励以健康体检作为主要或常规业务的健康管理机构或部门积极从事记忆体检，并把记忆检查逐步纳入年度例行体检。

2. 县区医疗机构、社区卫生服务中心和乡镇卫生院等医疗卫生机构，应具备初步的开展记忆体检和痴呆筛查的能力。

3. 省、地市级医疗机构涉及痴呆诊疗的科室，如神经内科、脑病科、精神科、老年病科等，应具备开展记忆体检和痴呆诊治的能力。

三级医疗机构应探索痴呆高危人群筛查与防治工作一体化的连续性服务模式和综合性防治措施，形成跨学科的协作机制。有条件的医疗机构可设立记忆门诊或 AD 中心。各级医疗机构应积极联合，逐步建立区域内痴呆筛查与防治服务协作网，实现双向转诊协调机制，做到早预防、早发现、早诊断、早治疗。307

（二）开展记忆体检的基本要求

1. 具备经过培训的认知功能检查人员（至少 1 名）。

2. 安排专门或固定的认知功能测评时间。

3. 具有认知功能检查必备的工具或软件。

4. 具备专用检查室：①至少 1 间独立、安静的有足够空间的房间；②配备必要的办公和资料保存、随访设施；③坐椅舒适、稳定，光线、通风良好，便于行动不便的老人活动，如厕方便；④推荐一些可增加舒适度的布置，如增加房间色彩、绿色植物等。

三、记忆体检人员的条件与要求

（一）记忆体检人员的基本要求

必须接受认知功能检查必备量表的专业培训，有良好的沟通和咨询能力。具有医学教育背景者更佳。

（二）记忆体检人员的基本职责

1. 按照技术规范操作，保证记忆体检结果的可靠性。

2. 出具符合技术规范要求的记忆体检报告单。

3. 规范管理检查记录以及登记、随访过程，为受检者保密。

4. 开展记忆障碍相关的健康教育活动。

5. 定期接受继续医学教育等知识更新。

四、记忆体检的对象与质量控制

(一)记忆体检的适宜人群

1. 65 岁以上老年人需要进行每年的例行记忆检查。

2. 对于 65 岁以下成人,具备下述危险因素之一者,建议进行每年的例行记忆检查:①有症状/无症状脑血管病患者;②明显脑白质异常的患者;③有脑外伤病史的患者;④脑动脉狭窄患者;⑤帕金森病患者;⑥有昏迷、休克、癫痫发作等病史的患者;⑦有一氧化碳中毒病史的患者;⑧安眠药物成瘾患者;⑨有痴呆家族史者;⑩合并高血压、糖尿病、高血脂、吸烟、酗酒等多重危险因素者;⑪合并心肌梗死、心房颤动、慢性心功能不全的患者;⑫冠状动脉旁路移植术后患者;⑬全麻手术后患者;⑭髋骨骨折患者;⑮严重慢性阻塞性肺疾病或睡眠呼吸暂停综合征患者;⑯甲状腺功能减退患者;⑰叶酸、维生素 B_{12} 缺乏与高同型半胱氨酸血症患者;⑱已知血清学检测梅毒、HIV 阳性者。

3. 有记忆减退等主诉者,无论年龄是否在 65 岁以下,都应每半年进行 1 次记忆检查。对于存在上述危险因素而无记忆减退主诉者,建议每 1 年进行 1 次记忆检查。

4. 在干部职工、离退休人员体检以及社区居民的常规健康体检中,我们建议增加记忆检查项目,鼓励自愿选择记忆体检,并作为健康评估档案的一部分。

(二)质量控制

1. 记忆体检人员除要求受过专门的业务培训外,还应定期接受继续医学教育等知识更新。

2. 检查时应提醒受检者携带必需的眼镜、助听器等校正设备,以免影响交流和检查结果。

3. 检查过程中应评估受检者的注意集中与合作程度。

4. 检查时应注意评估受检者受教育水平、方言与经济文化背景、发病前的功能水平、个人成就、语言能力,以及感觉缺损、精神疾病、躯体性/神经性疾病等可能对检查结果造成的影响,并做记录。

5. 检查室功能独立、安静,没有时钟、日历等提示性物品或影响受检者注意力的陈设。

6. 检查者应注意不同测试工具对高知、高智人群或低学历、文盲的适用性。

(三)伦理与隐私保护

1. 坚持受检者自愿选择记忆检查的原则,不强行检测。

2. 检查者要有礼貌、尊重受检者,保证其尊严不受侵犯。

3. 确保受检者或知情人知晓所进行检查的意义和内容。

4. 检查者有义务告知检查可能会带来的益处,或可能会带来的焦虑与不安,以及对工作、家庭、子女、生活可能会产生的影响。

5. 测评之前需询问受检者是否愿意知道检查结果(如痴呆高风险),是否愿意将此结果告知别人,是何人。并告知受检者或家属如何获取此次检查的结果。

6. 如果受检者对检查结果要求保密,应记录。

五、记忆体检的项目与说明指导

(一)记忆体检量表的选择原则

1. 科学 应首选已得到广泛应用,已建立中文常模的神经心理量表及工具。

2. 有效 应选择具有较高敏感度和特异度的量表及工具,建议自评与他评量表结合。

3. 实用 应优选简单易行、耗时短、具有普适性,适合非医疗工作者操作并能够被初级医疗机构和体检机构接受的量表。

4. 分级 各记忆门诊可根据自身人员及工作条件,选择合适的推荐量表开展实际工作。

(二)神经心理量表推荐

1. 认知功能评估 常用工具推荐:知情者评估选用 AD8[7]、老年认知功能减退知情者问卷(IQCODE)[8]、患者评估选用简易认知评估(mini-Cog)[9]、简易精神状态检查量表(MMSE)[10]、蒙特利尔认知评估量表(MoCA)[11]、记忆与执行筛查量表(MES)[12]。

有条件者可选用测评不同的认知领域,如记忆功能的听觉词语学习测验(HVLT)[13-14],或逻辑记忆测验(DSR)[15]、语言功能的 Boston 命名测验和(或)言语流畅性测验、注意功能的数字广度测验和(或)数字-符号转化测验、空间功能的线方向判断测验(JLO)和(或)复杂图片模仿测验、执行功能的连线测验(TMT)和(或)Stroop 色词测验等[14,16,17]。

(1)AD8:是识别早期痴呆的一项简单敏感的筛查工具,常作为知情者评估的工具。以≥2 分为认知损害的界限分值。

(2)IQCODE:是评定老年人认知功能的问卷,常作为知情者评估的工具。它采用简短问答的形式,没有操作性的内容,所以适合于电话筛查和信函筛查。

(3)mini-Cog:是极简短的认知筛查工具,学习 3 个单词后接着画钟,画钟后回忆 3 个单词,画钟 2 分、3 个单词回忆 3 分,满分 5 分,≤3 分为有认知功能受损。

(4)MMSE:是国内外应用最广的认知筛查量表。对痴呆诊断的敏感度和特异度较高,但对轻度认知损害(MCI)敏感性不高。总分 30 分,检查结果与教育程度有关,国内识别痴呆的划界分值为:文盲组≤17 分、小学组≤20 分、中学组≤24 分,对于受过高等教育者,划界分值可提高到≤26 分。

(5)MoCA:对识别 MCI 的敏感性较高,但特异性低。耗时约 15 分钟,总分 30 分,在不同地区、不同版本的 MoCA 的划界分值有差别,在 22 分~26 分之间。缺少与教育程度相关的判断阈值,对文盲和低教育程度老人的适用性较差。

(6)MES:适合各种教育程度人群(没有需要握笔的项目),耗时短(约 7 分钟)。满分 100 分,划界分值为 75 分时识别 MCI 的敏感性与特异性较高。

2. 日常生活和社会功能评估[16,18]

(1)日常生活能力(ADL)量表:ADL 共有 14 项,包括两部分内容:一是躯体生活自理量表(PSMS),共 6 项(上厕所、进食、穿衣、梳洗、行走和洗澡);二是工具性日常生活能力量表(IADL),共 8 项(打电话、购物、备餐、做家务、洗衣、使用交通工具、服药和自理经济)。每项 4 分,满分 56 分,<16 分为完全正常,≥16 分为有不同程度的功能下降。

(2)照料者负担指数(ZBI):是随访家庭老年人护理者负担的有效工具。包括个人负担和责任负担 2 个维度,共 22 个条目,5 个等级,满分 110 分。用来预测抑郁症风险的 ZBI 临界值在 24~26 分之间。

3. 精神症状评估[16]

(1)神经精神症状问卷(NPI):是使用最普遍的精神行为症状的知情者问卷。对痴呆患者常见的 10 种异常行为的严重程度和频率进行评估。包括 10 个项目,每个项目的得分为发生频率×严重度。

(2)老年抑郁量表(GDS):是老年人的抑郁筛查表。该量表以 30 个条目代表了老年抑郁的核心,包含以下症状:情绪低落、活动减少、易激惹、退缩、痛苦的想法,对过去、现在与将来的消极评价。满分 30 分,≤10 分为无抑郁症状,11~20分为可能有抑郁症状,≥21 分为肯定有抑郁症状。

(三)记忆体检说明指导

首先,向受检者说明,由于存在认知障碍的相关危险因素,存在记忆障碍的风险,因此建议进行记忆体检。记忆体检时最好有家属或知情人陪同,记忆体检结果只能作为诊断参考,而不能作为诊断结论。

其次,要对受检者说明早期发现记忆障碍、早期诊断和干预的重要性,目的在于预防疾病和危机管理。对于血管性及部分其他类型痴呆,通过管理危险因素是可以预防或延缓痴呆发生的,并对危险因素的管理方法给予指导,说明痴呆药物治疗、非药物治疗和家庭照料的重要意义。

第三,要让受检者理解记忆体检的准确度有一定的界限。目前没有单一的工具能作为评估认知障碍的"金标准",更不能通过 1 次筛查就明确或排除认知障碍。记忆体检不同于疾病诊断,也不能预期以后肯定发生或不发生痴呆,因此不能以 1 次检查结果作为该检测周期内存在或不存在认知障碍的证据,认知检测是一个渐进的重复监测过程。

第四,渐进性的认知下降是诊断 AD 和其他进行性认知障碍疾病的关键性证据。因此,对记忆减退老年人进行随访观察、定期评估有重要意义。观察过程中如出现认知症状加重或病情变化时,应及时转诊。

六、记忆体检报告单的内容

完成记忆体检以后,体检机构应出具记忆体检报告,其报告书应包含以下内容:

1. 基本情况　姓名、性别、年龄、受教育年限、既往疾病史、痴呆家族史、相关危险因素、服药情况、检查日期、识别代码(门诊号、健康档案号等)。

2. 记录是否有知情人陪同,此次检查结果将委托何人领取及联系方式,以及结果是否保密。

3. 检查项目与分项目的内容、分值、正常值范围与结果判定,以便日后复诊或转诊到其他医疗机构时参考。由于只是筛查性检查,结果判定建议分为"低 *311* 风险"和"高风险",不能做出认知功能障碍的诊断。

4. 检查过程中受检者的参与度(好、中、差)与结果的可靠性(可靠、一般、不可靠)。

5. 对于转诊、复诊等后续处理的建议。

6. 根据检查结果,对相关危险因素提供管理方法与指导。以公开发表的诊疗指南或共识为基准进行处理。

7. 报告日期与检查者签名。

七、记忆体检后的随访与转诊机制

为发挥社区卫生服务中心在老年记忆障碍疾病防治方面的作用,促进社区卫生服务中心对老年记忆障碍疾病的诊疗水平,推动构建一、二、三级医疗机构在老年记忆障碍疾病全程管理中的分工和协作,我们推荐有条件医院的神经科、精神科、脑病科门诊或记忆中心与社区卫生服务中心、体检机构建立相关转诊机制(图 4-1-1)。

(一)随访及转诊原则

分级医疗的原则:建立有条件医院的神经科、精神科、脑病科门诊或记忆中心与社区卫生服务中心、记忆体检机构之间的双向转诊通道,有针对性地将患者转诊至认知障碍专科(专病)的医疗机构。

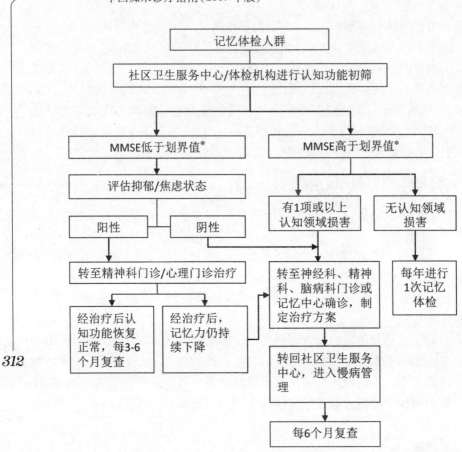

图 4-1-1　记忆体检后随访与转诊流程图

*注:MMSE:简易精神状态检查量表;MMSE 划界值:文盲组≤22分,小学组≤23分,中学组≤24分,对于受过高等教育者划界分值可提高到≤26分

　　患者自愿的原则:从维护患者的利益出发,充分尊重患者和家属选择权,做好患者的参谋。

　　连续管理的原则:建立有效、严密、实用、畅通的转诊渠道,为患者提供整体性、持续性的医疗服务,定期做好随访工作,社区卫生服务中心要及时建立健康档案,将认知障碍纳入健康管理。

(二)转诊制度

1. 神经科、精神科、脑病科门诊或记忆中心职责

(1)承担记忆障碍检查任务,做出记忆障碍性疾病的诊断和治疗决定。

(2)指导和支援社区卫生服务中心的筛查和转诊。

(3)负责社区医院的业务指导、技术支持、人才培养。

（4）协助制定记忆障碍患者及高危人群的社区管理指南。

（5）承担记忆障碍患者及高危人群的全面评估、诊断、治疗和随访。

（6）将患者转回社区卫生服务中心时，提供下转患者的相关资料和康复治疗注意事项，并指导社区卫生服务中心的后续治疗和康复工作。

（7）定期与社区卫生服务中心联合举行学术交流及宣教活动。

2. 社区卫生服务中心职责

（1）承担本社区记忆障碍筛查和转诊职责。

（2）探索记忆障碍患者及高危人群的社区管理模式。

（3）通过广泛宣传和动员，对有引起记忆减退相关因素与潜在危害的社区居民开展定期记忆体检。

（4）培训社区医生掌握认知障碍患者转诊的指征，加强与二级以上医院的沟通与联系，保证转诊工作的顺利开展。

（5）组织并参与对社区人群进行相关疾病的健康教育、居家指导与随访工作。

（三）转诊参考指征

1. 记忆体检发现的高风险人员。

2. 初诊筛查发现记忆力障碍，并伴认知功能损害的人员。

3. 有记忆减退主诉且持续6个月以上或近6个月认知功能快速进展/恶化的患者。

社区卫生服务中心发现有上述情况之一者，可转到三级甲等医院专科门诊或记忆中心会诊。

（四）随访及转诊流程建议

社区卫生服务中心的医生根据转诊参考指征，遴选转诊患者并书写转诊单，由接受过转诊流程培训的专职护士进行逐一登记并组织进行。患者持转诊单到上级医院记忆门诊（记忆中心）就诊，或者经社区卫生服务中心统一组织到记忆门诊就诊。患者到达记忆门诊后，由专病门诊护士引导至规定区域，进行咨询、自评并登记，后进入诊室进行初诊、量表评估等记忆障碍门诊就诊流程。就诊结束后，患者回社区卫生服务中心，按照上级医院的诊疗意见由社区医生进行社区治疗和管理；患者的就诊结果及诊疗意见将由记忆障碍门诊定期向社区卫生服务中心进行反馈，并提出诊疗意见，由社区进行治疗及管理。

有条件的机构，可以根据循证医学研究结果[19]，建立痴呆风险分级标准，根据痴呆风险分级，指导随访和转诊（表4-1-1）。该研究发现中年时期升高的收缩压和高血清胆固醇浓度能显著增加晚年罹患痴呆风险，尤其两种因素同时存在时，其晚年发展为痴呆的风险是单一因素者的7.9倍。

313

表 4-1-1　痴呆风险评估量表

危险因素		分值
年龄(岁)	<47	0
	47~53	3
	>53	4
受教育年限(年)	≥10	0
	7~9	2
	<7	3
性别	女	0
	男	1
收缩压(mmHg)	≤140	0
	>140	2
BMI(kg/m^2)	≤30	0
	>30	2
总胆固醇(mmol/L)	≤6.5	0
	>6.5	2
体力活动	是	0
	否	1
最高分值		15

注:1mmHg=0.133kPa;量表各分数段患者罹患痴呆风险(95%CI)分别为:0~5分,1.0%(0~2);6~7分,1.9%(0.2~3.5);8~9分,4.2%(1.9~6.4);10~11分,7.4%(4.1~10.6);12~15分,16.4%(9.7~23.1)

中国记忆体检专家共识组:

执笔人:解恒革,田金洲。

通信作者:王鲁宁。

全文审阅的专家:王鲁宁,王荫华,于欣,田金洲,肖世富,章军建,于恩彦。

参加讨论的共识组专家(按姓氏汉语拼音排序):陈炜(浙江大学医学院附属邵逸夫医院精神卫生科);杜怡峰(山东省立医院神经科);高晶(中国医学科学院 北京协和医学院 北京协和医院神经科);郭起浩(复旦大学附属华山医院神经科);何金彩(温州医科大学附属第一医院神经科);黄流清(第二军医大学长征医院神经科);纪勇(天津市环湖医院神经科);解恒革(解放军总医院海南分院保健一科);况伟宏(四川大学华西医院心理卫生中心);李海林(南京医科大学附属脑科医院精神科);罗本燕(浙江大学医学院附属第一医院神经科);秦

斌(卫生部北京医院神经科);屈秋民(西安交通大学医学院第一附属医院神经科);时晶(北京中医药大学东直门医院脑病三科);孙永安(北京大学第一医院神经科);唐牟尼(广州市脑科医院老年精神科);田金洲(北京中医药大学东直门医院脑病三科);汪凯(安徽医科大学第一附属医院神经科);王爱民(长沙市第一医院神经科);王华丽(北京大学精神卫生研究所);王鲁宁(解放军总医院南楼神经科);王铭维(河北医科大学第一医院神经科);王姗姗(解放军总医院南楼神经科);王新平(天津市环湖医院神经科);王荫华(北京大学第一医院神经科);肖世富(上海交通大学医学院上海市精神卫生中心老年科);肖卫忠(北京大学第三医院神经科);晏勇(重庆医科大学附属第一医院神经内科);于欣(北京大学精神卫生研究所);于恩彦(浙江省人民医院精神科);张楠(天津医科大学总医院神经科);张宝荣(浙江大学医学院附属第二医院神经科);张新卿(首都医科大学宣武医院神经科);章军建(武汉大学中南医院神经科);周卫东(煤炭总医院神经科)。

利益相关说明:本共识编写过程得到卫材(中国)药业有限公司资助。

参 考 文 献

1. 田金洲.中国痴呆诊疗指南.北京:人民卫生出版社,2012.

2. 世界卫生组织,国际阿尔茨海默病协会.痴呆:一个公共卫生重点.日内瓦:世界卫生组织,2012

3. Zhang ZX,Zahner GE,Román GC,et al.Dementia subtypes in China:prevalence in Beijing,Xi'an,Shanghai and Chengdu.Arch Neurol,2005,62(3):447-453.

4. Chan KY,Wang W,Wu JJ,et al.Epidemiology of Alzheimer's disease and other forms of dementia in China,1990-2010:a systematic review and analysis.Lancet,2013,381(9882):2016-2023.

5. Cordell CB,Borson S,Boustani M,et al.Alzheimer's Association recommendations for operationalizing the detection of cognitive impairment during the Medicare Annual Wellness Visit in a primary care setting.Alzheimers Dement,2013,9(2):141-150.

6. Moyer VA,US.Preventive Services Task Force.Screening for cognitive impairment in older adults:U.S.Preventive Services Task Force recommendation statement.Ann Intern Med,2014,160(11):791-797.

7. 李涛,王华丽,杨渊韩,等.中文版《AD8》信度与效度的初步研究.中华内科杂志,2012,51(10):777-780.

8. Jorm AF.A short form of the Informant Questionnaire on Cognitive Decline in the Elderly (IQ-CODE):development and cross-validation.Psychol Med,1994,24(1):145-153.

9. McCarten JR,Anderson P,Kuskowski MA,et al.Screening for cognitive impairment in an elderly veteran population:acceptability and results using different versions of the Mini-Cog.J Am Geriatr Soc,2011,59(2):309-313.

10. Katzman R，Zhang MY，Ouang-Ya-Qu，et al.A Chinese version of the Mini-Mental State Examination；impact of illiteracy in a Shanghai dementia survey.J Clin Epidemiol，1988，41（10）：971-978.

11. Nasreddine ZS，Phillips NA，Bédirian V，et al.The Montreal Cognitive Assessment，MoCA：a brief screening tool for mild cognitive impairment.J Am Geriatr Soc，2005，53（4）：695-699.

12. Guo QH，Zhou B，Zhao QH，et al.Memory and Executive Screening（MES）：a brief cognitive test for detecting mild cognitive impairment.BMC Neurol，2012，12：119.

13. Guo Q，Zhao Q，Chen M，et al.A comparison study of mild cognitive impairment with 3 memory tests among Chinese individuals.Alzheimer Dis Assoc Disord，2009，23（3）：253-259.

14. Shi J，Tian J，Wei M，et al.The utility of the Hopkins Verbal Learning Test（Chinese version）for screening dementia and mild cognitive impairment in a Chinese population.BMC Neurol，2012，12：136.

15. Shi J，Wei M，Tian J，et al.The Chinese version of story recall：a useful screening tool for mild cognitive impairment and Alzheimer's disease in the elderly.BMC Psychiatry，2014，14：71.

16. 郭起浩，洪震.神经心理评估.上海：上海科学技术出版社，2012.

17. Wei MQ，Shi J，Li T，et al.Diagnostic accuracy of the Chinese version of the trail making test in screening for cognitive impairment.Am J Geriatr Soc，2018，66（1）：92-99.

18. Ni J，Shi J，Wei M，et al.Screening mild cognitive impairment by delayed story recall and instrumental activities of daily living.Int J Geriatr Psychiatry，2015，30（8）：888-890.

19. Kivipelto M，Ngandu T，Laatikainen T，et al.Risk score for the prediction of dementia risk in 20 years among middle aged people：a longitudinal，population-based study.Lancet Neurol，2006，5（9）：735-741.

第二节 二级预防策略/轻度认知损害的治疗

主要推荐：

1. 长期坚持体育锻炼(包括太极拳)、地中海饮食、社交活动对 MCI 患者认知功能有益，但作为痴呆二级预防方案尚需进一步验证(Ⅱ类证据，B 级推荐)。

2. 预防痴呆是一个长期的过程，为避免药物不良反应，不推荐任何化学药物用于治疗 MCI(Ⅰ类证据，A 级推荐)。

3. 中药可短期改善 MCI 患者认知功能，但缺少降低 MCI 向痴呆转化的证据支持(Ⅱ类证据，C 级推荐)。

轻度认知损害(mild cognitive impairment，MCI)是指存在主观的和客观的记忆或认知损害但日常生活能力正常的临床综合征，是正常衰老和轻度痴呆之间的过渡阶段[1]。65 岁以上老年人中,MCI 患病率 15%~20%[2],且随年龄增长而增加,60~64 岁为 6.7%,65~69 岁为 8.4%,70~74 岁为 10.1%,80~84 岁为 25.2%。随访 2 年,65 岁以上 MCI 老年人中累计痴呆发病率为 14.9%[3]。随访 24.5 个月,MCI 向痴呆的转化率达 27.4%[4]。随访 3 年,MCI 向痴呆的转化率高达 50%,而非 MCI 人群仅 21%[5]。

我国 60 岁以上老年人口已达 2.3 亿,其中 65 岁及以上人口 1.5 亿,占总人口的 10.8%。预计 2025 年,我国老龄人口数量将达到 3 亿[6]。据此估算,我国现有 MCI 患病人数大约 2250 万~3000 万。如能早期识别 MCI 并采取预防性干预措施,使 AD 痴呆发病和进展推迟 1 年,到 2050 年,可将 AD 痴呆患病人数减少 34%[7]。因此,MCI 是痴呆治疗的早期靶点,治疗 MCI 是痴呆预防的重要策略。遗憾的是,至今为止,尚无 FDA 批准的用于 MCI 的治疗药物。甚至,目前还没有高质量、长期的研究证明药物或非药物可以改善认知或延缓 MCI 的进展。

本指南是在系统评价基础上,采取小组逐条评论和投票方式达成,旨在为痴呆高危人群提供二级预防策略。这些策略涉及非药物干预和药物治疗,共纳入文献 17 篇(随机、安慰剂对照试验 14 篇,系统评价 3 篇),涉及非药物干预措施(如生活方式干预、认知干预及针灸、太极拳等)和药物治疗,包括胆碱酯酶抑制剂(多奈哌齐、加兰他敏、卡巴拉汀)、尼古丁透皮贴剂、银杏叶制剂、维生素 E、维生素 B、联合使用维生素 E 和维生素 C、富含类黄酮饮料、吡贝地尔、替莫瑞林/生长激素释放激素、V0191 以及中药制剂。

一、非药物干预

本指南共纳入 7 篇关于非药物治疗 MCI 的文献(2 个 II 类证据,5 个 III 类证据)。非药物干预主要包括生活方式干预、认知干预和针灸、太极拳等。

(一)体育锻炼

一项由 87 名 70~80 岁的女性受试者参与的单盲、随机、对照试验显示[8],一周 2 次每次 60 分钟的阻抗锻炼受试者,在 26 周试验结束后,其 Stroop 试验评分($P=0.04$)和联想记忆任务($P=0.03$)较前明显改善。

另一项随机、单盲、对照试验比较了体育锻炼组[9](2 天/周,90 分钟/天,6 个月)与健康宣教组 MCI 患者的认知改善情况。为期 6 个月的多组分运动项目包括每 2 周 90 分钟的有氧运动、肌肉力量训练、体位平衡再训练和双重任务训练。结果显示,与健康宣教对照组相比,体育锻炼组 aMCI 患者 MMSE($P=0.03$)和逻辑记忆评分($P=0.04$)明显改善,并且全脑皮层萎缩程度降低($P<0.05$)。

(二)饮食营养

饮食是影响大脑健康的重要因素[10]。最近的前瞻性研究系统综述和荟萃分析的结果表明,坚持地中海饮食(以豆类、全谷类、蔬菜、水果、坚果、红酒、鱼

317

类和不饱和脂肪酸以及橄榄油为主的饮食结构)的全食疗法或整体饮食方法(whole-diet approach)不仅可能减少痴呆前综合征 MCI 向痴呆转化,而且还可能影响 AD 的发病风险[11]。

一项纳入 5 项前瞻性研究的荟萃分析显示,482 名 60~80 岁 MCI 老年人坚持地中海饮食至少 1 年,可延缓 MCI 患者向痴呆的转化。与最低的地中海饮食评分(MeDiScore)(0~3 分/9 分)组比较,最高的地中海饮食评分(6~9 分/9 分)降低了认知障碍(MCI 或 AD)风险 33%(校正的 HR = 0.67,95%CI:0.55~0.81,$P<0.001$),分析中没有显著异质性[12]。

(三)社交活动

国外所称的老年人社交活动主要包括:①去教堂或礼拜场所,②参加特殊的家庭活动,③参加其他社交活动(拜访朋友/家人、老年中心、俱乐部、餐厅、住所、酒吧),以及④从事工作或担任志愿者。参加较多的社交活动有利于预防或延缓 MCI 老年人的认知下降。

一项纳入 816 名 MCI 患者(平均年龄 78.0±7.4 岁)的前瞻性研究进行了连续 3 年随访,参与者坚持参加≥1 次/周的社交活动,结果 78 名从 MCI 进展为痴呆,痴呆转化率为 14.5%,远远低于 50% 的痴呆转化率,而 738 名患者没有进展[6]。参与社交活动频率越高的 MCI 老年人进展到痴呆的风险越低(OR = 0.72,95%CI:0.55~0.93,$P=0.01$)且认知衰退的速度也越慢(OR = 0.01, 95%CI:0.001~0.38,$P=0.02$)[14]。

(四)认知干预

目前有关认知干预或认知训练的临床研究异质性较高。如果将不同的干预措施均视为一组认知干预,近期的一项荟萃分析显示[15],认知干预可以改善 MCI 患者的总体认知功能(SMD = 0.37,95%CI:0.07~0.68,$P=0.02$),对执行功能(TMT-B)(SMD = 0.8,95%CI:0.09~1.5,$P=0.03$)和延迟记忆(SMD = 0.31,95%CI:0.01~0.61,$P=0.05$)也有显著的改善效果,但证据相对较弱。

(五)太极拳

一项纳入 20 项研究(其中 11 项随机对照试验、1 项前瞻性非随机对照试验、4 项观察性研究、4 项横断面研究,共 2553 受试者)的荟萃分析[16]发现,太极拳组认知(MMSE)改善明显优于无干预组(Hedge's g = 0.90,$P=0.043$)。对纳入的随机对照试验结果进行荟萃分析结果显示,太极拳组认知(MMSE)疗效均优于无干预组(Hedge's g = 0.35,$P=0.004$)。4 项将太极拳与另一种积极的干预(西方锻炼、认知行为疗法、麻将)进行比较研究的荟萃分析显示,太极拳对整体认知功能(MMSE)有显著改善作用(Hedge's g = 0.30,$P=0.002$,$I^2=0$)。当一项较低质量的研究被删除时,这种效应仍然存在(Hedge's g = 0.268,$P=0.010$,$I^2=0$)。此外,荟萃分析结果与认知受损的老年人(从 MCI 到痴呆)随机对照试验中的整体认知功能相关,与非干预对照组和其他积极干预措施组比较,太极拳组显示出较小但显著的统计学效应(Hedges'g = 0.35, P = 0.004; Hedges'g = 0.30, P = 0.002),由此得出结论:太极拳显示了增强老年人认知功能的潜力,尤其执行功能领域和 MCI 个体,但这些研究的样本量都偏小,随访时间偏短,且方法学质量较低。

(六)针灸

1 篇纳入 5 项研究 aMCI 患者(n = 568)的荟萃分析[17],结果显示,与接受尼莫地平治疗的 aMCI 患者相比,接受针灸治疗的患者具有更高的临床有效率(OR值 1.78,95% CI:1.19~2.65, P<0.01),以及更高的简易精神状态量表(MMSE)分数(MD = 0.99,95% CI:0.71~1.28, P<0.01)和图形识别分数(MD = 2.12,95%CI:1.48~2.75, P<0.01)。同时,与单用尼莫地平治疗的 aMCI 患者相比,针灸联合尼莫地平治疗患者的 MMSE 分数改善更显著(MD = 1.09,95% CI:0.29~1.89, P<0.01)(图 4-2-1)。但因其纳入文献的方法学质量较低,样本量较小,故

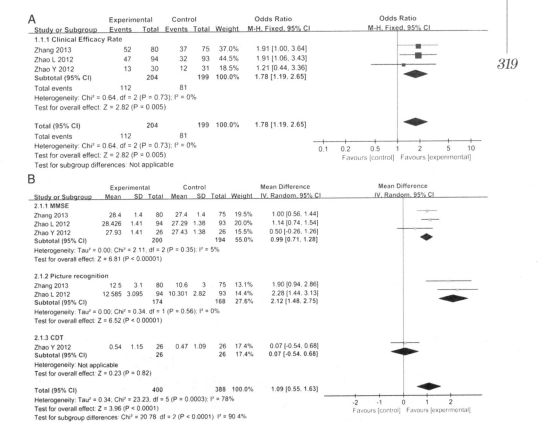

图 4-2-1　针灸组和尼莫地平组疗效对比森林图

该荟萃分析为Ⅱ类证据研究。

另 1 篇纳入 12 项研究共 691 例血管性轻度认知损害(VaMCI)患者的荟萃分析[18],结果显示,针刺联合其他治疗方法可显著改善 VaMCI 患者的 MMSE 评分(MD = 1. 99,95% CI:1. 09 ~ 2. 88,随机模型 $P < 0.0001$,包括 6 项试验)(图4-2-2),但因其纳入文献的方法学质量不清,且存在高偏倚风险,也属于Ⅱ类研究证据。

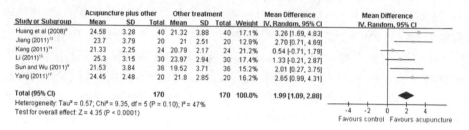

图 4-2-2　针刺联合其他方式治疗 VaMCI 与单一疗法的疗效对比森林图

具体推荐:

1. 多种体育锻炼组合(有氧运动、肌肉力量训练、体位平衡再训练和双重任务训练)对 MCI 患者认知功能和逻辑记忆有益(Ⅱ类证据,B 级推荐)。

2. 地中海全食疗法可延缓 MCI 向痴呆转化(Ⅱ类证据,B 级推荐)。

3. 社交活动(≥1 次/周)可降低 MCI 向痴呆转化的风险(Ⅱ类证据,B 级推荐)。

4. 认知训练可短期改善 MCI 患者的总体认知、执行功能和延迟记忆,但证据相对较弱(Ⅲ类证据,C 级推荐)。

5. 太极拳可短期改善 MCI 患者的认知功能,缺少降低 MCI 向痴呆转化的证据(Ⅱ类证据,B 级推荐)。

6. 针刺可短期改善 aMCI 患者的认知功能,缺少降低 MCI 向痴呆转化的证据(Ⅱ类证据,C 级推荐)。

二、药物治疗

目前,没有任何药物被证明可以有效治疗 MCI。1 篇纳入 5 项随机对照试验(多奈哌齐 2 项,加兰他敏 2 项,卡巴拉汀 1 项)的系统评价[19],评价了胆碱酯酶抑制剂(ChEIs)对 MCI 患者(n = 4134)认知功能、总体印象的影响,认知功能评价通常使用 ADAS-cog 或 MMSE 作为疗效指标,总体印象使用 CDR-SB 作为疗效指标,疗程通常是 24 周~3 年。结果显示 ChEIs 组与安慰剂组相比,MCI 患者的痴呆转化率无统计学差异。2 项研究显示,加兰他敏治疗组与安慰剂组相比,患者 CDR-SB 分数改变具有统计学差异(Gal-INT18,MD = 0. 2,95% CI:0. 0 ~

0.4;Gal-INT12,MD=0.1,95% CI:-0.1~0.3)(图4-2-3),但未作亚组分析,证据不足。由此可见,对 MCI 患者而言,应用胆碱酯酶抑制剂不能延缓认知下降及降低痴呆转化率。

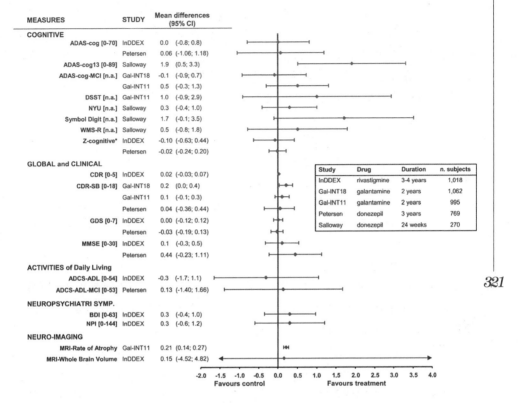

图 4-2-3 ChEIs(多奈哌齐 10mg/d,加兰他敏 16~24mg/d,卡巴拉汀 3~12mg/d) 对 MCI 患者认知和总体的影响(与安慰剂比较)

(一)多奈哌齐

本指南纳入 3 项使用多奈哌齐治疗 MCI 患者的 II 级证据。由于试验持续时间和结局指标的差异,研究结果无法合并。

一项纳入 769 名 MCI 患者的随机、多中心、双盲、安慰剂平行对照的研究[20],以 MCI 发展为很可能或可能 AD 的时间作为主要结局指标。受试者被随机分配到 3 种治疗方法中的 1 种:①每天服用维生素 E 2000IU +多奈哌齐安慰剂+复合维生素;②每天服用多奈哌齐 10mg/d+维生素 E 安慰剂+复合维生素;③每天服用多奈哌齐安慰剂+维生素 E 安慰剂+复合维生素。对 3 组受试者进行为期 3 年的治疗,3 组组间比较,疗效无差异(HR=0.80,95%CI:0.57~1.13)。

一项纳入 821 名 MCI 患者的多中心、随机、双盲、安慰剂平行对照研究[21],

由一个为期 3 周的安慰剂单盲导入期和 48 周的双盲治疗期组成。在双盲期的 48 周内,MCI 患者被分配到多奈哌齐治疗组(5mg/d,6 周改为 10mg/d)或安慰剂对照组。该研究中多奈哌齐组完成率 55%,对照组完成率 66%。主要疗效指标有两项,分别是改良 ADAS-Cog 和 CDR-SB 评分。在研究终点,多奈哌齐组改良 ADAS-Cog 评分改善优于对照组,但组间差异很小(从基线到终点多奈哌齐组评分变化-1.0±0.4),安慰剂组评分变化-0.13±0.4)。两组治疗期内各时点 CDR-SB 评分变化不大,无组间差异。同时,多奈哌齐组不良反应发生率高于安慰剂组,常见的不良反应包括腹泻、肌肉痉挛、恶心、失眠、异常梦境和头痛等。

另一项多中心、随机、双盲、安慰剂平行对照试验研究了多奈哌齐治疗 MCI 的疗效[22]。研究纳入 270 名 MCI 患者,被随机分配至多奈哌齐 10mg/d 组或安慰剂组,疗程 24 周。多奈哌齐组完成率 67.7%,安慰剂组完成率 83.2%。结局指标为纽约大学(NYU)段落延迟回忆测试分数和 CGIC-MCI 评分变化的最小均方值。结果显示,治疗对 NYU 段落延迟回忆测试没有显著影响(多奈哌齐组相对基线 ITT 变化为 0.8±0.3;安慰剂组 0.5±0.2)。CGIC-MCI 评分变化的最小均方值两组间无显著差异(P 值和 CI 未报道)。

(二)加兰他敏

2 项多中心、随机、双盲、安慰剂对照试验评估了加兰他敏治疗 MCI 的疗效,采用"认知损害隐匿起病逐渐加重,CDR 评分≥0.5,CDR 记忆评分≥0.5,认知和日常生活能力损害未达到痴呆诊断标准"为 MCI 界定标准[23]。治疗组根据受试者耐受性,使用口服加兰他敏至滴定量 16～24mg/d,与安慰剂进行疗效对照,疗程为 24 个月。主要结局指标为 24 个月时 MCI 转化为痴呆的受试者例数及百分比。在第 1 项研究中,995 名参与者被随机分配到加兰他敏组(n=497)或安慰剂组(n=498)。在第 2 项研究中,1062 名参与者被随机分配到加兰他敏组(n=532)或安慰剂组(n=530)。2 项研究的完成率分别为加兰他敏组 47% 和 45%,安慰剂组 52% 和 54%。2 项研究中加兰他敏组和安慰剂组之间的主要结局指标没有差异(报告形式为 2 年内进展为痴呆的 Kaplan-Meier 值,研究 1 加兰他敏组为 22.9%,安慰剂组为 22.6%,P=0.146,研究 2 加兰他敏组为 25.4%,安慰剂组为 31.2%,P=0.619。

(三)卡巴拉汀

一项多中心、随机、双盲、安慰剂对照研究比较了口服卡巴拉汀与安慰剂的疗效,卡巴拉汀的用量根据耐受性滴定至 3～12mg/d[24]。研究纳入 1018 名 MCI 患者,每 3 个月进行一次由 10 项认知检查组成的认知测试,记录两组转化为 AD 的时间,并计算两组治疗前后认知测评成绩变化均值的累积 z 分。研究的完成率为卡巴拉汀组 61%,安慰剂组 67%。结果显示,两组转化为 AD 的平均时间没有统计学差异(卡巴拉汀组为 1318 天,安慰剂组为 1289 天)。治疗前后,各认知测试的成绩变化均值的矫正 z 分为-0.10,95%CI:-0.63~0.44,$P=0.726$),卡巴拉汀组和安慰剂组之间没有显著差异。在 3~4 年的研究期间,两组进展为 AD 的受试者人数没有显著差异(卡巴拉汀组 17.3%,安慰剂组 21.4%,HR = 0.85,95%CI:0.64~1.12,$P=0.225$)。

(四)维生素 E

一项大型、3 臂、随机、双盲、安慰剂平行对照研究[20],将 MCI 患者随机分为 3 组:①每天服用维生素 E 2000IU +多奈哌齐安慰剂+复合维生素;②每天服用多奈哌齐 10mg/d+维生素 E 安慰剂+复合维生素;③每天服用多奈哌齐安慰剂+维生素 E 安慰剂+复合维生素。共纳入 769 例 MCI 患者,疗程持续 3 年。各组间相比,主要疗效指标无统计学差异(HR = 0.80,95% CI:0.57~1.13)。

(五)其他药物

其他几项研究显示,使用尼古丁透皮贴剂不能改善 aMCI 患者的 CGIC 评分[25]。此外,由于研究的主要结局指标不具备明确的临床意义,使用维生素 B 降低同型半胱氨酸水平[26],饮用含高剂量类黄酮饮料[27]治疗 MCI 的疗效尚不确定。其他关于吡贝地尔[28]、替莫瑞林/生长激素释放激素[29],V0191[30],联合使用维生素 E 和维生素 C[31]的研究,由于研究的证据级别较低,其疗效暂时无法确定。

🤚 **具体推荐:**

胆碱酯酶抑制剂、维生素 E 和其他药物都不能延缓 MCI 患者认知下降和降低痴呆转化率(Ⅱ类证据,B 级推荐)。

三、中药治疗

(一)银杏叶制剂

一项纳入了 21 项研究(n = 2608)的荟萃分析[32]对银杏叶制剂治疗 MCI(9 项研究)及 AD(12 项研究)的疗效进行了分析。结果显示,与单纯的常规药物治疗相比,联合使用银杏叶制剂治疗 MCI 患者 24 周(MD = 1.90, 95% CI:1.41~2.39,$P<0.001$,n = 358,$I^2 = 0\%$)及 48 周(MD = 2.07,95% CI:1.69~2.46,$P<0.001$, n = 445, $I^2 = 78\%$),可显著改善患者的 MMSE 水平。其不良反应(OR = 0.82,95%CI:0.62~1.06,$P=0.13$,$I^2 = 0\%$)和严重不良反应(OR = 0.82,95% CI:0.39~1.74, $P=0.60$,$I^2 = 0\%$)与安慰剂对照组未表现出明显的差异。

结果提示,银杏叶制剂在短期内可能改善 MCI 患者的认知功能,但缺少降低和延缓 MCI 向痴呆转化的证据,加上由于该分析纳入的研究样本量均较小,结局指标和方法学质量的差异较大,文献质量评级为中度或较低,银杏叶提取物治疗 MCI 的有效性及安全性有待进一步验证。

(二)其他中药制剂

一篇纳入 51 项研究的荟萃分析[33],评价了中药治疗 MCI 患者(n=4026)的疗效,这些包括加味五子衍宗颗粒、健脾填精胶囊、金思维丸和加减大补阴丸等补肾或补肾健脾或补肾化痰类中药制剂。其中有 8 项研究使用安慰剂作为随机对照方法。结果显示,治疗后中药组 MMSE 水平明显高于对照组(MD=1.56, 95%CI:0.78~2.34, n=503)。另外 8 项以支持性护理为对照的研究也显示,中药治疗后 MMSE 水平高于对照组(MD=1.77,95%CI:1.33~2.21, $I^2=0$, n=555)(图 4-2-4)。但是这 16 项研究使用了 15 种不同的中药治疗(2 项研究使用益气补肾活血方,其他均为不同的中药处方或制剂),且纳入研究的样本量均较小。因此,中药治疗 MCI 的疗效仍有待进一步验证。

324

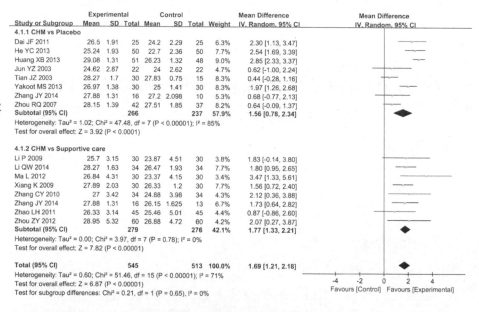

图 4-2-4　中药治疗/支持性医疗对 MCI 患者 MMSE 的影响(与安慰剂比较)

1 项多中心、随机、双盲双模拟、安慰剂平行对照研究[34]共纳入 324 例 aMCI 受试者,所有受试者均接受 2 周单盲的安慰剂洗脱期治疗,随后以 2:1 的比例被随机分配进入补肾中药组和多奈哌齐组。补肾中药组接受为期 24 周口服中药胶囊(参乌胶囊,5 片/次,3 次/天)+多奈哌齐安慰剂(5mg/d)治疗(n=216),多奈哌齐组接受为期 24 周口服多奈哌齐片(5mg/d)+补肾中药胶囊安慰剂治疗(n=108)。主要结局指标为修订的 ADAS-Cog,次要结局指标为延迟故事回忆量表(DSR)。结果显示,与基线相比,两组 ADAS-Cog 评分均具有显著改善(补肾中药组-4.23±3.57,95% CI:-4.71~-3.75,P<0.000;多奈哌齐组-4.31±3.61,95%CI:-4.99~-3.63,P<0.00);但两组组间比较,在12周、24周均无显著差异。与基线相比,两组DSR评分均显著改善(中药组9.45±7.08,95%CI:8.50~10.40,P<0.001;多奈哌齐组9.92±7.53,95%CI:8.49~11.34,P<0.001),但两组间无显著差异(P=0.587)。就出现频率≥2次的不良反应而言,多奈哌齐组出现失眠或异常梦境、恶心、腹泻的频率显著高于补肾中药组(P值均<0.05)。

一项52周的多中心试验证明补肾中药制剂清宫寿桃丸能显著改善遗忘型轻度认知损害(aMCI)患者的认知功能并显著降低痴呆转化率(待发表),为痴呆二级预防带来希望。

🖐 **具体推荐**:

1. 银杏叶制剂可短期改善 MCI 患者认知功能,但缺少降低痴呆转化率的证据(Ⅱ类证据,C级推荐)。

2. 补肾中药制剂可短期改善 aMCI 患者认知功能,但缺少降低痴呆转化率的证据(Ⅱ类证据,C级推荐)。

325

综上所述,MCI 作为痴呆早期干预靶点,现有研究证据表明,体育锻炼(包括太极拳)、地中海饮食及社交活动可能对 MCI 患者有益;痴呆预防是个长期过程,为避免药物不良反应,不推荐任何药物用于治疗 MCI。虽然银杏叶制剂和补肾中药制剂显示了对 MCI 患者认知功能的改善效应,但疗程较短,缺乏降低和延缓痴呆的转化证据。这些研究提示,作为痴呆二级预防策略仍需进一步证据支持。

参 考 文 献

1. Petersen RC,Caracciolo B,Brayne C,et al.Mild cognitive impairment:a concept in evolution.J Intern Med,2014,275(3):214-228.

2. Roberts R,Knopman DS.Classification and epidemiology of MCI.Clin Geriatr Med,2013,29(4):753-772.

3. Petersen RC,Lopez O,Armstrong MJ,et al.Practice guideline update summary:Mild cognitive impairment:Report of the Guideline Development,Dissemination,and Implementation Subcommittee of the American Academy of Neurology.Neurology,2018,90(3):126-135.

4. Tian J,Bucks RS,Haworth J,et al.Neuropsychological prediction of conversion to dementia from questionable dementia:statistically significant but not yet clinically useful.J Neurol Neurosurg Psychiatry,2003,74(4):433-438.

5. Vos SJ,Verhey F,Frölich L,et al.Prevalence and prognosis of Alzheimer's disease at the mild cognitive impairment stage.Brain,2015,138(5):1327-1338.

6. 国家统计局. 2017 年全国最新人口数据[EB/OL]. 2017-1-22. http://www.sohu.com/a/

124959642_503412.

7. Brookmeyer R, Johnson E, Ziegler-Graham K, et al. Forecasting the global burden of Alzheimer's disease. Alzheimers Dement, 2007, 3(3):186-191.

8. Nagamatsu LS, Handy TC, Hsu CL, et al. Resistance training promotes cognitive and functional brain plasticity in seniors with probable mild cognitive impairment. Arch Intern Med, 2012, 172 (8):666-668.

9. Suzuki T, Shimada H, Makizako H, et al. A randomized controlled trial of multicomponent exercise in older adults with mild cognitive impairment. PLoS ONE, 2013, 8(4):e61483.

10. Gómez-Pinilla F. Brain foods: The effects of nutrients on brain function. Nat Rev Neu, 2008, 9 (7):568.

11. Solfrizzi V, Panza F. Mediterranean diet and cognitive decline. A lesson learned from the whole diet approach: what challenges lie ahead? J Alzheimers Dis, 2014, 39(2):283-286.

12. Singh B, Parsaik AK, Mielke MM, et al. Association of Mediterranean diet with mild cognitive impairment and Alzheimer's disease: a systematic review and meta-analysis. J Alzheimers Dis, 2014, 39(2):271-82.

13. Anastasiou CA, Yannakoulia M, Kosmidis MH, et al. Mediterranean diet and cognitive health: Initial results from the Hellenic Longitudinal Investigation of Ageing and Diet. PLoS One, 2017, 12 (8):e0182048.

14. Hughes TF, Flatt JD, Fu B, et al. Engagement in social activities and progression from mild to severe cognitive impairment: the MYHAT study. Inter Psy, 2013, 25(4):587-595.

15. Wang C, Yu JT, Wang HF, et al. Non-pharmacological interventions for patients with mild cognitive impairment: a meta-analysis of randomized controlled trials of cognition-based and exercise interventions. J Alzheimers Dis, 2014, 42(2):663-678.

16. Wayne PM, Walsh JN, Taylor-Piliae RE, et al. The impact of Tai Chi on cognitive performance in older adults: A Systematic Review and Meta-Analysis. J Alter Com Med, 2014, 20(5):10-11.

17. Deng M, Wang XF. Acupuncture for amnestic mild cognitive impairment: a meta-analysis of randomised controlled trials. Acupunct Med, 2016, 34(5):342-348.

18. Cao H, Wang Y, Chang D, et al. Acupuncture for vascular mild cognitive impairment: a systematic review of randomised controlled trials. Acupuncture in Medicine, 2013, 31(4):368-374.

19. Raschetti R, Albanese E, Vanacore N, et al. Cholinesterase inhibitors in mild cognitive impairment: a systematic review of randomised trials. PLoS Medicine, 2007, 4(11):e338.

20. Petersen RC, Thomas RG, Grundman M, et al. Vitamin E and donepezil for the treatment of mild cognitive impairment. N Engl J Med, 2005, 352(23):2379-2388.

21. Doody RS, Ferris SH, Salloway S, et al. Donepezil treatment of patients with MCI: a 48-week randomized, placebo-controlled trial. Neurology, 2009, 72(18):1555-1561.

22. Salloway S, Ferris S, Kluger A, et al. Efficacy of donepezil in mild cognitive impairment: A randomized placebo-controlled trial. Neurology, 2004, 63(4):651-657.

23. Winblad B, Gauthier S, Scinto L, et al. Safety and efficacy of galantamine in subjects with mild cognitive impairment. Neurology, 2008, 70(22):2024-2035.

24. Feldman HH, Ferris S, Winblad B, et al.Effect of rivastigmine on delay to diagnosis of Alzheimer's disease from mild cognitive impairment:the InDDEx study.Lancet Neurol,2007,6(6):501-512.

25. Newhouse P, Kellar K, Aisen P, et al.Nicotine treatment of mild cognitive impairment:a 6-month double-blind pilot clinical trial.Neurology,2012,78(23):91-101.

26. Smith AD, Smith SM, de Jager CA, et al.Homocysteine-lowering by B vitamins slows the rate of accelerated brain atrophy in mild cognitive impairment:a randomized controlled trial.PLoS ONE, 2010,5(9):e12244.

27. Desideri G, Kwik-Uribe C, Grassi D, et al.Benefits in cognitive function, blood pressure, and insulin resistance through cocoa flavanol consumption in elderly subjects with mild cognitive impairment:the Cocoa, Cognition, and Aging(CoCoA)study.Hypertension,2012,60(4):794-801.

28. Nagaraja D, Jayashree S.Randomized study of the dopamine receptor agonist piribedil in the treatment of mild cognitive impairment.Am J Psychiatry,2001,158(9):1517-1519.

29. Baker LD, Barsness SM, Borson S, et al.Effects of growth hormone-releasing hormone on cognitive function in adults with mild cognitive impairment and healthy older adults:results of a controlled trial.Arch Neurol,2012,69(11):1420-1429.

30. Dubois B, Zaim M, Touchon J, et al.Effect of six months of treatment with V0191 in patients with suspected prodromal Alzheimer's disease.J Alzheimers Dis,2012,29(3):527-535.

31. Naeini AM, Elmadfa I, Djazayery A, et al.The effect of antioxidant vitamins E and C on cognitive performance of the elderly with mild cognitive impairment in Isfahan, Iran:a double-blind, randomized, placebo-controlled trial.Eur J Nutr,2014,53(5):1255-1262.

32. Yang G, Wang Y, Sun J, et al.Ginkgo Biloba for Mild Cognitive Impairment and Alzheimer's Disease:A Systematic Review and Meta-Analysis of Randomized Controlled Trials.Curr Top Med Chem,2016,16(5):520-528.

33. Dong L, May BH, Feng M, et al.Chinese Herbal Medicine for Mild Cognitive Impairment:A Systematic Review and Meta-Analysis of Cognitive Outcomes. Phytotherapy Research, 2016, 30 (10):1592-1604.

34. Tian J, Shi J, Li T, et al.Efficacy and Safety of an Herbal Therapy in Patients with Amnestic Mild Cognitive Impairment:A 24-Week Randomized Phase Ⅲ Trial.Evid Based Complement Alternat Med,2017,2017(3):1-9.

第三节 一级预防策略

🌱 **主要推荐:**

1. 体育锻炼基础上的多种干预组合有助于延缓认知衰退(Ⅰ类证据,B级推荐)。

2. 地中海饮食可延缓年龄相关的认知下降并对预防痴呆有益(Ⅰ类证据,B级推荐)。

3. 现有证据不支持饮食补充剂预防认知下降和痴呆的作用(Ⅰ类证据,B级推荐)。

4. 控制血管危险因素对延缓认知下降和降低痴呆风险有益(Ⅰ类证据,B级推荐)。

疾病从临床前阶段发展为轻度认知损害及痴呆是一个连续变化的过程,预防的关键是要识别痴呆的危险因素和处于疾病早期的症状。通常分为一级预防和二级预防。一级预防是指预防认知正常的对象发生认知功能障碍,二级预防是指预防已经发生轻度认知损害(MCI)但非痴呆的对象发展为痴呆。针对 MCI 的干预性研究属于二级预防,针对无认知功能下降但伴有多个 AD 或 VaD 风险因素的干预性措施属于一级预防。目前认为 AD 可改变的危险因素包括高血压、高胆固醇血症、吸烟、糖尿病、头部外伤等,而体育活动和高教育水平(>15年)是 AD 的保护因素[1]。中年高血压等危险因素明显增加晚年发生痴呆的风险,尽管真实机制并不清楚[2]。通过有效的控制血管危险因素,部分高收入国家在过去 30 年痴呆的发病率出现了下降[3]。因此,从公共卫生角度来看,良好的生活方式、体育活动和血管危险因素的有效控制对于痴呆一级预防具有重要意义。

一、体育锻炼

根据美国一项研究选择的 2002 年、2007 年和 2012 年三个时点采样结果,采用体育锻炼如瑜伽、太极和气功等运动方式来增进健康的人数呈线性增长趋势,这些有氧运动具有更好的人群基础[4]。体育锻炼对心血管健康的作用几乎广为人知,这些有益健康的运动是否同样有可能预防认知下降或预防痴呆呢?

一项纳入 16 项随机对照试验的数据分析,将体育锻炼(exercise)或体育活动(physical activity)干预与常规照料(usual care)进行比较,发现有氧训练、阻力训练或太极拳改善认知的有效性证据不足,但也有低质量证据表明,体育活动、饮食和认知训练多种方式组合干预对一些认知测试具有改善效果[5]。

2 项研究观察了多种锻炼加饮食控制对认知功能的影响,其中一项研究将肥胖久坐的成年人随机分为对照组、饮食组(calorie-restricted diet 限制热量饮食)、多种锻炼组(multicomponent exercise)和饮食限制加多种锻炼组,每天锻炼90 分钟,每周 3 次,持续 1 年[6]。另一项研究对超重的 25 岁至 50 岁的成年人限制热量饮食加上团体有氧训练,观察 6 个月[7]。结果显示 22 项认知测试中有2 项(修订的 MMSE[3MS]和健康相关的生活质量(HRQOL))改善得益于身体锻炼加饮食控制[5-7]。

2 项研究观察了身体活动加蛋白质补充干预对认知功能的影响[8,9],将 65岁以上老年人(n=58,平均 MMSE 评分>27 分)随机分配到干预组和常规照料组,身体活动加蛋白质补充干预至少 24 周,结果显示关于执行功能、注意力和处理速度的 11 项测试中,有一项干预组显著优于常规照料组($P=0.000$),但 6 项记忆测试均未显示统计学显著差异。

1 项研究身体活动加认知训练对认知功能的影响[10],将年龄在 65 岁以上、跌倒风险增加的成年人(n=134)随机分配到一个结构化的基于音乐的锻炼计划组。干预措施包括 6 个月每周 60 分钟的多任务锻炼课程。基于音乐的锻炼组,与未干预组比较,认知功能(MMSE 评分)明显改善($P=0.004$),且认知受损人数(MMSE 评分≤23)明显减少($P=0.003$)。

1 项研究锻炼加饮食和认知训练对认知功能的影响[11],将 CAIDE(心血管危险因素,老化和痴呆)痴呆风险评分至少 6 分,同时认知接近或略低于年龄预期的成年人(n=1260)随机分为锻炼加营养咨询和认知训练组以及关注对照组(一般健康忠告)。干预措施包括为个人和小组量身定制的饮食、每周 1~3 次有氧运动和 2~5 次阻力训练、认知训练。结果显示,与对照组相比,干预组经过 2 年的干预措施后,多领域神经心理学测试成绩提高 25%,执行功能、注意力和处理速度两个指标的平均变化在干预组与对照组之间也有较大差异,执行功能、处理速度单项平均改善分别为 83% 和 150%。

由此可以认为:短期的单一体育活动干预能促进老年人的认知功能,并预防认知能力下降或痴呆发生,此推断尚缺乏证据,但在体育活动基础上的多种干预组合(锻炼加饮食限制、锻炼加蛋白质补充、锻炼加认知训练、锻炼加饮食和认知训练)可以延缓认知衰退(高质量证据)。

329

🖐 **具体推荐**:

体育锻炼加饮食控制、体育锻炼加蛋白质补充、体育锻炼加认知训练、体育锻炼加饮食控制和认知训练均有助于延缓认知衰退(Ⅰ类证据,B 级推荐)。

二、认知训练

一项系统评价对计算机认知干预的效益进行了回顾,以检测基于计算机的认知干预对认知健康老年人的疗效。纳入对象符合以下标准:培训时平均年龄至少为 55 岁;受试者没有 AD 或 MCI;研究测量了认知训练对认知结局的影响。评论文章和书籍章节不包括在内。确定了 1984 年至 2011 年期间发表的 151 项研究,其中 38 项符合纳入标准,并进一步按照所使用的计算机程序类型分为三组:经典认知训练任务、神经心理学软件和视频游戏。对于经典的认知训练干预,干预组报告的训练效应值介于 0.06~6.32 之间,神经心理学软件干预后为 0.19~7.14,电子游戏干预为 0.09~1.70。大多数研究报告表明,为了成功完成培训或从中受益,老年人不需要精通技术。总体而言,研究结果与传统的纸笔式认知训练方法相比可能更好,这表明计算机化训练是一种有效的、较少依赖人力的认知训练替代方案[12]。

高质量的随机对照试验结果证实,认知训练改善了认知功能,虽然 2 年的随访并没有显示出功能的显著性改善[13],但 5 年的随访显示,干预组自报的工具性日常生活能力有所改善,推理训练也显示出改善效益,但记忆训练、处理速度训练均未显示出比对照组具有更好的改善效果,三组效应大小依次为 0.29(99% CI:0.03~0.55)、0.20(99% CI:-0.06~0.46)和 0.26(99% CI:-0.002~0.51)[14]。

认知训练是基于以下假设:使用大脑可以保持认知功能并预防痴呆,特殊的任务训练可以改变脑内神经传递和神经可塑性,从而改善认知功能[15]。多数认知训练都是基于计算机的训练模式,针对特定的认知能力,但是这些训练内容基于的认知能力能否转化为生活技能的改善还不得而知。不同研究并不能在特定领域最佳认知训练方案上达成一致。这些不足影响了有关认知训练预防认知下降或痴呆方案有效性的评价。我们需要充分认识认知训练的可能作用和局限性。针对认知功能正常者进行的认知训练对被训练领域的测试表现具有一定改善作用,但对其他非训练领域的作用有限;如果已经存在 MCI,训练似乎不再产生有益的作用。综上所述,现有证据还不足以表明认知训练具有预防认知下降或预防痴呆(要求维持相对良好的功能活动和生活独立性)发生的作用[16]。

330

👐 **具体推荐:**

认知训练可能改善所训练领域的认知表现,但对其他认知领域的作用有限(Ⅰ类证据,C级推荐)。

三、饮食或非处方补充剂

饮食补充剂或保健食品常被用于预防与衰老相关的症状,如记忆力下降、失眠、动脉粥样硬化等,但缺少强有力证据支持这些期望的作用。近年来多项随机对照研究为我们提供了潜在的饮食、保健品或食物补充剂用于预防认知障碍或MCI 的作用。这些干预措施通常涵盖了多个不同的可能益处,如 ω-3 多不饱和脂肪酸可能有预防认知下降或减少心血管事件的作用,但是不同研究结果存在不一致性,很难做出合适的选择[17]。我们重点评估这些干预措施在正常成人中预防认知下降或痴呆的作用。

(一)地中海饮食

10 多年前即已发现地中海饮食可能延缓年龄相关的认知功能下降[18]。最近一项来自希腊老年和饮食纵向调查(HELIAD)研究,调查了 1865 名平均年龄 73±6 岁(男性 41%)老年人的地中海饮食消费量与认知下降和痴呆发生的关系。地中海饮食消费评分是基于每周食用 11 个食物组,并计算每个组分的单独得分(范围 0~5)。被认为与地中海模式密切相关的食物为非精制谷物、水果、蔬菜、豆类、土豆、鱼类和橄榄油,报告无此类消费的人为 0 分,从偶尔消费到日常消费分别为 1~5 分。将消费频率与假定接近或远离地中海饮食模式的预定分数进行比较(不是与特定人群的消费量进行比较)[19]。

结果显示,诊断为痴呆个体的地中海饮食评分总分略低于无痴呆个体(分别为 31.8±4.5 和 33.8±4.3,$P<0.001$)。在地中海饮食评分高的 1/4 人群中,痴呆的患病率较低,地中海饮食评分每增加一个单位,痴呆的患病概率下降 10%,其中对记忆力的有益作用最强[19]。此外,地中海饮食分数越高,老年人认知功能测试的反应越快[20]。长期坚持(≥14 年)地中海饮食与老年人晚年生活(70岁以后)中较好的口语记忆有中等的关联性(p-trend = 0.006)[21]。

通过对地中海饮食中单一组分的分层分析和研究发现,老年人中痴呆患病率和认知表现与鱼类消费呈负相关,与非精制谷物消费呈正相关[19]。地中海饮食加低剂量特级初榨橄榄油(20~30g/d)组一年后,认知功能评分(ADAS-cog)降低-3.0 ± 0.4 分,而单独的地中海饮食组仅降低-1.6 ± 0.4 分,两者比较有统计学意义($P=0.024$)[22]。绿叶蔬菜(主要营养素和生物活性物质包括维生素 K(叶绿醌)、叶黄素、β-胡萝卜素、硝酸盐、叶酸、山奈酚和 α-生育酚)的消费量与认知能力下降有关,老年人摄入大量的绿叶蔬菜 5 分位数(中位数为 1.3 分/天)平均 4.7 年后,认知衰退速度明显延缓,相当于年龄小 11 岁的人[23]。

这些一致性的研究结果提示,坚持地中海饮食有助于延缓年龄相关的认知衰退,降低痴呆发生的风险,其中鱼类、低剂量特级初榨橄榄油、大量绿叶蔬菜的效益更为显著。

(二)维生素 B/叶酸

维生素 B_{12} 和(或)叶酸缺乏与高同型半胱氨酸具有肯定的关系,观察性研究同样证实高同型半胱氨酸与认知下降有关。同型半胱氨酸是甲硫氨酸代谢的中间产物,它的清除需要维生素 B_{12}、叶酸和维生素 B_6 及相关酶的参与,同型半胱氨酸增高的原因之一是相关维生素缺乏。高同型半胱氨酸会增加血管疾病风险,观察性研究同样发现 AD 患者同型半胱氨酸水平升高,高同型半胱氨酸血症是痴呆和 AD 的独立危险因素[24]。

一项 3 年的随机对照试验观察了每天 0.8mg 叶酸补充对认知功能的影响,结果使同型半胱氨酸水平下降了 26%,记忆(Z = 0.132,95% CI:0.032~0.233)和信息处理速度(Z = 0.087,95% CI:0.016~0.158)明显优于安慰剂组[25]。另一项研究同样以健康老年人为对象,进行了 2 年的随机双盲安慰剂对照研究,治疗组每天补充 1000ug 叶酸、500ug 维生素 B_{12} 和 10mg 维生素 B_6,降低了同型半胱氨酸水平,但认知结局没有明显差异[26]。

一篇系统研究评价了叶酸/维生素 B_{12}/维生素 B_6 预防认知下降的作用,共纳入 14 项随机对照试验,缺乏一致性认知结局测量工具(约 50 个),其中 3 项研

331

究涉及维生素 B_6,6 项研究涉及维生素 B_{12},3 项研究涉及叶酸(1 项研究发现伴同型半胱氨酸升高的人群接受叶酸治疗有认知获益),6 项研究涉及维生素 B 联合应用,分析结果认为没有充分证据认为维生素 B、叶酸或联合治疗可以改善认知正常或认知损害患者的认知功能[27]。

可见,目前的证据显示,维生素 B_6 或维生素 B_{12} 作为单一疗法与认知益处无关。最近的系统评价没有提供明确的证据表明补充维生素 B_6、维生素 B_{12} 和(或)叶酸可改善痴呆结局或减缓认知衰退,尽管它可能使同型半胱氨酸水平正常化[28]。

(三) 维生素 E 和维生素 C

氧化应激是 AD、VaD 等多种痴呆的共性机制[29],氧化损伤开始于疾病早期,MCI 患者体内脂质过氧化标志物($8,12\text{-iso-iPF2}\alpha\text{-VI}$)已经明显升高[30]。多个研究观察了补充维生素 E 或维生素 C 等具有抗氧化作用的食物添加剂对认知功能下降或痴呆的影响。

早期的病例随访(633 例 65 岁以上的老年人,平均随访 4.3 年)显示服用维生素 E 和维生素 C 的人群发生 AD 的比率低于未服用人群[31]。一项针对日本裔美国人的队列研究显示,维生素 E 和维生素 C 联合使用可以减低 VaD 的发病风险($OR = 0.12;95\%\ CI:0.02 \sim 0.88$),但对 AD 没有预防作用[32]。但是,这些研究非随机安慰剂对照试验,分组仅仅是依据最初入组时是否报告了维生素的服用情况,并不清楚结果是否源于持续地服用药物。一项由 39876 名美国 65 岁以上女性健康者参与的随机对照试验未证实维生素 E(600 IU 隔日一次)预防认知下降的作用,平均 5.6 年及 9.6 年后的认知功能与安慰剂组没有明显差异[33]。

可以说,目前的证据不足以支持维生素 E 或维生素 C 对痴呆(AD 或 VaD)具有一级预防作用。维生素 E 可能具有双重作用,我们关注其抗氧化作用的同时应考可能的不良反应,尤其是大剂量($\geqslant 400\ \text{IU/天}$)使用可能增加全因死亡率[34]。

(四) 维生素 D

一项荟萃分析纳入了 25 项横断面研究和 6 项前瞻性研究(3 项研究显示横断面和前瞻性数据)。25 项(72%)横断面研究中,有 18 项中维生素 D 水平或摄入量较低的痴呆频率较高,而 7 项(28%)研究未能显示出一种关联。6 项(66.7%)前瞻性研究中,有 4 项在基线时维生素 D 水平较低的参与者随访 $4 \sim 7$ 年后认知功能下降风险较高[35]。

一项荟萃分析纳入了 26 项观察性研究和 3 项干预性研究($n = 19 \sim 9556$),以探讨低维生素 D 状态或补充维生素 D 对未被诊断为痴呆的中年和老年人认知的影响。低维生素 D 与认知功能($OR = 1.24,95\%\ CI = 1.14 - 1.35$)和认知功能下降($OR = 1.26,95\%\ CI:1.09 - 1.23$)相关。与纵向研究相比,横截面产生更强的效果。与对照相比,维生素 D 补充剂对认知没有显著益处(SMD = 0.21,95% CI:-0.05~0.46)[36]。

(五)多不饱和脂肪酸

流行病学研究显示,地中海饮食与低心血管事件发生率有关,具有潜在心血管保护作用,饮食特点为多酚、硝酸盐、多不饱和脂肪酸含量丰富[37]。多不饱和脂肪酸具有血管保护作用,可能同样有益于 VaD 的预防。横断面研究结果发现,AD 或其他痴呆患者血中多不饱和脂肪酸含量比同龄人低,提示该脂肪酸含量不足可能增加痴呆的发病风险[38]。

有关饮食特点的研究发现,地中海饮食可能延缓了年龄相关的认知功能下降[18]。然而,2006 年循证医学痴呆和认知学组对 ω-3 多不饱和脂肪酸预防痴呆的一级预防性试验进行回顾,没有符合纳入标准的随机安慰剂对照试验可用于疗效分析[39],多不饱和脂肪酸对认知的益处多是基于观察性研究结果的推断。

补充多不饱和脂肪酸对 174 例诊断 AD 的患者进行的随机双盲安慰剂研究没有显示认知获益,但似乎对 MCI 患者(MMSE>27 分)的认知下降具有延缓作用[40]。另一项随机安慰剂对照试验研究发现,MCI 患者的认知功能可能因 ω-3 多不饱和脂肪酸治疗 24 周而获益[41]。根据 3 项随机对照试验的分析,包括 4080 例认知正常人群,治疗 24~40 个月,治疗组与安慰剂组 MMSE 评分差异未达到统计学显著性(MD = -0.07,95% CI:-0.25~0.10)[42]。对认知正常的人群,补充 ω-3 多不饱和脂肪酸并不能预防痴呆或 AD 的发生。

(六)大豆异黄酮

大豆异黄酮具有类激素样作用,可能改善绝经后女性认知功能。一项纳入 202 例绝经后认知正常的女性(60~75 岁)的随机双盲安慰剂对照试验评价了大豆异黄酮对认知功能的影响,治疗组每天服用 25.6g 大豆蛋白(99mg 异黄酮),疗程为 12 个月,175 例受试者纳入 ITT 分析,结局指标包括了 MMSE 等多项认知测试,未发现大豆异黄酮能够延缓认知下降或预防痴呆[43]。以中国绝经后女性为对象的研究中,每天 80mg 异黄酮连续 6 个月,没有改善这些女性受试者的认知功能测试结果及日常生活质量[44]。上述研究可以看出,随机对照试验结果不支持异黄酮改善绝经后女性认知功能的作用。

具体推荐:

1. 坚持地中海饮食可能延缓年龄相关的认知衰退,降低痴呆发生的风险,其中鱼类、特级初榨橄榄油、绿叶蔬菜的效益更为明显(Ⅰ类证据,B 级推荐)。

2. 补充维生素 B₁₂/叶酸/B₆、维生素 E、维生素 C、维生素 D、多不饱和脂肪酸、大豆异黄酮都不能预防认知下降和痴呆发生(Ⅰ类证据,B 级推荐)。

333

四、药物干预

一项系统评价纳入 51 项有关药物预防认知下降、MCI 或痴呆的试验,比较了各种药物干预与安慰剂、常规照料比较对认知结局的疗效。这些试验证据被评为低或中度偏倚风险证据,其中涉及 3 项抗痴呆药、16 项降压药、4 项糖尿病药、2 项非甾体抗炎药(NSAIDs)或阿司匹林、17 项激素治疗和 7 项降脂治疗。在认知正常的人中,雌激素和雌激素-孕激素会增加 MCI 或痴呆综合结局的风险(1 项试验,证据强度低),高剂量雷洛昔芬(拮抗雌激素,用于治疗女性绝经后骨质疏松症)降低 MCI 风险但不降低痴呆风险(1 项试验,证据强度低),而抗高血压药物(4 项试验)、NSAIDs(1 项试验)和他汀类药物(1 项试验)没有改变痴呆风险(低或证据强度不足)[45]。

(一)降压

对男性日本裔美国人进行研究,发现未经治疗的中年时期高血压(收缩压>160mmHg 或舒张压>90mmHg)会增加晚年患痴呆(AD 和 VaD)的风险[46]。芬兰一项基于人群的研究同样证实了中年收缩压增高可增加晚年发生 AD 的风险,但没有发现舒张压升高与 AD 发病的关联[47]。长期高血压可影响动脉病变,不只是增加心血管病发病风险,长期高血压会继发更为复杂的炎性和免疫机制,增加白质损伤,同时增加神经变性的发病风险。最近发表的 ARIC 研究同样基于社区人群评估血管危险因素(肥胖、吸烟、糖尿病、高血压前期、高血压、高胆固醇血症)与痴呆发病的关系,该研究包括 15744 名参与者(其中黑人占27.1%,白人占 72.9%),年龄在 44 岁至 66 岁之间,共发生 1516 例痴呆,可控风险因素依次包括糖尿病(HR = 1.77,95% CI:1.53~2.04)、吸烟(HR = 1.41,95% CI:1.23~1.61)、高血压(HR = 1.39,95% CI:1.22~1.59)或高血压前期(HR = 1.31, 95% CI:1.14~1.51)[48]。

降压治疗是否会减低 AD 或其他痴呆的发病风险? 至今发表了多项评价降压治疗预防痴呆的研究,也包括一些著名的研究,如 SYST-EUR[49]。一项研究系统回顾了检索到的 10251 篇文献,筛选出 38 篇相关文献,包括了 18 篇纵向研究、11 篇随机对照试验和 9 篇荟萃分析。超过 100 万人被纳入这些研究,平均年龄 74 岁。在评估抗高血压药物对认知障碍或认知能力下降影响的 7 项纵向研究中,抗高血压药似乎是有益的。在评估抗高血压药物对痴呆发病率影响的11 项纵向研究中,只有 3 项没有发现显著的保护作用。降压药可以降低 VaD 和AD 的风险。4 项随机对照试验显示抗高血压药物对痴呆或认知功能减退的潜在预防作用:其中 SYST-EUR 研究显示痴呆风险降低 55%(发生率分别为每年3.3‰和每年 7.4‰, P <0.001);HOPE 研究显示与卒中相关的认知能力下降减少 41%(95% CI:6~63);PROGRESS 研究显示认知能力下降减少 19%(95% CI:

$4\sim32, P=0.01)^{[50]}$。

然而,不同研究之间存在矛盾的结果,有些研究认为降压治疗对预防痴呆可能是无益的[51]。基于中年高血压增加晚年痴呆发生率的队列研究结论,评估降压治疗预防痴呆的作用需要的研究周期可能较长,而实施长疗程的随机对照试验面临实施困难和伦理挑战。就目前证据而言,降压尤其是中年时期严格的血压控制是有益的,但是血压控制方案更提倡综合干预而不只是降压药物,包括健康饮食、控制体重和规律体育锻炼。

(二)降糖

糖尿病与痴呆的关系已经被广泛研究,但是糖尿病不能简单与高血糖等同,现有降糖方案更多是让血糖达标,并没有针对糖尿病与痴呆关联的潜在机制。因此明确现有的控制血糖水平的治疗是否有益于预防痴呆,可以从高血糖与痴呆发病关系上间接理解。一项研究于基线时获取受试者的血糖和糖化血红蛋白,进行了 6.8 年的随访,平均年龄 76 岁,包括 232 例确诊的糖尿病患者及 1835 例非糖尿病受试者,校正高血压、降压药和吸烟等因素,结果显示,非糖尿病血糖偏高组(6.4mmol/L)与对照组(5.5mmol/L)相比痴呆发病风险为 1.18(95% CI:1.04~1.33, $P=0.01$),糖尿病血糖偏高组(10.5mmol/L)和对照组(8.9 mmol/L)相比痴呆发病风险为 1.40(95% CI:1.12~1.76, $P=0.002)^{[52]}$。

与评价降压药对认知下降或痴呆发病的影响相似,通常需要相对较长的疗程,以及良好的过程管理,通过随机对照试验评价降糖方案预防痴呆的研究数据有限。一篇 Cochrane 系统评价对 2016 年及以前的文献进行了回顾,确定了 7 项符合条件的研究,但只有 4 项提供了必要的数据可用于疗效分析。其中 2 项研究比较了强化血糖控制和标准血糖控制,2 项比较了不同的药物治疗。研究质量评估为中等质量或低质量证据。强化降糖与标准降糖方案相比,5 年 MMSE 下降 3 分及以上的患者比率没有显著差异(RR=0.98, 95% CI:0.88~1.08),新发痴呆比率也没有显著差异(RR=1.27,95% CI:0.87~1.85)。低质量证据认为 12 个月的治疗,格列本脲比瑞格列奈具有更低的认知下降率(MD=-0.90,95% CI:-1.68~-0.12)。仍然缺乏高质量证据支持降糖方案与认知下降或痴呆发病率减低有关[53]。

(三)降脂

流行病学研究同样证实,中年时期高胆固醇水平是痴呆的独立危险因素,降脂治疗(他汀类)同样被寄予预防痴呆的厚望。然而,随机对照研究结论并没有明显的证据支持他汀治疗在预防痴呆方面的作用。一项心脏保护研究登记了 20536 名年龄在 40~80 岁之间的受试对象,他们或有冠心病高风险或有闭塞性非冠脉疾病,接受他汀类药物治疗或安慰剂治疗,将认知功能下降和痴呆作为次要终点,5 年后并未发现他汀治疗能降低痴呆的发病风险[54]。PROSPER 研究对 70～84 岁之间的 5804 名具有血管病史或血管病危险因素的受试对象进行了平均 3.2 年的随访,接受 40mg/d 普伐他汀或安慰剂治疗,同样将认知功能下降和痴呆作为次要终点,结果显示干预措施对认知功能没有显著影响[55]。

痴呆预防性试验存在诸多难点和挑战,流行病学研究结果与随机对照试验的结论存在较大的差异,这增加了痴呆预防方案的不确定性[56]。McGuinness 等人在 2016 年发表了他汀治疗与痴呆发病关系的系统评价结果,纳入 2 项高质量证据,纳入病例 26340 名(40～82 岁,44%的患者年龄≥70 岁),一项研究随访 3.2 年,另一项研究随访 5 年,分别是关于辛伐他汀和普伐他汀的研究,结果未发现他汀使用具有延缓认知下降或预防痴呆发病的作用[57]。

(四)非甾体抗炎药

人们对于非甾体抗炎药(NSAIDs)是否会降低 AD 的发病风险一直存在争议。Szekely 等回顾了已发表的有关 NSAIDs 与 AD 关系的研究,其中包括病例对照研究、横断面研究和队列研究,结果显示,NSAISDs 暴露与低 AD 发病风险有关[58]。由于其在心血管病和卒中预防方面的肯定作用,最可能长期使用的 NSAIDs 是小剂量阿司匹林。一项研究评价了小剂量阿司匹林预防痴呆和认知下降的作用,包括了观察性研究和干预性研究,共纳入 8 项研究包括 36196 例长期服药者,基线时均无痴呆,中位随访时间为 6 年,无论是观察性研究或是随机对照试验均未显示出小剂量阿司匹林使用与痴呆发病率减低($OR = 0.82$,$95\% CI:0.55 \sim 1.22$,$P = 0.33$)或延缓认知下降($SMD = 0.005$,$95\% CI:-0.04 \sim 0.05$,$P = 0.84$)有关[59]。因此,目前仍没有有力证据支持 NISAIDs 预防痴呆的作用。

(五)雌激素

WHIMS 研究,采用随机双盲安慰剂对照方法,选择社区居住的绝经后妇女,年龄在 65～79 岁,接受雌激素治疗或雌激素-孕激素治疗,结果显示,与安慰剂组比较,治疗方案并没有减少 MCI 的发病,而痴呆的发病有增加趋势($HR = 2.05$,$95\%CI:1.21 \sim 3.48$,发病率为 45～22/10 000 人年,$P = 0.01$)[60]。这一临床现象与 MRI 研究结果一致,治疗组海马萎缩更加明显[61]。KEEPS 研究入选的病例相对年轻,平均年龄为 52.6 岁,末次月经间隔 1.4 年以上,平均随访 2.85 年,未发现激素替代治疗对认知的改善作用[62]。同样,纳入 50～55 岁绝经女性的随机对照试验,平均随访 7.2 年,未发现雌激素对认知改善的益处[63]。考虑到激素替代治疗增加心血管病及妇科肿瘤风险,不建议用于绝经后妇女的痴呆预防治疗。

(六) 银杏叶提取物

GEM 研究发表了银杏叶提取物(EGb 761)预防痴呆的随机双盲安慰剂对照试验结果,平均随访 6.1 年,其研究对象包括认知正常的老年人和 MCI 患者,全部对象参与的分析没有发现 EGb 761 有预防痴呆的作用,也不能降低 MCI 向痴呆的转化率。同样是来自于 GEM 的研究结果,接受 EGb 761 治疗的正常认知组和 MCI 组均没有发现其具有预防认知功能下降的作用[64,65]。GuidAge 研究是一项为期 5 年的大型 EGb 761(240mg/d)预防 AD 的试验,治疗组很可能 AD 的发病风险与安慰剂组相当(HR = 0.84, 95% CI:0.60 ~ 1.18,P = 0.306)[66]。

🩺 **具体推荐**:

现有证据不支持任何药物有预防认知下降和痴呆发生的作用,但控制中年时期高血压、糖尿病可能对延缓认知下降和降低痴呆风险有益(Ⅰ类证据,B级推荐)。

痴呆的药物预防多是以流行病学研究结论或是疾病病理生理学特征为基础,无论是 VaD 或是神经变性病所致痴呆(如 AD),均可能因合并多个血管危险因素而发病风险增加。近年来研究重点更倾向于探讨中年时期高血压等危险因素与晚年发生认知障碍的关系,对于神经变性病等慢性疾病,伤害更可能源于长期的影响。一方面关注药物对危险因素的干预作用,一方面要关注药物潜在的认知损害影响,如质子泵抑制剂可能增加非痴呆老人(>75 岁)发生痴呆的风险(HR = 1.44,95%CI:1.36 ~ 1.52,P<0.001)[67,68],虽然其他的研究结论并不完全一致[69,70]。

综上所述,现有研究证据表明,体育锻炼基础上的多种干预组合可以延缓认知衰退,地中海饮食可能延缓年龄相关的认知下降和痴呆发生,控制血管危险因素对降低痴呆风险和延缓认知下降有益,但熟知的几种饮食补充剂都没有预防认知下降或痴呆的作用。发现痴呆的真正病因与发现有效的治疗药物同样困难。流行病学研究结果为我们提供了预防性建议,但真正有效的预防方案还需要进一步随机对照试验进行验证。

参 考 文 献

1. Patterson C,Feightner JW,Garcia A,et al.Diagnosis and treatment of dementia:1.Risk assessment and primary prevention of Alzheimer disease.CMAJ,2008,178(5):548-556.

2. Gottesman RF,Albert MS,Alonso A,et al.Associations between midlife vascular risk factors and 25-year incident dementia in the atherosclerosis risk in communities (ARIC) cohort. JAMA Neurol,2017,74(10):1246-1254.

3. Satizabal CL,Beiser AS,Chouraki V,et al.Incidence of dementia over three decades in the framingham heart study.N Engl J Med,2016,374(6):523-532.

4. Clarke TC,Black LI,Stussman BJ,et al.Trends in the use of complementary health approaches among adults:United States,2002-2012.Natl Health Stat Report,2015,(79):1-16.

5. Brasure M,Desai P,Davila H,et al..Physical activity interventions in preventing cognitive decline and Alzheimer-type Dementia:A Systematic Reviéw.Ann Intern Med,2018,168(1):30-38.

6. Napoli N,Shah K,Waters DL,et al.Effect of weight loss,exercise,or both on cognition and quality of life in obese older adults.Am J Clin Nutr,2014,100:189-198.

7. Martin CK,Anton SD,Han H,et al.Examination of cognitive function during six months of calorie restriction:results of a randomized controlled trial.Rejuvenation Res,2007,10:179-190.

8. Tieland M,Borgonjen-Van den Berg KJ,van Loon LJ,et al.Dietary protein intake in community-dwelling,frail and institutionalized elderly people:scope for improvement.Eur J Nutr,2012,51(2):173-179.

9. Tieland M,Dirks ML,van der Zwaluw N,et al.Protein supplementation increases muscle mass gain during prolonged resistance-type exercise training in frail elderly people:a randomized,double-blind,placebo-controlled trial.J Am Med Dir Assoc,2012,13:713-719.

10. Hars M,Herrmann FR,Gold G,et al.Effect of music-based multitask training on cognition and mood in older adults.Age Ageing,2014,43:196-200.

11. Ngandu T,Lehtisalo J,Solomon A,et al.A 2 year multidomain intervention of diet,exercise,cognitive training,and vascular risk monitoring versus control to prevent cognitive decline in at-risk elderly people(FINGER):a randomised controlled trial.Lancet,2015,385:2255-2263.

12. Kueider AM,Parisi JM,Gross AL,et al.Computerized cognitive training with older adults:a systematic review.PLoS One,2012,7(7):e40588.

13. Ball K,Berch DB,Helmers KF,et al.Effects of cognitive training interventions with older adults:a randomized controlled trial.JAMA,2002,288(18):2271-2281.

14. Willis SL,Tennstedt SL,Marsiske M,et al.Long-term effects of cognitive training on everyday functional outcomes in older adults.JAMA,2006,296(23):2805-2814.

15. McNab F,Varrone A,Farde L,et al.Changes in cortical dopamine D1 receptor binding associated with cognitive training.Science,2009,323(5915):800-802.

16. Butler M,McCreedy E,Nelson VA,et al.Does cognitive training prevent cognitive decline? A systematic review.Ann Intern Med,2018,168(1):63-68.

17. Laurin D,Verreault R,Lindsay J,et al.Omega-3 fatty acids and risk of cognitive impairment and dementia.J Alzheimers Dis,2003,5(4):315-322.

18. Solfrizzi V,Colacicco AM,D' Introno A,et al.Dietary intake of unsaturated fatty acids and age-related cognitive decline:a 8.5-year follow-up of the Italian Longitudinal Study on Aging.Neurobiol Aging,2006,27(11):1694-1704.

19. Anastasiou CA,Yannakoulia M,Kosmidis MH,et al.Mediterranean diet and cognitive health:Initial results from the Hellenic Longitudinal Investigation of Ageing and Diet.PLoS One,2017,12

(8):e0182048.

20. Hardman RJ,Meyer D,Kennedy G,et al.The association between adherence to a Mediterranean style diet and cognition in older people:The impact of medication.Clin Nutr.2017,pii:S0261-5614（17）31388-2.

21. Berendsen AM,Kang JH,Feskens EJ,et al.Association of long-term adherence to the MIND diet with cognitive function and cognitive decline in American women.J Nutr Health Aging,2018,22（2）:222-229.

22. Mazza E,Fava A,Ferro Y ,et al.Effect of the replacement of dietary vegetable oils with a low dose of extravirgin olive oil in the Mediterranean Diet on cognitive functions in the elderly.J Transl Med,2018,16(1):10.

23. Morris MC,Wang Y,Barnes LL,et al.Nutrients and bioactives in green leafy vegetables and cognitive decline:Prospective study.Neurology,2018,90(3):e214-e222.

24. Seshadri S,Beiser A,Selhub J,et al.Plasma homocysteine as a risk factor for dementia and Alzheimer's disease.N Engl J Med,2002,346(7):476-483.

25. Durga J,van Boxtel MP,Schouten EG,et al.Effect of 3-year folic acid supplementation on cognitive function in older adults in the FACIT trial:a randomised,double blind,controlled trial.Lancet,2007,369(9557):208-216.

26. McMahon JA, Green TJ, Skeaff CM, et al. A controlled trial of homocysteine lowering and cognitive performance.N Engl J Med,2006,354(26):2764-2772.

27. Balk EM,Raman G,Tatsioni A,et al.Vitamin B_6,B12 and folic acid supplementation and cognitive function:a systematic review of randomized trials. Arch Intern Med, 2007, 167（1）:21-30.

28. Krause D,Roupas P.Effect of vitamin intake on cognitive decline in older adults:Evaluation of the evidence.J Nutr Health Aging,2015,19(7):745-753.

29. Bennett S,Grant MM,Aldred S.Oxidative stress in vascular dementia and Alzheimer's disease:a common pathology.J Alzheimers Dis,2009,17(2):245-257.

30. Praticò D, Clark CM, Liun F, et al. Increase of brain oxidative stress in mild cognitive impairment:a possible predictor of Alzheimer disease.Arch Neurol,2002,59(6):972-976.

31. Morris MC,Beckett LA,Scherr PA,et al.Vitamin E and vitamin C supplement use and risk of incident Alzheimer disease.Alzheimer Dis Assoc Disord,1998,12(3):121-126.

32. Masaki KH,Losonczy KG,Izmirlian G,et al.Association of vitamin E and C supplement use with cognitive function and dementia in elderly men.Neurology,2000,54(6):1265-1272.

33. Kang JH,Cook N,Manson J,et al.A randomized trial of vitamin E supplementation and cognitive function in women.Arch Intern Med,2006,166(22):2462-2468.

34. Miller ER,Pastor-Barriuso R,Dalal D,et al.Meta-analysis:high-dosage vitamin E supplementation may increase all-cause mortality.Ann Intern Med,2005,142(1):37-46.

35. van der Schaft J,Koek HL,Dijkstra E,et al.The association between vitamin D and cognition:a systematic review.Ageing Res Rev,2013,12(4):1013-1023.

36. Goodwill AM,Szoeke C.A Systematic Review and Meta-analysis of The Effect of Low Vitamin D

on Cognition.J Am Geriatr Soc,2017,65(10):2161-2168.

37. Nadtochiy SM,Redman EK.Mediterranean diet and cardioprotection:the role of nitrite,polyunsaturated fatty acids and polyphenols.Nutrition,2011,27(7-8):733-744.

38. Conquer JA,Tierney MC,Zecevic J,et al.Fatty acid analysis of blood plasma of patients with Alzheimer's disease,other types of dementia,and cognitive impairment.Lipids,2000,35(12):1305-1312.

39. Lim WS,Gammack JK,Van Niekerk J,et al.Omega 3 fatty acid for the prevention of dementia.Cochrane Database Syst Rev,2006,(1):CD005379.

40. Freund-Levi Y,Eriksdotter-Jönhagen M,Cederholm T,et al.Omega-3 fatty acid treatment in 174 patients with mild to moderate Alzheimer disease:OmegAD study:a randomized double-blind trial.Arch Neurol,2006,63(10):1402-1408.

41. Chiu CC,Su KP,Cheng TC,et al.The effects of omega-3 fatty acids monotherapy in Alzheimer's disease and mild cognitive impairment:a preliminary randomized double-blind placebo-controlled study.Prog Neuropsychopharmacol Biol Psychiatry,2008,32(6):1538-1544.

42. Sydenham E,Dangour AD,Lim WS.Omega 3 fatty acid for the prevention of cognitive decline and dementia.Cochrane Database Syst Rev,2012,(6):CD005379.

43. Kreijkamp-Kaspers S,Kok L,Grobbee DE,et al.Effect of soy protein containing isoflavones on cognitive function,bone mineral density and plasma lipids in postmenopausal women:a randomized controlled trial.JAMA,2004,292(1):65-74.

44. Ho SC,Chan AS,Ho YP,et al.Effects of soy isoflavone supplementation on cognitive function in Chinese postmenopausal women:a double-blind,randomized,controlled trial.Menopause,2007,14(3 Pt 1):489-499.

45. Fink HA,Jutkowitz E,McCarten JR,et al.Pharmacologic interventions to prevent cognitive decline,mild cognitive impairment and clinical Alzheimer-type Dementia:A systematic review.Ann Intern Med,2018,168(1):39-51.

46. Launer LJ,Ross GW,Petrovitch H,et al.Midlife blood pressure and dementia:the Honolulu-Asia aging study.Neurobiol Aging,2000,21(1):49-55.

47. Kivipelto M,Helkala EL,Laakso MP,et al.Midlife vascular risk factors and Alzheimer's disease in later life:longitudinal,population based study.BMJ,2001,322(7300):1447-1451.

48. Gottesman RF,Albert MS,Alonso A,et al.Associations between midlife vascular risk factors and 25-year incident dementia in the atherosclerosis risk in communities(ARIC)cohort.JAMA Neurol,2017,74(10):1246-1254.

49. Forette F,Séux ML,Staessen JA,et al.Prevention of dementia in randomised double-blind placebo-controlled Systolic Hypertension in Europe(Syst-Eur)trial.Lance,t,1998,352(9137):1347-1351.

50. Rouch L,Cestac P,Hanon O,et al.Antihypertensive drugs,prevention of cognitive decline and dementia:a systematic review of observational studies,randomized controlled trials and meta-analyses,with discussion of potential mechanisms.CNS Drugs,2015,29(2):113-130.

51. Peters R,Beckett N,Forette F,et al.Incident dementia and blood pressure lowering in the Hyper-

tension in the Very Elderly Trial cognitive function assessment (HYVET-COG):a double-blind, placebo controlled trial.Lancet Neurol,2008,7(8):683-689.

52. Crane PK,Walker R,Larson EB.Glucose levels and risk of dementia.N Engl J Med,2013,369 (19):1863-1864.

53. Areosa Sastre A,Vernooij RW,González-Colaço Harmand M,et al.Effect of the treatment of Type 2 diabetes mellitus on the development of cognitive impairment and dementia.Cochrane Database Syst Rev,2017,6:CD003804.

54. Gurm HS,Hoogwerf B.The Heart Protection Study:high-risk patients benefit from statins,regardless of LDL-C level.Cleve Clin J Med,2003,70(11):991-997.

55. Shepherd J,Blauw GJ,Murphy MB,et al.Pravastatin in elderly individuals at risk of vascular disease (PROSPER):a randomised controlled trial.Lancet,2002,360(9346):1623-1630.

56. Richard E,Andrieu S,Solomon A,et al.Methodological challenges in designing dementia prevention trials-the European Dementia Prevention Initiative (EDPI).J Neurol Sci,2012,322(1-2):64-70.

57. McGuinness B,Craig D,Bullock R,et al.Statins for the prevention of dementia.Cochrane Database Syst Rev,2016,(1):CD003160.

58. Szekely CA,Thorne JE,Zandi PP,et al.Nonsteroidal anti-inflammatory drugs for the prevention of Alzheimer's disease:a systematic review.Neuroepidemiology,2004,23(4):159-169.

59. Veronese N,Stubbs B,Maggi S,et al.Low-dose aspirin use and cognitive function in older age:A systematic review and meta-analysis.J Am Geriatr Soc,2017,65(8):1763-1768.

60. Shumaker SA,Legault C,Rapp SR,et al.Estrogen plus progestin and the incidence of dementia and mild cognitive impairment in postmenopausal women:the Women's Health Initiative Memory Study:a randomized controlled trial.JAMA,2003,289(20):2651-2562.

61. Resnick SM,Espeland MA,Jaramillo SA,et al.Postmenopausal hormone therapy and regional brain volumes:the WHIMS-MRI Study.Neurology,2009,72(2):135-142.

62. Gleason CE,Dowling NM,Wharton W,et al.Effects of hormone therapy on cognition and mood in recently Postmenopausal women:Findings from the randomized,controlled KEEPS-Cognitive and Affective Study.PLoS Med,2015,12(6):e1001833

63. Espeland MA,Shumaker SA,Leng I,et al.Long-term effects on cognitive function of postmenopausal hormone therapy prescribed to women aged 50 to 55 years.JAMA Intern Med,2013,173 (15):1429-1436.

64. DeKosky ST,Williamson JD,Fitzpatrick AL,et al.Ginkgo biloba for prevention of dementia:a randomized controlled trial.JAMA,2008,300(19):2253-2262.

65. Snitz BE,O' Meara ES,Carlson MC,et al.Ginkgo biloba for preventing cognitive decline in older adults:a randomized trial.JAMA,2009,302(24):2663-2670.

66. Vellas B,Coley N,Ousset PJ,et al.Long-term use of standardised Ginkgo biloba extract for the prevention of Alzheimer's disease (GuidAge):a randomised placebo-controlled trial.Lancet Neurol,2012,11(10):851-859.

67. Fallahzadeh MK,Borhani Haghighi A,Namazi MR.Proton pump inhibitors:predisposers to Alzhe-

imer disease? J Clin Pharm Ther,2010,35(2):125-126.

68. Gomm W, von Holt K, Thomé F, et al. Association of proton pump inhibitors with risk of dementia:A pharmacoepidemiological claims data analysis.JAMA Neurol,2016,73(4):410-416.

69. Gray SL,Walker RL,Dublin S,et al.Proton Pump Inhibitor Use and Dementia Risk:Prospective Population-Based Study.J Am Geriatr Soc,2018,66(2):247-253.

70. Goldstein FC,Steenland K,Zhao L,et al.Proton pump inhibitors and risk of mild cognitive impairment and dementia.J Am Geriatr Soc,2017,65(9):1969-1974.

附：诊断标准索引

表 1-1-1：NIA-AA 所有原因痴呆的核心临床标准（McKhann et al，2011）

表 1-1-2：DSM-5 重度神经认知障碍临床诊断标准（APA，2013）

表 1-1-3：ADC 指南工作组推荐的不同原因痴呆临床诊断标准

表 1-2-1：NIA-AA 阿尔茨海默病痴呆的诊断标准（McKhann et al，2011）

表 1-2-2：IWG-2 阿尔茨海默病诊断的研究标准（Dubois et al，2014）

表 1-2-5：BWG-2 阿尔茨海默病操作性诊断标准（Tian et al，2017）

表 1-3-1：NINDS-AIREN 血管性痴呆诊断标准（Román et al，1993）

表 1-3-2：VaD 诊断标准目前的使用率、易用性和有用性

表 1-3-3：AHA/ASA 血管性痴呆诊断标准（Gorelick et al，2011）

表 1-3-3：VASCOG 血管性痴呆诊断标准（Sachdev et al，2014）

表 1-4-1：生物学标志物在 DLB 诊断标准中的权重

表 1-4-2：DLBC-4 路易体痴呆临床诊断的共识标准（McKeith et al，2017）

表 1-4-3：MDS 帕金森病痴呆临床诊断共识标准（Emre et al，2007）

表 1-5-1：FTDC 行为变异型额颞叶痴呆临床诊断标准（Rascovsky et al，2011）

表 1-5-2：PPAC 语义型痴呆/语义变异型原发进行性失语诊断标准（Gorno-Tempini et al，2011）

表 1-5-3：PPAC 非流利型/语法错误型原发进行性失语诊断标准（Gorno-Tempini et al，2011）

表 1-5-4：Strong 肌萎缩侧索硬化-额颞叶变性谱系疾病诊断标准（Strong，2017）

表 1-5-5：建议的与皮质基底节变性病理相关的临床表型（Armstrong et al，2013）

表 1-5-6：Armstrong 皮质基底节变性诊断标准（Armstrong et al，2013）

表 1-5-7：MDS 进行性核上性麻痹临床诊断标准（Hoglinger et al，2017）

表 1-6-1：CMA/CNIMT 特发性正常压力脑积水临床诊断标准（CMA/CNIMT，2016）

表 1-6-2：Graus 肯定的自身免疫性边缘性脑炎诊断标准（Graus et al，2016）

表 1-6-3：WHO 变异型克雅病诊断标准（WHO，2001）

表 1-6-4：Zerr 散发型克-雅病诊断标准（Zerr et al，2009）

表 1-6-4：WHO 医源性克-雅病诊断标准（WHO，1998）

表 1-6-4：WHO 遗传性克-雅病诊断标准(WHO，1998)

表 1-6-5：亨廷顿病诊断标准(Reilmann et al.，2014)

表 1-7-1：IWG 轻度认知损害诊断的一般标准(Winblad et al，2004)

表 1-7-2：NIA-AA 阿尔茨海默病所致 MCI 的核心临床诊断标准(Albert et al，2011)

表 1-7-2：VASCOG 血管性轻度认知损害诊断标准(Sachdev et al，2014)

表 1-7-2：MDS 帕金森病轻度认知损害诊断标准(Litvan et al，2012)

表 1-7-3：ADC 血管性轻度认知损害操作性诊断标准(Tian et al，2016)